西医临床医师“三基”

·精讲精练·

主　编　杜建玲

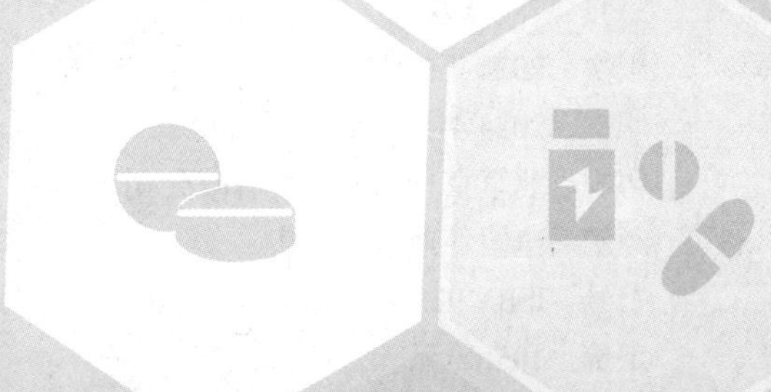

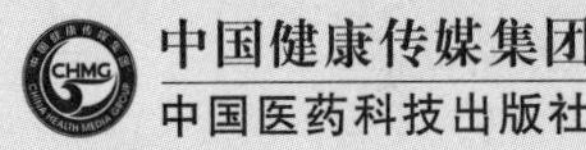

中国健康传媒集团
中国医药科技出版社

内容提要

本书将各学科按不同掌握要求进行梳理，化繁为简、重点突出，每章由“考点精讲”和“考点精练”两大版块组成。“考点精讲”内容通过图表等形式凝练，以“☆”标注重点，主要阐述了基本理论，包括人体解剖学、生理学、病理生理学、药理学、医学微生物和免疫学、生物化学、卫生法规、医学伦理学；基本知识，包括诊断学、内科学、外科学、妇产科学、儿科学、传染病学；基本技术，包括临床操作技术等。“考点精练”配高频考点试题，以利考生及时检验复习效果。

本书适用于医务人员在医院实习、入职考试、晋升考核中使用。

图书在版编目(CIP)数据

西医临床医师“三基”精讲精练/杜建玲主编. —北京：中国医药科技出版社，2024.5

ISBN 978-7-5214-4170-3

Ⅰ.①西… Ⅱ.①杜… Ⅲ.①临床医学-资格考试-自学参考资料 Ⅳ.①R4

中国国家版本馆CIP数据核字(2023)第204246号

美术编辑 陈君杞

责任编辑 刘孟瑞

版式设计 友全图文

出版 **中国健康传媒集团** | 中国医药科技出版社

地址 北京市海淀区文慧园北路甲22号

邮编 100082

电话 发行：010-62227427 邮购：010-62236938

网址 www.cmstp.com

规格 787×1092mm $^1/_{16}$

印张 34 $^3/_4$

字数 781千字

版次 2024年5月第1版

印次 2024年5月第1次印刷

印刷 北京京华铭诚工贸有限公司

经销 全国各地新华书店

书号 ISBN 978-7-5214-4170-3

定价 105.00元

获取新书信息、投稿、为图书纠错，请扫码联系我们。

编委会

主　编　杜建玲

副主编　卢书明　李艳霞　刘　岩　门莉莉
　　　　于　艺　丁大朋

编　者（按姓氏笔画为序）

丁大朋　于　艺　于珊珊　门莉莉
马亮亮　卢书明　冯　敏　邢　静
朱鑫卿　刘　岩　孙秀娜　杜　萍
杜建玲　李艳霞　李晓楠　杨　宁
张　振　张金宝　苗　壮　林　琳
周海成　宗军卫　赵　敏　赵　磊
赵天宇　赵梓岐　贾立红　殷慧慧
高　娜　梁丽娜

前言

PREFACE

“三基”即基本理论、基本知识、基本技术。根据卫健委要求，“三基”培训为全员培训，各级医疗卫生人员均应参加，“三基”考核必须人人达标。每位医疗卫生技术人员都建立有“三基”培训档案，考核成绩将与执业注册资格挂钩，不合格者不予执业资格注册及续展注册。临床“三基”作为最基本的知识和技能，是临床医师合理开展医疗活动的基础，同时也是医师定期考核工作的重要指标。三基考试对于医院来说比较重要，每年至少进行1次理论考试，结果与医务人员岗位竞聘、评先评优、职称晋升等进行挂钩，还可进一步激发医务人员学习的积极性和主动性，提高医疗质量。因此，对考生要求也比较严格。故于考生而言，拥有一本使用价值高的参考资料对提高应试能力至关重要。

“三基”基本内容主要包括医师、护士、医技、药师和医院管理五大科目。考试主要包括基本理论、基本知识以及基本技能等，题型包括单选题、填空题、判断题、名词解释和简答题。

本书为“精讲精练”，根据不同掌握要求进行梳理，化繁为简、重点突出，每章由“考点精讲”和“考点精练”两大版块组成。“考点精讲”通过图表等形式凝练内容，主要阐述了基本理论，包括人体解剖学、生理学、病理生理学、药理学、医学微生物和免疫学、生物化学、卫生法规、医学伦理学；基本知识，包括诊断学、内科学、外科学、妇产科学、儿科学、传染病学；基本技术，包括临床操作技术等，用不同星级标示重点；“考点精练”配高频考点试题，适合备战演习。

由于编写时间仓促及编者经验和学识有限，书中难免出现不足之处，恳请广大读者与专家批评指正，以便我们不断改正和完善。

编　者

目录

CONTENTS

第一篇　基本理论

第二篇　基本知识

第三篇 基本技术

第一篇　基本理论

第一章　人体解剖学

考点精讲

第一节　运动系统

一、组成和基本作用 ☆

人体运动系统由骨骼、肌肉、关节和软组织等组成，具有保护、支持和运动作用。

二、骨的分类和基本结构

（一）分类 ☆☆

分类	举例
长骨	股骨、跖骨和指骨
短骨	跟骨、大多角骨和月骨
扁骨	顶骨、肩胛骨和肋骨
不规则骨	椎骨、髋骨和蝶骨

（二）基本结构 ☆

结构	组成	作用
骨质	由骨组织构成，分骨密质与骨松质两种形式	骨的主要成分
骨膜	由纤维结缔组织构成，新鲜骨的表面都覆有骨膜（关节面的部分除外），可分为骨外膜和骨内膜	①骨外膜包裹着除关节面以外的整个骨的外表面，对骨有保护作用 ②骨外膜又可分内外两层，外层含有丰富的血管及神经，对骨的营养和新陈代谢具有重要意义 ③骨外膜内层与骨内膜均有一些细胞能分化为成骨细胞和破骨细胞，在骨的发生、生长、改建以及修复中起着重要的作用
骨髓	存在于骨髓腔与骨松质间隙内的软组织	①胎儿及幼儿的长骨骨髓腔和骨松质的腔隙内全是红骨髓 ②6岁以后，红骨髓仅存在于短骨、扁骨、不规则骨以及肱骨内 ③椎骨、髂骨、胸骨、股骨近侧端骨松质内，终生保持造血功能
神经	主要为内脏运动神经和躯体运动神经	
血管	骨的血管滋养骨质、骨膜、骨髓和骺软骨。不同类型的骨，其血管分布也不尽相同。例如长骨的动脉包括滋养动脉、干骺端动脉、骺动脉及骨膜动脉	

（三）躯干骨 ☆

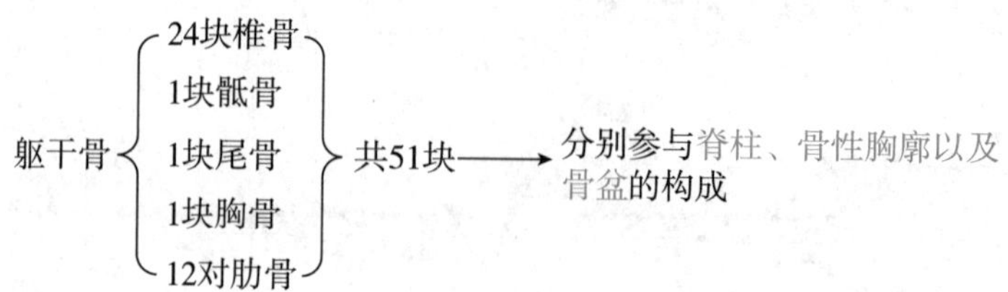

三、颅骨

（一）颅骨的组成 ☆☆

结构	组成
脑颅骨	有8块骨，不成对的额骨、筛骨、蝶骨、枕骨和成对的颞骨、顶骨
面颅骨	共15块，成对的有上颌骨、颧骨、腭骨、鼻骨、泪骨及下鼻甲，不成对的有下颌骨、犁骨和舌骨，大部分面颅骨参与构成面部支架，并分别围成眶、骨性鼻腔和骨性口腔

（二）新生儿颅骨 ☆☆

结构		描述
面颅	占脑颅	新生儿面颅占脑颅的1/8，而成人为1/4
	特点	①额结节、顶结节以及枕鳞均是骨化中心部位，发育明显 ②从颅顶观察，新生儿颅呈五角形 ③额骨正中缝尚未愈合，额窦尚未发育，眉弓和眉间不明显
囟	概念	新生儿颅有许多骨尚未完全发育，颅顶各骨之间的缝尚未形成，仍是结缔组织膜连接，这些交接处的间隙，叫做囟
	前囟	位于两侧顶骨前上角与额骨，也就是矢状缝与冠状缝的会合处，呈菱形
	后囟	位于两侧顶骨后上角与枕鳞，也就是矢状缝与人字缝的相接处，呈三角形
	蝶囟	顶骨前下角同蝶骨大翼相接处有蝶囟
	乳突囟	顶骨后下角同枕鳞相接处有乳突囟
	闭合	前囟膜连接在生后1～2岁完成骨化前囟闭合，其余各囟都在生后不久闭合

（三）翼点 ☆

结构	组成	作用
位于颞窝前下部	为额骨、顶骨、颞骨和蝶骨大翼的会合处，构成“H”形的骨缝	是颅侧面的薄弱处，其内面有脑膜中动脉的前支经过，若此处骨折，有可能损伤脑膜中动脉前支，形成硬膜外血肿

四、四肢及躯干

（一）上肢骨与下肢骨 ☆☆

结构	组成
上肢骨	锁骨、肩胛骨、肱骨、桡骨、尺骨和8块腕骨（包括手舟骨、月骨、三角骨、豌豆骨、大多角骨、小多角骨、头状骨、钩骨）、5块掌骨、14块指骨

续表

结构	组成
下肢骨	髋骨、股骨、髌骨、胫骨、腓骨、7块跗骨（包括距骨、跟骨、足舟骨、骰骨、内侧楔骨、中间楔骨和外侧楔骨）、5块跖骨和14块趾骨

（二）椎间盘 ☆

项目	内容
构造	连接相邻两个椎体之间的纤维软骨盘，中央部是柔软而富有弹性的髓核，周围部是由多层纤维软骨按同心圆排列组成的纤维环，富于坚韧性，限制髓核向周围膨出
作用	连接椎体、承受和转移压力，缓冲震荡和协调脊柱的运动
椎间盘突出症	如果纤维环发生破裂，髓核多向后外侧突出，压迫脊髓或脊神经根，形成椎间盘突出症

（三）棘突和肋骨

项目	内容
体表确定棘突	①第3胸椎棘突：肩胛冈内侧端连线处 ②第4腰椎棘突：两侧髂嵴最高点连线处 ③第2骶椎棘突：髂后上棘连线处 ④第7颈椎棘突：后正中线上棘突最突出
体表计数肋	①胸骨角平对第2肋软骨 ②男性乳头平对第4肋间隙或第5肋 ③肩胛骨上角平对第2肋 ④肩胛骨下角平对第7肋或第7肋间隙

（四）男女骨盆的区别 ☆☆

项目	男性	女性
长与宽	窄而长	宽而短
上口	上口较小，近似心形	较大，近似圆形
骨盆腔	漏斗型	圆桶型
骨盆下口和耻骨下角	70°～75°	90°～100°

（五）胸骨角 ☆☆

项目	内容
概念	胸骨柄和胸骨体由纤维软骨连接而成微隆起的部分，又叫Louis角
作用	①计数肋骨的重要标志，其两侧平对第2胸肋关节 ②胸骨角部位又相当于左、右主支气管分叉处，主动脉弓下缘水平、心房上缘、上下纵膈交界部，同背部第4胸椎相对应

五、关节

（一）关节的基本结构 ☆☆

结构	概念	作用	备注
关节面	①两骨互相接触的骨面，覆盖有关节软骨 ②凸者为关节头，凹者为关节窝	①关节软骨具有弹性，可承受压力和吸收震荡 ②关节软骨表面光滑，覆以少量滑液，利于活动	关节软骨无血管、无神经，营养由滑液及关节囊滑膜层的血管供应
关节囊	①呈袋状，附着在关节面周缘的骨面，并同骨膜相连续 ②外层是纤维层，由致密的纤维结缔组织构成，富有血管、神经以及淋巴管 ③内层是滑膜层，由平滑光亮、薄而柔润的疏松结缔组织膜构成	①外层在某些部位，纤维层的表面增厚形成韧带，加强连结，其薄厚、松紧程度同关节的作用相适应 ②内层滑膜富含血管网，能产生滑液，并对关节软骨提供部分营养	边缘附着在关节软骨的周缘，除关节软骨、关节唇及关节盘外，滑膜覆盖关节内的一切结构
关节腔	由关节面与关节囊滑膜层共同围成的密闭腔	内为负压，对维持关节的稳固性有一定的作用	正常状态下腔内含少量的滑液

（二）关节的辅助结构 ☆☆

结构	部位	作用
韧带	①连于相邻两骨之间的致密纤维结缔组织束 ②位于关节囊外的称囊外韧带 ③位于关节囊内的称囊内韧带，有滑膜包绕，如膝关节内的交叉韧带	韧带可加强关节的稳固性和灵活性
关节盘	位于两关节面之间的纤维软骨板	①周缘附着于关节囊面，使关节腔分为两部，使两个关节面更为适合 ②增加关节的稳固性，减少冲击级震荡，增加运动的形式及范围
关节唇	附着于关节窝周缘的纤维软骨环	加深关节窝，增大关节面，有增加关节稳固性的作用

（三）主要关节 ☆☆☆

关节	构成	特点	运动形式
肩关节	由肩胛骨关节盂和肱骨头构成	①关节囊薄而松弛，上壁的喙肱韧带与冈上肌腱交织融入关节囊纤维层 ②前壁与后壁也有许多肌腱的纤维加入囊的纤维层，增加关节的稳定性 ③囊的下壁无韧带和肌腱纤维加强，结构最薄弱，当肩关节发生脱位时，肱骨头常从下壁脱出 ④最灵活的关节 ⑤可进行三轴运动	①在冠状轴上：屈伸运动（由胸大肌、三角肌和喙肱肌控制） ②在矢状轴上：收展运动（由冈上肌、三角肌和大圆肌控制） ③在垂直轴上：旋内、旋外和环转运动（由肩胛下肌、冈下肌和大圆肌控制）

续表

关节	构成	特点	运动形式
肘关节	由肱骨下端与尺、桡骨上端构成的复关节	包括3个关节：肱尺关节由肱骨与尺骨滑车切迹构成、肱桡关节由肱骨小头与桡骨关节凹构成、桡尺近侧关节则由桡骨环状关节面与尺骨桡切迹构成	①肱尺关节：冠状轴上的屈伸运动 ②肱桡关节：屈、伸以及旋前、旋后运动 ③桡尺近侧关节：参与前臂的旋前、旋后运动
腕关节	由桡骨腕关节面与尺骨头下方的关节盘作为关节窝而构成，由手舟骨、月骨、三角骨的近侧关节面构成关节头	①典型的椭圆关节 ②关节囊松弛，四周均有韧带加强	可做屈、伸、展、收及环转运动
髋关节	由髋臼与股骨头构成	典型的杵臼关节	三轴运动，在额状轴上的前屈、后伸，矢状轴上的内收、外展，垂直轴上的旋内、旋外运动
膝关节	由股骨下端、胫骨上端和髌骨构成	①最大、最复杂的关节 ②关节囊薄而松弛，周围韧带加固；滑膜层内褶形成滑膜皱襞；外突形成滑膜囊 ③囊内韧带有前、后交叉韧带，囊外韧带有胫、腓侧副韧带，关节盘有内、外侧半月板	①屈曲与伸展，由缝匠肌、股二头肌和半腱肌控制屈曲，由股四头肌控制伸展 ②当膝部处于半屈位时，小腿也可做旋转运动

六、胸锁乳突肌与膈肌 ☆☆

肌肉组织	位置	作用
胸锁乳突肌	①起自胸骨柄前面和锁骨的胸骨端 ②止于颞骨的乳突	①一侧收缩，使头向同侧倾斜，脸转向对侧 ②两侧同时收缩可使头后仰
膈肌	①胸骨部起自剑突后面 ②肋部起自下6对肋骨和肋软骨的内面 ③腰部以左、右膈脚起自上2～3个腰椎以及腰大肌和腰方肌表面深筋膜形成的内、外侧弓状韧带 ④以上3个部位的肌束均向膈的中央集中，止于中心腱	①主要的呼吸肌，膈肌收缩时降低穹隆，扩大胸腔容积，助吸气 ②舒张时穹隆上升恢复原位，减小胸腔容积，助呼气 ③膈肌与腹肌同时收缩，可增加腹压，协助排便、分娩及呕吐等生理活动的完成

七、腹股沟管 ☆

位置	构成	临床意义
腹股沟区域内侧半上方，存在一个潜在性裂隙，其长度大约为4～5cm，内有精索或子宫圆韧带通过	①前壁：腹外斜肌腱膜和腹内斜肌下部肌束起始部 ②后壁：腹横筋膜和腹股沟镰（联合腱） ③上壁：腹内斜肌和腹横肌形成的弓状下缘 ④下壁：腹股沟韧带 ⑤内口：又叫腹股沟管深环，在腹股沟韧带中上方约一横指处，为腹横筋膜形成的一个卵圆形出口结构 ⑥外口：又叫做皮下环，腹股沟管浅环，为腹外斜肌腱膜形成的环形结构	腹壁下部的薄弱区，腹腔脏器可通过深环突入腹股沟管，形成腹股沟斜疝，在严重时，疝内容物可经皮下环突出，降入阴囊或大阴唇

八、腹股沟三角 ☆☆

项目	内容
位置	又称海氏三角，由腹壁下动脉、腹直肌外侧缘和腹股沟韧带内侧半所围成的三角形区域
临床意义	①缺乏肌纤维，腹壁的另一薄弱区 ②腹腔脏器由此三角突出，形成腹股沟直疝 ③鉴别腹股沟斜疝与腹股沟直疝的标志为腹壁下动脉是否在腹股沟三角膨出

第二节　消化系统

一、组成 ☆

部分	组成
消化管	口腔、咽、食管、胃、小肠（十二指肠、空肠、回肠）和大肠（盲肠及阑尾、升结肠、横结肠、降结肠、乙状结肠、直肠和肛管），通常把十二指肠以上部分的管道称为上消化道，空肠以下的部分称为下消化道
消化腺	唾液腺包括（腮腺、下颌下腺、舌下腺）、肝、胰以及散在分布于消化管壁内的小腺体

二、消化管

（一）部位及作用 ☆

组成	部位	其他
咽峡（或口咽峡）	腭垂（悬雍垂）、腭帆游离缘、两侧的腭舌弓以及舌根共同围成的狭窄部	口腔和咽的分界
咽隐窝	咽鼓管咽口的后上方有一半环形的隆起，称咽鼓管圆枕，在圆枕的后方有一深窝，称咽隐窝	鼻咽癌的好发部位
腭扁桃体	口咽部的侧壁，腭舌弓和腭咽弓之间的扁桃体窝内	一对扁卵圆形的淋巴器官

续表

组成	部位	其他
咽淋巴环	位于咽后上方的咽扁桃体、两侧的咽鼓管扁桃体、两侧的腭扁桃体和舌根背部的舌扁桃体，共同构成咽淋巴环	消化道和呼吸道上端的防御结构
食管	上端平第6颈椎体下缘处续于咽，下端至第11胸椎左侧连于胃的贲门，全长约25cm	食管的三个狭窄是异物易滞留的部位，也是食管癌的好发部位
胃	大部分位于左季肋区，小部分位于腹上区 胃可分为四部：贲门部、胃底、胃体和幽门部	①入口是贲门，位于第11胸椎左侧，与食管相续 ②出口为幽门，位于第1腰椎右侧附近，与十二指肠相通

（二）食管的3个生理性狭窄 ☆☆

狭窄	部位	与脊椎对应位置
第一个狭窄	位于咽与食管相续处，距中切牙约15cm	平第6颈椎体下缘
第二个狭窄	食管与左主支气管交叉处，距中切牙约25cm	在第4、5胸椎之间平面
第三个狭窄	食管穿过膈的食管裂孔处，距中切牙约40cm	平第10胸椎

（三）十二指肠悬韧带 ☆

项目	内容
概念	空肠曲处有一条由少量平滑肌纤维和结缔组织共同构成的十二指肠悬韧带，把十二指肠空肠曲固定于腹后壁，在临床上叫Treitz韧带
意义	手术时确定空肠起始点的重要标志

（四）结肠 ☆

结构	部位
结肠带	结肠带有3条，由肠壁的纵行肌增厚形成，沿大肠纵轴平行排列，3条结肠带汇集于阑尾根部
结肠袋	结肠袋是由横沟隔开向外膨出的囊状突起，因结肠带短于肠管使其皱缩形成
肠脂垂	由浆膜及其包含的脂肪组织形成的小突起，沿结肠带两侧分布

（五）肛管直肠环 ☆

项目	内容
概念	肛门外括约肌的浅部和深部、肛门内括约肌、耻骨直肠肌及直肠壁纵行肌的下部，共同构成肛管直肠环
作用	肛管直肠环对肛管起着极其重要的作用，手术时若不慎切断此环，可引起大便失禁

三、大唾液腺 ☆

项目	内容
腮腺	略呈三角楔形，最大，外耳道前下方，咬肌后部的表面，导管开口于同上颌第2磨牙牙冠相对的颊黏膜上

续表

项目	内容
下颌下腺	略呈卵圆形，下颌下三角内，下颌骨体与舌骨舌肌之间；开口于舌下阜
舌下腺	细长而略扁，最小，口底黏膜深面，舌下腺大管开口于舌下阜，小管开口于舌下壁

四、其他

（一）齿状线 ☆☆

项目	内容
概念	各肛柱下端和肛瓣共同连成一锯齿状的环行线，称为齿状线
意义	皮肤和黏膜的分界线

（二）肝门与肝蒂 ☆

项目	内容
肝门	肝脏面正中有约呈“H”形的三条沟，横行的沟位于肝脏面正中，有肝左、右管，肝门静脉左、右支，肝固有动脉左、右支和肝的神经、淋巴管出入，所以叫肝门
肝蒂	上述进出肝门的结构被结缔组织所包裹，称为肝蒂

（三）胆管系及胆汁的排泄路径 ☆

项目	内容
组成	由肝内的毛细血管、小叶间胆管、肝左管和肝右管、肝总管、胆囊、胆囊管、胆总管组成
胆汁的排泄路径	胆汁 → 肝左管 / 肝右管 → 肝总管 → 胆总管 → 肝胰壶腹（oddi括约肌）（⇅ 胆囊管）→ 十二指肠大乳头 → 十二指肠 → 小肠

（四）胆囊三角 ☆

项目	内容
部位	肝总管、胆囊管和肝的脏面围成的三角形区域，有胆囊动脉经过
作用	胆囊手术中寻找胆囊动脉的标志

（五）麦氏点（McBurney点）☆☆

项目	内容
概念	阑尾根部的体表投影点，一般在脐与右髂前上棘连线的中、外1/3交界处，称为麦氏点
作用	急性阑尾炎时常有压痛，为临床上麦氏切口的定位处

（六）网膜

1. 小网膜 ☆

小网膜连于肝门与胃小弯、十二指肠上部之间的双层腹膜结构。

2. 大网膜 ☆

项目	内容
概念	连接胃大弯至横结肠的双层腹膜折返，呈围裙状，遮被空、回肠
分层（共四层）	①胃前、后壁的腹膜于胃大弯处愈合，形成大网膜的前两层 ②向下延伸至脐平面稍下方，之后向后上折返，包被横结肠，形成大网膜的后两层
胃结肠韧带	在胃大弯与横结肠之间的大网膜只有两层，叫做胃结肠韧带
作用	①组织内含有吞噬细胞，有重要的防御功能 ②当腹腔器官发生炎症时，大网膜的游离部向病灶处移动，并且包裹病灶以限制其蔓延 ③有“腹腔卫士”之称

第三节　呼吸系统

一、组成 ☆

组成	部位	
呼吸道	上呼吸道	鼻、咽、喉
	下呼吸道	气管、支气管及其在肺内的各级分支
肺	实质组织	支气管树和肺泡
	间质	结缔组织、血管、淋巴管、淋巴结和神经等

二、喉软骨 ☆

项目	内容
构成	喉软骨构成喉的支架，包括不成对的甲状软骨、环状软骨、会厌软骨和成对的杓状软骨
环状软骨	①环状软骨板平第6颈椎，是颈部的重要标志之一 ②喉软骨中唯一完整环形的软骨，对支撑呼吸道，保持其通畅有十分重要的作用，损伤后易造成喉狭窄

三、声门裂 ☆

项目	内容
概念	由左右声襞及杓状软骨基底部所围成的一个呈矢状位的裂隙
作用	声门裂是喉腔最狭窄的部位，是异物容易滞留的部位之一，也是上下呼吸道的分界

四、左、右主支气管 ☆☆

结构	特点
右主支气管	较短粗且走向陡直，与气管中轴延长线之间的夹角小于30°
左主支气管	较细长且走向倾斜，与气管中轴延长线之间的夹角大于40°

五、肺 ☆☆

结构	部位
肺门	在肺内侧面的中部，有支气管、肺动脉、肺静脉和其他血管、淋巴管、神经进出肺的部位
肺根	①出入肺门的结构，由结缔组织包裹在一起，把肺连于纵隔 ②肺根内的结构排列自前向后：上肺静脉、肺动脉、主支气管 ③左肺根的结构自上向下：肺动脉、左主支气管、下肺静脉 ④右肺根的结构自上向下：上叶支气管、肺动脉、肺静脉

六、胸膜腔 ☆

项目	内容
概念	是由脏胸膜和壁胸膜在肺根处相互移行延续所形成的一个密闭的潜在腔隙
特点	①左右各一，互不相通，腔内呈负压 ②有少量浆液，可减少呼吸时的摩擦，有利于肺的扩张

七、胸膜隐窝 ☆☆

项目	内容
肋隔隐窝	①肋胸膜与膈胸膜相互移行而形成的半环形的间隙，深度通常可达两个肋及其间隙，为胸膜腔的最低点 ②胸膜腔积液和出血首先聚积于此，临床常用穿刺点之一 ③可由于炎症诱发胸膜粘连而消失 ④左右各一，由肋胸膜与膈胸膜返折形成
肋纵隔隐窝	位于覆盖心包表面的纵隔胸膜与肋胸膜相互移行处

第四节　泌尿系统

一、泌尿系统的组成及功能 ☆

项目	内容
组成	由肾、输尿管、膀胱及尿道组成

续表

项目	内容
功能	排泄机体新陈代谢过程中所产生废物和多余的水，维持机体内环境的稳态

二、肾 ☆

结构	部位	内部机构	作用
肾门	位于肾脏内侧缘中部的凹陷	是肾的血管、肾盂、神经和淋巴管出入的部位	生成尿液
肾蒂	出入肾门的肾动脉、肾静脉、肾盂、淋巴管和神经被结缔组织包裹	①自前向后：肾静脉、肾动脉、肾盂末端 ②自上向下：肾动脉、肾静脉、肾盂	

三、输尿管 ☆☆☆

结构	3个狭窄部	临床意义
输尿管	一个在肾盂与输尿管移行处，一个位于小骨盆入口输尿管跨过髂血管处，一个在输尿管穿过膀胱壁的壁内部	输尿管结石常易嵌顿在这些狭窄部位

四、膀胱 ☆

结构	位置
膀胱	①小骨盆腔的前部，耻骨联合的后方，直肠（男性）或子宫和阴道（女性）的前方 ②空虚时，全部位于盆腔内，膀胱尖不高出耻骨联合上缘；充盈时，膀胱尖可高出耻骨联合以上 ③空虚的膀胱呈三棱锥形，可分为膀胱尖、膀胱体、膀胱底和膀胱颈

五、膀胱三角 ☆☆☆

结构	位置	临床意义
膀胱三角	在膀胱底的内面，两侧输尿管口与尿道内口三者连线之间的区域	①黏膜与肌层紧密相贴，无论在膀胱扩张或收缩时均保持平滑状态 ②两侧输尿管口间的皱襞称输尿管间襞，在膀胱镜检时，可作为寻找输尿管口的标志 ③肿瘤和膀胱结核的好发部位

六、膀胱穿刺的部位 ☆☆

临床上常在膀胱充盈状态，在耻骨联合上缘经腹前壁进行膀胱穿刺或者手术，可不经过腹膜腔直达膀胱，避免伤及腹膜和污染腹膜腔。

第五节 生殖系统

一、男、女性生殖系统的组成 ☆☆

性别	内生殖器			外生殖器
	生殖腺	生殖管道	附属腺体	
男性	睾丸	附睾 输精管 射精管 男性尿道	精囊腺 前列腺 尿道球腺	阴囊 阴茎
女性	卵巢	输卵管 子宫 阴道	前庭大腺	阴阜 大阴唇 小阴唇 阴道前庭 阴蒂

二、男性尿道的结构 ☆☆☆

项目	内容
3个狭窄	位于尿道内口、尿道的膜部、尿道外口，外口最窄，呈矢状裂隙
3个膨大	位于尿道前列腺部、尿道球部和尿道舟状窝
2个弯曲	凸向下后方的耻骨下弯和凸向前上方的耻骨前弯，前者固定，后者可于勃起时或上提阴茎使之消失

三、精子 ☆

产生部位	排出途径
由睾丸的精曲小管产生	①经精直小管、睾丸网、睾丸输出小管，进入附睾储存 ②当射精时再经输精管、射精管、尿道排出体外

四、输卵管 ☆☆☆

项目	内容
构成	输卵管由内侧向外侧可分为四部，即输卵管子宫部、输卵管峡、输卵管壶腹、输卵管漏斗
作用	输卵管结扎术常在输卵管峡部进行，卵细胞通常在输卵管壶腹部受精

五、子宫 ☆☆

项目	内容
位置	位于骨盆的中央，在膀胱与直肠之间，下端接阴道，子宫颈的下端不低于坐骨棘平面，两侧有输卵管和卵巢

续表

项目	内容
固定装置	①子宫阔韧带，可限制子宫向两侧移动 ②子宫圆韧带，可维持子宫的前倾 ③子宫主韧带，维持子宫不至于向下脱垂 ④子宫骶韧带，可维持子宫的前屈 ⑤尿生殖膈、盆膈、会阴中心腱、阴道以及子宫周围的结缔组织等对子宫也有承托和牵拉作用，在维持或固定子宫位置方面有重要作用

六、阴道穹隆 ☆☆

项目	内容
部位	阴道的上端较宽阔，包绕子宫颈阴道部，二者间形成的环形凹陷称阴道穹
结构	①可分前部、后部和两个侧部 ②以阴道穹后部最深并与直肠子宫陷凹紧密相邻
作用	直肠子宫陷凹为腹膜腔的最低部位，当腹腔内积液或积血时，可通过阴道后穹隆行穿刺或引流进行诊断和治疗

第六节　脉管系统

一、脉管系的组成 ☆

项目	内容
心血管系	心、动脉、静脉和毛细血管
淋巴系	由淋巴管、淋巴器官和淋巴组织组成

二、心血管系

（一）三尖瓣复合体与二尖瓣复合体 ☆☆

项目	位置	结构	定义	功能
三尖瓣复合体	位于右房室口，周围由致密结缔组织构成的三尖瓣环围绕，瓣基底附着于该环，瓣游离缘则垂入室腔	三尖瓣被深陷的切迹分为三个近似三角形的瓣叶，它们分别称为前尖、后尖和隔侧尖	三尖瓣环、三尖瓣、腱索和乳头肌在结构和功能上紧密相关，并被统称为三尖瓣复合体	防止右心室血液逆流进入右心房
二尖瓣复合体	在左房室口，周围有二尖瓣环，二尖瓣基底附着于该环，游离缘则垂入室腔	瓣膜被两个深陷的切迹分为前尖和后尖，并且与二切迹相对处，前、后尖叶融合形成前外侧连合和后内侧连合。每个乳头肌顶部通常有数个肌头，发出腱索连接到两个相邻的瓣膜	由于二尖瓣环、二尖瓣、腱索和乳头肌在功能和结构上密切相关，因此它们被统称为二尖瓣复合体	在心室收缩时能阻止血液逆流

（二）Koch三角 ☆☆

项目	内容
定义	右心房的冠状窦口前内缘、三尖瓣隔侧尖附着缘和Todaro腱之间的三角区，称为Koch三角
作用	①三角的前部心内膜深面是房室结，其尖对着膜性室间隔的房室部 ②三角为心内直视手术时的重要标志

（三）心脏的位置和体表投影 ☆☆

项目	内容
位置	①位于胸腔纵隔内，两肺之间，膈肌的上方 ②约2/3位于身体正中矢状面的左侧，1/3在右侧 ③心尖钝圆，朝向左前下方，同胸前壁邻近
体表投影	可用四点及其连线确定： ①左上点：左侧第2肋软骨下缘，距胸骨左缘1.2cm处 ②右上点：右侧第3肋软骨上缘，距胸骨右缘1.0cm处 ③左下点：左侧第5肋间隙，左锁骨中线内侧1～2cm处，即心尖部 ④右下点：右侧第7胸肋关节处

（四）心脏的传导系统

1. 位置、组成及功能 ☆

项目	内容
位置	位于心壁内
组成	主要由特殊分化的心肌细胞组成，包括：窦房结、结间结、房室束、左右束分支、房室交界区以及Purkinje纤维网等
功能	发生冲动并传导到心脏各部，使心房肌和心室肌按一定的节律收缩

2. 其他 ☆☆

项目	内容
窦房结	位于右心房心外膜深部，是心脏的正常起搏点
房室结	①主要作用是把窦房结传来的冲动传向心室，为重要的次级起搏点，很多复杂的心律失常发生于此 ②位于右心房Koch三角（由冠状窦口前内缘、三尖瓣隔侧尖附着缘和Todaro腱围成的三角区）的心内膜深面，其前端发出房室束
房室束	房室束又叫做希氏束，从房室结前端向前行，穿过右纤维三角，沿室间隔膜部后下缘前行，在室间隔肌部上缘分为左、右束支
Purkinje纤维网	左、右束支的分支在心内膜深面交织成心内膜下Purkinje纤维网，由该网发出的纤维进入心肌，而在心肌内形成肌内Purkinje纤维网

（五）心包、心包腔与心包裸区 ☆☆

项目	定义	分类与作用	
心包	是包裹心脏和出入心的大血管根部的圆锥形纤维浆膜囊	纤维性心包是心包的外层，由纤维性结缔组织构成	浆膜性心包根据附着部位不同，又分为壁层与脏层，壁层紧贴纤维性心包的内表面，脏层裹于心肌层外表面，称之为心外膜
心包腔	指浆膜性心包的壁层与脏层之间的狭窄	内含少量浆液，有滑润作用，能减少心脏搏动时的摩擦	
心包三角（心包裸区）	指在胸骨体下半和左侧第5、第6肋软骨的后方处，心包的前方没有胸膜遮盖，纤维性心包直接与胸前壁接触的区域	临床上为心包穿刺部位，一般在左剑肋角进行较为安全	

（六）动脉名称与相应体表动脉搏动点 ☆☆

动脉名称	相应体表动脉搏动点
锁骨下动脉	锁骨中点后上方处
颈总动脉	胸锁乳突肌前缘的深面处
面动脉	下颌骨下缘与咬肌前缘相交处
颞浅动脉	耳屏前方处
肱动脉	肘部肱二头肌腱内侧处
桡动脉	桡骨下端的前面处
股动脉	腹股沟中点下方处
足背动脉	足背踝关节中点前方

（七）体循环的过程 ☆☆

左心室→主动脉→全身各级动脉分支→全身毛细血管（进行物质交换）→全身各级静脉属支→上、下腔静脉和冠状窦→右心房。

（八）静脉

1. 静脉角 ☆

项目	内容
概念	同一侧的颈内静脉和锁骨下静脉在胸锁关节的后方汇合成头臂静脉，这两条静脉汇合处的夹角称静脉角
特点	静脉角左右各一，左侧有胸导管注入，右侧有右淋巴导管注入

2. 大隐静脉 ☆☆

项目	内容
走行	大隐静脉在足的内侧缘起自足背静脉弓，经内踝前方沿小腿内侧面，经过膝关节内后方，大腿内侧面上行，穿过阔筋膜最后注入股静脉
作用	全身最表浅的静脉，临床上常在内踝前面行大隐静脉切开

续表

项目	内容
主要属支	股内侧浅静脉、股外侧浅静脉、阴部外静脉、腹壁浅静脉、旋髂浅静脉等
收集范围	足内侧部、小腿前内侧、大腿、会阴部、脐以下腹壁、臀部的浅静脉血

3. 肝门静脉 ☆

项目	内容
组成	主要由肠系膜上静脉与脾静脉在胰头和胰体交界处的后方汇合而成，相当于第2腰椎的高度
走行	斜向右上方行走，进入肝十二指肠韧带内，经肝固有动脉和胆总管的后方上行至肝门，入肝门前左、右叶，在肝内反复分支，最后汇入肝血窦
属支	肠系膜上静脉、脾静脉、胃左静脉、肠系膜下静脉、胃右静脉、附脐静脉和胆囊静脉

三、淋巴系

（一）腹股沟淋巴结、胸导管和右淋巴导管的收集范围 ☆☆

组织	收集范围
腹股沟淋巴结	下肢的浅、深淋巴和脐以下腹壁、会阴部、臀部的浅淋巴
胸导管	头颈部左侧半、左上肢、胸壁左侧半和胸腔内左侧半的脏器、腹壁和腹腔内的脏器、盆壁和盆内脏器、会阴部、双侧下肢的淋巴，注入左静脉角
右淋巴导管	头颈部右侧半、右上肢、胸壁右侧半和胸腔内右侧半的脏器的淋巴，注入右静脉角

（二）脾 ☆

项目	内容
位置	位于左季肋区，第9～11肋深面，长轴与第10肋平行
功能	造血、储血、滤血、清除衰老的红细胞及参与机体免疫反应等

第七节　感受器

一、感受器的分类 ☆

根据感受器所在部位和刺激来源分类：

类别	分布	接受的刺激
外感受器	分布在皮肤、黏膜、视器和听器等处	来自外界的刺激
内感受器	分布在内脏和血管等处	加于这些器官的物理或化学刺激
本体感受器	分布在肌肉、肌腱、关节、韧带和内耳平衡器等处	机体运动和平衡时产生的刺激

二、视器

（一）组成和功能 ☆

项目	内容
组成	由眼球和眼副器两部分组成
功能	①感受光波的刺激 ②经视觉传导通路至大脑视觉中枢而产生视觉 ③经反射通路完成各种视反射

（二）视网膜 ☆

视网膜居于眼球壁的内层，由色素上皮层与神经层组成。

结构	功能
色素上皮层	支持和营养光感受器细胞、遮光、散热以及再生和修复等作用
神经层	①分为虹膜部、睫状体部和视部 ②视杆与视锥细胞是视网膜中光感受器

（三）视神经盘和黄斑 ☆

结构	定义	特点
视神经盘	眼球后极鼻侧一圆形白色突起，又叫视神经乳头，视神经乳头中央有一小凹陷区，叫做视杯或生理凹陷	是视神经的起始端与视网膜中央动、静脉出入处，它没有视细胞，所以没有视觉，是视野的生理盲点
黄斑	是在眼底视神经盘的颞侧0.35cm处稍下方的一黄色小区	黄斑中央的凹陷叫做中央凹，为视力最敏锐的地方

（四）眼球的屈光系统

眼球的屈光系统是由角膜、房水、晶状体、玻璃体所组成。

1. 房水 ☆☆

项目	内容	特点
产生	由睫状体产生	不同于眼泪，眼泪是由眼外产生
循环途径	从后房经瞳孔到眼前房，再经虹膜角膜角进入巩膜静脉窦，借睫前静脉汇入眼上、下静脉	房水的产生及排出是循环往复的过程
吸收	汇入眼静脉	
功能	①有折光作用 ②提供虹膜、角膜和晶状体营养，同时也具有维持眼内压的功能 ③眼的内部压力（眼内压）取决于房水的量	如果房水循环受阻，导致眼内压增高，视力受损下降，叫做青光眼

2. 前房、后房和前房角 ☆

项目	定义	备注
眼前房	虹膜把角膜与晶状体之间的腔隙分为前后两部分，角膜与虹膜之间的腔隙称为眼前房	前房与后房借瞳孔相通
眼后房	虹膜与晶状体之间的腔隙	
虹膜角膜角	在眼前房的周缘，角膜周缘与虹膜基部的交角处	又称前房角

3. 睫状肌 ☆☆☆

睫状肌是睫状体内的平滑肌，受副交感神经支配。

条件	调节机制	晶状体	屈光能力
视近物	睫状肌收缩，使脉络膜向前，睫状突内伸，睫状小带松弛，晶状体由于本身的弹性而曲度增加	变厚	增强
视远物	睫状肌松弛，脉络膜后移，睫状突外移，睫状小带紧张，晶状体变扁	变薄	减弱

（五）眼内、外肌的名称和作用 ☆☆

项目	眼肌名称	作用	神经支配
眼内肌	瞳孔括约肌	缩瞳	动眼神经（副交感纤维）
	瞳孔开大肌	扩瞳	颈上神经节（交感纤维）
	睫状肌	调视	动眼神经（副交感纤维）
眼外肌	上直肌	内上视	动眼神经
	下直肌	内下视	动眼神经
	内直肌	内视	动眼神经
	外直肌	外视	展神经
	上斜肌	外下视	滑车神经
	下斜肌	外上视	动眼神经
眼睑肌	上睑提肌	睁眼	动眼神经
	睑板肌	开睑裂	交感神经
	眼轮匝肌	闭眼	面神经

三、听器

（一）位听器（前庭蜗器）的组成 ☆

项目	组成
在功能上	包括位觉器与听觉器两部分
在结构上	包括外耳、中耳和内耳3部分

（二）听骨链 ☆

鼓室内有3块听小骨，由外侧至内侧为锤骨、砧骨以及镫骨，三骨通过关节相连形成听骨链。

（三）咽鼓管的结构和功能 ☆☆

项目	内容
结构	①咽鼓管是鼓室连通鼻咽部的通道 ②由外1/3的骨部与内2/3的软骨部组成 ③骨部为管的外侧较短的部分，其鼓室端开口于鼓室的前壁 ④软骨部经咽鼓管咽口，开口于鼻咽部的侧壁
功能	维持鼓室和外界的大气压平衡，以便鼓膜振动
其他	由于咽鼓管与鼻咽部相通，因此咽部感染易沿咽鼓管侵入鼓室，引起中耳炎

（四）位觉感受器 ☆

项目	内容
组成	椭圆囊斑、球囊斑和壶腹嵴合称为前庭器官
功能	①能感受头部静止位置及直线变速运动的刺激 ②椭圆囊斑和球囊斑：感受直线变速运动的刺激 ③壶腹嵴：感受旋转变速运动的刺激

第八节　神经系统

一、概述

（一）神经系统的常用术语 ☆☆

术语	解释
灰质	脑、脊髓内神经元集中的地方，色泽灰暗，因此叫做灰质
神经核	灰质内功能相同的神经细胞体集合在一起叫做神经核，为特殊的灰质团块
白质	在中枢神经内，神经纤维聚集的地方叫做白质
神经节	在周围神经内，神经元胞体聚集处叫做神经节
皮质	构成大脑半球表面和小脑表面的灰质叫做皮质
髓质	大脑皮质和小脑皮质深部的白质叫做髓质

（二）神经系统的组成 ☆

术语	解释
中枢部	脑和脊髓，又称中枢神经系统
周围部	①又称周围神经系统，是脑和脊髓以外的神经成分 ②包括脑神经、脊神经和内脏神经

二、中枢部

（一）脑神经 ☆

脑神经共12对，其排列顺序通常以罗马数字表示。依次是嗅神经、视神经、动眼神经、滑车神经、三叉神经、展神经、面神经、位听神经、舌咽神经、迷走神经、副神经和舌下神经，三叉神经分别由眼神经、上颌神经以及下颌神经组成。

（二）大脑半球的分叶 ☆☆☆

大脑半球通过3条恒定的沟分为5叶。

分叶	部位
额叶	中央沟以前、外侧沟以上的部分，位于颅前窝内
枕叶	顶枕沟以后的部分，位于小脑上方
顶叶	中央沟与顶枕沟之间，外侧沟以上的部分，位于顶骨深处
颞叶	外侧沟以下的部分，位于颅中窝内
岛叶	又叫脑岛，位于外侧沟深部，呈三角形岛状，被额、顶、颞叶所掩盖

（三）基底神经核 ☆

项目	内容
定义	是指埋藏在端脑髓质中的灰质团块
核团	包括尾状核、豆状核、屏状核和杏仁体四大核团，豆状核和尾状核合称纹状体
部位	位置靠近大脑底部

（四）侧脑室的分部 ☆

分部	位置	备注
中央部	顶叶深面	各部彼此连通，两侧侧脑室又通过室间孔与第三脑室连通
前角	额叶深面	
下角	在颞叶深面	
后角	在枕叶深面	

（五）内囊 ☆

项目	内容
位置	位于背侧丘脑、尾状核和豆状核之间的白质区，是由上、下行的传导束密集而成
分部	①内囊前肢：豆状核与尾状核之间，主要有额桥束和丘脑前辐射通过 ②内囊后肢：豆状核与丘脑之间，主要有皮质脊髓束、皮质红核束、丘脑中央辐射、顶枕颞桥束，视辐射和听辐射通过 ③内囊膝：前后肢汇合处，皮质核束（又称皮质脑干束）通过
内囊损伤（“三偏征”）	①偏瘫：对侧肢体运动丧失（损伤皮质脊髓束） ②偏盲：对侧视野同向偏盲（损伤视辐射） ③偏感觉障碍：对侧感觉丧失（损伤丘脑中央辐射）

（六）脑脊液的产生、循环途径 ☆

项目	内容	备注
产生	脑脊液是由各脑室内脉络丛产生的无色透明液体，成人总量约150ml	①它处于不断地产生、循环和回流的动态平衡中 ②还有一部分脑脊液可被脑室的室管膜上皮、蛛网膜下隙内的毛细血管及脑膜的淋巴管所吸收。另有少量脑脊液则会直接进入脑
循环途径	侧脑室脉络丛产生→室间孔→第3脑室（第3脑室脉络丛产生的脑脊液一起）→中脑水管→第4脑室（连同第4脑室脉络丛产生的脑脊液一起）→正中孔和外侧孔→蛛网膜下隙→蛛网膜粒渗透到硬脑膜窦（上矢状窦）	

（七）大脑动脉环（Willis环）☆☆

项目	内容
组成	由两侧的颈内动脉末端、大脑前动脉起始段、前交通动脉、大脑后动脉始段以及后交通动脉连接而成
作用	使两侧颈内动脉系与椎－基底动脉系相交通，具有调节血流的作用

（八）视觉传导路 ☆☆

神经元	分布
第1级神经元	眼球视网膜上的双极细胞
第2级神经元	①是节细胞，其轴突通过视神经管进入颅腔并形成视交叉，延为视束 ②在视交叉中，只有来自两眼视网膜鼻侧的纤维交叉并走向对侧视束，而来自两眼视网膜颞侧的纤维则不交叉而走向同侧视束 ③左侧视束包含来自两眼视网膜左侧半部分的纤维，右侧视束则包含来自右侧半部分的纤维 ④视束向后外方向行进并环绕大脑脚，大多数纤维在外侧膝状体处停止传递
第3级神经元	胞体在外侧膝状体内，由外侧膝状体核发出纤维组成视辐射，经内囊后肢投射至端脑距状沟周围的枕叶皮质（视区）

（九）瞳孔对光反射通路 ☆☆

项目	内容
概念	瞳孔光反射是光线刺激引起瞳孔缩小，光反射传导通路任何一处损坏均可导致光反射减弱或消失
解剖结构和作用机制	①从自视网膜开始，经过视神经、视交叉到达视束，部分纤维经上丘臂至顶盖前区，与该区域的细胞形成突触 ②动眼神经副核的轴突（副交感神经节前纤维）通过动眼神经进入眶内，止于睫状神经节 ③由睫状神经节发出的节后纤维支配瞳孔括约肌和睫状肌，引起双侧瞳孔缩小 ④若光反射通路的任何一处发生损坏，都可能导致光反射减弱或消失

（十）锥体系 ☆☆

锥体系是大脑皮层下行控制躯体运动的最直接路径。主要管理骨骼肌的随意运动。锥体系主要由中央前回的锥体细胞的轴突所组成。

分类	组成	功能
皮质脊髓束	①由上、下运动神经元组成 ②中央前回上、中部和中央旁小叶前部的巨型锥体细胞和其他类型的锥体细胞及额叶、顶叶部分区域的锥体细胞（上运动神经元）的轴突集合成皮质脊髓束	①下行至延髓的腹侧部，75%～90%的纤维交叉至对侧，交叉之后的纤维继续在对侧脊髓外侧索内下行，叫做皮质脊髓侧束，逐节终止于外侧群脊髓前角运动细胞（下运动神经元），支配四肢肌 ②一小部分没有交叉而下行到同侧脊髓前索内，叫做皮质脊髓前束，终于双侧的内侧群脊髓前角运动细胞，支配躯干肌
皮质核束	由上、下运动神经元组成，主要由起源于中央前回下部等处的锥体细胞的轴突集合而成（上运动神经元）	其纤维下行陆续分出至双侧脑神经运动核（下运动神经元），面神经核下半与舌下神经核只接受对侧皮质核束支配

（十一）蛛网膜下隙和硬膜外隙 ☆☆

项目	部位	临床意义
蛛网膜下隙	脊髓的蛛网膜与软脊膜之间，以及脑的蛛网膜与软脑膜之间的缝隙	蛛网膜下隙的下部，在脊髓末端下至第2骶椎水平扩大，叫做终池，临床上常在此处进行腰椎穿刺，以抽取脑脊液或者注入药物
硬膜外隙	硬脊膜与椎管内骨膜之间的狭窄腔隙	进行硬膜外麻醉术时，将药物注入此隙，以达到阻滞脊神经的传导作用

三、周围部

（一）膈神经 ☆

项目	内容
起源	膈神经是颈丛的重要分支，由第3～5颈神经前支的纤维组成
行程	沿前斜角肌前面下行，在锁骨下动、静脉之间经胸廓上口进入胸腔，跨肺根的前方，在纵膈胸膜与心包之间下行达膈肌
分布	膈神经是混合性神经，其运动纤维支配膈肌，感觉纤维主要分布于胸膜和心包

（二）腋神经 ☆

项目	内容
行程	由后束发出，并伴旋肱后动脉向后穿四边孔，绕肱骨外科颈分支入三角肌及小圆肌，并有皮支分布于三角肌区及臂上份外侧后部皮肤
容易损伤的原因	腋神经绕肱骨外科颈至三角肌深面，较贴近骨面，因此肱骨外科颈骨折时，最容易损伤腋神经
腋神经主干损伤后的主要表现	①肩关节不能外展 ②三角肌区及臂外侧区上部皮肤感觉障碍 ③腋神经损伤时间长的时候，由于三角肌萎缩，肩部骨突耸出，肩部失去圆隆的外观，形成“方肩”

（三）正中神经、尺神经、桡神经 ☆☆☆

项目	支配	皮支分布	损伤表现
正中神经	肌支支配除肱桡肌、尺侧腕屈肌及指深屈肌尺侧半以外的所有前臂前群肌以及除拇收肌以外的鱼际肌和第1、第2蚓状肌	皮支分布于掌心、鱼际和桡侧3个半指掌侧面及背面中、远节的皮肤	臂部损伤时可累及全部分支，表现为前臂不能旋前，屈腕无力，拇、示指不能屈曲，拇指不能对掌，鱼际肌萎缩，手掌平坦，叫做“猿手”
尺神经	肌支支配尺侧腕屈肌、指深屈肌尺侧半，深支支配小鱼际肌、拇收肌、骨间肌及第3、第4蚓状肌	皮支分布于手掌内侧半、手背内侧半、尺侧一个半指掌侧面和尺侧两个半指背侧面的皮肤	臂部损伤时，屈腕能力减弱，4、5指的远节指骨不能屈曲及拇指内收力弱，小鱼际肌及骨间肌明显萎缩，各指不能互相靠拢，各掌指关节过伸，第4~5指不能做展和收的运动，称为“爪形手”
桡神经	肌支支配臂后群肌、前臂后群肌和肱桡肌	皮支分布于臂后面、前臂后面、手背外侧半、桡侧两个半指背面的皮肤	①运动障碍：前臂伸肌瘫痪，表现为抬前臂时出现“垂腕” ②感觉障碍：以第1、2掌骨间隙背面虎口区皮肤最为明显

考点精练

一、选择题

（一）A型题

1. 以下动脉中，哪个没有分支到胃？
   A. 肝固有动脉　　B. 肠系膜上动脉　　C. 腹腔干
   D. 脾动脉　　E. 胃十二指肠动脉
2. 肱骨外科颈骨折损伤腋神经之后，肩关节将出现的运动障碍是
   A. 不能屈　　B. 不能内收　　C. 不能伸
   D. 不能外展　　E. 不能旋转
3. 颞区外伤引起急性硬膜外血肿，最常见损伤的血管是
   A. 颞浅动脉　　B. 板障静脉　　C. 脑膜中动脉
   D. 大脑中动脉　　E. 乙状窦
4. 右主支气管的特点为
   A. 细而长　　B. 粗而短　　C. 细而短
   D. 粗而长　　E. 较左主支气管倾斜
5. 左主支气管的特点是
   A. 细而长　　B. 细而短，走向较平　　C. 粗而短
   D. 异物多坠入此处　　E. 细而长，走向较垂直
6. 心肌的血液来自
   A. 主动脉弓的分支　　B. 胸主动脉的分支　　C. 左右冠状动脉
   D. 胸廓内动脉　　E. 心包膈动脉

7. 腹股沟淋巴结收集

A. 下肢的淋巴　B. 腰背部的淋巴　C. 腹壁的淋巴

D. 会阴部的淋巴　E. 臀部的淋巴

8. 迷走神经是

A. 内脏运动纤维支配咽喉肌运动

B. 内脏运动纤维支配心肌

C. 内脏运动纤维支配全身平滑肌运动

D. 内脏运动纤维支配全身腺体分泌活动

E. 内脏感觉纤维管理全身黏膜感觉

9. 以下纤维束中，不从内囊后脚通过的是

A. 皮质脊髓束　B. 皮质脑干束　C. 听辐射

D. 视辐射　E. 丘脑皮质束

10. 麦氏点在

A. 股三角内由髂外动脉发出

B. 肚脐与腹中线交点上1/3交界处

C. 上棘连线的中、外1/3交界处

D. 左、右骼前上棘连线的中、外1/3交点

E. 脐与右髂前上棘连线的中、外1/3交界处

（二）B型题

（1～2题共用备选选项）

A. 上腔静脉　B. 腹主动脉　C. 胃左动脉

D. 肝右动脉　E. 下腔静脉

1. 肾动脉发自

2. 胆囊动脉发自

（三）X型题

1. 下列神经中，与眼有关的包括

A. 动眼神经　B. 三叉神经　C. 展神经

D. 滑车神经　E. 面神经

2. 躯干骨包括

A. 锁骨　B. 髋骨　C. 肋骨

D. 胸骨　E. 椎骨

3. 淋巴器官包括

A. 脾　B. 淋巴结　C. 扁桃体

D. 胸腺　E. 肝

4. 支配心脏的神经包括

A. 交感神经　B. 膈神经　C. 心脏神经

D. 副交感神经　　E. 胸腔神经

5. 以下属于腹股沟淋巴结收集范围的有

A. 会阴部浅淋巴　　B. 下肢的浅、深淋巴　　C. 会阴部深淋巴

D. 臀部的浅淋巴　　E. 脐以下腹壁的浅淋巴

6. 小脑损伤的典型体征有

A. 共济失调　　B. 眼球震颤　　C. 随意运动丧失

D. 语言障碍　　E. 意向性震颤

7. 两眼瞳孔不等大，左>右，可能的原因是

A. 左侧动眼神经损伤　　B. 左侧动眼神经副核损伤　　C. 右侧颈交感干损伤

D. 顶盖前区损伤　　E. 脊髓胸段1、2节右半损伤

8. 肋膈隐窝（肋膈窦）

A. 由肋胸膜与膈胸膜反折形成

B. 在深吸气时因肺的伸入而消失

C. 胸水最先见于此处

D. 是胸膜腔位置最低的部分

E. 前方紧邻肾和肾上腺

二、填空题

1. 关节的基本结构是________、________和________。关节的辅助结构是________、________和________。

2. 眼球的屈光系统包括________、________、________和________。

3. 骨盆由________、________、________以及________构成。

4. 肩关节由________和________的关节面构成，能做________、________、________、________、________、________运动，还可做________运动。

5. 男性尿道的2个弯曲为________和________。

6. 男性尿道的3个狭窄为________、________和________。

7. 输卵管由内侧向外侧可分为4部分，即________、________、________、________。

8. 胆囊三角由________、________和________围成，内有________通过。

9. 胆囊手术中寻找胆囊动脉的标志是________。

10. 肋膈隐窝是胸腔膜的________，发生积液时首先积聚在此的是________。

11. 肾上腺皮质分泌________激素、________激素，肾上腺髓质分泌________、________。

三、判断题

1. 睫状肌收缩时，睫状小带绷紧，晶状体变凸，适于看近物。

2. 骨髓可分为黄骨髓和红骨髓，黄骨髓有造血潜能。

3. 心包裸区是指心包前面无胸膜遮盖的部分。没有胸膜遮盖，纤维性心包直接与胸前壁接触的区域。

4. 眼的屈光系统是指房水、晶状体和玻璃体。

5. 外感受器分布于内脏和血管，内感受器分布于关节、肌腱、骨骼肌肌腹等。

四、名词解释

1. 膀胱三角

2. 牵涉痛

3. 椎间盘

4. 硬膜外隙

五、简答题

1. 试述胸骨角的位置及临床意义。

2. 简述四肢骨的组成。

3. 试述灰质、皮质、白质、髓质、神经核和神经节的概念。

4. 肾区的所指部位及有何意义？

5. 关节的基本结构是什么？

参考答案

一、选择题

（一）A型题

1. B　2. D　3. C　4. B　5. A　6. C　7. A　8. B　9. B　10. E

（二）B型题

1. B　2. D

（三）X型题

1. ABCDE　2. CDE　3. ABCD　4. AD　5. ABDE　6. ABE

7. ABCE　8. ACDE

二、填空题

1. 关节面　关节囊　关节腔　韧带　关节盘　关节唇

2. 角膜　房水　晶状体　玻璃体

3. 左右髋骨　骶骨　尾骨　骨连结

4. 肩胛骨的关节盂　肱骨头　屈　伸　收　展　旋内　旋外　环转

5. 耻骨下弯　耻骨前弯

6. 尿道内口　尿道膜部　尿道外口

7. 子宫部　峡部　壶腹部　漏斗部

8. 胆囊管　肝总管　肝脏面　胆囊动脉

9. 胆囊三角

10. 最低点　胸膜腔积液

11. 糖皮质　盐皮质　肾上腺素　去甲肾上腺素

三、判断题

1. ×　　2. ×　　3. √　　4. ×　　5. ×

四、名词解释

1. 膀胱三角：在膀胱底的内面，两侧输尿管口及尿道内口三者连线之间的区域。

2. 牵涉痛：内脏疾病引起同一神经节段支配的体表皮肤疼痛或痛觉过敏。

3. 椎间盘：是连结相邻两个椎体的纤维软骨盘，中央部是柔软而富有弹性的髓核，周围部是由多层纤维软骨按同心圆排列组成的纤维环，富于坚韧性，限制髓核向周围膨出。椎间盘的主要功能是承受和转移压力，缓冲震荡和协调脊柱的运动。

4. 硬膜外隙：硬脊膜与椎管内面的骨膜之间的腔隙称为硬膜外隙，其内有脊神经根通行，临床上进行硬膜外阻滞时，就是将药物注入此腔内，以阻滞脊神经的传导作用。

五、简答题

1. 胸骨角是胸骨柄与胸骨体连结处微向前突的横嵴。两侧平对第2胸肋关节，为计数肋骨的重要标志。胸骨角平面通过第4胸椎体下缘水平，可作为纵隔分部及一些胸腔内器官分段的体表标志。

2. 四肢骨包括上肢骨与下肢骨。上肢骨又分为上肢带骨与自由上肢骨。上肢带骨包括锁骨与肩胛骨；自由上肢骨包括肱骨、桡骨、尺骨、8块腕骨、5块掌骨以及14块指骨。下肢骨分为下肢带骨与自由下肢骨。下肢带骨包括左右两侧的髋骨；自由下肢骨包括股骨、髌骨、胫骨、腓骨以及足骨。

3. 灰质、皮质、白质、髓质、神经核和神经节的概念如下：

（1）灰质：在中枢神经系内，神经元胞体及其树突集聚的部位叫做灰质。

（2）皮质：构成大脑半球表面和小脑表面的灰质叫做皮质（分别为大脑皮质和小脑皮质）。

（3）白质：在中枢神经系内，神经纤维集聚的部位叫做白质。

（4）髓质：大脑皮质和小脑皮质深部的白质叫做髓质。

（5）神经核：在中枢神经系内，除皮质外，形态和功能相似的神经元胞体聚集成团，叫做神经核。

（6）神经节：在周围神经系，神经元胞体集聚的地方叫做神经节。

4. 临床上常将竖脊肌外侧缘与第12肋相交的部位叫做肾区，又叫脊肋角。肾出现某些疾病时，叩诊此区可有疼痛。

5. 关节的基本结构包括关节面、关节囊和关节腔。

（1）关节面是组成关节的两骨的接触面，表面覆有关节软骨。

（2）关节囊是纤维结缔组织膜构成的囊，附着于关节周缘和其附近的骨面上，由外层纤维层与内层滑膜层构成。

（3）关节腔是关节囊滑膜层与关节软骨之间所围成的密闭腔隙，内有少量滑液，呈负压状态。

（4）关节的辅助结构包括韧带、关节盘、关节唇、滑膜襞以及滑膜囊。韧带有增加关节稳固性及限制关节运动的作用。关节盘是位于两关节面之间的纤维软骨板，将关节腔分成两部分，可增加关节的运动范围，且有缓冲及减少外力冲击及震荡的作用。关节唇为附着于关节窝周缘的纤维软骨环，可加深关节窝，扩大关节面，帮助稳固关节。

第二章　生理学

考点精讲

第一节　绪　论

一、机体的内环境

（一）内环境 ☆☆

部分	组成
概念和分布	机体的内环境就是细胞外液。体液约占体重的60%，大部分分布在细胞内，小部分分布在细胞外
分类	①分布在细胞内的体液为细胞内液（40%） ②分布在细胞外的体液称为细胞外液（20%），包括组织间隙液15%（如淋巴液、脑脊液、胸膜腔液、前房液、关节囊滑液等）和血浆5%，这些细胞外液统称为机体的内环境，简称内环境

（二）稳态 ☆☆

项目	内容
概念	在外环境不断变化的情况下，机体内环境各种理化因素的成分、数量和性质所达到的动态平衡状态称为稳态
举例	例如pH值、体温、渗透压等理化因素在外环境不断变化的情况下保持在相对稳定的状态

二、机体生理功能的调节

生理功能的调节方式包括：神经调节、体液调节和自身调节。

（一）反馈控制系统 ☆☆☆

类型	概念	举例
负反馈	反馈信息的作用与控制信息的作用方向相反，并减弱或抑制控制信息，从而纠正控制信息的效应，起到维持稳态的作用，这类反馈调节称为负反馈	①减压反射 ②肺牵张反射 ③动脉血压的压力感受性反射 ④代谢增强时O_2及CO_2浓度的调节 ⑤甲亢时TSH分泌减少

续表

类型	概念	举例
正反馈	反馈信息的作用与控制信息的作用方向相同，促进和加强控制信息与输出变量引起的效应，不能维持稳态，称为正反馈	①排尿反射、排便反射 ②分娩过程 ③神经纤维膜上达到阈电位时Na^+通道开放 ④血液凝固过程 ⑤胰蛋白酶原激活的过程有正反馈

（二）前馈 ☆

项目	内容
概念	干扰信息作用于受控部分的同时，还通过监测装置发出信息作用于控制部分，干扰信息对控制部分的这种直接作用称为前馈
作用	前馈调节也能维持稳态，而且能够避免负反馈所具有的波动和滞后两项缺陷

（三）反射 ☆

项目	内容
概念	指在中枢神经系统的参与下，机体对内、外环境刺激做出的规律性应答
结构	结构基础是反射弧，反射弧包括：感受器、传入神经、神经中枢、传出神经和效应器

（四）神经-体液调节和自身调节 ☆☆☆

类型	概念	特点	举例
神经-体液调节	有些内分泌腺本身直接或者间接地受到神经系统的调节，这种情况下，体液调节是神经调节的一个传出环节，相当于反射弧上传出纤维的一个延伸部分，这种调节可叫做神经-体液调节	神经调节的特点为迅速而精确，体液调节的特点为缓慢而持久，二者相互配合使生理功能调节更趋于完善	肾上腺髓质接受交感神经的支配，交感神经系统兴奋时，肾上腺髓质分泌的肾上腺素与去甲肾上腺素增加，神经因素和体液因素共同参与了机体的调节
自身调节	指组织细胞在不靠于神经调节或者体液调节的情况下，自身对环境刺激发生的适应性反应过程	范围及幅度较小，不够灵敏	①骨骼肌或心肌的初长（收缩前的长度）可对收缩张力起调节作用 ②血压在80～180mmHg范围内发生波动时，肾血流量保持相对稳定的现象，叫做肾血流量的自身调节

第二节 细胞的基本功能

一、细胞膜的物质转运功能

（一）细胞膜跨膜物质转运的方式 ☆☆

方式	方法
主动转运	①原发性主动转运 ②继发性主动转运

续表

方式	方法
被动扩散	①单纯扩散：是一种物理现象，无需耗能，也称简单扩散 ②易化扩散：经载体的易化扩散、经通道的易化扩散

（二）主动转运 ☆☆☆

项目	内容
概念	细胞膜通过本身的某种耗能过程，把某种物质的分子或离子由膜的低浓度或低电位一侧移向高浓度或高电位一侧的过程（逆电－化学梯度转运）
分类	原发性主动转运和继发性主动转运
特点	①转运过程消耗能量 ②转运过程逆电－化学梯度进行 ③转运的物质多为小分子

（三）钠泵 ☆☆

项目	内容
生理作用	①具有ATP酶活性 ②逆浓度差把细胞内的Na^+移出膜外，细胞外的K^+移入膜内 ③和静息电位的维持有关 ④建立离子势能贮备，维持多种生理功能及细胞电位的稳定 ⑤为神经、肌肉组织兴奋性提供离子基础

二、细胞兴奋性和生物电活动

（一）兴奋性

1. 定义与特点 ☆☆

项目	定义	特点
兴奋性	可兴奋组织（神经、肌肉、腺体）对刺激产生兴奋反应（动作电位）的能力或特性叫做兴奋性	不同的组织或细胞在不同情况下，其兴奋性的高低是不同的。即便是同一种组织或细胞，在不同情况下，其兴奋性的高低也会发生变化。此外，兴奋性本身也是可变的

2. 骨骼肌与心肌的兴奋性的不同 ☆☆

肌肉组织类型	经历的变化	时间	是否产生强直收缩
骨骼肌	绝对不应期、相对不应期、超常期与低常期	历时短暂，一般在100毫秒以内，绝对不应期为1～2毫秒	可产生
心肌	有效不应期、超常期和低常期	历时很长，约为300毫秒，有效不应期约为250毫秒	不会产生

3. 兴奋与抑制 ☆☆

（1）概念

项目	定义	相互关系
兴奋	机体组织接受刺激后，由原来的相对静止状态变为显著的活动状态，或由较弱的活动状态变为较强的活动状态称为兴奋	①机体最基本的反应形式是兴奋 ②组织接受刺激后，既可兴奋，也可抑制，这取决于刺激的质和量，也取决于组织当时所处的功能状态
抑制	由原来的活动状态转为相对静止状态，或由强变弱的活动状态则称为抑制	

（2）兴奋产生的条件和传播

项目	内容	
条件	①可兴奋细胞或组织 ②刺激的强度、刺激的持续时间及刺激强度对于时间的变化率达到临界值	
传播	兴奋在同一细胞上的传导	兴奋在细胞间的传递
	①实质上是动作电位的传播，动作电位以局部电流的方式传导 ②直径大的细胞电阻较小传导的速度快，有髓鞘的神经纤维动作电位以跳跃式传导，较无髓纤维速度快	主要方式为化学性传递，包括突触传递与非突触传递，某些组织细胞间存在着电传递（即缝隙连接）

4. 阈值 ☆☆

项目	定义	其他	备注
阈值	固定刺激的持续时间和强度-时间变化率后，刚刚引起组织兴奋产生动作电位所需要的最小刺激强度称为阈强度，又称阈值	刚刚能使细胞膜的静息电位除极到阈电位而引发动作电位时的外加刺激强度，称为阈强度，或称阈值	①细胞兴奋性的高低与阈值互呈反变关系 ②细胞兴奋性的高低与静息电位至阈电位的差值呈反变关系
阈电位	细胞膜由静息电位减少（除极）到刚能引发动作电位时的临界膜电位称为阈电位	阈电位的数值比静息电位小10～20mV	

（二）生物电

1. 表现形式 ☆

项目	内容
静息电位	静息状态，细胞膜两侧存在的外正内负且相对平稳的电位差，不同的细胞静息电位值不同
动作电位	可兴奋细胞在静息电位基础上受到阈刺激或阈上刺激时产生的可向远处传播的膜电位波动
局部电位	细胞受到阈下刺激时产生

2. 动作电位 ☆☆

项目	内容
形成条件	①细胞膜两侧，膜内K^+浓度高于膜外，而膜外Na^+浓度高于膜内，细胞膜内外钠钾离子浓度差的维持主要通过钠钾泵的主动转运 ②细胞膜在不同状态下对不同离子的通透性也不同 ③有可兴奋组织或细胞受到阈上刺激

续表

<table>
<tr><th>项目</th><th colspan="2">内容</th></tr>
<tr><td>形成机制</td><td colspan="2">①去极相：Na^+内流形成Na^+平衡电位
②快速复极相：K^+快速外流
③负后电位：K^+外流减弱
④正后电位：Na^+-K^+泵活动增强</td></tr>
<tr><td rowspan="3">特点</td><td>产生与传播都是“全或无”现象</td><td>刺激强度达到阈值后，在同一细胞膜上的传播是不衰减的，幅度不因传导距离增加而减小</td></tr>
<tr><td>局部电流</td><td>动作电位的传播方式，传播速度同细胞直径成正比</td></tr>
<tr><td>产生动作电位的细胞膜的兴奋性变化</td><td>①绝对不应期→相对不应期→超常期→低常期
②各期与动作电位各时期的对应关系：峰电位——绝对不应期；负后电位——相对不应期与超常期；正后电位——低常期</td></tr>
</table>

3. 绝对不应期 ☆☆

绝对不应期是指组织细胞接受刺激而兴奋时的一个较短时间内，兴奋性下降至零，此时无论受到多大强度的刺激，均不能产生动作电位，其阈值为无限大，这一任何刺激都不能产生动作电位的时期，即为绝对不应期。

4. 动作电位的幅度 ☆

动作电位的幅度是由细胞内外的Na^+浓度差决定的，如果细胞外液Na^+浓度降低，动作电位幅度则相应降低，河豚毒可阻碍钠离子内流，从而阻碍动作电位的产生。

5. 局部电位的基本特征 ☆

项目	内容
是否“全或无”	不是“全或无”的，随着阈下刺激的增大而增大
是否可作远距离的传播	不能在膜上作远距离的传播
是否可以互相叠加	局部兴奋是可以互相叠加的

三、骨骼肌的收缩功能

（一）兴奋-收缩耦联 ☆☆☆

项目	定义	过程
兴奋-收缩耦联	兴奋的同义语是动作电位，收缩的本质是粗细肌丝的滑行。肌膜的动作电位通过Ca^{2+}为中介引起粗细肌丝滑行的过程称为兴奋-收缩耦联	①电兴奋通过横管系统传向肌细胞深处 ②三联管的信息传递 ③纵管系统对Ca^{2+}的贮存、释放以及再聚积

（二）影响神经-肌肉接头传递的因素 ☆☆☆

项目	因素及机制	举例
影响ACh释放的因素	①ACh递质的释放同Ca^{2+}相关，是Ca^{2+}依赖性的 ②进入接头前膜的Ca^{2+}浓度越高，ACh释放量越多，反之则越少 ③Mg^{2+}能够对抗Ca^{2+}，因此细胞外高钙低镁促进传递，细胞外低钙高镁则抑制传递 ④肉毒杆菌的毒素抑制前膜释放ACh，造成肌肉收缩无力	有的美容祛皱就是面部注射肉毒杆菌的毒素，麻痹神经，抑制神经末梢释放ACh，导致肌肉无力的，如果注射过量会造成面部瘫痪和严重后果
影响ACh与N_2受体结合的因素	①ACh与终板上N_2受体结合后导致终板对Na^+通透性增高，Na^+内流形成终板电位，引发肌膜动作电位，使肌肉收缩 ②箭毒可与ACh竞争N_2受体，箭毒与N_2受体结合之后，不影响终板对Na^+的通透性，使终板不能产生终板电位，不能引发肌膜的动作电位	外科手术中用箭毒作肌肉松弛剂
影响胆碱酯酶活性的因素	①神经末梢释放的Ach一方面要与终板上N_2受体结合，另一方面又被胆碱酯酶破坏 ②胆碱酯酶活性太强，使ACh破坏太多，导致肌肉收缩无力 ③胆碱酯酶活性太弱，不能及时破坏ACh，导致ACh积蓄太多，造成肌肉颤抖或痉挛	①重症肌无力，临床上可用抗胆碱酯酶药新斯的明抑制胆碱脂酶的活性，使ACh及其受体增加，迅速改善患者的肌无力症状 ②有机磷农药（美曲磷酯、敌敌畏）中毒，可用N_2受体阻断药（箭毒、十烃季胺）以纠正N_2受体导致的症状。还需要解磷定以纠正M受体导致的症状

（三）等长收缩和等张收缩 ☆

对比项目	等长收缩	等张收缩
定义	肌肉收缩时长度保持不变而只产生张力	收缩时先产生一定的张力以克服阻力，当产生的张力足以克服阻力时，肌肉开始缩短，而张力不再增加
肌丝	滑行不明显	滑行明显
肌小节	有的被拉长，有的缩短	均缩短
外功	不做外功	可做外功

（四）骨骼肌收缩的主要影响因素 ☆☆

影响因素	机制
前负荷	最适前负荷时产生最大张力，达到最适前负荷后再增加负荷或者增加初长度，肌肉收缩力降低
后负荷	肌肉开始缩短后所遇到的负荷，后负荷同肌肉缩短速度呈反比关系
肌肉收缩力	肌肉内部的机能状态

第三节　血　液

一、概述

（一）血量及组成 ☆

项目	内容
血量	我国正常成年男性的血量约占体重的8%，女性约占体重的7.5%，即男性为80ml/kg，女性为75ml/kg
组成	①由血浆与血细胞（包括红细胞、白细胞、血小板）组成 ②血浆蛋白的浓度是血浆与组织液的主要区别所在，组织液蛋白含量低

（二）血浆蛋白的功能 ☆

项目	内容
营养功能	起着营养贮备的功能
运输功能	可与脂溶性物质结合，便于运输
缓冲功能	血浆白蛋白与它的钠盐组成缓冲对，与其他无机盐缓冲对一起，维持血液pH的稳定
形成胶体渗透压	调节血管内外的水分布
参与机体的免疫功能	血浆球蛋白能够构成在免疫功能中有重要作用的免疫抗体、补体系统等
参与凝血和抗凝血功能	绝大多数血浆凝血因子、生理性抗凝物质及促进血纤维溶解的物质都是血浆蛋白

（三）血细胞的生理特性 ☆☆

项目	内容	
红细胞	形态	红细胞呈双凹圆盘形，成熟红细胞无细胞核
	功能	运输氧及二氧化碳，缓冲体内产生的酸碱物质
	悬浮稳定性	①通过红细胞沉降率（血沉）来表示红细胞的悬浮稳定性，血沉越快，悬浮稳定性越差 ②增加血沉的主要原因为红细胞的叠连，影响红细胞叠连的因素为血浆
	渗透脆性	①红细胞在低渗溶液中抵抗膜破裂的一种特性 ②渗透脆性越大，细胞膜抗破裂的能力越低
白细胞	①分为淋巴细胞（20%～40%）、单核细胞（1%～7%）和粒细胞（50%～70%） ②是机体免疫系统的一个重要组成部分	
血小板	参与生理止血、促进血液的凝固，维持血管壁的完整性	

二、血型

（一）ABO血型 ☆☆☆

依据	血型	定义
根据人血红细胞膜外表面所含抗原（又称凝集原）而命名	A	红细胞外表面有A抗原的称为A型血（其血清中有抗B抗体）
	B	红细胞外表面有B抗原的称为B型血（其血清中有抗A抗体）
	AB	红细胞外表面同时有A、B两种抗原的称为AB型血（其血清中无抗体）
	O	红细胞外表面无A、B抗原的称为O型血（其血清中有抗A和抗B两种抗体）

（二）交叉配血 ☆☆☆

项目	定义	要求	目的
交叉配血	输血前不仅要用标准血清鉴定ABO血型，还要将供血者的红细胞与受血者的血清，以及供血者的血清与受血者的红细胞做交叉配血试验	①前者为主反应，后者为次反应 ②只有主、次反应均无凝集时才可输血 ③输血前一定要做交叉配血	①复查血型 ②发现亚型，如A型有A_1和A_2型，AB型有A_1B和A_2B型 ③特殊情况下，可鉴定血型

（三）鉴定ABO血型 ☆☆☆

只要有已知B型血，即可与待测血做交叉合血。

已知B型人的红细胞加待测者的血清（主反应）	已知B型人的血清加待测者的红细胞（次反应）	已知B型血（供）与待测血（受）做交叉合血的可能性	判断待测者的血型
+	+	B ⇌ A	A
+	–	AB → A、AB → O、AB → B；A → A_2、AB → A_2B	O
–	+	O → A、O → AB、O → B；A_2 → A、A_2B → AB	AB
–	–	B ⇌ B	B

（四）Rh血型 ☆☆☆

项目	定义	临床意义	
Rh血型	①凡红细胞膜外表面有Rh因子（D抗原）的，称为Rh阳性 ②没有Rh因子则称为Rh阴性 ③无论是Rh阳性或阴性，他们的血清中均无先天性抗体	输血	Rh阴性的人首次输入Rh阳性的血，在Rh抗原刺激下，血清内可产生抗Rh抗体，以后再次输入Rh阳性血时即会产生输血反应。输入次数越多，反应越严重
		妊娠	Rh阴性妇女若怀了Rh阳性胎儿，则胎儿红细胞外表面Rh抗原可在分娩时经胎盘进入母体，刺激母体产生抗Rh抗体。而当再次怀Rh阳性胎儿时，这种抗体就可进入胎儿体内，导致新生儿溶血性贫血。所以，若妇女多次怀死胎，或者多次婴儿死于黄疸，则应考虑Rh血型不合之可能

三、凝血 ☆☆

凝血途径	定义	参与的凝血因子	始动因子	参与反应步骤	产生凝血速度	发生条件
内源性凝血	是指血凝过程从血管内膜下胶原组织或异物激活因子Ⅻ开始，逐步使Ⅹ因子激活为Ⅹa的途径	全部来自血浆本身	胶原纤维等激活因子Ⅻ	较多	较慢	血管损伤或试管内凝血
外源性凝血	是指血凝过程从损伤组织释放的Ⅲ因子开始，逐步使Ⅹ因子激活为Ⅹa的途径	来自组织和血凝	组织损伤产生因子Ⅲ	较少	较快	组织损伤

第四节　血液循环

一、心脏生理

（一）心动周期 ☆

心脏一次收缩和舒张，构成一个机械活动周期，称为心动周期。心房与心室的心动周期均包括收缩期与舒张期。

（二）评价心脏泵血功能的指标 ☆☆☆

项目	定义	公式	参考值
心排血量	①左心室或右心室每次搏动所排出的血量称为每搏输出量 ②左心室或右心室每分钟搏出的血量称为每分排血量	通常说的心排血量是每分排血量=每搏输出量×心率	①每搏输出量：安静时为60～80ml ②每分排血量：安静时为5～6L/min
心脏指数	以单位体表面积（m^2）计算的心输出量	心脏指数=心输出量/体表体积	3.0～3.5/（min·m^2）
心力储备	心脏能适应机体需要而提高心排血量的能力称为心力储备	可用活动时心脏工作的最大能力与安静时的能力之差来表示	除了心排血量之外，心率、搏量、搏功等均有储备
射血分数	心室搏出量占心室舒张末期容积的百分比，称为射血分数	$射血分数=\frac{搏量}{舒张末期容积}\times 100\%$	我国健康成人射血分数正常范围为50%～60%
功（每搏功与每分功）	每搏功简称搏功，是指心室一次收缩射血所做的功；每分功是指心室每分钟内收缩射血所做的功	①左室每搏功（J）=搏出量（L）×（平均动脉压－左心房平均压）×13.6（kg/L）×9.807/1000 ②每分功=每搏功×心率	若按搏出量70ml，平均动脉压为92mmHg，平均心房压6mmHg，心率为75次/分计算，则： ①左室每搏功：0.803J ②每分功：60.2J/min

（三）前负荷与后负荷 ☆☆☆

项目	定义	影响因素
心室肌的前负荷	①指心室肌收缩之前所遇到的阻力或负荷 ②心室舒张末期的容积或压力就是心室肌的前负荷	①与静脉回流量有关，在一定范围内，静脉回流量增加，前负荷增加 ②二尖瓣或主动脉瓣关闭不全时，左心室舒张末期的容积或压力增大，前负荷也增加
心室肌的后负荷	①指心室肌收缩之后所遇到的阻力或负荷，又称压力负荷 ②主动脉压和肺动脉压就是左、右心室的后负荷	高血压和动脉瓣狭窄常导致心室肌的后负荷增加，心脏负担加重，临床对某些心力衰竭患者用扩血管药降低后负荷以使心脏负担减轻

（四）等容收缩期与等容舒张期 ☆☆

项目	定义	历时	特点
等容收缩期	从房室瓣关闭至主动脉瓣打开前的这段时间，由于房室瓣和主动脉瓣都处于关闭状态，心室收缩不射血，心室容积恒定，故称等容收缩期	历时0.05秒	左心室内压大幅度升高，且升高速度很快
等容舒张期	从主动脉瓣关闭到房室瓣开放前的这段时间，由于主动脉瓣和房室瓣都处于关闭状态，心室舒张不纳血，心室容积恒定，故称为等容舒张期	历时0.06秒	心室内压大幅度下降，且下降速度很快

（五）心脏自身调节 ☆☆

项目	定义
异长自身调节	凡是通过改变心室前负荷（静脉回心室血量）来改变心肌纤维的初长度（心室容积）从而调节搏出量的方式，称为异长自身调节
等长自身调节	凡是通过心肌收缩能力的变化（与心室肌纤维初长度无关）来调节心室搏出量的方式称为等长自身调节

（六）期前收缩与代偿性间歇 ☆☆

项目	定义
期前收缩	①正常心脏是按窦房结的兴奋节律而跳动的，若在心室舒张中、晚期（相对不应期或超常期）受到一次人为刺激或窦房结以外的病理性刺激时，则可产生正常节律以外的兴奋和收缩，称为期外收缩 ②由于期外收缩发生在下一次正常窦房结传来的冲动之前，故临床上称为期前收缩
代偿性间歇	①在一次期前收缩之后往往出现一段较长时间的心室舒张期，称为代偿性间歇 ②期前兴奋也有它自己的有效不应期。当下一次正常窦房结传来的冲动正好落在期前收缩的有效不应期内时，就不能引起心室的兴奋和收缩，出现一次“脱失”，因而表现为代偿性间歇 ③代偿性间歇的出现是期前收缩的结果和标志

（七）心室肌细胞的跨膜电位及其形成原理 ☆

跨膜电位	形成原理
静息电位	K^+外流的平衡电位

续表

跨膜电位	形成原理		
动作电位	特点	复极化复杂，持续时间较长	
	分期	0期（去极化）	Na^+内流接近Na^+电化平衡电位，构成动作电位的上升支
		1期（快速复极化初期）	K^+外流所致
		2期（平台期）	①Ca^{2+}、Na^+内流与K^+外流处于平衡 ②平台期为心室肌细胞动作电位持续时间长的主要原因，也是心肌细胞与神经细胞与骨骼肌细胞动作电位的主要区别
		3期（快速复极末期）	Ca^{2+}内流停止，K^+外流增多
		4期（静息期）	工作细胞3期复极完毕，膜电位基本上稳定在静息电位水平，细胞内外离子浓度的维持需要依靠Na^+-K^+泵的转运

（八）自动节律、窦性节律、异位节律 ☆☆

项目	定义
自动节律	①组织、细胞在没有外来刺激或神经冲动的作用下，能够自动发生节律性兴奋的能力或特性称为自动节律性 ②能产生自动节律性的部位只有心脏和胃肠道
窦性节律	由正常起搏点（窦房结起搏细胞）控制的心脏跳动节律称为窦性节律
异位节律	由窦房结起搏细胞以外的其他自律细胞控制的心跳节律，称为异位节律

（九）延髓心血管中枢 ☆

目前认为延髓心血管中枢至少包括四部分神经元。

神经元	定义
传入神经接替站（延髓孤束核）	①接受Ⅸ与Ⅹ对脑神经传入的信息 ②在此换元后发出纤维至心抑制区和舒血管区
心抑制区（疑核和/或迷走神经背核）	接受孤束核的投射，是迷走神经体所在地，有紧张性，控制心脏活动，其兴奋时心率慢，血压降低
舒血管区（延髓腹外侧尾端）	接受孤束核投射，并通过一个短轴突的抑制性神经元的轴突抑制缩血管区，该区兴奋时血压降低
缩血管区（延髓胶外侧头端）	接受舒血管区的抑制，其轴突下行至脊髓中间外侧柱，通过交感神经与交感缩血管神经调控心脏和血管的活动，刺激该区，使心排血量增加，外周阻力增加，血压升高

（十）心音 ☆☆

分类	形成
第一心音	是心室收缩期的各种机械振动形成的，以瓣膜的关闭作用最明显，所以第一心音主要是房室瓣关闭形成的

续表

分类	形成
第二心音	是心室舒张期各种机械振动形成的，主要成分是半月瓣关闭导致
第三心音和第四心音	①形成可能同心房收缩和早期快速充盈有关 ②在儿童听到第三、第四心音属正常，成人则多属病理现象

二、血管生理

（一）血压的概念 ☆☆

血管内流动的血液对单位面积血管壁的侧压力。通常所说的血压是指动脉血压。用毫米汞柱（mmHg）。

（二）血压的分类 ☆☆☆

血压分类	收缩压（mmHg）		舒张压（mmHg）
正常	＜120	和	＜80
正常高值	120～139	和/或	80～89
高血压	≥140	和/或	≥90
1级高血压（轻度）	140～159	和/或	90～99
2级高血压（中度）	160～179	和/或	100～109
3级高血压（重度）	≥180	和/或	≥110
单纯收缩期高血压	≥140	和	＜90

（三）影响血压的主要因素 ☆☆

影响因素	影响机制
心排血量	①主要影响收缩压 ②心排血量增加，收缩压升高；反之则降低
外周阻力	①主要影响舒张压 ②外周阻力增加时，舒张压升高；反之则降低 ③外周阻力又受小动脉口径的影响，小动脉口径变小时，外周阻力增加；反之则减小

（四）影响动脉血压的因素 ☆☆

影响因素	影响机制
心脏每搏输出量	①当心脏每搏输出量增大，心缩期射入主动脉的血量增多，导致动脉内的血液容积增加，管壁所受的张力也更大，所以收缩期动脉血压的升高会更为明显 ②若外周阻力和心率变化不大，则动脉血压升高的表现主要是收缩压的升高，而舒张压可能升高的幅度不大，所以脉压也会增大 ③通常情况下，收缩压的高低主要反映心脏每搏输出量的大小
心率	每搏输出量和外周阻力不变的情况下，心率加快，舒张期血压升高，但舒张压的升高较收缩压的升高显著，脉压比心率增加前减小

续表

影响因素	影响机制
外周阻力	①心输出量不变而外周阻力加大，则舒张压升高 ②在心缩期，由于动脉血压升高使血流速度加快，舒张压较收缩压的升高明显，脉压减小 ③外周阻力的改变，主要是由于骨骼肌与腹腔器官阻力血管口径的改变，血液黏滞度也影响外周阻力 ④在一般情况下，舒张压的高低主要反映外周阻力的大小
主动脉和大动脉的弹性贮器作用	①因主动脉与大动脉的弹性贮器作用，动脉血压的波动幅度明显不如心室内压的波动幅度 ②老年人的动脉管壁硬化，大动脉的弹性贮器作用减弱，脉压增大
循环血量和血管系统容量的比例	①循环血量与血管系统容量相适应，才可使血管系统足够充盈，产生一定的体循环平均充盈压 ②比值增大则充盈压增高，血压增高

（五）平均动脉压 ☆☆

定义	公式
一个心动周期中每一瞬间动脉压的平均值称为平均动脉压	平均动脉压=舒张压+1/3（收缩压−舒张压）

（六）降压反射与降压反射减弱 ☆

项目	定义	意义
降压反射	当血压突然升高，颈动脉窦和主动脉弓的压力感受器会被刺激。这种刺激会引发降压反射，导致心跳减缓、收缩力量减弱和心排血量降低，同时外周血管舒张，外周阻力降低，使血压降低至原来水平，称降压反射	①维持血压的相对稳定 ②室上性心动过速时，可按摩颈动脉窦区使心率减慢
降压反射减弱	若血压低于正常水平，则对窦、弓区压力感受器的刺激减弱，反射性地导致心率加快、收缩力量增强，心排血量增加，同时外周血管收缩，外周阻力增加，导致血压升高至原来水平，称降压反射减弱	

三、心血管活动的调节

（一）抗利尿激素（ADH）☆☆

分泌	储存	作用	影响释放的主要刺激
由下丘脑分泌	神经垂体	①增强远曲小管和集合管上皮细胞对水的重吸收 ②使小动脉收缩，升高血压	血浆晶体渗透压升高和/或血容量减少时，下丘脑视上核兴奋，合成、分泌以及释放ADH增加，水重吸收增加，尿量减少，从而导致血浆晶体渗透压降低和血容量增加，血压升高。反之亦然

（二）支配心脏的神经 ☆

神经	释放的物质	作用的受体	产生的作用
交感神经	去甲肾上腺素	作用于心肌细胞膜上的 β_1 受体	心率加快、传导加速、收缩力增强、兴奋性增高

续表

神经	释放的物质	作用的受体	产生的作用
迷走神经	乙酰胆碱	作用于心肌细胞膜上的M受体	减慢心率，传导减慢、收缩力减弱、兴奋性降低

（三）微循环 ☆☆☆

通路	生理意义
迂回通路	又称营养通路，是物质交换的主要场所
直捷通路	少量物质交换，保持循环血量恒定
动–静脉短路	又称非营养通路，无物质交换。可增加或减少散热，调节体温

（四）冠状动脉循环的特点 ☆☆

通路	生理意义
血压、血流	血压高，血流量大
动–静脉氧差	心肌耗氧量大，摄氧率高，故动–静脉氧差大
节律性收缩	心肌节律性收缩对冠脉血流影响大，心舒促灌，心缩促流
心肌代谢水平	心肌代谢水平对冠脉血流量调节作用大，神经调节作用小

（五）组织液 ☆

项目	内容
生成	是血浆从毛细血管壁滤过而形成的，组织液与血浆成分的区别在于组织液中无大分子蛋白质
生成的动力	①有效滤过压是血浆从毛细血管滤过形成组织液的动力 ②有效滤过压=（毛细血管血压+组织液胶体渗透压）–（血浆胶体渗透压+组织液静水压）
影响组织液生成的因素	有效滤过压；毛细血管通透性；静脉和淋巴回流

第五节　呼　吸

一、胸内负压与肺活量 ☆☆

项目	生理意义	临床意义
胸内负压	①使肺处于扩张状态 ②影响静脉回流 ③吸气时胸内负压增大，促进静脉回流，呼气时相反	①胸内负压丧失（如开放性气胸），可造成肺塌陷，静脉血液回流困难，严重时纵隔移位、摆动 ②为治疗目的可注入一定量空气至胸膜腔，导致闭锁性人工气胸，以致能压缩肺结核性空洞起治疗作用
肺活量	①是指人在最大深吸气后，再做一次最大的深呼气时所能呼出的最大气量 ②由三部分组成：补吸气量、潮气量、补呼气量	①成年男性肺活量约3500ml，女性约2500ml ②代表肺一次通气的最大能力，反映了呼吸功能的潜在能力 ③可判断健康人呼吸功能的强弱及某些呼吸功能障碍的性质、程度

 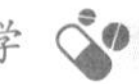

二、肺通气量与肺泡通气量

（一）概念 ☆☆

项目	定义	公式	参考值
肺通气量	平静呼吸时，单位时间（每分钟）内吸入或呼出肺的气体量称为肺通气量，即每分通气量	潮气量×呼吸频率	6～9L/min
肺泡通气量	平静呼吸时，每分钟进入肺泡参与气体交换的气体量称为肺泡通气量，或有效通气量，又称每分肺泡通气量	（潮气量－无效腔气量）×呼吸频率	4～6L/min

（二）肺通气阻力 ☆☆

项目	定义	计算	意义	备注
弹性阻力	指胸廓和肺的弹性回缩力，大小常用顺应性表示	顺应性=1/弹性阻力	①肺的顺应性越小，表示肺越不易扩张 ②在肺充血、肺纤维化时顺应性降低 ③肺泡的回缩力来自肺组织的弹力纤维和肺泡的液－气界面形成的表面张力	平静呼吸时弹性阻力是主要因素
非弹性阻力	包括气道阻力、惯性阻力和组织的黏滞阻力	气道阻力主要受气道管径大小的影响	①导致气道平滑肌舒张的因素：跨壁压增大、交感神经兴奋、PGE_2、儿茶酚胺类等 ②导致气道平滑肌收缩的因素：副交感神经兴奋、组织胺、PGF_2，5-HT、过敏原等	

三、肺换气与组织换气

（一）概念 ☆

项目	定义
肺换气	静脉血流经肺时，获得O_2放出CO_2，转变为动脉血的过程称为肺换气
组织换气	动脉血流经组织时，接受CO_2放出O_2，转变为静脉血的过程称为组织换气

（二）影响肺换气的因素 ☆

项目	定义
呼吸膜的面积和厚度	在肺组织纤维化时，呼吸膜面积减小，厚度增加，肺换气率降低
气体分子的分子量，溶解度以及分压差	O_2的分子量小于CO_2，肺泡与血液间O_2分压差大于CO_2分压差，但因CO_2在血浆中的溶解度远大于O_2（24倍），CO_2比O_2扩散速度快
通气/血流比值	①每分钟肺泡通气量与每分钟肺血流量的比值，正常值为0.84左右 ②$V/Q>0.84$：肺通气过度或肺血流量减少或两者同时存在，相当于肺泡无效腔增大 ③$V/Q<0.84$：肺通气不足或血流过剩或两者同时存在，部分静脉血流过无气体的肺泡后再回流入静脉（动脉血），相当于功能性动－静脉短路

（三）氧和二氧化碳 ☆

项目	定义
存在方式	O_2和CO_2在血液中都以物理溶解和化学结合两种方式存在
结合特点	①迅速、可逆、无需催化 ②Hb中的Fe^{2+}仍然是亚铁状态 ③结合与解离都不需酶催化，取决于血中PO_2的高低 ④结合或解离曲线呈S型，与Hb的变构效应有关

（四）气体对呼吸的调节 ☆☆

项目	定义
CO_2	①调节呼吸最重要的生理性体液因子，血中CO_2变化既能够直接作用于外周化学感受器，又可增高脑脊液中H^+浓度，作用于中枢化学感受器 ②对呼吸有很强的刺激作用，通过刺激中枢及外周化学感受器，使呼吸加深加快 ③刺激中枢化学感受器是主要途径
H^+	血中H^+主要作用于外周感受器
O_2	①通过外周感受器对呼吸进行调节，外周感受器感受的是PaO_2，并不是O_2含量 ②在低O_2时，如吸入纯氧，可导致呼吸暂停

第六节 消化和吸收

一、胃液的成分 ☆☆

成分	作用
胃蛋白酶原	①由胃黏膜主细胞合成并分泌，在胃酸作用下变成胃蛋白酶，可将蛋白质分解为际与胨 ②消化不良患者服用胃蛋白酶时，常同1%～10%稀盐酸合用
胃酸（盐酸）	①激活胃蛋白酶原，使食物蛋白质变性水解 ②杀死胃内某些细菌 ③盐酸入小肠上段能够刺激胰液、胆汁、小肠液分泌，还能够刺激胆囊收缩，并使三价铁还原为易吸收的Fe^{2+}，有助于小肠对铁与钙的吸收
黏液	①润滑食物，保护胃黏膜，中和胃酸 ②保护水溶性维生素B、维生素C不受胃酸破坏
内因子	为壁细胞分泌的糖蛋白，与食物中的维生素B_{12}结合成复合物，保护其免受消化液破坏，并促进在回肠吸收，因此内因子缺乏常致维生素B_{12}吸收障碍，导致巨幼红细胞性贫血，如某些胃次全切除术后出现的贫血

二、消化道平滑肌 ☆

项目	内容
一般特性	①慢而不规则的自动节律性运动 ②舒缩缓慢 ③紧张性 ④富于伸展性 ⑤对电刺激和刀切割不敏感，对化学、温度以及机械牵拉刺激比较敏感

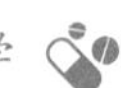

续表

项目	内容
慢波的特点	①在静息电位基础上产生的缓慢的节律性去极化波 ②胃肠道不同部位的慢波频率不同 ③慢波的产生同细胞膜钠泵的周期活动有关 ④慢波不能使平滑肌收缩 ⑤慢波的波幅通常在10～15mV之间

三、胃肠道激素 ☆☆

由胃肠道黏膜散在的内分泌细胞分泌，并通过血液循环调节胃肠道功能的激素，统称为胃肠道激素。如促胃液素、促胰液素、缩胆–促胰酶素和抑胃肽。

项目	生理作用
胃液素	①刺激胃黏膜细胞增殖 ②刺激壁细胞分泌盐酸及主细胞分泌胃蛋白酶原 ③刺激胃窦与肠运动，延缓胃排空 ④刺激胰液、胆汁以及肠液分泌 ⑤抑制幽门与回盲括约肌收缩

四、胰液 ☆

项目	作用	备注
碳酸氢盐	由胰腺的小导管上皮细胞分泌，能中和进入十二指肠的胃酸，保护胃黏膜，为胰酶提供适宜的pH环境	胰液为碱性液体，PH为7.8～8.4
胰淀粉酶	分解淀粉为麦芽糖和葡萄糖	
胰脂肪酶	将脂肪分解为甘油和脂肪酸	
胰蛋白酶和糜蛋白酶	分解蛋白质为多肽和氨基酸	
核酸酶	包括DNA酶和RNA酶，消化DNA和RNA	

五、消化液的作用 ☆☆

项目	作用
稀释	稀释食物，使之与血浆渗透压相等，利于吸收
改变	改变消化腔pH值，适应消化酶活性的需要
水解	水解复杂的食物成分，利于吸收
分泌	分泌黏液、抗体和大量液体，保护消化道黏膜，避免物理性和化学性的损伤

六、胆汁的作用 ☆

成分	作用
不含消化酶，与消化作用有关的主要成分是胆盐	乳化脂肪，促进脂肪消化
	促进脂肪分解产物和脂溶性维生素的吸收
	利胆作用、在十二指肠内中和胃酸
	溶解胆固醇结石
	刺激肝细胞分泌胆汁

七、肠-肝循环 ☆

胆汁进入十二指肠后，绝大部分的胆盐由回肠黏膜吸收入血，通过肝门静脉再到肝脏组成胆汁又分泌入肠，这一过程叫做胆盐的肠-肝循环。

八、重要物质的吸收特点 ☆☆

物质	吸收
铁	机体所能吸收的铁为Fe^{2+}，而不是Fe^{3+}
葡萄糖、氨基酸等有机小分子	在小肠及肾小管吸收的方式为继发性主动重吸收
单糖	机体能利用的单糖主要是葡萄糖和半乳糖
中性氨基酸	较容易通过极性的细胞膜，吸收比酸性、碱性氨基酸快

第七节　能量和代谢

一、基础代谢率 ☆☆

项目	内容
概念	①人在清醒、安静状态下，不受肌肉活动、环境温度、食物、精神紧张等因素影响时的能量代谢率称为基础代谢率（BMR） ②基础代谢率不是机体最低水平的代谢率 ③睡眠时的能量代谢率更低，甲亢时基础代谢率增高
测定时必须控制的条件	①清晨未进餐测 ②测前不做费力活动，安静平卧半小时以上 ③室温控制在20℃～22℃
参考范围	①BMR的正常范围为±（10%～15%） ②甲亢时BMR比正常值高25%～80% ③甲状腺功能低下时BMR较正常值低20%～40%

二、机体散热的途径 ☆☆☆

途径	方式	备注
辐射	机体热量以热射线形式传给外界较冷的物体	①当环境温度低于体温时，以辐射、传导、对流方式散热为主 ②当环境温度高于或等于体温时，则以蒸发散热为主
传导	机体热量直接传至与之接触的较冷物体	
对流	通过气体或液体的流动带走机体的热量	
蒸发	通过汗液蒸发带走机体热量	

三、呼吸商 ☆☆

项目	内容
概念	一定时间内机体呼出的CO_2量与摄入O_2量（耗氧量）的比值称为呼吸商
参考值	糖、脂肪和蛋白质的呼吸商分别为1.00、0.71和0.80

第八节　尿的生成和排出

一、泌尿系统的功能 ☆

项目	内容
排泄代谢尾产物和异物	如尿素、尿酸、肌酐及某些药物等。肾功能不全时，这些尾产物排泄障碍，导致血中尿素氮增高
调节水盐代谢	水的调节受抗利尿激素和渴觉的控制，盐的代谢受醛固酮的调节
维持酸碱平衡	肾脏有排酸保碱功能
生成激素	如促红细胞生成素、肾素、1，25（OH）$_2D_3$、前列腺素等

二、尿

（一）尿的生成 ☆

项目	内容
肾小球的滤过	一部分血浆被滤出形成原尿
肾小管的重吸收	当原尿流经肾小管时，许多物质被重吸收回血液，比如葡萄糖全部被重吸收，水、NaCl大部分被重吸收，尿素小部分被重吸收
肾小管的泌排	分泌H^+、K^+、NH_3，排泄少量肌酐

（二）原尿和终尿的区别 ☆☆

项目	原尿	终尿
尿量	每天100～200L	每天1～2L
葡萄糖	有	无

续表

项目	原尿	终尿
蛋白质	微量	无
Na^+	多	少
pH值	偏碱性	偏酸性

（三）水利尿和渗透性利尿的区别 ☆☆

项目	水利尿	渗透性利尿
原因	大量饮水	肾小管溶液中的溶质浓度升高
机制	血浆晶体渗透压降低，血容量增加，导致抗利尿激素（ADH）合成和分泌减少，致使肾远曲小管及集合管对水的重吸收减少，尿量增加	肾小管液晶体渗透压升高，阻碍肾小管对水和钠离子的重吸收，导致水和钠离子排出增多，尿量增加

（四）排尿反射 ☆

项目	内容
间断	肾脏生成尿是连续不断的过程，排尿则是间断进行
内压	当尿量增加到400～500ml时，膀胱内压会超过0.98kPa（7.36mmHg）
神经	①排尿反射的初级中枢在脊髓 ②传入、传出神经都是盆神经 ③正反馈过程

三、影响肾小管和集合管重吸收的因素 ☆☆

项目	内容
肾小球滤过率	①增加时，近曲小管重吸收率增加，反之则减少 ②近曲小管重吸收的量总是占肾小球滤过量的60%～70%，此现象叫球－管平衡
肾小管液的溶质浓度	增加时，晶体渗透压升高，肾小管对水的重吸收减少而导致利尿，叫做渗透性利尿，如高渗葡萄糖及甘露醇的利尿作用
肾小管细胞重吸收功能改变	氨苯蝶啶、氢氯噻嗪、呋塞米以及汞撒利抑制肾小管重吸收Na^+、Cl^-，导致排钠性利尿
神经体液因素	抗利尿激素（促进远曲小管、集合管重吸收水）、醛固酮（促进远曲小管、集合管Na^+-K^+交换，保Na^+、排K^+、保水）、甲状旁腺激素（保钙排磷）、心钠素（排钠利尿、扩张血管、降低血压）

四、影响肾小球滤过的因素 ☆☆

项目	内容
有效滤过压	①是肾小球滤过的动力 ②有效滤过压＝肾小球毛细血管压－（血浆胶体渗透压＋肾小囊内压）

续表

项目	内容
肾小球滤过膜的面积和通透性	①肾小球滤过膜是滤过的结构基础 ②由肾小球毛细血管内皮细胞、基膜以及肾小囊脏层上皮细胞构成
肾血浆血流	影响肾小球毛细血管的血浆胶体渗透压

五、肾脏血流的调节 ☆☆

项目	内容
自身调节	动脉血压在80～180mmHg（10.64～23.94kPa）范围内时，将胜过自身调节血流量，维持血压不变
神经和体液调节	全身机能状况发生变化时，肾脏血流主要受神经、体液调节而使肾血流量与全身血液分配的需要相适应

六、肾脏调节酸碱平衡的机制 ☆

项目	内容	
泌 H^+	泌 H^+ 换 Na^+（H^+–Na^+ 交换）	①H^+–Na^+ 交换与 K^+–Na^+ 交换有竞争作用 ②如酸中毒时 H^+–Na^+ 交换占优势，K^+–Na^+ 交换受抑制，所以酸中毒常伴高钾血症
泌 K^+	泌 K^+ 换 Na^+（K^+–Na^+ 交换）	
泌 NH_3	泌 NH_3 换 Na^+（NH_4^+–Na^+ 交换）	
排出过多的碱	①代谢性碱中毒时，血浆中过多的 $NaHCO_3$ 以尿排出 ②血浆中 $NaHCO_3$ 含量能够反映体内酸碱平衡情况，临床上测定血浆 CO_2 结合力可协助诊断酸中毒或碱中毒	

七、肾糖阈 ☆☆

项目	内容
概念	①正常血糖浓度是4.4～6.7mmol/L，当血液中葡萄糖浓度超过8.96～10.08mmol/L时，有一部分近端肾小管会对葡萄糖进行重吸收，尿中开始出现葡萄糖 ②通常将不出现尿糖的最高血糖浓度称为肾糖阈
参考范围	正常人为8.96～10.08mmol/L

第九节　感受器官和神经系统

一、感受器的生理特征 ☆

项目	内容
适宜刺激	①不同感受器对不同的特定形式的刺激最为敏感，感受阈值最低，这种特定形式的刺激称为该感受器的适宜刺激 ②声波是听觉细胞的适宜刺激，光波是视觉细胞的适宜刺激

续表

项目	内容
感觉阈值	①刚刚引起感觉的最小刺激强度，叫感觉阈值 ②任何感受器兴奋均有感觉阈值，低于阈值的刺激不能引起感觉
换能作用	①感受器将刺激能量转变为神经冲动（即动作电位），称为换能作用 ②每种感受器均可视为特殊的生物换能器
有适应现象	恒定强度的刺激持续作用于感受器时，传入神经冲动的频率逐渐减少，称为感受器的适应

二、眼

（一）生理盲点 ☆

项目	内容
概念	视网膜的视神经盘部（靠鼻侧）无感光细胞，不能感受光的刺激，故有颞侧局限性视野缺损，称生理盲点
特点	可被双眼视觉及眼球运动补偿而不影响视觉

（二）眼的调节功能 ☆☆☆

项目	看远物时	看近物时
晶状体变凸	交感神经兴奋，睫状体辐射状肌收缩，睫状体后移，悬韧带拉紧，晶状体变扁平，曲率变小，平行光线聚焦于视网膜	副交感神经兴奋，睫状体环状肌收缩，睫状体前移，悬韧带松弛，晶状体前凸，曲率增加，分散光线聚焦于视网膜
瞳孔缩小	瞳孔散大，使入眼光量增加	瞳孔缩小，使入眼光量和折光系的球面像差与色相差减少
视轴会聚（辐辏）	看远物时，视轴平行，使物像落在两眼视网膜的相称位置上	看近物时，视轴会聚，使物像落在两眼视网膜的相称位置上

（三）瞳孔反射 ☆☆☆

项目	概念	意义
光反射	①光反射或对光反射：强光使瞳孔缩小，弱光使瞳孔散大 ②互感性光反射：光照单侧瞳孔使双侧瞳孔缩小	调节进入眼球的光量
调节反射	看远物时瞳孔散大，看近物时瞳孔缩小，称为瞳孔调节反射或瞳孔近反射	①减少球面像差和色相差 ②增加视觉的准确度 ③减少角膜曲度不规则所造成的散光

（四）影响瞳孔大小的因素 ☆☆

项目	内容
缩小	①强光刺激，视近物 ②副交感神经兴奋 ③拟胆碱药（如毒扁豆碱等），吗啡、有机磷农药中毒 ④颈交感神经麻痹

续表

项目	内容
散大	①暗光，看远物 ②交感神经兴奋 ③抗胆碱药（如阿托品等），拟肾上腺素药（如去氧肾上腺素、肾上腺素等） ④缺氧，窒息，深麻醉 ⑤动眼神经麻痹，眼压升高

（五）视网膜 ☆☆

感光细胞	分布	功能
视锥细胞	视网膜的中央部分	感受强光刺激，产生明视觉，并能分辨颜色
视杆细胞	视网膜的周边部分	①对弱光敏感 ②视网膜中央凹处全是视锥细胞，只有明视觉与色觉，周边部兼有明、暗两种视觉，无色觉

（六）色盲 ☆

项目	内容
概念	①人对红、绿、蓝3种颜色部分或全部缺乏辨别能力称为色盲 ②只对一种颜色缺乏辨别能力称为单色盲
分类	①对红色缺乏辨别能力称为红色盲 ②对绿色缺乏辨别能力的称为绿色盲 ③由于蓝色盲十分罕见，所以对红、绿两色缺乏辨别能力实际上就是全色盲 ④色盲是遗传性疾病

（七）近视、远视和散光 ☆☆

项目	概念	纠正方法
屈光不正	眼的屈光系统不能将远处的光线恰好聚焦在视网膜上称为屈光不正	—
近视	焦点落在视网膜前，则称为近视	近视眼配凹透镜
远视	焦点落在视网膜后，则称为远视	远视眼配凸透镜
散光	如果屈光系统（多为角膜）呈不平的镜面，使同等距离不同径线的光线不能同时聚成一个焦点，称为散光	散光配圆柱镜片或球柱联合镜片

三、突触传递

突触是指神经元间相互接触并发生功能联系、传递信息的特殊结构。

（一）神经纤维传导、中枢兴奋传播、突触传递的特征 ☆

项目	内容
神经纤维传导的特征	生理完整性；绝缘性；双向传导性；相对不疲劳性；不衰减性
中枢兴奋传播的特征	单向传播；中枢延搁；兴奋的总和；兴奋节律的改变；易疲劳；后发放

续表

项目	内容
突触传递的特征	①单向传递 ②中枢延搁 ③总和 ④易疲劳 ⑤对内环境变化敏感：酸中毒时神经元兴奋性降低，碱中毒时神经元兴奋性增高 ⑥对某些药物敏感：咖啡因、茶碱可增高突触后膜对兴奋性递质的敏感性，士的宁则降低某些抑制性递质对突触后膜的作用

（二）神经递质 ☆☆

中枢神经系统内突触的传递和外周传出神经到效应器的传递都要通过神经末梢释放化学物质，这些化学物质称为神经递质或神经介质。

项目	内容
外周神经递质	乙酰胆碱、去甲肾上腺素、肽类
中枢神经递质	①乙酰胆碱 ②单胺类：多巴胺、去甲肾上腺素、5-羟色胺 ③氨基酸类：谷氨酸、甘氨酸、γ-氨基丁酸等 ④肽类：抗利尿激素、缩宫素、血管升压素、生长激素、阿片肽、脑-肠肽等

（三）突触后抑制 ☆☆

项目	概念	作用
传入侧支性抑制	又称为交互抑制，感觉传入纤维进入脊髓之后，一方面直接兴奋某一中枢的神经元，而另一方面发出其侧支兴奋抑制性中间神经元，之后通过抑制性神经元的活动抑制另一中枢的神经元	可使不同中枢之间的活动协调起来
回返性抑制	传出信息兴奋抑制性中间神经元之后，转而抑制发放信息的中枢神经元	可使神经元的活动及时终止，使同一中枢内许多神经元的活动协调一致

（四）突触前抑制 ☆

项目	概念
突触前抑制	兴奋性神经元与另一个兴奋性神经元形成轴-轴式突触，后-神经元轴突末梢再同第3个兴奋性神经元形成轴-胞式突触，因第1个神经元的影响使第2个神经元释放的递质减少。这种利用改变突触前膜的活动，导致突触后膜除极程度减少，突触后神经元不易发生兴奋，从而产生抑制的效应，称为突触前抑制

四、神经系统的感觉功能

（一）内脏痛 ☆☆

项目	内容
原因	常由机械性牵拉、痉挛、缺血和炎症等刺激所致

续表

项目	内容
特点	①缓慢持续，定位不精确 ②伴随不安与恐惧感 ③有牵涉性痛（即放射痛） ④对牵拉、缺血、痉挛、炎症敏感，对切割、烧伤不敏感

（二）牵涉痛 ☆

项目	内容
概念	内脏疾病往往引起同一神经节段支配的体表皮肤疼痛或痛觉过敏，这种现象称为牵涉痛
举例	①心脏疾病牵涉心前区、左臂尺侧、左肩痛 ②胃、胰疾病牵涉左上腹和/或肩胛间区痛 ③肝胆疾病牵涉右肩胛区；肾结石牵涉腹股沟 ④阑尾炎牵涉上腹部和/或脐周

五、神经系统对躯体运动的调节

（一）脊休克 ☆

项目	内容
概念	脊髓突然横断失去与高位中枢的联系，断面之下脊髓暂时丧失反射活动能力进入无反应状态的现象称为脊休克
特点	反射活动暂时丧失，随意运动永久丧失
表现	①断面下所有反射都暂时消失，发汗、排尿、排便等无法完成 ②骨整肌及血管紧张性降低，血压下降

（二）脑干网状上行激动系统 ☆☆

项目	内容
概念	在脑干网状结构内具有上行唤醒作用的功能系统，这一系统称为脑干网状结构上行激动系统
作用	存在的具有上行唤醒作用的功能系统，通过丘脑非特异性投射系统而发挥维持与改变大脑皮质兴奋状态的作用
意义	①是一种多突触传递系统，易受药物影响而发生传递阻滞 ②巴比妥类催眠药的作用机制：阻断了脑干网状结构上行激动系统的传递 ③乙醚全身麻醉也可能与此有关 ④人第Ⅲ脑室后部由于肿瘤压迫中脑被盖髓板内核群，阻断脑干网状结构上行系统的传递，将造成昏睡 ⑤人如果长时期昏睡不醒而找不到原因时，要想到第Ⅲ脑室后部肿瘤压迫的可能

（三）去大脑僵直 ☆☆

项目	内容
概念	在中脑上丘与下丘之间及红核的下方水平面上切断脑干，就会出现全身肌紧张加强、四肢强直、脊柱反张后挺等现象，称为去大脑僵直
表现	伸肌（抗重力肌）紧张性亢进，四肢坚硬如柱
意义	提示病变侵犯脑干，预后不佳

（四）小脑的功能 ☆☆

维持身体平衡；调节肌紧张；协调随意运动。

（五）牵张反射 ☆

项目	内容
概念	当肌肉被牵拉时，梭内、外肌被拉长，导致肌梭兴奋，通过Ⅰ、Ⅱ类纤维将信息传入脊髓，使脊髓前角运动神经元兴奋，通过 α 纤维及 γ 纤维导致梭内、外肌收缩
机制	① α 运动神经兴奋使梭外肌收缩以对抗牵张 ② γ 运动神经元兴奋引起梭内肌收缩以维持肌梭兴奋的传入，保证牵张反射的强度
意义	分类腱反射和肌紧张

六、神经系统对内脏功能的调节

（一）自主神经的特点 ☆☆☆

项目	内容
支配	主要支配腺体、心肌、平滑肌
精神因素	活动不受意志的直接控制，但是受精神因素的影响
紧张作用	对于外周效应器的支配具有持久的紧张作用
汗腺	①大部分内脏器官受交感神经、副交感神经双重支配 ②汗腺仅由以乙酰胆碱为递质的交感节后纤维支配
拮抗、协调	交感神经、副交感神经系统功能上相互拮抗、相互协调

（二）交感神经和副交感神经系统的主要功能 ☆☆

项目	交感神经	副交感神经
循环系统	心跳加快、皮肤及内脏血管收缩，血压升高	心跳减慢减弱，血压降低
呼吸系统	呼吸道平滑肌舒张	呼吸道平滑肌收缩
消化系统	胃肠平滑肌的活动减弱，括约肌收缩	胃肠平滑肌的活动增强，括约肌舒张
瞳孔	瞳孔扩大	瞳孔缩小
汗腺	分泌增加	不受副交感神经支配
代谢	糖原分解增加	糖原合成增加
内分泌	肾上腺髓质分泌增加	胰岛素分泌增加

七、下丘脑的作用 ☆☆

项目	内容
调节体温	视前区－下丘脑前部（PO/AH）中的温度敏感神经元在体温调节中起着调定点的作用
调节水平衡	存在渗透压感受器，调节抗利尿激素的释放
调节腺垂体激素分泌	可调节下丘脑调节肽的分泌

续表

项目	内容
调节摄食行为	外侧区存在摄食中枢，腹内侧核存在饱食中枢
对情绪反应的影响	近中线两旁的腹内侧区存在防御反应区
对生物节律的控制	视交叉上核可能是生物节律的控制中心

第十节 内分泌和生殖

一、内分泌

（一）激素的概念 ☆

由内分泌腺、分散的内分泌细胞及某些神经细胞（如下丘脑的视上核与室旁核）所分泌的高效能生物活性物质统称为激素。

（二）激素的作用方式 ☆☆

项目	内容
远距分泌	经血液循环，运送至远距离的靶细胞发挥作用
旁分泌	通过细胞间液直接扩散至邻近细胞发挥作用
神经分泌	神经细胞分泌的激素经垂体门脉至腺垂体发挥作用
自分泌	内分泌细胞所分泌的激素在局部扩散又返回作用于该内分泌细胞而发挥反馈作用的方式

（三）激素的分类 ☆

项目	内容
含氮激素	①肽、蛋白质类激素：如激肽、肾素、血管紧张素、促甲状腺激素、黄体生成素、卵泡刺激素等 ②胺类激素：如去甲肾上腺素、肾上腺素、甲状腺激素等
类固醇激素（又称甾体激素）	如氢化可的松、醛固酮、睾酮、孕酮等
固醇类激素	如1，25（OH）$_2D_3$

（四）激素的作用 ☆

作用	内容	一般特性
配合	同神经系统配合，调节机体各种功能	信息传递作用；相对特异性；高效能生物放大作用；激素间存在协同作用或拮抗作用
影响	影响神经系统的发育和活动，和学习、行为、记忆等相关	
调节	调节蛋白质、糖、脂肪及水盐代谢，维持内环境的稳态	
促进	①促进细胞的分裂、分化、发育、成熟、衰老 ②促进生殖器官的发育、成熟，调节妊娠、泌乳等生殖过程	

（五）生长激素的功能 ☆☆☆

功能	内容
促生长作用	①促进骨和软组织的生长 ②幼年时缺乏可患侏儒症、过多则患巨人症 ③成年时生长激素过多会导致肢端肥大症
调节物质代谢	促进蛋白质合成与脂肪分解，抑制葡萄糖的利用，使血糖升高，因此生长激素长期增高的巨人症常伴有糖尿病
分泌的调节	受下丘脑GHRH和GHRIH的双重调节，而代谢因素、睡眠则间接影响其分泌

（六）甲状腺激素的功能 ☆☆

功能	内容	临床意义
对生长发育的作用	对维持骨骼与神经系统的生长发育十分重要	婴幼儿缺乏甲状腺激素会导致呆小病
对机体代谢的影响	①促进新陈代谢，加速物质氧化，提高基础代谢率，增加产热量 ②对三大营养物质，既有合成作用又有分解作用，剂量大时主要表现出分解作用	当甲状腺机能低下时，蛋白质合成水平低下会出现黏液性水肿
对心血管系统的作用	使心率增快，心缩力增强	—
对神经系统的作用	提高中积枢神经系统兴奋性	甲亢患者表现为易激动、烦躁不安、多言等症状
对消化系统的作用	促进消化系统的分泌和运动	—

（七）促性腺激素的功能 ☆

功能	内容
卵泡刺激素（FSH）	①刺激卵泡生长发育，在黄体生成素协助下使卵泡分泌雌激素 ②男性则促进曲细精管的发育及精子生成，故又叫配子生成素
黄体生成素（LH）	①和FSH协同作用促使卵泡分泌雌激素，使卵泡成熟排卵，并使排卵后的卵泡形成黄体 ②男性则刺激间质细胞分泌雄激素，故又叫做间质细胞刺激素

（八）胰岛素的功能 ☆☆

功能	内容
糖代谢	促进葡萄糖的摄取、贮存及利用，降低血糖浓度
脂肪代谢	促进脂肪合成，抑制脂肪分解
蛋白质代谢	促进蛋白质的合成及贮存，抑制蛋白质分解

（九）肾上腺皮质

1. 分泌的激素 ☆☆

激素	举例	分泌的部位
糖皮质激素	如氢化可的松、皮质醇等	束状带

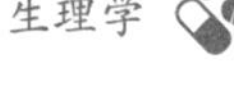

续表

激素	举例	分泌的部位
盐皮质激素	醛固酮等	球状带
性激素	雄激素和少量雌激素	网状带

2. 糖皮质激素的生理功能 ☆☆

功能	内容
物质代谢	①促进分解代谢，促进糖异生，促进蛋白质分解并抑制合成 ②四肢脂肪分解增多，腹、面、肩、背部合成增多，呈向心性肥胖和满月脸
对水盐代谢的影响	促进排钠、排水
对各器官系统的作用	①使淋巴细胞及嗜酸性粒细胞减少，临床用氢化可的松治疗淋巴性白血病及淋巴肉瘤 ②提高血管对儿茶酚胺的敏感性 ③使胃酸及胃蛋白酶增加，黏液减少，因此溃疡病慎用 ④脱钙，骨蛋白合成减少，久用易造成病理性骨折 ⑤蛋白质合成减少，分解增强，出现肌无力 ⑥刺激Ⅱ型肺泡细胞产生二软脂酰卵磷脂，利于肺的扩张，妇产科用于预防婴儿肺萎陷
参与应激	对机体有保护作用

3. 盐皮质激素的生理功能 ☆☆

功能	内容
调节 Na^+、K^+代谢，保钠、排钾、保水	①测尿 Na^+/K^+ 比值衡量血液醛固酮的水平 ②比值增大，提示血液醛固酮水平低 ③比值减小，提示血液醛固酮水平升高
调节细胞外液量	①醛固酮升高：引起钠水潴留，细胞外液量增加，血压升高 ②醛固酮降低：钠水排出，细胞外液量减少，血压降低
调节酸碱平衡	①醛固酮减少：钠水重吸收减少，排 K^+ 减少，泌 H^+ 减少，引起酸中毒和高血钾 ②醛固酮增加：钠水重吸收增加，排 K^+ 增加，泌 H^+ 增加，导致碱中毒和低血钾
氢离子和氨	除促进泌钾外，还促进泌 H^+ 及泌氨
儿茶酚胺	增强血管对儿茶酚胺的敏感性

（十）肾上腺髓质的功能 ☆☆

项目	肾上腺素	去甲肾上腺素	备注
对心血管系统的影响	主要作用于心脏，促使心缩力增强，心率增快，心排血量增加，对血管有选择性的舒缩作用，导致血压升高（收缩压升高明显）	主要促使小动脉收缩，外周阻力增加，导致血压升高（舒张压升高明显）	肾上腺素的作用是以心脏为主，去甲肾上腺素的作用是以血管为主，因此肾上腺素用作强心剂，去甲肾上腺素用作升压药
对内脏平滑肌的影响	肾上腺素和去甲肾上腺素都可使支气管、胃肠及膀胱平滑肌舒张		肾上腺素还可使瞳孔开大肌及皮肤竖毛肌收缩，导致瞳孔扩大和竖毛反应
对代谢的影响	两者都可使肝糖原和肌糖原分解，使血糖和乳酸增加		肾上腺素的作用更强

（十一）调节血钙的激素 ☆☆

血钙含量低于2.125mmol/L称为低钙血症。

种类	作用
甲状旁腺激素	保钙排磷，血钙升高
降钙素	排钙排磷，降低血钙
1,25（OH）$_2D_3$	保钙保磷，血钙升高

（十二）尿17-羟皮质类固醇 ☆☆

种类	作用
参考值	正常男性为14～41μmol/24h尿，女性为11～28μmol/24h尿
作用	反映肾上腺皮质的功能状态
临床意义	①肾上腺皮质功能亢进（库欣病）时，尿17-羟类固醇含量增高 ②肾上腺皮质功能低下（艾迪生病）时，尿中17-羟类固醇排出减少

二、生殖

（一）睾丸和卵巢 ☆☆

项目	内容
睾丸	曲细精管产生精子，间质细胞产生雄激素
卵巢	可分泌雌激素、孕激素及少量的雄激素

（二）孕激素的生理功能 ☆☆

项目	内容
助孕	①促进子宫内膜增生、分泌，为着床做准备 ②形成蜕膜为孕卵提供营养物质
安胎	①抑制子宫收缩，降低子宫紧张度及对缩宫素的敏感性 ②临床常用黄体酮治疗先兆流产
抑制排卵	①孕激素抑制下丘脑产生黄体生成素释放激素，使黄体生成素减少 ②孕激素配合雌激素抑制排卵，用于避孕
阻碍精子通过女性生殖道	使宫颈黏液变稠，使精子不易进入输卵管，并且抑制输卵管运动
乳房	促进乳房腺泡的发育
产热作用	①孕激素代谢产物本胆烷醇酮可使排卵后体温升高1℃ ②常利用排卵前体温短暂降低，排卵之后复升这一特点作为确定排卵日期的方法
使平滑肌松弛	使平滑肌松弛，多次妊娠妇女易患子宫脱垂及痔疮

（三）睾丸酮与前列腺素 ☆☆

项目	生理功能	
睾丸酮	睾丸曲细精管和精子	促进睾丸曲细精管的发育和精子的成熟
	男性附属性器官	促进男性附属性器官的发育并维持其功能
	蛋白质	促进蛋白质合成，促进骨骼生长及钙磷沉积
	红细胞	促进红细胞生成
前列腺素	PGI_2	可抑制血小板聚集，并有舒张血管的作用
	PGE_2	①可使支气管平滑肌舒张，使肺通气的阻力降低，而$PGE_{2\alpha}$可使支气管平滑肌收缩 ②有抑制胃酸分泌的作用，能够增加肾血流量，促进排钠利尿
	PG	影响体温调节、神经系统、内分泌及生殖活动

（四）应激反应和应急反应 ☆

项目	概念	其他
应激反应	以“下丘脑－腺垂体－肾上腺皮质系统”活动增强为主的反应	①血中ACTH与糖皮质激素（氢化可的松）浓度立即增高，以进一步提高机体耐受伤害性刺激的能力 ②这类激素也叫“保命激素”
应急反应	以“交感神经－肾上腺髓质系统”活动增强为主的反应	①血中肾上腺素与去甲肾上腺素浓度增高，整体紧急总动员，提高适应能力，以应付环境急变 ②这类激素叫做“警觉激素”

考点精练

一、选择题

（一）A型题

1. 肾素血管紧张素系统活动增强时

A. 静脉回心血量减少　　B. 醛固酮释放减少

C. 体循环平均充盈压减低　　D. 交感神经末梢释放递质减少

E. 肾脏排钠量减少

2. 以下哪项属于左心室的后负荷

A. 快速射血期心室内压　　B. 减慢射血期心室内压

C. 快速充盈期心室内压　　D. 等容收缩期心室内压

E. 主动脉压

3. 以下同时影响肾小球滤过与肾小管重吸收的因素为

A. 血浆胶体渗透压　　B. 血液中葡萄糖　　C. 滤过膜的通过性

D. 抗利尿激素　　E. 醛固酮

4. 最重要的消化液为

A. 唾液　　B. 胆汁　　C. 胃液

D. 胰液　　E. 肠液

5. 基础体温随月经周期变化，与哪种激素有关？

A. 雌激素　　B. 孕激素　　C. 甲状腺激素

D. 催乳素　　E. ACTH

6. 以下哪项可导致心率减慢

A. 交感神经活动增强　　B. 迷走神经活动增强　　C. 甲状腺激素

D. 肾上腺素　　E. 发热

7. 衡量组织兴奋性的指标是

A. 阈电位　　B. 动作电位　　C. 肌肉收缩或腺体分泌

D. 阈强度　　E. 静息电位

8. 机体的内环境指的是

A. 血液　　B. 细胞内液　　C. 脑脊液

D. 组织液　　E. 细胞外液

9. 心室肌的前负荷指的是

A. 射血期心室内压　　B. 右心房压力　　C. 心室舒张末期压力

D. 大动脉血压　　E. 等容收缩期心室内压

10. 心脏正常起搏点位于

A. 窦房结　　B. 房室交界区　　C. 心房

D. 心室末梢浦肯野纤维网　　E. 心室

11. 决定血浆胶体渗透压的主要物质是

A. 球蛋白　　B. 糖蛋白　　C. 脂蛋白

D. 补体　　E. 清蛋白

12. 下列哪项不是评定心功能的指标

A. 心指数　　B. 心排血量　　C. 射血分数

D. 循环血量　　E. 每搏功

13. 细胞组织在绝对不应期时的兴奋性

A. 为零　　B. 大于正常　　C. 小于正常

D. 正常　　E. 无限大

14. 血浆胶体渗透压取决于

A. 红细胞数目　　B. 血浆总蛋白总量

C. 血浆球蛋白含量　　D. 血浆氯化钠含量

E. 血浆白蛋白含量

15. 肝素抗凝的主要机制为

A. 抑制凝血酶原的激活　　B. 促进纤维蛋白吸附凝血酶

C. 抑制因子X的激活　　D. 增强抗凝血酶Ⅲ活性

E. 抑制血小板聚集

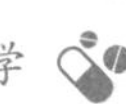

16. 通常所说的血型指的是

A. 红细胞表面特异凝集素的类型
B. 红细胞膜上的受体类型
C. 红细胞表面特异凝集原的类型
D. 血浆中特异凝集素的类型
E. 血浆中特异凝集原的类型

17. 射血分数为（　　）的百分数

A. 搏出量/体重
B. 搏出量/体表面积
C. 搏出量/心室舒张末期容积
D. 心输出量/体重
E. 心输出量/心室舒张末期容积

18. 心肌异长调节是由于以下哪项发生了变化？

A. 粗细肌丝重叠数目
B. 胞浆游离Ca^{2+}浓度
C. 横桥ATP酶活性
D. 肌钙蛋白对Ca^{2+}亲和力
E. 肌动蛋白活性

19. 用已知B型人的血液与待测者血液做交叉配血，如果主反应凝集，次反应不凝集，待测者的血型为

A. B型
B. O型
C. A型
D. AB型
E. Rh阴性

20. 一个人的红细胞与B型血血清凝集，而其血清与B型血的红细胞不凝集，则此人血型是

A. A型
B. B型
C. O型
D. AB型
E. Rh型

（二）B型题

（1～2题共用备选选项）

A. 增快
B. 在正常范围
C. 先不变后增快
D. 先增快后不变
E. 先不变后减慢

1. 把血沉快的人的红细胞放入血沉正常的血浆中，红细胞的沉降率是
2. 把血沉正常的人的红细胞放入血沉快的人的血浆中，红细胞的沉降率是

（三）X型题

1. 影响机体生长发育的激素包括

A. 性激素
B. 生长激素
C. 甲状腺激素
D. 胰岛素
E. 肾上腺素

2. 当机体温度高于环境温度时，机体的散热的途径包括

A. 传导
B. 对流
C. 辐射
D. 蒸发
E. 以上均是

3. 感受器共同生理特征有哪些？

A. 需适宜刺激
B. 有感觉阈值
C. 容易疲劳
D. 有适应现象
E. 有换能作用

4. 用已知A型血与待测者血做交叉配血，若主反应凝集，次反应不凝集，待测者血型可能为

A. AB型　　B. O型　　C. A_1型
D. B型　　E. A_2型

5. 瞳孔反射的特点是
A. 看近物时，瞳孔扩大
B. 光照一侧瞳孔时，两侧瞳孔都缩小
C. 强光时瞳孔缩小，弱光时瞳孔变化不大
D. 看近物时，晶状体前凸
E. 看近物时，副交感神经兴奋

6. 突触传递特征有哪些？
A. 总和　　B. 单向传递　　C. 相对不易疲劳
D. 中枢延搁　　E. 对内环境变化敏感

7. 增强神经–肌肉接头传递的因素包括
A. Ca^{2+}　　B. 新斯的明　　C. K^+
D. 箭毒　　E. 胆碱酯酶

8. M样作用可有的表现有哪些？
A. 支气管平滑肌舒张　　B. 心跳加快、增强　　C. 血压升高
D. 缩瞳肌收缩　　E. 胃肠道平滑肌收缩

9. 以下能够使瞳孔缩小的因素有
A. 阿托品　　B. 视近物　　C. 副交感神经兴奋
D. 肾上腺素　　E. 有机磷农药

二、填空题

1. 影响血压的主要因素是________，________。

2. 父亲为AB型，母亲为O型，其子女血型可能为________。

3. 调节肾小管Na^+、K^+交换的激素是________，调节肾小管水重吸收的激素是________。

4. 微循环的三条通路是________，________，________。

5. 晶体渗透压影响________内外水的移动。胶体渗透压主要影响________内外水的移动。

6. 眼的调节反应包括:________、________、________。

7. 测定24小时尿中的________含量，可了解糖皮质激素的代谢。

8. 正常人的血糖浓度在________，当血液中葡萄糖浓度超过________时，尿中会出现葡萄糖，尿中出现葡萄糖时的最低葡萄糖浓度称为肾糖阈。

三、判断题

1. 甲状旁腺分泌的降钙素，有使血钙降低的作用。

2. 体重50kg的正常人的血液总量为3.5 ~ 4.0L。

3. 睾丸不能分泌雌激素，卵巢不能分泌雄激素。

4. 机体的主要散热途径为蒸发。

5. 呆小病是幼年时生长激素分泌不足。

6. 窦性节律是心脏的正常起搏点，除此之外的其他节律细胞控制的心跳节律，称为异位节律。

四、名词解释

1. 激素

2. 窦性节律和异位节律

3. 自身调节

五、简答题

1. 简述交叉配血与输血原则。

2. 血液中CO_2浓度增高时对呼吸有何影响？其作用机制是什么？

3. 试述心脏的神经支配其生理作用。

4. 试述前负荷与后负荷对骨骼肌收缩的作用。

5. 试述根据舒张压来诊断高血压的原因。

参考答案

一、选择题

（一）A型题

1. E　2. E　3. A　4. D　5. B　6. B　7. D　8. E　9. C　10. A
11. E　12. D　13. A　14. E　15. D　16. C　17. C　18. A　19. B　20. D

（二）B型题

1. B　2. A

（三）X型题

1. ABCD　2. ABC　3. ABDE　4. BE　5. BDE　6. ABDE
7. AB　8. DE　9. BCE

二、填空题

1. 心输血量　外周阻力　2. A或B型
3. 醛固酮　抗利尿激素（ADH）　4. 迂回通路　直捷通路　动静脉短路
5.（红）细胞　毛细血管　6. 晶状体前凸　瞳孔缩小　视轴会聚
7. 17-羟类固醇　8. 3.9～6.0mmol/L　8.96～10.08mmol/L

三、判断题

1. ×　2. √　3. ×　4. ×　5. ×　6. √

四、名词解释

1. 激素：由内分泌腺、分散的内分泌细胞和某些神经细胞（如下丘脑的视上核与室旁核）所分泌的高效能生物活性物质统称为激素。

2. 窦性节律和异位节律：由正常起搏点（窦房结起搏细胞）控制的心脏跳动节律称为窦

性节律。由窦房结起搏细胞以外的其他自律细胞控制的心跳节律，称为异位节律。

3. 自身调节：是指组织细胞在不依赖于外来神经或体液调节的情况下，对刺激发生的适应性反应过程。例如血压在80～180mmHg范围内发生波动时，肾血流量保持相对稳定的现象，称为肾血流量的自身调节。

五、简答题

1.（1）供血者的红细胞和受血者的血清相混合，为主侧；再将受血者的红细胞与供血者的血清相混合，为次侧，叫做交叉配血试验。

（2）临床上根据交叉配血试验的结果，作为是否能输血的依据。主要原则是供血者的红细胞不被受血者血清凝集（主侧不凝集原则），此时血液可相输。交叉配血结果：主侧与次侧都无凝集反应，则血型相配，输血最理想；主侧凝集，而无论次侧是否凝集，则血型不配，均不能相输；主侧不凝集，而次侧凝集，仅能在紧急情况下，以少量、缓慢地输入，并及时观察。

2. 血液CO_2浓度增高能够使呼吸加深加快，肺通气量增加。其机制通过两种方式实现：①通过延髓中枢化学感受区兴奋，然后使呼吸中枢兴奋。②通过外周化学感受器反射性地使呼吸中枢兴奋。通常，中枢作用比反射作用更为敏感。

3. 心脏受交感神经和迷走神经支配。交感神经末梢释放去甲肾上腺素，导致心率加快、收缩力增强、传导加速、兴奋性增高；迷走神经末梢释放乙酰胆碱，导致心率减慢、收缩力减弱、传导减慢、兴奋性降低。

4.（1）肌肉收缩前加在肌肉上的负荷叫做前负荷。其作用在于改变肌肉收缩前的初长度。在一定范围内，初长度越大，肌肉收缩产生的张力越大。

（2）肌肉收缩开始时，遇到的负荷或阻力叫做后负荷。后负荷越大，肌肉如果要克服后负荷，则肌肉收缩产生的张力就越大，但是肌肉缩短的速度会减慢，且缩短的长度减小。

5. 国家制定的高血压标准规定：凡舒张压持续（经多次测定）超过90mmHg，不论其收缩压如何，均列为高血压。根据舒张压来诊断高血压的原因有两个：

（1）平均动脉压接近舒张压，等于舒张压加1/3脉压，低于收缩压，略高于舒张压。正常值是70～100mmHg。

（2）影响血压的主要因素是心输血量和外周阻力。心输血量主要影响收缩压，外周阻力只在小动脉硬化时才持续增高，外周阻力增高将导致舒张压增高。所以，舒张压升高可反映小动脉硬化。

第三章　病理生理学

考点精讲

第一节　疾病概论

一、疾病概述 ☆

项目	概念
疾病	机体在一定的条件下受病因损害作用后，因机体自稳调节紊乱而发生的异常生命活动过程
病理过程	是指存在于多种疾病中共同的成套的功能、代谢和形态结构的病理性变化
病理状态	是指发展极慢的病理过程或病理过程的后果

二、死亡 ☆☆☆

（一）死亡概念及判断脑死亡的主要指征

项目	内容
概念	①近代认为死亡应当是指机体作为一个整体的功能的永久性丧失 ②整体死亡的标志是脑死亡，即全脑功能的永久性消失
判断脑死亡的主要指征	①深度的不可逆昏迷和大脑全无反应性、所有脑干神经反射消失、自主呼吸停止，瞳孔散大或固定，脑电波消失和脑血液循环完全停止等 ②脑血液循环停止是判断脑死亡的重要指征，脑血管造影或同位素检查一旦证明脑血液循环完全停止，就可立即判定死亡

（二）脑死亡与植物状态与鉴别 ☆☆

鉴别要点	脑死亡	植物状态
定义	全脑功能丧失	脑的认知功能丧失
自主呼吸	无	有
意识	丧失	有睡眠觉醒周期，但无意识
脑干反射	无	有
恢复的可能性	无	有

第二节 水、电解质代谢紊乱

一、概述

（一）体液含量与水代谢 ☆

年龄	体液含量	代谢特点
新生儿	约占体重的80%	①小儿体重轻，体积小，但相对体表面积比成人大，蒸发水分多，小儿代谢旺盛，机体发育不全，各种调节功能较差 ②小儿比成年人更易发生水代谢紊乱
婴幼儿	约占70%	
学龄儿童	约占65%	
成人	只占体重的60%	

（二）正常成人机体每日进出水量的平衡情况 ☆☆

进水量	出水量	备注
饮水约1200ml	通过肺排出水约350ml	每日进出水量大致相等，从而保持动态平衡
食物含水约1000ml	经皮肤蒸发和出汗排水约500ml	
机体代谢产生水300ml左右	随粪排水150ml，随尿排水1500ml	
总共约2500ml	总共排出约2500ml	

二、脱水

（一）脱水的基本特征 ☆☆☆

脱水的类型	失钠与失水	血清钠浓度	血浆渗透压	备注
低渗性脱水	失钠多于失水，细胞外液低渗	＜135mmol/L	＜290mOsm/L	又称低容量性低钠血症
高渗性脱水	失水多于失钠，细胞外液高渗	＞150mmol/L	＞310mOsm/L	又称低容量性高钠血症
等渗性脱水	钠与水成比例地丧失，细胞外液保持等渗状态	在正常范围	可保持正常	—

（二）等渗性脱水的症状特点 ☆☆☆

既有低渗性脱水的症状，又有高渗性脱水的症状。

症状类型	原因
低渗性脱水的症状	①血容量与组织间液均显著减少 ②循环血量减少、血压下降，严重者可导致休克 ③组织间液明显减少，可出现组织脱水症状，如皮肤弹性下降、眼眶内陷等症状
高渗性脱水的症状	若患者未得到及时治疗，水分经皮肤的蒸发及经肺脏通过呼吸等途径不断丢失，常可转变为高渗性脱水，而出现口渴、尿少等症状

（三）低渗性脱水的症状特点 ☆☆☆

特征	原因
早期就易发生周围循环衰竭	低渗性脱水时血浆渗透压降低，造成水分向细胞内转移，导致本来减少的细胞外液进一步减少，血容量随之减少，所以心排血量降低、血压下降，甚至导致低血容量性休克的发生

（四）高渗性脱水 ☆☆☆

项目	内容	
主要原因	水摄入减少	水丢失过多
	①多见于水源断绝、进食或饮水困难等情况 ②某些中枢神经系统损害的患者、严重疾病或者年老体弱的患者因无口渴感而造成摄水减少	可通过胃肠道、皮肤、呼吸道及肾脏等途径丢失
尿液的变化	细胞外液高渗，反射性导致抗利尿素分泌增多，肾小管上皮细胞对水的通透性增强，重吸收增多，从而导致尿量减少和尿比重增高	
脱水热	由于细胞内液明显减少，导致汗腺分泌减少、皮肤蒸发的水分也减少，散热功能受到影响，可出现体温升高，叫做脱水热	

三、高容量性低钠血症 ☆☆

项目	内容
钠	血钠下降，血清 Na^+ < 135mmol/L，体钠总量正常或增多
血浆渗透压	< 290mOsm/L
水潴留	水潴留，使体液量明显增多
别名	又称水中毒
对机体的影响	①细胞外液量增加，血液稀释 ②过多的水分聚集在细胞内导致细胞水肿，尤其是脑细胞和脑组织水肿可产生颅内压增高系列症状

四、钾

（一）低钾血症

1. 定义 ☆☆☆

血清钾浓度低于3.5mmol/L称为低钾血症。

2. 产生原因 ☆

分类	原因	
钾摄入不足	消化道梗阻、昏迷、手术后较长时间禁食均可导致钾摄入不足	
钾排出过多	经胃肠道失钾	①小儿失钾的最重要原因 ②常见于严重腹泻呕吐、伴有大量消化液丧失的患者
	经肾失钾	①成人失钾的最重要原因 ②利尿药的长期连续使用或用量过多的患者
	经皮肤失钾	在高温环境中进行重体力劳动时，大量出汗可造成较多钾的丢失

续表

分类	原因
细胞外钾向细胞内转移	低钾性周期性瘫痪、碱中毒、过量使用胰岛素等，都可使细胞外钾向细胞内转移而发生低钾血症

肾小管髓襻升支重吸收钾有赖于Na^{+}-K^{+}-ATP酶的活性。在缺镁时，该酶活性低下，该段小管重吸收钾减弱，肾保钾能力减弱，因此常伴低钾血症。

3. 对机体的主要影响 ☆☆

器官或组织	影响
骨骼肌	①可使肌细胞兴奋性降低 ②临床上出现肌肉无力、弛缓性麻痹等症状，严重者可发生呼吸肌麻痹，是低钾血症患者的主要死因之一
心脏	使心肌的兴奋性升高，传导性下降，自律性升高，收缩性改变
胃肠	①可导致胃肠运动减弱，患者常发生恶心、呕吐和厌食 ②严重缺钾可致难以忍受的腹胀，甚至麻痹性肠梗阻
肾	①慢性低钾血症常出现尿液浓缩功能障碍 ②有多尿及低比重尿的临床表现

（二）高钾血症

1. 定义 ☆☆☆

血清钾浓度高于5.5mmol/L称为高钾血症。

2. 产生原因 ☆

分类	原因
肾脏排钾减少	如急性肾衰竭
钾摄入过多	如静脉内补钾过多过快或输入大量库存血
细胞内钾释放进入细胞外液过多	如酸中毒、缺氧、严重创伤和挤压伤等

由于库存血中红细胞裂解把钾释放出来，库存时间越久，血清钾越高。一般库存2周，血清钾增高4~5倍。库存3周后，血清钾可高达10倍。所以，输入大量库存血会造成高钾血症。

3. 严重高钾血症导致心搏骤停的机制 ☆

血清钾过高可造成心肌兴奋性消失、自律性和收缩性下降、传导性降低，从而导致心搏骤停。

4. 对血清钾浓度过高患者可采取的措施 ☆☆

措施	具体方法	原理
使钾向细胞内转移	葡萄糖与胰岛素同时静脉注射	血清钾随葡萄糖进入细胞内，以供合成糖原需要
	应用碳酸氢钠（不能与钙剂一起注射）	不仅能提高血浆pH值，且能通过对钾的直接作用促使钾进入细胞内

续表

措施	具体方法	原理
使钾排出体外	阳离子交换树脂聚磺苯乙烯经口服或灌肠	能在胃肠道内进行 Na^+-K^+ 交换而促进体内钾排出
	腹膜透析或血液透析	对于严重高钾血症可用腹膜透析或血液透析来移除体内过多的钾
注射钙剂和钠盐，拮抗钾的作用	注射钙剂	①Ca^{2+}能使心肌阈电位上移，促进兴奋性恢复 ②细胞外液Ca^{2+}增多，动作电位复极第2期Ca^{2+}内流增多，心肌收缩性增强
	注射钠盐	给Na^+后，细胞外Na^+浓度增高，除极时Na^+内流加快，0期除极上升速度加快，幅度加大，利于传导性恢复

（三）高钾血症与低钾血症的心电图改变 ☆☆☆

项目	高钾血症	低钾血症
最特征性的改变	T波高尖	T波低平并出现u波
其次	可出现P波低平、增宽或消失，P-R间期延长，R波降低和QRS波增宽	可有QRS波群增宽，P-R间期延长，S-T段电压低，Q-T间期延长

第三节　酸碱平衡及酸碱平衡紊乱

一、概述

（一）反映血液酸碱平衡的常用指标 ☆

pH值、二氧化碳分压（PCO_2）、标准碳酸氢盐（SB）、实际碳酸氢盐（AB）、缓冲碱（BB）、碱剩余（BE）、阴离子间隙（AG）等都是反映血液酸碱平衡的常用指标。

（二）机体对酸碱平衡进行调节 ☆☆

机体由血液中缓冲系统、肺的呼吸、肾脏排酸保碱以及组织细胞4个方面共同调节和维持体内酸碱平衡。

调节方面	调节特点
血液缓冲系统	①缓冲系统是指一种弱酸和它共轭的碱所组成的具有缓冲酸碱能力的混合溶液 ②反应迅速，作用不能持久 ③以血浆中碳酸氢盐缓冲系统（$NaHCO_3/H_2CO_3$）最重要
肺的呼吸	①肺的调节作用效能最大，缓冲作用于30分钟时达最高峰 ②只对CO_2有调节作用
肾脏排酸保碱	①作用较缓慢，常在数小时后起作用，3~5日才达高峰 ②维持时间长，尤其对保留$NaHCO_3$和排出非挥发性酸具有重要的作用
组织细胞	细胞的缓冲能力虽强，于3~4小时发挥作用，但常可造成血清钾的异常

（三）阴离子间隙 ☆☆

调节方面	调节特点
概念	血浆中未测定的阴离子（UA）与未测定的阳离子（UC）量的差值，即AG=UA-UC
意义	①可区分代谢性酸中毒的类型 ②AG＞16提示可能有代谢性酸中毒，AG＞30则肯定有代酸性酸中毒 ③AG对诊断某些混合型酸碱平衡紊乱有重要价值

二、酸中毒

（一）代谢性酸中毒 ☆☆

项目	内容
基本特征	①血浆HCO_3^-浓度原发性减少 ②血浆SB、AB、BB均降低 ③BE负值增大 ④在失代偿时pH值下降 ⑤$PaCO_2$代偿性降低
产生原因	①固定酸产生过多 ②肾脏排酸功能障碍 ③体内碱丢失过多 ④血清钾增高 ⑤含氯制剂的过量使用

（二）低钾血症与代谢性碱中毒 ☆

项目	内容
低钾血症导致代谢性碱中毒的机制	低血钾时细胞外液K^+浓度降低，细胞内K^+向细胞外转移，而细胞外液中的H^+向细胞内移动
	肾小管上皮细胞K^+缺乏可导致H^+分泌增多，H^+-Na^+交换增加，HCO_3^-重吸收增加

（三）呼吸性酸中毒 ☆☆

项目	内容
基本特征	血浆H_2CO_3浓度原发性增高，$PaCO_2$大于46mmHg，AB升高，AB大于SB，肾脏代偿调节后SB、BB也可增高，BE正值增大
引起代谢性酸中毒的原因	①CO_2排出障碍或CO_2吸入过多 ②多数是由于通气功能不足而造成CO_2排出受阻，常见于呼吸中枢抑制、呼吸肌麻痹、呼吸道阻塞、胸廓病变和肺部疾病

（四）酸中毒对中枢神经系统的影响 ☆☆

项目	内容
主要表现	中枢神经系统受抑制，如乏力、嗜睡、反应迟钝，严重者可造成昏迷

续表

项目	内容
机制	① H^+对部分生物氧化酶有抑制作用，导致氧化磷酸化过程减弱、ATP生成减少，以致脑组织能量供应不足 ② H^+使脑组织中谷氨酸脱羧酶活性增强，导致对中枢神经系统有抑制作用的γ-氨基丁酸生成增多

（五）酸中毒对心血管的影响 ☆

表现	原因
休克	H^+可促使毛细血管前括约肌及小动脉平滑肌对儿茶酚胺的反应性降低，导致阻力血管扩张，血压下降，严重者可出现休克
心力衰竭	H^+使心肌收缩力减弱，甚至引起心力衰竭
其他	酸中毒时常伴有血清钾增高，后者可造成心律失常，甚至发生心脏阻滞或心室纤颤

三、碱中毒

（一）代谢性碱中毒 ☆☆

项目	内容
基本特征	①血浆HCO_3^-浓度原发性升高 ②血浆中SB、AB、BB均增高 ③同时$PaCO_2$也可发生代偿性增加 ④BE正值增大
常见原因	①酸丢失过多，如胃酸丢失过多或经肾丢失H^+过多 ②碱性药物输入过多 ③血清钾降低 ④血氯降低
反常性酸性尿	①代谢性碱中毒时，通常由于肾脏的代偿作用，导致$NaHCO_3$重吸收减少，患者的尿液呈碱性 ②在低钾性碱中毒时，患者尿液反而呈酸性，叫做反常性酸性尿 ③由于低钾引起的碱中毒时，肾小管上皮细胞内缺K^+而使H^+交换占优势，尿中大量H^+排出，从而使尿液呈酸性

（二）呼吸性碱中毒 ☆☆

项目	内容
基本特征	由于通气过度所导致的血浆H_2CO_3浓度原发性减少，$PaCO_2$下降，AB小于SB，经肾脏代偿调节后，AB、SB、BB均降低，BE负值增大
常见原因	①低张性缺氧 ②精神性通气过度（如癔症发作时） ③代谢过盛（如发热、甲状腺功能亢进） ④某些药物的作用（如水杨酸） ⑤呼吸机使用不当造成通气量过大等

四、混合型酸碱平衡紊乱 ☆

项目	内容
双重性酸碱失衡	①呼吸性酸中毒合并代谢性酸中毒，呼吸性酸中毒合并代谢性碱中毒 ②呼吸性碱中毒合并代谢性酸中毒，呼吸性碱中毒合并代谢性碱中毒 ③高AG代谢性酸中毒合并代谢性碱中毒
三重性酸碱失衡	①呼吸性酸中毒合并高AG代谢性酸中毒+代谢性碱中毒 ②呼吸性碱中毒合并高AG代谢性酸中毒+代谢性碱中毒

五、水、电解质酸碱平衡紊乱处理的基本原则 ☆☆

项目	内容
病史、临床表现、体征	①充分掌握病史及临床表现，详细检查患者体征 ②多数水、电解质及酸碱失调均能从病史、症状及体征中获得有价值的信息，得到初步诊断
实验室检查	要及时进行实验室检查
确定类型及程度	综合病史和实验室资料，确定水、电解质及酸碱失调的类型和程度
制订纠正方案	①积极补充患者的血容量，确保循环状态良好 ②积极纠正缺氧状态 ③及时纠正严重的酸中毒或者碱中毒 ④及时治疗重度高钾血症
注意	①不可能一步到位，应密切观察病情变化，边治疗边调整方案 ②治疗结果往往是在彻底治疗原发病的基础上获得

第四节 缺 氧

一、概念 ☆

当组织得不到充足的氧，或不能充分利用氧时，组织的代谢、功能，甚至形态结构都会发生异常变化，这一病理过程叫做缺氧。

二、类型

根据缺氧的原因和血氧的变化，分为4种类型：低张性缺氧、血液性缺氧、循环性缺氧和组织性缺氧。

（一）概念及产生原因 ☆☆

类型	概念或特点	产生原因
低张性缺氧	动脉血氧分压降低，使动脉血氧饱和度减少，组织供氧不足	①吸入气体的氧分压过低 ②外呼吸功能障碍 ③静脉血分流入动脉

续表

类型	概念或特点	产生原因
循环性缺氧	因组织血流量减少使组织供氧量减少所导致的组织缺氧称循环性缺氧或低动力性缺氧	①全身性的循环性缺氧：休克及心力衰竭 ②局部性循环性缺氧：栓塞、血管病变如动脉粥样硬化或脉管炎与血栓形成等
血液性缺氧	①由于血红蛋白数量减少或性质改变，以致血氧含量降低或血红蛋白结合的氧不易释出，由此而导致的组织缺氧叫做血液性缺氧 ②由于血液性缺氧时大多是动脉血氧含量降低而氧分压正常，故又叫做等张性低氧血症	贫血、一氧化碳中毒、高铁血红蛋白血症等
组织性缺氧	组织细胞利用氧障碍所导致的缺氧称为组织性缺氧	①组织中毒：氰化物、硫化氢中毒 ②细胞损伤：大量放射线照射、细菌毒素作用等可损伤线粒体，导致氧的利用障碍 ③维生素缺乏：某些维生素是呼吸链中许多脱氢酶的辅酶的组成成分，若这些维生素严重缺乏时，呼吸酶合成障碍而导致生物氧化障碍

（二）各型缺氧的血氧变化特点 ☆☆☆

类型	动脉血氧分压	动脉血氧饱和度	动脉血氧容量	动脉血氧含量	动-静脉氧血氧含量差
低张性缺氧	下降	下降	正常或升高	下降	下降或正常
血液性缺氧	正常	正常	下降或正常	下降	下降
循环性缺氧	正常	正常	正常	正常	升高
组织性缺氧	正常	正常	正常	正常	下降

三、发绀 ☆

项目	内容
概念	毛细血管中脱氧血红蛋白平均浓度增加至50g/L以上时，可使皮肤与黏膜呈青紫色，叫做发绀
与缺氧的关系	①发绀是缺氧的表现，但缺氧的患者不一定都会有发绀表现，比如血液性缺氧可无发绀 ②有发绀的患者也可不缺氧，如红细胞增多症患者

四、一氧化碳中毒导致组织缺氧的机制 ☆☆

项目	内容
血红蛋白	由于CO与血红蛋白结合形成碳氧血红蛋白，从而失去运氧功能
糖	CO还可抑制红细胞内糖酵解，使其2,3-二磷酸甘油酸生成减少，氧离曲线左移，氧合血红蛋白中的氧不易释出，从而使组织缺氧加重

五、氧疗 ☆☆☆

项目	内容
特点	对低张性缺氧的效果最好
原因	①由于该型缺氧患者动脉血氧分压及动脉血氧饱和度明显低于正常 ②吸氧能够提高肺泡氧分压，使动脉血氧分压及动脉血氧饱和度增高、血氧含量增多，对组织的供氧增加

第五节　发　热

一、概念及类型 ☆

项目	内容
概念	由于致热原的作用使体温调节中枢的调定点上移而引起的调节性体温升高
类型	根据其病因不同，发热可分为感染性发热（由各种生物病原体，如病毒、细菌等引起）与非感染性发热（由生物性病原体以外的因素引起）两大类

二、致热原 ☆

类型	概念	举例
外致热原	来自体外的致热物质称为外致热原	①细菌：革兰阳性菌、革兰阴性菌、分枝杆菌等 ②病毒：有流感病毒、麻疹病毒、柯萨奇病毒等 ③真菌：有白假丝酵母菌、新型隐球菌等 ④螺旋体：有钩端螺旋体、回归热螺旋体和梅毒螺旋体 ⑤疟原虫等
内生致热原	体内的某些细胞，在发热激活物的作用下，产生和释放的能引起体温升高的小分子多肽类物质，叫做内生致热原	①最早发现：白细胞致热原，即白介素-1 ②后来发现：干扰素、肿瘤坏死因子、巨噬细胞炎症蛋白-1、白介素-2、白介素-6等

三、发热过程 ☆☆

分期	表现
体温上升期	①因体温调定点上移，产生升温反应，导致皮肤血管收缩，皮肤苍白，散热减少，患者自感恶寒 ②因骨骼肌不随意收缩而出现寒战 ③竖毛肌收缩，加上机体代谢加强，使产热增多，从而产热大于散热，体温上升
高热持续期	①体温已升至调定点，产热与散热在较高水平上保持动态平衡，体温不再继续上升 ②皮肤血管已转为舒张，皮肤可发红，并且是由温度较高的血液灌注皮肤，患者有酷热感

续表

分期	表现
体温下降期	①体温调定点下移逐渐恢复到正常水平，导致散热反应 ②体表血管进一步扩张，排汗增多，导致增强散热，出现散热大于产热，体温逐渐降至正常

四、导致的结果

（一）基础代谢率和心率的改变 ☆☆

项目	内容
基础代谢率	发热时体温升高1℃，基础代谢率提高13%
心率	①发热时体温升高1℃，心率每分钟平均增加18次 ②如果体温升高1°F（0.56℃），心率每分钟增加10次

（二）脱水的类型 ☆☆

项目	内容
脱水的类型	机体发热时常出现高渗性脱水
产生机制	①发热时皮肤温度增高，蒸发水分增多 ②发热时呼吸加深加快，经肺丢失水分增多 ③发热时机体可大量出汗，汗为低渗液体，以丢失水为主

（三）发热对中枢神经系统功能的影响 ☆☆☆

项目	内容
一般表现	可导致中枢神经系统兴奋性升高，表现为失眠、烦躁不安、头昏、头痛
体温升高到40℃以上	中枢神经系统可由兴奋转为抑制，表现为淡漠、嗜睡，有的出现幻觉、谵妄，甚至发生昏迷和抽搐

（四）热惊厥 ☆☆

小儿在高热时发生的局部和全身性抽搐叫做热惊厥。常见于出生后6个月至6岁的儿童，可能与大脑皮质发育未成熟有关。

第六节 应 激

一、应激与应激原 ☆

项目	内容
应激	①机体在受到各种因素刺激时所出现的非特异性反应 ②任何躯体的或心理的刺激，只要达到一定的程度，除了导致与刺激因素直接相关的特异性变化外，均可引起一组与刺激因素的性质无直接关系的全身性非特异性反应
应激原	能引起应激反应的刺激因素

二、应激性溃疡 ☆☆

项目	内容
概念	是指患者在遭受各类重伤（包括大手术）、重病及其他应激情况下，出现胃、十二指肠黏膜的急性病变，主要表现为胃、十二指肠黏膜的糜烂、浅溃疡以及渗血等，少数溃疡可较深或穿孔，当溃疡发展侵蚀大血管时，可导致大出血
产生机制	①最基本条件：应激时儿茶酚胺增多，内脏血流量减少，胃、十二指肠黏膜缺血 ②必要条件：在创伤、休克等应激状态下，胃腔内 H^+ 向黏膜的反向弥散 ③其他因素：应激状态下糖皮质激素分泌增多，导致蛋白质分解大于合成，胃上皮细胞更新减慢，再生能力降低；胃黏膜合成前列腺素减少，造成其对胃黏膜的保护作用减弱；酸中毒时血流对黏膜内 H^+ 的缓冲能力降低，能够促进应激性溃疡的发生

三、应激时导致血压升高的机制 ☆☆

项目	内容
交感–肾上腺髓质	交感–肾上腺髓质兴奋，血管紧张素和血管加压素分泌增多，导致外周小动脉收缩，外周阻力增加
醛固酮、抗利尿激素	醛固酮、抗利尿激素分泌增多，造成钠水潴留，循环血量增加
糖皮质激素	糖皮质激素增多使血管平滑肌对儿茶酚胺更加敏感

四、心理社会呆小状态 ☆☆☆

慢性应激可在儿童引起生长发育的延迟，尤其是失去父母或生活在父母粗暴、亲子关系紧张家庭中的儿童，可出现生长缓慢、青春期延迟，且伴有行为异常，如抑郁等，叫做心理社会呆小状态或心因性侏儒。

五、热休克蛋白 ☆☆

项目	内容
概念	细胞在高温或其他应激原作用下所诱导生成或合成增加的一组蛋白质
功能	①基本功能为帮助蛋白质的正确折叠、移位、复性及降解 ②被形象地称为“分子伴娘” ③在应激时，各种应激原引起蛋白质变性，使之成为伸展的或者错误折叠多肽链，其疏水区域可重新暴露在外，易形成蛋白质聚集物，对细胞造成严重损伤 ④热休克蛋白充分发挥分子伴娘功能，避免蛋白质变性、聚集并促进聚集蛋白质的解聚和复性，所以在各种应激反应中对细胞具有保护作用，为体内重要的内源性保护机制

六、急性期反应 ☆☆

项目	内容
急性期反应	感染、炎症或组织损伤等应激原能够诱发机体出现快速启动的防御性非特异反应，如体温升高，血糖升高，外周血白细胞数增高以及核左移，血浆中某些蛋白质浓度升高，这种反应叫做急性期反应

续表

项目	内容	
急性期反应蛋白	上述蛋白质被称为急性期反应蛋白，属分泌型蛋白质	
急性期反应蛋白的生物学功能	抑制蛋白酶的活性	防止蛋白酶对组织的过度损伤
	清除异物或者坏死组织	①以C反应蛋白的作用最明显 ②临床上常用C反应蛋白作为炎症类疾病活动性指标
	抗感染、抗损伤	比如C反应蛋白、补体成分的增多能够加强机体的抗感染能力，铜蓝蛋白具有抗氧化损伤的能力
	结合、运输功能	如结合珠蛋白、铜蓝蛋白以及血红素结合蛋白等可与相应物质结合，防止过多的游离Cu^{2+}、血红素等对机体的危害

第七节　休　克

一、概念及始动环节 ☆☆

项目	内容
概念	各种强烈致病因子作用于机体导致的急性循环衰竭
特点	微循环障碍、重要脏器的灌流不足和细胞功能代谢障碍，由此引起全身性危重的病理过程
主要临床表现	血压下降、面色苍白、皮肤冰冷、出冷汗、脉搏频弱、尿量减少和神志淡漠等
始动环节	血容量减少、心排血量急剧下降和外周血管容量增加

二、发展过程 ☆☆

分期	特点及表现
休克早期	①休克发展的早期阶段 ②微循环变化的特点是以缺血为主，因此又称微循环缺血期 ③组织少灌少流，灌少于流
休克期	①本期病情进行性恶化，因此又称可逆性失代偿期 ②此时微循环变化的特点是淤血，故又称微循环淤血期。组织灌多而少流，灌多于流
休克晚期	①休克发展的晚期，又称休克难治期 ②微血管麻痹，对血管活性物质失去反应，因此又称微循环衰竭期 ③组织不灌不流

三、对肾功能的影响 ☆☆

时期	表现
早期	早期可造成功能性的急性肾衰竭，主要临床表现是少尿、氮质血症等
晚期	因持续性肾缺血导致肾小管坏死而发生器质性肾衰竭，常出现严重的水、电解质和酸碱平衡紊乱

四、中毒性休克的病因 ☆

中毒性休克又叫做感染性休克，病因有细菌、病毒、真菌以及立克次体等，以革兰阴性细菌产生内毒素为最重要，占感染性休克病因的70%～80%，其中又以大肠埃希菌、志贺菌属以及脑膜炎奈瑟菌等较为常见。

五、休克患者补液量的正确监护 ☆☆☆

项目	内容
监测中心静脉压或肺动脉楔压	①动态监测患者的中心静脉压，最好还测定肺动脉楔压 ②低于正常：说明补液不足 ③超过正常：说明补液过多，应立即停止补液，严密观察病情并采取相应措施
观察	①若没有测中心静脉压或肺动脉楔压的条件，应当动态地观察颈静脉充盈程度、尿量、血压、脉搏等 ②尿量是很重要的简易实用的指标

六、扩血管药与缩血管药 ☆☆☆

项目	内容
用扩血管药的先决条件	①必须在患者血容量得到充分补充的先决条件下才使用扩血管药 ②血管的扩张将会使血压进一步急剧降低而减少心、脑血液供应
用缩血管药的适应证	①血压过低而又不能立即补液时，可用缩血管药来暂时提高血压以维持心、脑血液供应 ②对过敏性休克及神经源性休克，缩血管药效果好，应尽早使用 ③对高动力型感染性休克与低阻力型心源性休克，缩血管药也有疗效

第八节 弥漫性血管内凝血（DIC）

一、概念 ☆

弥散性血管内凝血指的是在某些致病因子作用下，凝血因子或血小板被激活，大量促凝物质入血，凝血酶增加，广泛的微血栓形成，从而导致一个以凝血功能失常为主要特征的病理过程。主要临床表现为出血、休克、器官功能障碍及溶血性贫血。

二、原因和发病机制 ☆☆

原因	发病机制
组织严重破坏	①促使大量组织因子进入血液，启动外源性凝血系统 ②在外科大手术、严重创伤、产科意外（如胎盘早期剥离、宫内死胎等）、恶性肿瘤或实质性脏器的坏死等情况下，均有严重的组织损伤或坏死，大量组织因子（即凝血因子Ⅲ，或称组织凝血活酶）进入血液，激活外源性凝血系统而启动凝血过程

续表

原因	发病机制
血管内皮细胞损伤	①激活凝血因子Ⅻ，启动内源性凝血系统 ②细菌、螺旋体、病毒、高热、休克时持续的缺血、抗原抗体复合物、缺氧和酸中毒以及败血症的细菌内毒素等，在一定的条件下皆可使血管内皮细胞发生损伤，导致其下面的胶原暴露 ③胶原为表面带负电荷的物质，能激活凝血因子Ⅻ，启动内源性凝血系统
血细胞大量破坏	红细胞、白细胞以及血小板大量破坏时，分别释放大量不同的促凝血物质，导致DIC的形成
其他促凝物质进入血液	①急性坏死性胰腺炎时，大量胰蛋白酶入血，可激活凝血酶原，促进凝血酶生成 ②一定量的羊水、转移的癌细胞或者其他异物颗粒进入血液，可通过表面接触使因子Ⅻ活化而激活内源性凝血系统

三、3P试验 ☆☆☆

临床上常用鱼精蛋白副凝试验（3P试验）检测患者血浆中纤维蛋白降解产物X片段的存在。如果试验阳性，则说明患者血浆中存在FDP的X片段，对于DIC的诊断有重要价值。

四、DIC出血的机制 ☆☆

项目	内容
凝血物质的消耗	在DIC发生发展过程中，各种凝血因子和血小板的大量消耗
纤溶系统的激活	①在DIC过程中，继发性纤溶系统被激活，造成纤溶酶形成增多 ②纤溶酶除可使纤维蛋白（原）降解外，还可水解凝血因子Ⅴ、Ⅷ和凝血酶原等，造成这些凝血因子进一步减少
纤维蛋白（原）降解产物（FDP）的大量形成	FDP有强烈的抗凝血作用而导致出血

五、DIC引起贫血的机制 ☆

DIC患者可伴有微血管病性溶血性贫血。主要原因是在凝血反应的早期，纤维蛋白丝在微血管内形成细网，当血流中的红细胞流过网孔时，可粘着、滞留或者挂在纤维蛋白丝上。由于血流不断冲击，可造成红细胞破裂。

六、DIC导致休克的机制 ☆☆

项目	内容
微血栓	广泛的微血管内形成微血栓，循环血量急剧减少
冠脉内微血栓	冠脉内微血栓形成，心肌受损导致泵血功能减退，心排血量减少
广泛出血	DIC常伴有广泛出血，直接使循环血量减少
激肽系统和补体系统	①直接或间接激活激肽系统与补体系统，以致激肽和补体生成增多 ②激肽可使微动脉与毛细血管前括约肌舒张，毛细血管通透性增高，外周阻力显著下降 ③补体促使肥大细胞脱颗粒，利用释放组胺发挥与激肽类似的作用

七、肝素 ☆☆☆

项目	内容
概念	肝素是人体内正常抗凝物质之一
作用	①对已形成的血栓没有作用 ②在DIC早期（高凝期或消耗性低凝期）应用肝素可防止新的微血栓形成，可缓解病情和阻止疾病继续发展
注意	DIC已处于继发性纤溶亢进期时则应慎用肝素

八、氨基己酸 ☆☆

氨基己酸是一种纤溶抑制药，如果使用不当，会导致纤溶系统的过度抑制，血液黏度增高，促进DIC的发生。

第九节 缺血-再灌注损伤

一、概念 ☆

血液再灌注后缺血性损伤进一步加重的现象叫做缺血-再灌注损伤，又称再灌注损伤

二、发生机制 ☆☆

项目	内容
自由基的作用	①缺血-再灌注时，氧自由基生成增多 ②大量的氧自由基产生后，可导致细胞膜脂质过氧化，破坏其结构，严重影响其功能 ③氧自由基还可抑制蛋白质功能和破坏核酸及染色体
细胞内钙超载	①再灌注后，可造成细胞质内 Ca^{2+} 浓度明显增加 ②钙超载后可造成线粒体功能障碍，激活细胞内多种酶，促进氧自由基生成以及肌原纤维过度收缩等，所以导致细胞组织损伤
白细胞作用	缺血-再灌注时可激活白细胞，尤其是中性粒细胞大量激活后，释放多种细胞因子，介导微血管及细胞组织的损伤

三、心肌顿抑 ☆

心肌缺血后，在再灌注血流已恢复或者基本恢复正常后一定时间内心肌出现的可逆性收缩功能降低的现象，叫做心肌顿抑。

第十节 心功能不全

一、心力衰竭 ☆

在各种致病因素的作用下心脏的收缩和/或舒张功能障碍，导致心排血量绝对或相对下

降，以致不能满足机体的代谢需要的病理生理过程或综合征称为心力衰竭。

二、负荷过重 ☆☆

类型	概念	常见原因
容量负荷过重	又称前负荷过重，指的是心脏舒张时所承受的容量负荷过大，也即心脏舒张末期容量过度增加	动脉瓣膜关闭不全、动–静脉瘘、室间隔缺损、甲状腺功能亢进、慢性贫血等
压力负荷过重	又称后负荷过重，是指心脏在收缩时所承受的阻抗负荷增加	①造成左室压力负荷过重：高血压、主动脉瓣狭窄、主动脉缩窄 ②造成右室压力负荷过重：肺动脉高压和肺动脉瓣狭窄、肺栓塞和肺源性心脏病

三、左心衰患者出现呼吸困难的机制 ☆☆

左心衰会引起肺循环充血和水肿，继而导致呼吸困难。

项目	内容
肺顺应性	肺顺应性降低，导致呼吸肌做功和耗能增加
低氧血症	①肺充血水肿，肺泡通气–血流比例失衡，造成低氧血症 ②低氧血症可反射性地兴奋呼吸中枢而引起呼吸困难
呼吸中枢兴奋	肺毛细血管压增高和/或肺间质水肿，能够刺激肺泡毛细血管感受器，反射性引起呼吸中枢兴奋，呼吸运动加强，导致患者感到呼吸费力
呼吸阻力增大	当肺充血、水肿时，常伴支气管黏膜充血及水肿，使呼吸阻力增大，也是导致呼吸困难的原因

第十一节　呼吸功能不全

一、限制性通气不足 ☆

项目	内容
概念	吸气时肺泡的扩张受到限制所引起的肺泡通气不足
产生原因	呼吸肌活动障碍；胸廓的顺应性降低；肺的顺应性降低；胸腔积液和气胸

二、阻塞性通气不足 ☆

项目	内容
概念	气道狭窄或阻塞所致的通气障碍
产生原因	中央性（声带麻痹、炎症、水肿等）和外周性（慢性支气管炎、肺气肿）

三、气体弥散障碍 ☆☆

项目	内容	
概念	由于肺泡膜面积减少或肺泡膜异常增厚和弥散时间缩短所引起的气体交换障碍	
常见原因	肺泡膜面积减少	①肺气肿、肺结核以及肺肿瘤等病变可破坏肺泡壁，导致肺泡膜面积和毛细血管数目减少 ②肺炎、肺水肿等肺实变，由于肺泡被炎性渗出液或水肿液充填，气体不能进入而失去交换作用 ③肺动脉分支的阻塞或肺不张与肺叶切除时都可使肺泡膜面积减少
	肺泡膜厚度增加	①由于肺水肿、间质性肺炎、肺纤维化以及肺泡透明膜形成等原因，可导致肺泡膜厚度增加 ②肺泡内出现水肿或者渗出液，使气体不能同肺泡膜直接接触 ③毛细血管扩张等可导致毛细血管血浆层增厚
	弥散时间缩短	肺血流速度过快时，血液流经肺泡毛细血管的时间缩短，气体弥散量减少

四、慢性呼吸衰竭导致肺源性心脏病的机制 ☆☆

项目	内容
肺小动脉收缩	肺泡缺氧和二氧化碳潴留所致血液氢离子浓度过高，均可导致肺小动脉收缩，造成肺动脉压升高，从而增加右心后负荷，这是右心受累的主要原因
肺动脉高压	肺小动脉长期收缩可引起血管肌层增厚和肺血管硬化，由此形成持久的稳定的慢性肺动脉高压
长期缺氧	长期缺氧引起代偿性红细胞增多症可导致血液的黏度增高，增加肺血流阻力和加重右心负荷
肺部病变	肺部病变如肺小动脉炎、肺毛细血管床的大量破坏以及肺栓塞等也能成为肺动脉高压的原因
缺氧和酸中毒	缺氧和酸中毒造成心肌收缩降低
呼吸困难	①呼吸困难时，用力呼气使胸膜腔内压升高，心脏受压，影响心脏的舒张功能 ②用力吸气导致胸膜腔内压降低，即心脏外面的负压增大，能够增加右心收缩的负荷，促使右心衰

五、肺性脑病的发病机制 ☆☆

由呼吸衰竭引起的脑功能障碍称为肺性脑病。

项目	内容
脑充血	二氧化碳直接使脑血管扩张，而缺氧也可使脑血管扩张，从而造成脑充血
脑间质水肿	缺氧及酸中毒损伤血管内皮，使其通透性增高，造成脑间质水肿
脑疝	①缺氧导致脑细胞ATP生成减少，影响Na^+泵功能，引起细胞内Na^+、水增多，形成脑细胞水肿 ②脑充血、水肿使颅内压增高、压迫脑血管，更加重脑缺氧，形成恶性循环，严重时可形成脑疝

续表

项目	内容
神经细胞和组织的损伤	①呼吸衰竭时脑脊液pH值的降低比血液更明显，导致神经细胞内酸中毒，可使脑谷氨酸脱羧酶活性增强，使γ-氨基丁酸生成增多，造成中枢抑制 ②呼吸衰竭时磷脂酶活性增强，使溶酶体释放水解酶，导致神经细胞和组织的损伤

第十二节　肝功能不全

一、血清转氨酶水平 ☆

转氨酶是在肝细胞内合成并在肝细胞内参与代谢，如果肝细胞受损该酶释放入血，导致其在血清中含量升高。因此测定血清转氨酶水平可反映肝细胞受损状况。

二、氨的清除 ☆☆

项目	内容
概念	①氨的清除主要是在肝脏经鸟氨酸循环合成尿素，再通过肾排出体外 ②一般每生成1mol的尿素能清除2mol的氨，同时也消耗3mol的ATP，此外，还需多种酶参与完成尿素的合成
意义	肝功能严重障碍时，ATP供给不足和肝内各种酶系统严重受损，因此尿素合成减少而导致氨清除不足

三、A/G比值降低或倒置 ☆☆

项目	内容
正常时	正常血浆蛋白总量是60～80g/L，清蛋白占35～50g/L，球蛋白占20～30g/L，二者之比（A/G值）为1.5～2.5
严重肝功能受损时	肝细胞合成清蛋白减少，此时又由于免疫刺激作用，网状内皮细胞与浆细胞增生，球蛋白特别是α-球蛋白生成增多，因此A/G比值降低（小于1.5）甚至倒置

四、蜘蛛痣 ☆☆

项目	内容
正常情况	雌激素在肝内与葡萄糖醛酸结合灭活后从尿及胆汁排出
门脉性肝硬化	肝病尤其是门脉性肝硬化时，因肝脏对激素的灭活能力降低，体内雌激素水平升高，导致小动脉扩张，因此患者可出现蜘蛛状血管痣

五、肝性脑病 ☆☆

项目	内容
概念	继发于严重肝病的神经精神综合征

续表

项目	内容
血氨升高	①正常时，氨的生成和清除总是保持着动态平衡 ②肝性脑病时，既可因其清除不足，也可因氨的生成过多而导致血氨升高
忌用肥皂液灌肠	肥皂液是碱性，导致肠内呈碱性，造成NH_4^+生成NH_3增多，吸收入血后，可使血氨升高，促进肝性脑病发生

六、黄疸

（一）黄染 ☆

由于胆红素与弹性蛋白有较强的亲和力，而巩膜与皮肤富含弹性蛋白，因此黄疸患者巩膜和皮肤易被黄染。

（二）溶血性黄疸、肝细胞性黄疸、阻塞性黄疸，三者血清、粪和尿中胆色素代谢的变化特点 ☆☆☆

项目	溶血性黄疸	肝细胞性黄疸	阻塞性黄疸（完全阻塞的早期）
血清	因胆红素的生成超过了肝脏处理的能力，所以血清中非酯型胆红素浓度增高	酯型（结合）与非酯型（非结合）胆红素均增多	酯型（结合）胆红素含量显著增多
粪	由于肝细胞对胆红素的摄取、运载、酯化以及排泄的功能代偿性加强，进入肠内的酯型胆红素增多，肠内粪胆原及粪胆素也增多，导致粪色加深	由于酯型胆红素排入肠减少，肠内粪胆原、粪胆素的形成也减少，粪色可能稍淡	胆汁完全不能进入肠道，大便呈陶土色
尿	溶血也会使肝功能受一定影响，肠内过多的尿胆原在吸收后，肝脏不能充分处理，而随尿排出的尿胆原也显著增多，非酯型胆红素不能通过肾小球，因此尿中无尿胆红素	①虽然肠道重吸收的尿胆原减少，但由于肝细胞功能障碍，所以摄取并重新向肠道排泄尿胆原能力减弱，因此有较多的尿胆原随尿排出，故尿中尿胆原仍增多 ②由于血清中酯型胆红素增多，因此尿中出现胆红素，即临床上呈尿双胆阳性	①肠内无尿胆原，因此尿中亦无尿胆原 ②血清中酯型胆红素能够通过肾小球从尿排出，使用尿中出现胆红素

第十三节　肾功能不全

一、急性肾衰竭（ARF）

（一）概念 ☆

急性肾衰竭（ARF）指的是各种原因在短期内引起肾脏泌尿功能急剧障碍，以致机体内环境出现严重紊乱的病理过程。其主要代谢变化为氮质血症、高钾血症以及代谢性酸中毒。

（二）分类及病因 ☆☆

分类	病因
肾前性ARF	①由肾前因素导致，见于由失血、脱水、烧伤、感染以及急性心力衰竭等各种原因所引起的休克早期 ②由于有效循环血量减少，肾血液灌流量不足，导致ARF产生 ③如果及时补足血容量，肾功能就能够恢复，因此又称功能性ARF，或称肾前性氮质血症
肾后性ARF	①是由肾后因素导致，即从肾盏到尿道外口的尿路梗阻所致，故又称阻塞性ARF ②原因有结石、血块、肿瘤等导致的两侧输尿管内梗阻，肿瘤压迫、粘连等引起两侧输尿管外梗阻，前列腺肥大、盆腔肿瘤等导致下尿路梗阻等
肾性ARF	①由肾脏的器质性病变引起，因此又称器质性ARF ②急性肾小管坏死：最常见、最重要的原因。常见于持续的肾缺血及重金属、药物等肾毒物的中毒作用。肾前性ARF未得到及时治疗，由于持续的肾缺血亦引起肾小管坏死。汞、铅、砷等重金属，磺胺类、庆大霉素以及卡那霉素等药物都可随肾小球滤液流经肾小管，造成肾小管坏死 ③肾小球、肾间质和肾血管疾病：急性肾小球肾炎、狼疮性肾炎以及恶性高血压等引起急性弥漫性的肾小球损害，急性肾盂肾炎导致肾间质损害

（三）少尿期 ☆☆☆

项目	内容
主要代谢变化	①尿液变化，如少尿、无尿 ②水中毒 ③高钾血症与高镁血症 ④代谢性酸中毒 ⑤氮质血症
最常见的死因	①常见的死因为高钾血症 ②高钾血症可导致心脏阻滞和心律失常，严重时可造成心室纤维颤动或心脏停搏
导致高钾血症的机制	①尿量减少及肾小管损害导致钾随尿排出减少 ②组织破坏，释放大量钾到细胞外液 ③酸中毒时，H^+由细胞外液进入细胞，而K^+则由细胞内逸出至细胞外液 ④若同时摄入含钾量高的饮食，或者服用含钾或保钾药物，或输入库存血液，则更会迅速发生高钾血症

（四）少尿、多尿和夜尿的概念 ☆☆

项目	概念
少尿	成人24小时尿量少于400ml或每小时尿量少于17ml称为少尿
多尿	每24小时尿量超过2000ml称为多尿
夜尿	正常人排尿量具有一定的昼夜节律，一般白天尿量较夜间多2～3倍，但在慢性肾衰竭早期患者夜间排尿量同白天尿量相近，甚至超过白天，这种情况叫做夜尿

二、慢性肾衰竭

（一）基础知识 ☆☆

<table>
<tr><th>项目</th><th colspan="2">内容</th></tr>
<tr><td>概念</td><td colspan="2">各种慢性肾脏疾病进行性地破坏肾单位，以致残存的有功能的肾单位不足以充分排出代谢废物和维持内环境的恒定，造成泌尿功能障碍、内分泌功能失调和内环境的紊乱</td></tr>
<tr><td>表现</td><td colspan="2">①代谢废物与毒性物质在体内潴留
②水、电解质和酸碱平衡紊乱</td></tr>
<tr><td>产生原因</td><td colspan="2">①引起CRF的疾病中以慢性肾小球肾炎最常见，慢性间质性肾炎（包括慢性肾盂肾炎）、高血压性肾小动脉硬化症以及全身性红斑狼疮等也是较常见的原因
②肾动脉狭窄、多囊肾、肾结核、肾结石、前列腺肥大、肿瘤等也可导致CRF</td></tr>
<tr><td>发病机制</td><td colspan="2">大量肾单位被破坏，残存的、有功能的肾单位太少，肾脏不能维持正常功能</td></tr>
<tr><td rowspan="3">尿液变化</td><td>尿量</td><td>①早期：夜尿、多尿
②晚期：少尿</td></tr>
<tr><td>尿相对密度变</td><td>①早期：低渗尿
②晚期：可出现等渗尿，此时浓缩功能和稀释功能均减退</td></tr>
<tr><td>尿蛋白和尿沉渣检查</td><td>①有轻度至中度蛋白尿，尿中还有少量红细胞及白细胞
②尿沉渣中管型增多，以颗粒管型为最常见，也可见到巨大的颗粒或蜡样管型</td></tr>
</table>

（二）血清钾变化的特点 ☆☆

时期	变化特点	产生机制
早期	出现低钾血症	①由于厌食而摄入钾不足 ②多尿或长期应用利尿药，导致尿钾排出增多 ③呕吐、腹泻时丢失钾过多
晚期	发生高钾血症	①有功能的肾单位太少，钾排出量过低，这是最主要的原因 ②含钾的饮食或药物摄入量多 ③使用保钾利尿药 ④酸中毒 ⑤分解代谢增加（见于感染、发热等） ⑥溶血

（三）肾性骨营养不良 ☆

项目	内容
概念	慢性肾衰竭时，因钙、磷及维生素D代谢障碍，继发性甲状旁腺功能亢进及酸碱平衡紊乱等所引起的骨病，叫做肾性骨营养不良
表现	幼儿常出现肾性佝偻病，成人常表现骨软化、骨质疏松和骨囊性纤维化

（四）肾性高血压 ☆

项目	内容
概念	因肾实质病变引起的血压升高称为肾性高血压

续表

项目	内容
产生机制	①慢性肾衰竭时肾脏排钠排水功能降低，钠水潴留，导致血容量和心排血量增多，造成血压升高 ②慢性肾衰竭时常伴有肾素－血管紧张素－醛固酮系统活性增高，血管紧张素Ⅱ直接收缩小动脉，导致外周阻力升高，造成血压升高 ③慢性肾衰竭时，大量肾单位破坏，肾脏产生的激肽以及PGE_2等扩血管物质减少

三、尿毒症与尿毒症脑病 ☆

项目	内容
尿毒症	急性和慢性肾功能不全发展到最严重的阶段，导致代谢终末产物和内源性毒物在体内蓄积，水、电解质和酸碱平衡紊乱，以及内分泌功能失调，从而引起一系列的自体中毒症状，称为尿毒症
尿毒症脑性病	尿毒症时出现的中枢神经系统功能紊乱，称为尿毒症性脑病

第十四节　细胞凋亡与疾病

一、细胞凋亡的概念及临床意义 ☆☆

项目	内容
概念	①细胞凋亡：由体内外因素触发细胞内预存的死亡程序而导致的细胞死亡过程，是与坏死不同的另一种细胞死亡形式 ②凋亡小体：细胞凋亡后，胞膜皱缩内陷，分割包裹胞浆，内含DNA物质及细胞器，形成泡状小体叫做凋亡小体
临床意义	①细胞凋亡对保证机体正常发育、生长以及维持体内环境稳定起着非常重要的生理作用 ②凋亡失调是当今威胁人类健康的许多重大疾病的发病机制之一，如凋亡不足可导致肿瘤、自身免疫性疾病的发生，而凋亡过度同老年性痴呆、心肌缺血、再灌注损伤等发病有关

二、细胞凋亡的诱因及可能机制 ☆

项目	内容
诱因	激素和生长因子失衡、理化因素、免疫性因素、微生物学因素
可能机制	与氧化损伤、钙稳态失衡、线粒体损伤3种作用有关

三、细胞凋亡的过程 ☆

项目	内容
作为生理过程的主要作用	确保正常发育、生长、维持内环境稳定、发挥积极的防御功能
从受到凋亡基因诱导作用到细胞凋亡的阶段	凋亡信号转导、凋亡基因激活、细胞凋亡执行、调亡细胞的清除

四、凋亡相关基因的分类 ☆☆

分类	举例
抑制凋亡基因	如EIB、IAP、Bcl-2
促进凋亡基因	如Fas、Bax、ICE、P53等
双向调控基因	如C-myc、Bcl-x等

五、细胞凋亡的形态学变化 ☆☆

项目	内容
表面及体积	①表面的微绒毛消失，并逐步脱离与周围细胞的接触 ②胞浆脱水浓缩，胞膜发生空泡化，细胞体积缩小出现固缩，内质网不断扩张并与胞膜融合，形成膜表面的芽状突起
晚期核质	①晚期核质高度浓缩融合成团，染色质呈新月形或马蹄形分布 ②胞膜皱缩内陷，分割包裹胞浆，形成泡状小体即凋亡小体

第十五节　多系统器官衰竭

一、概念 ☆

项目	内容
多系统器官衰竭（MSOF）	指的是患者在严重创伤、感染、休克或复苏后，短时间内出现2个或2个以上的系统和（或）器官衰竭，常出现在危重疾病中，现又称为多器官功能障碍综合征（MODS）
内源性内毒素综合征	胃肠道为细菌和内毒素储存库，当肠缺血而黏膜屏障作用减弱及肝对内毒素滤过灭活功能下降时，内毒素可进入血及淋巴循环，造成全身多器官功能损害

二、内毒素的作用 ☆

直接损伤组织细胞；促发DIC；刺激吞噬细胞释放细胞因子；激活补体；产生发热；促成低血压等。

三、多系统器官衰竭的原因、诱因、发病机制 ☆☆

项目	内容
原因	大手术和严重创伤；败血症和严重感染；休克
诱因	输液过多、过快；给氧浓度过高；单核吞噬细胞系统功能低下等
发病机制	①目前认为SIRS是其最重要的发病机制 ②与下列有关：炎症细胞活化、炎症介质表达增多

四、肺 ☆☆

项目	内容
表现	①肺是MODS中最常累及的器官，急性肺功能障碍的发生率高达83%～100% ②表现为进行性呼吸困难、进行性低氧血症、发绀及肺水肿
肺功能受损伤的原因	①肺为全身静脉血液的滤器，全身各器官组织来源的许多代谢产物、活性物质、血中的异物和活化的炎症细胞菌均要经过肺，容易造成肺损伤 ②肺富含巨噬细胞，这些细胞活化后释放许多细胞因子，并导致级联放大，造成肺损伤

考点精练

一、选择题

（一）A型题

1. 氧疗对以下哪型缺氧效果的最好

A. 循环性缺氧　B. 低张性缺氧　C. 血液性缺氧　D. 组织性缺氧　E. 混合性缺氧

2. 肝性脑病的正确概念应为

A. 肝功能衰竭所致的精神紊乱性疾病　B. 肝功能衰竭并发脑水肿　C. 肝功能衰竭所致的昏迷　D. 肝脏疾病并发脑部疾病　E. 严重肝病所致的神经精神综合征

3. 急性肾小球肾炎产生全身性水肿的主要机制是

A. 抗利尿素释放增多　B. 醛固酮分泌增加　C. 肾小球钠水滤过下降　D. 肾小球毛细血管通透性升高　E. 血浆胶体渗透压减低

4. 休克早期组织微循环灌流的特点为

A. 少灌少流，灌少于流　B. 少灌少流，灌多于流　C. 少灌多流，灌少于流　D. 多灌少流，灌多于流　E. 多灌多流，灌少于流

5. 阻塞性黄疸（早期）临床生化测定的特点是

A. 血清中酯型胆红素含量升高　B. 尿中无尿胆红素　C. 粪中粪胆素原升高　D. 尿中尿胆素原升高　E. 尿中尿胆素升高

6. 急性肾衰竭少尿期患者最危险的变化为

A. 少尿　B. 高钾血症　C. 水中毒　D. 代谢性酸中毒　E. 氮质血症

7. 输入大量库存过久的血液易造成

A. 高钠血症　B. 低钠血症　C. 低钾血症　D. 高钾血症　E. 低镁血症

8. 血液缓冲系统中最重要的是

A. 磷酸盐缓冲系统　B. 血浆蛋白缓冲系统　C. 碳酸氢盐缓冲系统

D. 血红蛋白缓冲系统　E. 氧合血红蛋白缓冲系统

9. 慢性肾衰竭患者尿量的变化特点为

A. 早期少尿，晚期多尿　B. 早期多尿，晚期夜尿

C. 早期多尿、夜尿，晚期少尿　D. 早期夜尿，晚期多尿

E. 早期多尿、血尿，晚期少尿

10. 某位溃疡病并发幽门梗阻患者，由于反复呕吐入院，血气分析结果为：pH 7.48，$PaCO_2$ 48mmHg（6.4kPa），HCO_3^- 36mmol/L。该患者应诊断为

A. 呼吸性碱中毒　B. 呼吸性酸中毒　C. 代谢性酸中毒

D. 代谢性碱中毒　E. 混合性酸碱中毒

（二）B型题

（1～3题共用备选答案）

A. 细胞凋亡不足　B. 细胞凋亡过度

C. 细胞凋亡不足与过度并存　D. 神经生长因子的作用

E. 以上都不是

1. 动脉粥样硬化的发病机制之一是
2. 某些神经元退行性疾病的主要发病机制之一是
3. 肿瘤的发生机制之一是

（4～7题共用备选答案）

A. 出现黄疸　B. 出现发绀　C. 血肌酐升高

D. 突发性低血压　E. 消化道出血

4. 胃肠功能衰竭时有
5. 心力衰竭时有
6. 肾衰竭时有
7. 肝功能衰竭时有

（三）X型题

1. 低钾血症时心电图的变化有

A. 出现u波　B. T波低平　C. QRS波群增宽

D. PR间期缩短　E. QT间期缩短

2. AG正常型的代谢性酸中毒可见于

A. 饥饿　B. 严重心力衰竭　C. 肾小管酸中毒

D. 过量使用乙酰唑胺　E. 摄入大量阿司匹林

3. 导致有效胶体渗透压下降的因素有

A. 血浆清蛋白浓度下降　B. 毛细血管血压增高　C. 微血管通透性降低

D. 淋巴回流受阻　E. 组织间液胶体渗透压降低

二、填空题

1. 代谢性酸中毒的基本特征是血浆________浓度原发性减少，血浆SB、AB、BB均________，BE________，$PaCO_2$________。

2. 根据缺氧的原因和血氧的变化，一般将缺氧分为________、________、________和________4种类型。低张性缺氧的动脉血氧分压________，血氧饱和度________，血氧容量________，血氧含量________。

3. 血清钾浓度低于________mmol/L称为低钾血症。其产生原因为：________、________、________。

4. 弥散性血管内凝血即DIC，是指在某些致病因子作用下，________或________被激活，大量可溶性促凝物质入血，从而引起一个以凝血功能失常为主要特征的病理过程。主要临床表现为________、________、________和________。

5. 成人24小时尿量少于________ml称为少尿，24小时尿量超过________ml称为多尿。

6. 根据发热的病因不同，发热可分________和________两大类。前者是由________引起，后者由________引起。

7. 引起慢性肾衰竭的疾病中以________最常见。除此以外，还有许多其他疾病也可引起慢性肾衰竭，它们共同的发病环节是________。

8. 肝性脑病时，引起血氨升高的原因是________、________。

9. 肝细胞性黄疸血清中酯型（结合）胆红素________，非酯型（非结合）胆红素________，尿中尿胆原________，尿胆红素________。粪色________。

10. 在休克期出现微循环________，其组织灌流特点是________、________。

三、判断题

1. 肺性脑病时，导致脑细胞脱水而造成脑功能障碍。

2. 动脉瓣膜关闭不全可造成心脏前负荷过重。

3. 在休克期，又叫做可逆性失代偿期，微循环出现淤血，患者出现休克的典型症状。

四、名词解释

1. 缓冲系统

2. 脱水热

3. 心理社会呆小状态

4. 缺氧

五、简答题

1. 引起缺血再灌注损伤的常见原因有哪些？

2. 酸中毒对机体有哪些影响？

3. 试述心力衰竭的常见诱因。

4. 简述DIC的发病机制。

5. 缺氧患者是否都有发绀？为什么？

参考答案

一、选择题

（一）A型题

1. B　2. E　3. C　4. A　5. A　6. B　7. D　8. C　9. C　10. D

（二）B型题

1. C　2. B　3. A　4. E　5. D　6. C　7. A

（三）X型题

1. ABC　2. CD　3. AD

二、填空题

1. HCO_3^-　降低　负值增大　代偿性降低
2. 低张性缺氧　血液性缺氧　循环性缺氧　组织性缺氧　下降　下降　正常或升高　下降
3. 3.5　钾摄入减少　钾排出增多　细胞外钾向细胞内转移
4. 凝血因子　血小板　凝血功能失常　出血　休克　脏器功能障碍　溶血性贫血
5. 400　2000
6. 感染性发热　非感染性发热　各种生物病原体　生物性病原体以外的因素
7. 慢性肾小球肾炎　大量肾单位被破坏
8. 氨清除不足　氨生成过多
9. 增多　增多　增多　阳性变浅
10. 淤血　灌而少流　灌多于流

三、判断题

1. ×　2. √　3. √

四、名词解释

1. 缓冲系统：是指一种弱酸和它共轭的碱所组成的具有缓冲酸碱能力的混合溶液。人体血液中有许多对缓冲系统，其中以血浆中碳酸氢盐缓冲系统（$NaHCO_3/H_2CO_3$）最重要。

2. 脱水热：高渗性脱水患者因细胞内液明显减少，使汗腺分泌减少、皮肤蒸发的水分也减少，散热功能受到影响，可出现体温升高，称为脱水热。

3. 心理社会呆小状态：慢性应激可在儿童引起生长发育的延迟，特别是失去父母或生活在父母粗暴、亲子关系紧张家庭中的儿童，可出现生长缓慢、青春期延迟，并伴有行为异常，如抑郁等，称为心理社会呆小状态或心因性侏儒。

4. 缺氧：当组织得不到充足的氧，或不能充分利用氧时，组织的代谢、功能，甚至形态结构都可发生异常变化，这一病理过程称为缺氧。根据缺氧的原因和血氧的变化，一般将缺氧分为低张性缺氧、血液性缺氧、循环性缺氧和组织性缺氧4种类型。

五、简答题

1. 引起缺血再灌注损伤的常见原因：

（1）全身循环障碍后恢复血液供应：休克微血管痉挛解除后、心搏骤停后心脑肺复苏等。

（2）组织器官缺血后血流恢复：如器官移植和断肢再植术后。

（3）某血管再通后：如动脉搭桥术、经皮腔内冠状动脉成形术、溶栓治疗等，及冠状动脉痉挛缓解后。

2. ①中枢神经系统改变：知觉迟钝、昏睡或昏迷，呼吸性酸中毒还可产生"CO_2"麻醉和肺性脑病；②心血管系统改变：心肌收缩力下降、血管扩张和心律失常等；③产生高钾血症；④呼吸系统改变：呼吸加深加快。

3. 心力衰竭的常见诱因包括感染、心律失常、妊娠和分娩、过多过快的输液、洋地黄中毒和水、电解质、酸碱平衡紊乱，以及过度体力活动、情绪激动、气候的急剧变化等。

4. DIC的发病机制主要包括：血管内皮细胞的损伤、组织损伤及红细胞和白细胞及血小板的破坏，其他促凝物质如羊水、蛇毒蜂毒等入血。

5. 缺氧患者可以有发绀，但也有的患者没有发绀，低张性缺氧时，脱氧血红蛋白增加，若其浓度在50g/L以上时，可产生发绀；贫血导致的血液性缺氧，由于血红蛋白量少，缺氧时脱氧血红蛋白难以达到50g/L，因此不出现发绀；又如CO中毒导致的缺氧，形成的碳氧血红蛋白呈樱桃红色，因此也难见发绀。

第四章　药理学

考点精讲

第一节　药效学

一、药物反应 ☆

（一）不良反应 ☆☆

表现形式	定义
副作用	药物在治疗剂量时产生的与治疗无关的不适反应，通常较轻微，危害不大，可自行恢复，可预知避免
毒性反应	药物剂量过大或者药物在体内蓄积过多过长时引起的机体危害性反应，比较严重，可预知避免
后遗效应	停药后机体血药浓度已降至阈浓度以下时而残存的药理效应
停药反应	长期用药之后，突然停药产生的原有疾病的加剧现象，又称回跃反应
变态反应	机体接受药物刺激后发生的不正常的免疫反应，也称过敏反应
特异质反应	少数患者对某些药物特别敏感，其产生的作用性质可能与常人不同
药物依赖作用	患者连续使用某些药物之后，产生一种不可停用的渴求现象
耐受性	连续多次用药以后机体对药物的反应性降低的现象

（二）药物反应的个体差异 ☆

个体间对药物的反应差异表现在量和质两方面：

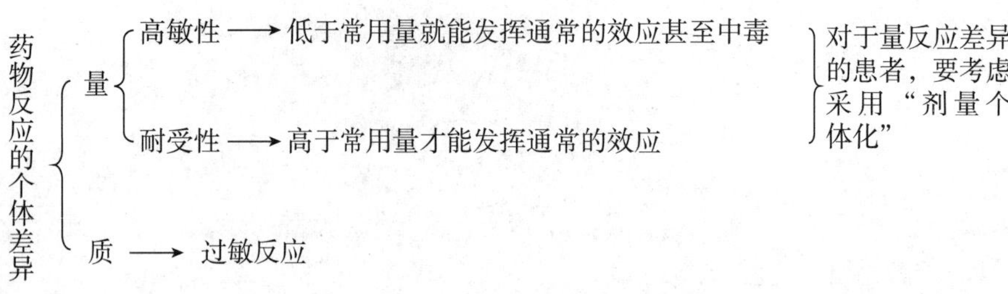

二、相关概念 ☆☆

项目	含义
剂量	一般成人应用药物能产生治疗作用的一次平均用量

续表

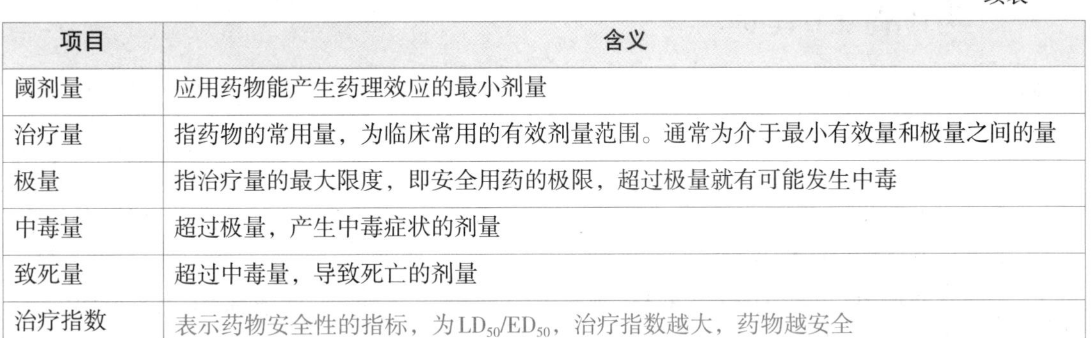

项目	含义
阈剂量	应用药物能产生药理效应的最小剂量
治疗量	指药物的常用量，为临床常用的有效剂量范围。通常为介于最小有效量和极量之间的量
极量	指治疗量的最大限度，即安全用药的极限，超过极量就有可能发生中毒
中毒量	超过极量，产生中毒症状的剂量
致死量	超过中毒量，导致死亡的剂量
治疗指数	表示药物安全性的指标，为 LD_{50}/ED_{50}，治疗指数越大，药物越安全

注：LD_{50}（median lethal dose）：半数致死量；ED_{50}（median effective dose）：半数有效量

三、药物与受体

（一）药物与受体的关系 ☆☆

类别	亲和力	内在活性	其他
激动药	有	有	—
拮抗药	有	没有	①竞争性拮抗药：可使量效曲线平行右移，但最大效能不变 ②非竞争性拮抗药：不仅使量效曲线右移，而且也降低最大效能
部分激动药	有	较弱	具有激动药和拮抗药的双重特性

（二）受体的特征 ☆☆

受体具有高度亲和性、灵敏性、饱和性、特异性、可逆性、结构专一性和立体选择性。

（三）部分激动药与激动药合用的效果 ☆☆

部分激动药剂量	作用类型	激动效应
较小	协同作用	强
较大	拮抗激动药的作用	下降

第二节　药动学

一、首关消除 ☆

某些药物从胃肠道吸收入门脉系统在通过肠黏膜和肝脏时先经受灭活代谢，导致其进入体循环的药量减少，该过程叫做首关消除（亦称首关效应或第一关卡效应）。比如普萘洛尔口服剂量比注射剂量约高10倍，是由于其较强的首关消除。口腔黏膜给药和直肠给药可以避开首关消除。

二、药物消除半衰期 ☆☆

项目	内容
概念	血浆中血药浓度下降一半所需要的时间
意义	①反应药物消除的速度及机体消除药物的能力 ②有助于设计最佳的给药时间间隔、预计停药后药物从体内消除的时间及预计连续给药后达到稳态血药浓度的时间
举例	磺胺药SMZ和SIZ的血浆半衰期分别是10～12小时与5～7小时，因此前者每日给药2次，后者为每日给药4次

注：SMZ（sulfamethoxazole）：磺胺甲恶唑；SIZ（sulfisoxazole）：磺胺异恶唑。

三、生物利用度 ☆☆

生物利用度指的是经任何给药途径给予一定剂量的药物后到达全身血液循环内药物的百分率。分为相对生物利用度和绝对生物利用度。

类别	公式	备注
生物利用度	生物利用度=体内药物总量/用药总量 ×100%	①口服难吸收的药物及首关消除强的药物生物利用度均低 ②制备过程中药物颗粒大小不同，吸收率就会差异
绝对生物利用度	绝对生物利用度 $=AUC_{血管外给药}/AUC_{静脉给药}\times 100\%$	
相对生物利用度	相对生物利用度 $=AUC_{受试制剂}/AUC_{标准制剂}\times 100\%$	

注：AUC（Area Under Curve）：ROC曲线下面积。

四、其他 ☆

项目	概念	备注
一级消除动力学	又称恒比消除，指的是体内药物在单位时间内消除的药物百分率不变，即单位时间内消除的药物量与血浆药物浓度呈正比，也称线性动力学过程	多数药物的消除均属一级消除动力学
零级消除动力学	又称恒量消除，指的是药物在体内以恒定的数量消除，也就是不论血浆药物浓度高低，单位时间内消除的药物量不变	也称非线性动力学
表观分布容积	指体内药物总量与血浆和组织内药物达到平衡时的血药浓度的比值	依据表观分布容积，可推算药物的分布或者与组织结合的程度
稳态浓度（Css）	指的是按一级动力学规律消除的药物，随着不断给药，体内药物总量逐步增多，直到从体内消除的药物量和进入体内的药物量相等时，体内药物总量不再增加而达到的稳定状态	如果能把稳态浓度的波动控制在有效治疗血药浓度范围内为最理想的状况

第三节 胆碱受体激动药、抗胆碱酯酶药和胆碱酯酶复活药

一、胆碱受体激动药——毛果芸香碱 ☆☆

胆碱受体激动药指的是与乙酰胆碱（acetylcholine，ACh）受体结合，可直接激动受体产生拟胆碱作用的药，又称拟胆碱药。可分为毒蕈碱型胆碱受体（M型胆碱能受体激动药）与烟碱型胆碱受体（N胆碱受体）激动药。

<table>
<tr><th>项目</th><th colspan="2">内容</th></tr>
<tr><td rowspan="2">药理作用</td><td>眼</td><td>①表现为缩瞳、降低眼内压与调节痉挛的作用
②通过激动瞳孔虹膜括约肌的M胆碱受体，导致虹膜括约肌收缩，将瞳孔缩小并使虹膜向中央紧缩。虹膜根部变薄，增大前房角间隙，房水易于经滤帘进入巩膜静脉窦，进而降低眼内压力
③环状肌向瞳孔中心方向收缩，导致悬韧带放松，晶状体因本身弹性变凸，屈光度增加，调节痉挛</td></tr>
<tr><td>腺体</td><td>激动腺体的M胆碱受体，导致腺体分泌增加，尤以汗腺和唾液腺分泌增加最为明显</td></tr>
<tr><td>临床应用</td><td colspan="2">①青光眼、虹膜睫状体炎、颈部放射后的口腔干燥
②通过直接激动虹膜括约肌（环状肌）的M胆碱受体，导致括约肌收缩而缩瞳，使房水回流通畅，从而使眼内压降低而治疗青光眼</td></tr>
<tr><td>不良反应</td><td colspan="2">①过量可导致副交感神经兴奋，出现M胆碱受体过度兴奋的症状，如流涎、发汗、恶心以及呕吐等
②可用阿托品对症处理</td></tr>
</table>

二、抗胆碱酯酶药——新斯的明（抗胆碱酯酶药）☆☆☆

抗胆碱酯酶药又称间接作用的拟胆碱药，本类药物能与胆碱酯酶（acetylcholine，AChE）结合，使AChE活性受抑，导致胆碱能神经末梢释放的ACh堆积，产生拟胆碱作用。

项目	内容
药理作用	①骨骼肌（兴奋作用最强）：抑制AChE，导致ACh增多，兴奋N受体，同时直接激动骨骼肌运动终板上N_2受体导致骨骼肌收缩力增强 ②收缩胃肠道和膀胱平滑肌（兴奋作用较强） ③减慢心率、心输出量下降 ④对心血管、腺体、眼以及支气管平滑肌作用弱
临床应用	重症肌无力、手术后腹胀及尿潴留、肌松药过量的解救、阵发性室上性心动过速、青光眼和青少年假性近视
不良反应	①腹痛、多汗、唾液增多、肌肉颤动、肌无力加重 ②剂量过大，可造成胆碱能危象
禁忌证	禁用于肠梗阻、尿路梗阻、支气管哮喘

三、胆碱酯酶复活药——氯解磷定 ☆☆

胆碱酯酶复活药是一类能使被有机磷酸酯类抑制的AChE恢复活性的药物。

项目	内容
药理作用	①恢复AChE的活性：与磷酰化胆碱酯酶结合成复合物，复合物再裂解形成磷酰化氯解磷定，使胆碱酯酶游离而复活 ②直接解毒作用：直接与体内游离的有机磷酸酯类结合，成为无毒的磷酰化氯解磷定从尿中排除，从而组织游离的毒物继续抑制AchE活性
临床应用	治疗有机磷中毒
不良反应	治疗剂量毒性较小，剂量过大（＞8g/24h）时其本身也可以抑制AChE，使神经肌肉传导阻滞，严重者成癫痫样发作、抽搐、呼吸抑制

四、M胆碱受体阻断药

M胆碱受体阻断药能阻碍ACh或胆碱受体激动药与平滑肌、心肌、腺体细胞、外周神经节和中枢神经系统的M胆碱受体结合，而拮抗其拟胆碱作用，表现出胆碱能神经被阻断或抑制的效应，但通常对N胆碱受体兴奋作用影响较小。

（一）阿托品

1. 药理作用 ☆☆☆

组织及器官	作用
平滑肌	松弛内脏平滑肌，显著抑制胃肠道平滑肌的运动
抑制腺体分泌	对唾液腺、汗腺最敏感，造成口干及皮肤干燥
眼	扩瞳、眼内压升高、调节麻痹
心脏	①治疗量：在部分患者常可见心率暂时性轻度减慢 ②较大剂量：可解除迷走神经对心脏的抑制，使心率加快
血管与血压	大剂量能够引起皮肤血管扩张，出现潮红及湿热等症状，用作微循环的血管痉挛时，有明显的解痉作用
中枢神经系统	①治疗量：轻度兴奋迷走神经 ②较大剂量：兴奋延脑呼吸中枢 ③更大剂量：能兴奋大脑，出现烦躁不安、定向障碍、幻觉以及谵妄

2. 临床应用 ☆☆

项目	作用
解除平滑肌痉挛	各种内脏绞痛
抑制腺体分泌	全身麻醉前给药，可用于严重盗汗和流涎症
眼科	虹膜睫状体炎、眼底检查及验光
抗休克	感染中毒性休克
缓慢型心律失常	迷走神经过度兴奋所致的窦性心动过缓、窦房阻滞、房室传导阻滞等缓慢型心律失常
中毒	解救有机磷酸酯类中毒

3. 中毒症状 ☆☆

项目	内容
症状	烦躁不安、多语、谵妄、幻觉及惊厥
措施	①中枢兴奋症状：用镇静药或抗惊厥药 ②“阿托品化”：用拟胆碱药毛果芸香碱或毒扁豆碱

4. 禁忌证 ☆☆

青光眼及前列腺肥大者。

（二）山莨菪碱（654－2）与东莨菪碱 ☆☆

药物	应用
山莨菪碱（654–2）	内脏绞痛、感染性休克
东莨菪碱	麻醉前给药、帕金森病及防治晕动症

五、N胆碱受体阻断药——琥珀胆碱 ☆☆

N胆碱受体阻断药可阻碍Ach或胆碱受体激动药与神经节或运动终板上的N胆碱受体结合，表现出相应部位胆碱能神经的阻断和抑制效应。

项目	内容
药理作用	与N胆碱受体结合后，产生稳定的除极作用，引起肌肉松弛
临床应用	全身麻醉时气管插管或用于术中维持肌松作用
不良反应	窒息、眼压升高、肌束颤动、血钾升高及心动过缓等心血管反应

第四节　肾上腺素受体激动药

肾上腺素受体激动药是一类化学结构和药理作用和肾上腺素、去甲肾上腺素相似的药物，与肾上腺素受体结合并激动受体，产生肾上腺素样作用，又称拟肾上腺素药。

一、去甲肾上腺素

（一）药理作用 ☆

项目	内容
血管	①激动血管平滑肌上的 α_1 受体，收缩血管，尤其是小动脉和小静脉 ②只有冠状动脉血流量增加 ③收缩：皮肤黏膜血管＞肾脏血管＞脑、肝、肠系膜血管＞骨骼肌血管
心脏	激动心脏的 β_1 受体，使心率加快，心收缩力增强，传导加速，心输出量也增加
血压	外周血管收缩，外周阻力明显增高，心收缩力增加，导致收缩压及舒张压均升高

（二）临床应用 ☆☆

项目	内容
休克	①仅用于早期神经源性休克及嗜铬细胞瘤切除后或者药物中毒时的低血压 ②忌大剂量长时间使用
上消化道出血	1～3mg适当稀释后口服，可用于治疗上消化道出血的治疗

（三）禁忌证 ☆

高血压病、动脉硬化症、器质性心脏病、无尿及微循环严重障碍的患者及孕妇禁用或慎用。

二、肾上腺素

（一）药理作用 ☆

项目	内容
心脏	激动心脏 β_1 和 β_2 受体，增强心肌的收缩性、兴奋性、传导性以及自律性，为强效的心脏兴奋药
血管	激动血管平滑肌上的 α 受体，使血管收缩；激动 β_2 受体，使血管舒张
血压	①小剂量：使心收缩力增强，心输出量增加，收缩压升高，同时舒张骨骼肌血管，引起舒张压不变或下降，脉压差增大 ②大剂量或快速静滴：以血管收缩为主，外周阻力增加，收缩压与舒张压均升高，以收缩压升高更明显
支气管平滑肌	舒张支气管平滑肌，支气管扩张，气道通畅，主要用于缓解支气管哮喘
代谢	促进糖原及脂肪分解，使血糖升高
中枢神经系统	①不易透过血脑屏障 ②大剂量出现兴奋

（二）临床应用 ☆☆

1. 临床应用 ☆☆☆

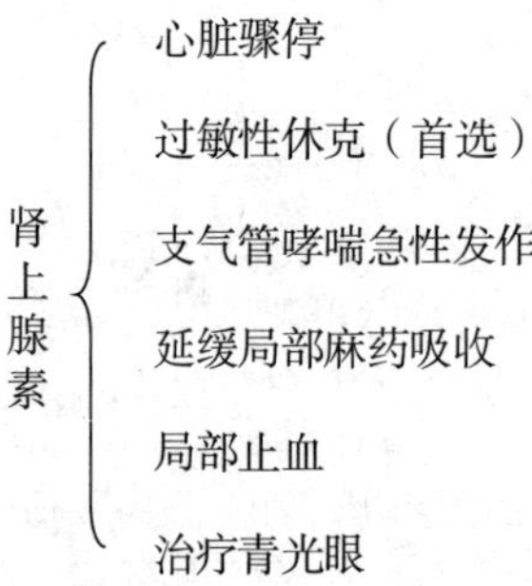

2. 过敏性休克首选肾上腺素的原因 ☆☆☆

肾上腺素具有直接兴奋 α 和 β 肾上腺素受体作用。

受体类型	作用	备注
兴奋心脏 β_1受体	心肌收缩力加强，心率加快，传导加速，心排血量增加	三个作用恰好能解除过敏性休克、低血压、支气管痉挛的症状，故是过敏性休克的首选药物
兴奋血管 α 受体	①使血管收缩，外周阻力增高，血压升高 ②使支气管黏膜血管收缩，降低毛细血管的通透性，利于消除支气管黏膜水肿、减少支气管分泌	
兴奋 β_2受体	①能使支气管平滑肌松弛 ②能抑制肥大细胞释放过敏性物质如组胺等	

（三）不良反应与禁忌证 ☆

项目	内容
不良反应	心悸、烦躁、焦虑、恐惧、震颤，出汗、头痛和血压升高等
禁忌证	高血压、脑动脉硬化、器质性心脏病、糖尿病和甲亢等

三、多巴胺作用 ☆☆

项目	内容
概念	①是去甲肾上腺素生物合成的前体，也是中枢神经系统某些部位的神经递质 ②药用的多巴胺为人工合成品
作用机制	①直接激动受体作用，高浓度的多巴胺主要激动心脏的 β_1受体使心肌收缩力增强、心排出量增加；低浓度时主要与位于肾脏、肠系膜、脑和冠脉等血管的多巴胺受体结合，导致血管扩张 ②当大剂量时能激动血管的 α 受体，使收缩血管，引起总外周阻力增加 ③具有释放去甲肾上腺素作用
抗休克的主要机制	①对心脏有温和的兴奋作用（作用于 β1受体）：引起心排血量增加 ②使皮肤、黏膜、内脏及骨骼肌血管收缩（α 受体）：维持需要的血压 ③使某些内脏（肾、肠系膜、脑及冠脉等）血管扩张（多巴胺受体）：确保重要器官血液供应，使肾血流量明显增加，排钠利尿，防止急性肾衰竭

第五节　肾上腺素受体阻断药

一、α 受体阻断药 ☆☆

类别	阻断作用	分类及代表药物
非选择性 α 受体阻断药	对 α_1 和 α_2受体均有阻断作用	①短效 α 受体阻断药：酚妥拉明 ②长效 α 受体阻断药：酚苄明
选择性 α_1受体阻断药	选择性阻断 α_1受体	哌唑嗪
选择性 α_2受体阻断药	选择性阻断 α_2受体	育亨宾

二、β受体阻断药

（一）阻断作用及代表药物 ☆☆

类别	阻断作用	代表药物
非选择性β受体阻断药	对β_1与β_2受体的选择性不高，阻断作用相似	普萘洛尔、吲哚洛尔、索他洛尔等
选择性β_1受体阻断药	①对β_1受体有选择性阻断作用 ②对β_2受体阻断作用很弱或几乎没有	美托洛尔、阿替洛尔等
α、β受体阻断药	对α、β受体的阻断作用选择性不高	拉贝洛尔、阿罗洛尔等

（二）β受体阻断药治疗心血管系统疾病的机制 ☆

疾病	作用机制	其他
心律失常	能使心肌的自律性降低，传导减慢，故能降低心肌自律性和消除折返	对多种原因所引起的过速型心律失常有效，窦性心动过速、阵发性室上性或室性心动过速、洋地黄中毒及麻醉药导致的心律失常等
心绞痛	使心率减慢，心肌收缩力减弱，心排血量减少，从而降低心肌耗氧以抗心绞痛	与硝酸甘油合用可互相取长补短，降低耗氧量，提高疗效
高血压	①阻断心脏的β_1受体：使心收缩力减弱，心率减慢和心排血量减少 ②阻断肾脏内的β受体：可减少肾素分泌，降低血管紧张素Ⅱ浓度，亦使血压下降 ③阻断肾上腺素能神经突触前膜的β_1受体：减少神经末梢去甲肾上腺素的释放 ④阻断中枢的β_1受体：使兴奋性神经元的活动减弱，从而抑制外周交感神经的功能	该类药物降压作用中等
充血性心力衰竭	通过上调β受体密度、抑制肾素分泌、抗交感神经作用及降低心肌耗氧量而治疗心力衰竭	—

三、酚妥拉明

（一）药理作用 ☆☆

项目	作用机制
血管和血压	阻断血管平滑肌α_1受体，血管舒张，血压下降
心脏	①舒张血管将反射性兴奋交感神经，加快心率 ②阻断神经末梢突触前膜α_2受体，促进去甲肾上腺素释放，激动心脏β_1受体
其他	①拟胆碱作用，兴奋胃肠平滑肌 ②组胺样作用，促进胃酸分泌 ③唾液腺、汗腺分泌增加

 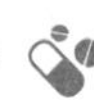

（二）临床应用、不良反应、禁忌证 ☆

项目	作用机制
临床应用	①外周血管痉挛性疾病 ②防止组织坏死 ③抗休克（用药前必须补足血容量，防止血压过低） ④顽固性充血性心力衰竭 ⑤嗜铬细胞瘤
不良反应	①常见的不良反应有低血压，腹痛，腹泻，呕吐等，以及诱发溃疡病 ②静脉给药可能诱发严重的，心律失常或心绞痛
禁忌证	胃炎、胃、十二指肠溃疡、冠心病患者慎用

第六节　局部麻醉药与镇静催眠药

一、局部麻醉药

（一）局麻药的分类 ☆

分类	特点
酯类	毒性相对大，治疗指数低，变态反应多，主要由胆碱酯酶代谢，如普鲁卡因、丁卡因等
酰胺类	治疗指数较大，不良反应较少，主要由肝药酶代谢，如利多卡因、布比卡因等

（二）各种局麻药的特点 ☆

种类	作用特点	用途
普鲁卡因	穿透力最弱	不用于表面麻醉
丁卡因	①作用比普鲁卡因强10倍 ②毒性大10～12倍	①适用于表面麻醉 ②不宜用作浸润麻醉
利多卡因	普鲁卡因的2倍，穿透力强，作用快、强且持久，安全范围大	还用于治疗心律失常
布比卡因	比利多卡因强3～4倍	浸润、传导、硬膜外麻醉

二、镇静催眠药

（一）苯二氮䓬类催眠药

1. 作用机制与常见药物 ☆☆

项目	内容
作用机制	通过同脑内苯二氮䓬受体结合，促进中枢抑制性神经递质与GABA受体结合，增加Cl^-开放频率，引起更多的Cl^-内流，从而增加GABA能神经的抑制效应
常见药物	地西泮、三唑仑、氯硝西泮等

注：GABA（γ-aminobutyric acid）：γ-氨基丁酸。

2. 主要临床适应证 ☆☆☆

项目	内容
抗焦虑	低于镇静剂量时即可产生抗焦虑作用，可改善患者的紧张、忧虑、恐惧及失眠症状
镇静、催眠	①随着剂量的加大，可引起镇静及催眠，但不致全身麻醉 ②用于镇静和治疗失眠的有效、安全和常用的药物，已取代巴比妥类
中枢性肌肉松弛	①可松弛肌肉而不影响正常活动 ②可用于多种由中枢神经病变导致的肌张力增强或由局部病变所致肌肉痉挛（如腰肌劳损）
抗惊厥、抗癫痫	①抗惊厥作用很强，地西泮、三唑仑抗惊厥作用尤为显著 ②可用于辅助治疗破伤风、子痫、小儿高热惊厥及药物中毒性惊厥 ③静脉注射地西泮为治疗癫痫持续状态之首选药物

3. 代表药物：地西泮 ☆☆

项目	内容
药理作用	抗焦虑、镇静催眠、抗惊厥、抗癫痫、中枢性肌肉松弛作用
临床应用	焦虑、失眠、术前镇静、惊厥和癫痫、各种肌肉紧张状态
不良反应	①常见不良反应为嗜睡、乏力、头晕、记忆力下降、影响技巧性操作等，大剂量偶有共济失调发生，静脉注射过快或剂量过大会抑制呼吸及循环系统功能；也可造成过敏反应，罕见，可出现皮疹、白细胞减少等 ②长期连续用药可引起依赖性和成瘾性 ③过量可导致急性中毒，表现为运动功能失调、谵妄、昏迷及呼吸抑制等
禁忌证	①重症肌无力患者和6个月以下的婴儿禁用 ②孕妇及哺乳期妇女忌用

三、巴比妥类镇静催眠药的特点 ☆☆☆

项目	内容
效应与剂量	①小剂量镇静，缓解焦虑、烦躁不安状态 ②中剂量催眠、抗惊厥及抗癫痫 ③大剂量产生麻醉作用 ④中毒剂量可麻痹呼吸中枢而致死
分类	①长效类（慢效）：巴比妥、苯巴比妥 ②中效类（中效）：戊巴比妥、异戊巴比妥 ③短效类（速效）：司可巴比妥 ④超短效类（超速效）：硫喷妥钠
可诱导肝药酶	当同糖皮质激素、雌激素、强心苷类及苯妥英钠合用时，可导致这些的物的肝代谢速率增加，减弱药效
耐受性和依赖性	①长期使用可引起机体对药物的依赖性和耐受性增加 ②耐受性是由于有“自身诱导”作用，导致肝药酶活性增加，代谢自身加速，从而血药浓度降低所致 ③依赖性是由于药物久用可产生习惯性及成瘾性，突然停药可出现不适或者戒断症状

第七节 抗癫痫药和抗惊厥药

一、抗癫痫药

(一)各类癫痫的常用药物 ☆☆☆

种类	常用药物
癫痫大发作和局限性发作	首选苯妥英钠或卡马西平，如不能控制，可加用苯巴比妥
失神性发作（小发作）	首选乙琥胺，亦可选用氯硝西泮或丙戊酸钠
癫痫持续状态	首选地西泮、劳拉西泮或戊巴比妥钠静脉注射
精神运动性发作	可选用卡马西平、苯妥英钠、丙戊酸钠

(二)代表药物：苯妥英钠 ☆☆

项目	内容
药理作用	①阻止异常放电向正常脑组织扩散 ②维持细胞膜稳定 ③阻滞电压依赖性 Na^+ 通道 ④阻滞电压依赖性 Ca^{2+} 通道（L、N型） ⑤抑制钙调素激酶活性，从而影响突触传递功能
临床应用	癫痫（大发作和局限性发作首选）、外周神经痛、心律失常
不良反应	①口服局部刺激性较大：可有恶心、呕吐、食欲减退等胃肠道反应 ②长期使用，可导致青少年牙龈增生 ③可导致叶酸缺乏，发生巨幼细胞性贫血 ④药量过大引起中毒，可导致小脑前庭功能失调 ⑤其他：药物热、皮疹等
禁忌证	孕妇慎用

二、抗惊厥药

(一)惊厥的概念 ☆

惊厥是指各种原因导致的中枢神经系统过度兴奋，表现为全身骨骼肌不自主地剧烈收缩，呈强直性或阵挛性抽搐。多伴有意识障碍，如救治不及时，可危及生命。

(二)代表药物：硫酸镁 ☆☆

项目	内容
药理作用	①镁离子参与体内许多生理生化过程，影响神经冲动的传导及肌肉应激性的维持，注射硫酸镁能抑制中枢及外周神经系统，使骨骼肌、心肌、血管平滑肌松弛而发挥肌松和降压作用；外用热敷可消炎去肿 ②血液中镁离子浓度为2～3.5mg/100ml，低于此浓度，将会使神经与肌肉组织兴奋性增高
用药方式	①口服：难以吸收，镁盐会在肠内形成一定的渗透压，使肠内保存大量水分，同时还能刺激肠道蠕动，有利胆及泻下的作用 ②注射给药：可抗惊厥、降血压

续表

项目	内容
临床应用	惊厥及高血压危象的抢救
不良反应	过量可引起呼吸抑制、血压骤降、心脏骤停乃至死亡

第八节　抗帕金森病药与抗精神失常药

一、抗帕金森病药

（一）左旋多巴 ☆☆

项目	内容
药理作用	①左旋多巴为多巴胺的前体，进入血脑屏障后可转为多巴胺能够补充纹状体中多巴胺的不足而发挥治疗作用 ②多巴胺不能进入血脑屏障，因此不能治疗帕金森
临床应用	用于治疗各种类型的帕金森病，但对吩噻嗪类等抗精神病药所引起的帕金森综合征无效
不良反应	①胃肠道反应 ②心血管反应（体位性低血压） ③异常不随意运动 ④精神障碍
注意事项	①禁与单胺氧化酶抑制剂、麻黄碱、利血平及拟肾上腺素药合用 ②维生素 B_6 可增强左旋多巴的外周副作用

（二）苯海索（安坦）☆

项目	内容
药理作用	通过阻断中枢胆碱能受体而减弱黑质－纹状体通路中 ACh 的作用
临床应用	各种类型的帕金森病和氯丙嗪引起的锥体外系反应

（三）抗胆碱药和拟多巴胺类药治疗帕金森病的机制 ☆

中枢性抗胆碱药（如苯海索、东莨菪碱）可阻断中枢苍白球的胆碱受体，减弱黑质－纹状体通路中乙酰胆碱的作用，因此能治疗帕金森病。

二、抗精神失常药

（一）氯丙嗪

1. 药理作用 ☆☆☆

项目	内容
安定作用	对中枢系统有较强的抑制作用，可表现为安定、镇静、感情淡漠、迟钝，对周围事物兴趣减退

续表

项目	内容
抗精神病	阻断中脑–皮质和中脑–边缘系统通路中突触后的D_2受体，使患者的躁狂、幻觉、妄想等症状逐渐消失，安定情绪，恢复理智，使患者能够生活自理
镇吐	①小剂量：抑制延髓催吐化学感受区，从而产生中枢镇吐作用 ②大剂量：直接抑制呕吐中枢
影响体温调节中枢	可抑制下丘脑体温调节中枢，从而抑制机体的体温调节，防止体温随环境温度变化而升降
加强中枢抑制药物的作用	与麻醉药、镇静催眠药、镇痛药及解热镇痛药都有协同作用
对自主神经系统的作用	阻断肾上腺素α受体，引起血管扩张、血压下降；拮抗M胆碱受体作用较弱，引起口干、便秘、视物模糊
对内分泌的影响	结节–漏斗系统中的D_2亚型受体可促使下丘脑分泌多种激素，如催乳素释放抑制因子、卵泡刺激素释放因子、黄体生成素释放因子和促肾上腺皮质激素等；而氯丙嗪可拮抗D_2亚型受体，促进催乳素分泌，抑制促性腺激素、促肾上腺皮质激素与生长激素的分泌

2. 临床应用 ☆☆

临床应用
- 精神分裂症
- 躁狂症
- 神经症
- 顽固性呃逆
- 呕吐
- 低温麻醉
- 人工冬眠（异丙嗪和哌替啶合用组成冬眠合剂）

3. 不良反应 ☆☆☆

长期较大剂量用于治疗精神分裂症时，可出现下列不良反应。

项目	内容	
一般不良反应	①嗜睡、淡漠、无力、视力模糊、心动过速、鼻塞、口干以及便秘等中枢神经系统及自主神经系统副作用 ②局部刺激性较强，不应做皮下注射 ③静脉或肌内注射后，少数可出现体位性低血压，引起脑缺血而晕倒，因此注射给药后应嘱患者卧床1~2小时 ④长期应用可导致内分泌功能紊乱，乳房增大、泌乳，儿童生长缓慢，皮肤着色等	
锥体外系反应	震颤麻痹	①帕金森综合征，多见于老年患者 ②表现为表情呆板、动作迟缓、肌肉震颤等
	急性肌张力障碍	①青少年多见，多见于用药后1~5日 ②主要有舌、面、颈及背部肌肉痉挛，出现强迫性张口、伸舌、斜颈、呼吸运动障碍及吞咽困难
	静坐不能	出现坐立不安，反复徘徊
	迟发性运动障碍	较少见，主要表现为嘴、唇、舌及肢体不自主的刻板运动，高龄妇女多见

续表

项目	内容
过敏反应	①常见皮疹、接触性皮炎 ②偶可见微胆管阻塞性黄疸或者粒细胞缺乏
急性中毒	一次吞服大量氯丙嗪后可发生急性中毒，出现昏睡、呼吸抑制、血压下降、心肌损害等，应立即进行对症治疗

（二）氯氮平 ☆

项目	内容
特点	选择性多巴胺D_4亚型受体阻断药，为新型抗精神病药，几乎无锥体外系的副作用
应用	①精神分裂症的首选药 ②抗精神病的作用效果也很强 ③对情感淡漠、逻辑思维障碍的改善效果较差

（三）碳酸锂 ☆☆

项目	内容
应用	主要治疗躁狂症，对抑郁症和躁狂抑郁症也有效，能稳定情绪
安全窗	治疗窗窄，最适浓度范围为0.8～1.5mmol/L，＞2.0mmol/L即出现中毒症状
中毒反应	①早期多见恶心、呕吐、腹痛、腹泻和细微震颤等 ②重度多见精神紊乱、惊厥、反射亢进、昏迷、甚至死亡等

第九节 镇痛药与解热镇痛抗炎药

一、镇痛药物——吗啡

（一）药理作用 ☆☆☆

项目	内容
中枢神经系统	镇痛、镇静、抑制呼吸、镇咳、缩瞳、止呕等
血管扩张	扩张血管、降低外周阻力，导致体位性低血压；对脑循环影响很小，但因抑制呼吸使体内CO_2蓄积，引起脑血管扩张和阻力降低，导致脑血流增加和颅内压升高
兴奋平滑肌	①减慢胃排空速度，使肠推进性蠕动减弱，容易导致便秘 ②治疗量吗啡引起胆道奥迪括约肌痉挛性收缩，使胆总管压及胆囊内压升高致胆绞痛，应用阿托品可缓解部分症状 ③其他平滑肌：收缩支气管、对抗催产素而延长产程，提高膀胱括约肌张力导致尿潴留等
其他	收缩支气管、对抗催产素而延长产程，提高膀胱括约肌张力导致尿潴留等

（二）临床应用 ☆☆☆

用于镇痛、心源性哮喘、腹泻、咳嗽。

（三）不良反应

不良反应：
- 治疗量可导致呕吐、便秘、颅内压升高、体位性低血压
- 产生耐受性和依赖性
- 急性中毒：昏迷、针尖样瞳孔、呼吸高度抑制、血压下降甚至休克

（四）禁忌证 ☆☆

由于吗啡可抑制呼吸中枢与咳嗽反射，并促组胺释放，使支气管收缩而加重哮喘与呼吸衰竭，支气管哮喘患者禁用吗啡。另外，分娩止痛、哺乳期妇女止痛、颅脑损伤及肝功能受损患者禁用。

（五）与哌替啶的比较 ☆☆

哌替啶是人工合成的镇痛药，镇痛作用相当于吗啡的1/10～1/7，已成为临床上常用的吗啡代用品。

项目	吗啡	哌替啶
作用机制	激动中枢神经系统μ受体	激动中枢神经系统μ受体
镇痛效果	较强，持续时间长达4～6 h	较弱，持续2～4h
成瘾性	强	弱
镇咳作用	有中枢镇咳作用	无中枢镇咳作用
对产妇影响	能延长产程，降低子宫收缩，产妇禁用	不影响产程
副作用	常发生便秘、尿潴留	较少
临床应用	镇痛、心源性哮喘、止泻	镇痛、心源性哮喘、人工冬眠、麻醉前给药

（六）治疗心源性哮喘的机制 ☆☆☆

项目	内容
中枢神经系统	吗啡的中枢神经镇静作用能够迅速缓解患者的紧张、恐惧和窒息感
血管	舒张外周血管，降低外周阻力，减少回心血量，利于消除肺水肿，缓解左心衰
呼吸中枢	抑制呼吸中枢对CO_2的敏感性，使呼吸由浅快变深慢

二、解热镇痛抗炎药

（一）阿司匹林

1. 药理作用 ☆☆☆

项目	内容
解热作用	①作用部位在下丘脑的体温调节中枢 ②通过抑制PGs合成而发挥解热作用 ③用药后能使发热患者体温下降至正常，而对正常体温无影响

续表

项目	内容
镇痛作用	①作用部位主要在外周 ②能减弱炎症时所产生的活性物质PGs对末梢化学感受器的刺激，也同抗知觉作用有关 ③对各种慢性钝痛如头痛、牙痛、肌痛、神经痛、关节痛及痛经等有良好的镇痛效果
抗炎作用	抑制体内COX的生物合成，选择性抑制COX-2是其发挥药效的基础，而对COX-1的抑制构成了此类药物不良反应的毒理学基础
抗风湿作用	对风湿性及类风湿关节炎有肯定疗效，但没有病因治疗作用
抗血栓形成	①有抗血小板聚集及抗血栓形成作用 ②一般用小量，由于大剂量阿司匹林可抑制凝血酶原的形成，导致出血倾向

注：PG（prostaglandin）：前列腺素；COX（cycloxygenase）：环氧化酶

2. 临床应用 ☆☆

临床应用
- 解热镇痛及抗风湿
- 影响血小板聚集和抗血栓形成
- 儿科用于皮肤黏膜淋巴综合征（川崎病）的治疗

3. 不良反应 ☆☆

项目	内容
胃肠道反应	①最常见 ②表现为上腹部不适、恶心、呕吐、胃溃疡及无痛性胃出血甚至穿孔
凝血障碍	①一般剂量可抑制血小板凝聚 ②长期使用可抑制凝血酶原的生成，从而造成出血时间和凝血时间延长
水杨酸反应	①头痛、眩晕、恶心、呕吐、耳鸣、视听力减退等 ②严重时出现酸碱平衡失调，精神失常
阿司匹林哮喘	抑制COX，使PG合成受阻，使脂氧酶途径生成的白三烯增多，导致支气管痉挛，从而诱发哮喘
瑞夷综合征	①病毒感染伴发热的儿童、青年，应用阿司匹林时，偶可引起急性肝脂肪变性-脑病综合征（瑞夷综合征），以肝衰竭合并脑病为突出表现 ②水痘或者流行性感冒等病毒感染者应慎用阿司匹林，可用对乙酰氨基酚代替
过敏反应	荨麻疹、血管神经性水肿、过敏性休克

4. 禁忌证 ☆☆

胃溃疡、严重肝损伤、低凝血酶原血症、维生素K缺乏者、哮喘、鼻息肉、慢性荨麻疹、血友病。

（二）对乙酰氨基酚 ☆

项目	内容
作用	具有解热镇痛作用，但是无抗炎作用
临床应用	①常用于解热和镇痛，尤其是小儿解热 ②因其对胃肠道无明显刺激，故不适宜使用阿司匹林的患者，可以使用

续表

项目	内容
不良反应	①过量服用对乙酰氨基酚会引起肝损伤 ②肾功能低下患者长期大量使用时，可出现肾绞痛或者急、慢性肾衰竭

第十节　抗心律失常药

一、抗心律失常药的分类 ☆☆

分类		作用	举例
Ⅰ类药	Ⅰa类	适度阻滞钠通道	奎尼丁、普鲁卡因胺等
	Ⅰb类	轻度阻滞钠通道	利多卡因、苯妥英钠等
	Ⅰc类	重度阻滞钠通道	氟卡尼、普罗帕酮等
Ⅱ类药		β 肾上腺受体阻断药	如普萘洛尔
Ⅲ类药		选择性延长动作电位时程药	如胺碘酮
Ⅳ类药		钙拮抗药	如维拉帕米
其他类药		腺苷	—

二、抗心律失常药的临床应用 ☆☆

常用药	临床应用
利多卡因	主要治疗室性心律失常
苯妥英钠	洋地黄中毒所致快速室性心律失常的首选药
普萘洛尔	①窦性心动过速的首选药 ②长期应用可使糖脂代谢异常，高脂血症、糖尿病患者慎用
胺碘酮	为广谱抗心律失常药，对房扑、房颤、室上性心动过速和室性心动过速有效
维拉帕米	阵发性室上性心动过速的首选药

三、心律失常治疗药物的选择 ☆☆☆

心律失常的类型	药物选择
窦性心动过速	首选 β 受体阻断药（如普萘洛尔等），也可选用维拉帕米
心房颤动或扑动	①首选强心苷，转律用奎尼丁，预防复发可加用或者单用胺碘酮 ②控制心室率用强心苷，亦可加用 β 受体阻断药或维拉帕米
阵发性室上性心动过速	①急性发作首选维拉帕米 ②慢性或预防用强心苷
房性期前收缩	①首选普萘洛尔、维拉帕米、胺碘酮 ②次选奎尼丁、普鲁卡因胺

续表

心律失常的类型	药物选择
室性期前收缩	①首选：普鲁卡因胺、美西律、胺碘酮 ②急性心肌梗死：宜用利多卡因、艾司洛尔 ③强心苷中毒：苯妥英钠、妥卡尼
阵发性室性心动过速	利多卡因，普鲁卡因胺，美西律
心室纤颤	利多卡因、普鲁卡因胺（可心腔内注射）
室性早搏	首选Ⅰa、Ⅲ类

第十一节 抗慢性心功能不全药

一、强心苷类

（一）药理作用 ☆☆

药理作用
- 正性肌力作用：适度抑制Na^+-K^+-ATP酶，增加心肌兴奋时细胞内的Ca^{2+}量，心肌收缩力加强的同时并不增加心肌耗氧量
- 减慢心率作用（负性频率）：兴奋迷走神经，抑制窦房结，使心率减慢
- 减慢房室结传导：兴奋迷走神经，减慢房室传导
- 扩血管及利尿：增加肾血流量及肾小球滤过功能而起到利尿作用

（二）临床应用 ☆☆☆

项目	内容
慢性心功能不全	①可有效地改善动脉系统缺血、静脉系统淤血症状 ②对各种原因导致的心功能不全的疗效有所差异，对伴心房颤动且心室率较快的疗效最好
心房颤动	作为首选药，有减慢房室结区及房室束传导的作用，使来自心房过多的冲动不能传导到心室，从而降低心室频率
心房扑动	①治疗心房扑动最常用的药物 ②通过缩短心房不应期来增加折返，使心房扑动转为心房颤动，继而通过减慢传导使心室率降低
阵发性室上性心动过速	通过提高迷走神经兴奋性而达到疗效

二、β肾上腺素受体阻断剂治疗慢性心功能不全的机制 ☆

项目	内容
拮抗交感活性	交感系统与RAAS激活是慢性心功能不全时最重要的神经-体液变化。β肾上腺素受体阻断剂通过阻断心脏β受体、拮抗过量儿茶酚胺作用；减少肾素分泌，抑制RAAS

续表

项目	内容
抗心律失常与抗心肌缺血	减慢心率，使心肌收缩力减弱、心排血量较少，从而使心肌氧耗降低

注：RAAS（renin–angiotensin–aldosterone system）：肾素–血管紧张素–醛固酮系统。

三、钙通道阻滞剂治疗慢性心功能不全的机制 ☆

项目	内容
药理作用	①血管扩张，改善心脏的供血供氧 ②舒张冠状动脉，同样改善心肌供血供氧 ③降低心肌耗氧量，保护缺血心肌细胞

四、血管舒张药治疗慢性心功能不全的机制 ☆

项目	内容
降低心脏的后负荷	给予扩血管药后，小动脉松弛，外周阻力下降，后负荷降低
降低心脏的前负荷	使静脉松弛后，回心血量减少，前负荷降低，同时也减轻肺淤血
降低心肌耗氧量	用药后心室壁肌张力减低，心肌耗氧量减少

第十二节　抗心绞痛与抗动脉粥样硬化药

一、抗心绞痛药分类 ☆

分类	举例
硝酸酯类	硝酸甘油、硝酸异山梨酯、单硝酸异山梨酯
β 肾上腺素受体阻断药	普萘洛尔、美托洛尔、阿替洛尔
钙通道拮抗药	多用于变异型心绞痛，常用硝苯地平、维拉帕米、地尔硫䓬等

二、硝酸酯类及亚硝酸酯类药物防治心绞痛的主要作用机制 ☆☆

项目	内容
降低心肌耗氧量	①对阻力血管和容量血管都有扩张作用 ②用药后减轻心脏的前、后负荷，心肌耗氧量明显降低，利于消除心绞痛
使冠脉血流量重新分配	①增加心内膜下供血。心脏内膜层血流易受心室壁肌张力及室内压力的影响，当张力和压力增高时，内膜层血流量就减少。心绞痛发作时，心内膜下区域缺血最为严重。硝酸甘油等能降低左室舒张末压，又可舒张较大的心外膜血管，就可使血液易从心外膜区域向心内膜下缺血区流动 ②能明显舒张较大的心外膜血管及侧支血管，对阻力血管的舒张作用微弱。当冠状动脉痉挛或狭窄时，缺血区的阻力血管处于舒张状态，在硝酸甘油等作用下，非缺血区阻力比缺血区为大，迫使血流从输送血管经侧支血管而流向缺血区，从而改善缺血区的血流供应

三、钙拮抗药的临床应用及意义 ☆☆

项目	内容
心绞痛	①变异型心绞痛：疗效显著，硝苯地平最为有效 ②典型心绞痛及不稳定型者：有应用价值 ③稳定型心绞痛：三代钙通道阻滞药均可
心肌梗死	能增加侧支循环，减少耗氧，所以可能缩小梗死范围，也可预防梗死后反复出现的心肌缺血
保护心肌	临床用于心脏直视手术的停搏液中，如果先给予钙拮抗药可由于降低细胞内 Ca^{2+} 而保护心肌免于坏死
其他心血管疾病	①用于心功能不全、肥厚性心肌病、肺动脉高压、脑血管痉挛、偏头痛及雷诺病等的治疗 ②用于预防动脉粥样硬化的发生

四、调脂药在抗动脉粥样硬化中的作用及临床应用 ☆☆

项目	他汀类	贝特类
作用机制	①抑制HMG-CoA还原酶 ②阻止胆固醇合成	①抑制乙酰CoA羧化酶，减少脂酸进入肝脏合成TC和VLDL ②促进胆固醇逆向转运和LDL清除
主要作用	①降低血浆TC、LDL-C，降TG作用弱；略升高HDL-C ②改善血管内皮功能，抑制血管平滑肌细胞的增殖和迁移 ③抑制单核-巨噬细胞的黏附和分泌功能 ④抑制血小板聚集和提高纤溶活性发挥抗血栓作用 ⑤通过清除氧自由基发挥抗氧化，抑制斑块内LDL氧化修饰而起到稳定斑块作用	①降低血浆TG、TC、LDL-C，升高HDL-C ②非调脂作用有抗凝血、抗血栓和抗炎作用，从而共同发挥抗动脉粥样硬化的效应
临床应用	①调节血脂 ②肾病综合征导致的高脂血症 ③预防心脑血管急性事件	①调节血脂 ②通过抗炎、抗血栓、抗凝发挥抗动脉粥样硬化作用
不良反应	肌病、胃肠反应转氨酶升高等	消化道反应（食欲不振、恶心）、头痛、失眠、转氨酶升高等
代表药物	辛伐他汀、洛伐他汀、阿托伐他汀	非诺贝特、苯扎贝特

注：HMG-CoA（3-hydroxy-3-methylglutaryl CoA）：羟甲基戊二酸单酰辅酶A；TC（total cholesterol）：总胆固醇；LDL-C（low-density lipoprotein cholesterol）：低密度脂蛋白胆固醇；HDL-C（high-density Lipoprotein cholesterol）：高密度脂蛋白胆固醇；TG（triglyceride）：甘油三酯。

第十三节 抗高血压药

一、分类及代表药物 ☆

项目	分类	代表药物
第一线药物	利尿剂	氢氯噻嗪、吲达帕胺等
	钙通道阻滞剂	硝苯地平、氨氯地平等
	血管紧张素转化酶抑制剂	卡托普利、依那普利等
	血管紧张素Ⅱ受体阻断药	氯沙坦、缬沙坦等
	β受体阻断药	普萘洛尔、阿替洛尔、拉贝洛尔等
第二线药物	血管舒张药等	如硝普钠、肼屈嗪

二、常用降压药的降压机制及特点 ☆☆

常用降压药	降压机制	特点
氢氯噻嗪	排钠排尿，减少细胞外液和血容量	持久、温和，降压过程平稳，不易产生耐受
硝苯地平	作用于血管平滑肌细胞膜L型钙通道，抑制钙离子从细胞外进入细胞内使胞内钙离子浓度降低，导致小动脉扩张，外周血管阻力下降而降低血压	对轻、中、重度高血压均有降压作用，目前多推荐使用缓释片剂
卡托普利	①抑制血管紧张素转化酶的生成，减少血管紧张素Ⅱ形成，抑制血管收缩 ②减少醛固酮分泌，有利于排钠 ③减少缓激肽降解，增强扩血管作用	可逆转血管重构，长期使用不引起电解质紊乱，可提高患者生活质量
氯沙坦	竞争性阻断血管紧张素Ⅱ受体1型，拮抗血管紧张素Ⅱ的作用而产生降压作用	可用于各型高血压
普萘洛尔	①阻断心脏β_1受体：减少心输出量 ②阻断中枢β_1受体：抑制肾素-血管紧张素系统 ③阻断外周去甲肾上腺素能神经末梢突触前膜β_2受体：减少去甲肾上腺素释放	有反跳现象，易诱发哮喘，导致代谢紊乱
可乐定	①兴奋延髓背侧孤束核突触后膜的α_2受体，抑制交感神经中枢的传出冲动，使外周血管扩张，血压下降 ②也可作用于延髓嘴端腹外侧区的咪唑啉I_1受体，使交感神经张力下降，降低外周血管阻力而降压	适于治疗中度高血压，常用于其他药无效时

三、各类高血压治疗的药物选择 ☆☆

高血压类别	宜用	不宜用
合并心功能不全或支气管哮喘、慢性阻塞性肺疾病患者	宜用利尿药、ACEI类、哌唑嗪等	不宜用β受体阻断剂

续表

高血压类别	宜用	不宜用
合并肾功能不全	宜用卡托普利、硝苯地平、可乐定、呋塞米	不宜用噻嗪类和胍乙啶
合并消化性溃疡	宜用可乐定	不宜用利血平
伴糖尿病或痛风	宜用血管紧张素转化酶抑制剂或血管紧张素Ⅱ受体阻断剂，氯沙坦尤其适用于伴痛风患者	不宜用噻嗪类利尿药

第十四节　利尿药和脱水药

一、利尿药

（一）代表药物：呋塞米（速尿）☆☆

项目	内容
药理作用	①利尿及扩血管作用 ②利尿作用快而强，作用于肾脏，抑制 Na^+、Cl^- 的重吸收，引起排钠利尿，使肾稀释功能和浓缩功能均降低
临床应用	严重水肿、急性肺水肿和脑水肿、预防急性肾功能衰竭及加速毒物排出
不良反应	水电解质紊乱、胃肠道反应、耳毒性（眩晕、耳鸣、听力下降、暂时性耳聋）、高尿酸血症、过敏等
禁忌证	严重肝肾功能不全、痛风及小儿慎用，可引起高血糖，但很少导致糖尿病

（二）代表药物：氢氯噻嗪 ☆☆

项目	内容
药理作用	利尿、降压作用和抗利尿作用（可使尿崩症患者尿量明显减少）
临床应用	水肿（是轻中度心性水肿的首选）、高血压及尿崩症
不良反应	电解质紊乱、高尿酸血症、高脂血症、血糖升高及过敏反应

（三）代表药物：螺内酯（安体舒通）☆☆

项目	内容
药理作用	醛固酮受体阻断药，与醛固酮竞争醛固酮受体，拮抗醛固酮的排钾保钠作用，促进水及钠的排出
临床应用	①治疗与醛固酮升高有关的顽固性水肿，如肝硬化、肾病综合征水肿均有效 ②充血性心力衰竭
不良反应	①少数可引起头痛、困倦与精神紊乱等 ②久用可引起高血钾，尤其当肾功能不全患者，故肾功不全患者禁用 ③有性激素样副作用，引起男性乳房发育和性功能障碍，停药可消失

二、脱水药——甘露醇 ☆

项目	内容
药理作用	脱水及利尿作用
临床应用	预防急性肾功能衰竭、脑水肿及青光眼（降低颅内压安全有效，首选）
禁忌证	①因可增加循环血量而增加心脏负荷，慢性心功能不全患者禁用 ②活动性颅内出血者禁用

第十五节　作用于血液系统的药物

一、抗贫血药分类及应用 ☆

类别	作用
铁剂	预防和治疗缺铁性贫血
叶酸	各种原因导致的巨幼红细胞贫血
维生素 B_{12}	恶性贫血及巨幼红细胞贫血
重组人促红素	对多种原因引起的贫血有效，最佳适应证为慢性肾衰和晚期肾病性贫血

二、肝素与双香豆素类抗凝作用特点 ☆☆☆

对比项目	肝素	双香豆素
药理作用	抑制内源性凝血及共同凝血通路中的多种凝血因子	是维生素K拮抗药，维生素K是多种凝血因子活化必需的辅助因子，其代表药物为华法林
给药途径	只能静脉给药	口服给药
抗凝范围	在体内外均有抗凝作用	仅在体内有效
起效快慢	静脉注射立即起效	需12～24小时方起效
维持时间	维持时间短暂，仅3～4小时	双香豆素维持时间长，可达3～4日
特殊解毒剂	过量致严重出血用鱼精蛋白解救	过量可用大量维生素K拮抗

第十六节　作用于消化系统的药与抗组胺药

一、胃黏膜保护药

代表药物	作用
硫糖铝	①为八硫酸蔗糖-$Al(OH)_3$，可中和胃酸 ②粘附于上皮细胞和溃疡基底面，形成保护屏障，阻止胃酸和消化酶的侵蚀 ③促进胃、十二指肠黏膜合成PGE_2，增加黏液和HCO_3^-分泌，促进创面愈合

续表

代表药物	作用
枸橼酸铋钾	①在溃疡部形成坚固的氧化铋胶体沉淀，保护胃内容物对溃疡部位的侵蚀 ②抑制胃蛋白酶活性，促进黏膜合成PGE_2，增加黏液和HCO_3^-分泌

注：PGE_2（prostaglandin E_2）：前列腺素E_2。

二、抑制胃酸分泌的药物分类及代表药 ☆☆

分类	代表药物	作用
质子泵抑制剂	奥美拉唑	①胃壁细胞H^+-K^+-ATP酶是胃酸分泌的最后环节，M胆碱受体和胃泌素受体兴奋最终都是通过激活H^+-K^+-ATP酶而增加胃酸分泌，故抑制H^+-K^+-ATP酶是最直接最有效的抑制胃酸分泌手段 ②对各种因素引起的胃酸分泌均有抑制作用
H_2受体阻断药	西咪替丁	阻断胃壁细胞H_2受体，通过降低细胞内cAMP浓度，并影响一系列蛋白磷酸化过程，最终抑制胃壁细胞的H^+-K^+-ATP酶而抑制胃酸分泌
M胆碱阻滞剂	哌仑西平	①阻断胃壁细胞的M受体，抑制胃酸分泌 ②阻断胃黏膜中嗜铬细胞上的M受体，减少组胺的释放 ③阻断胃窦G细胞的M受体，抑制胃泌素的分泌 ④在质子泵抑制剂和H_2受体阻断药出现之前，广泛用于治疗消化性溃疡，但由于其抑制胃酸分泌的作用较弱，不良反应较多，目前已较少用于消化性溃疡的治疗
胃泌素受体阻断药	丙谷胺	竞争性地抑制促胃泌素受体，减少胃酸分泌。临床较少用

三、抗组胺药的分类 ☆☆

分类	代表药物	作用
H_1受体阻断药	苯海拉明、异丙嗪等	①竞争性地阻断H_1受体 ②对抗组胺引起的支气管及胃肠道平滑肌收缩
H_2受体阻断药	西咪替丁、雷尼替丁等	①选择性地阻断H_2受体 ②抑制组胺、五肽胃泌素、M型胆碱能受体激动药及迷走神经兴奋导致的胃酸分泌

第十七节　作用于呼吸系统的药物

一、常用平喘药的分类 ☆

作用	分类	举例
支气管扩张药	β肾上腺素受体激动剂	①非选择性激动剂：肾上腺素、异丙肾上腺素 ②选择性$β_2$受体激动剂 短效：沙丁胺醇、特布他林 长效：福莫特罗

续表

作用	分类	举例
支气管扩张药	抗胆碱药（M胆碱受体阻断药）	异丙托溴铵、噻托溴铵
	茶碱类	氨茶碱、茶碱缓释片
抗过敏平喘药	色甘酸钠、孟鲁司特	
抗炎平喘药	糖皮质激素	倍他米松、布地奈德、丙酸氟替卡松

二、代表药物：茶碱类

（一）平喘机制 ☆☆

项目	内容
抑制磷酸二酯酶	使cAMP的水平升高，舒张气管
增加内源性儿茶酚胺的释放	可使肾上腺髓质释放儿茶酚胺，间接舒支气管作用
阻断腺苷受体	抑制腺苷诱发的支气管平滑肌收缩和组胺的释放
免疫调节与抗炎作用	减少炎症介质释放，降低血管通透性而降低气道炎症反应

（二）氨茶碱用于支气管哮喘和心源性哮喘的机制 ☆☆☆

项目	内容
支气管哮喘	①抑制磷酸二酯酶，使cAMP降解减少，细胞内cAMP水平提高 ②有阻断腺苷受体作用，可使平滑肌松弛，常可缓解症状，增加肺通气量 ③可减少炎症细胞向支气管浸润，具有抗炎作用
心源性哮喘	①有直接兴奋心肌、增加心肌收缩力和心排血量的作用 ②有扩张冠脉，松弛支气管和利尿作用

第十八节　肾上腺皮质激素类、抗甲状腺药与降血糖药

一、肾上腺皮质激素

（一）糖皮质激素的临床应用 ☆☆

糖皮质激素的临床应用：
- 肾上腺皮质功能不全、垂体前叶功能减退的替代治疗
- 严重感染或炎症
- 抗休克治疗：感染中毒性休克和过敏性休克
- 自身免疫性疾病和过敏性疾病
- 器官移植排斥反应
- 血液病：可用于粒细胞减少、血小板减少、过敏性紫癜等
- 局部应用：湿疹、接触性皮炎、银屑病等皮肤病

（二）糖皮质激素长期大量应用的不良反应 ☆☆

糖皮质激素长期大量应用的不良反应
- 类肾上腺皮质功能亢进症（库欣综合征）
  - 满月脸、水牛背、向心性肥胖、皮肤变薄、痤疮、多毛等
  - 一般停药后可自行消退
- 诱发或加重感染
- 诱发或加重消化系统溃疡
- 骨质疏松、延缓伤口愈合
- 糖代谢紊乱
- 肾上腺皮质萎缩和功能不全
- 神经精神异常
- 白内障、青光眼

（三）长期大量应用突然停药引起的不良反应 ☆☆

不良反应	预防方法
医源性肾上腺皮质功能不全：长期应用尤其是每天给药的患者，减量过快或突然停药，可引起肾上腺皮质功能不全或危象	宜待症状缓解后逐渐减量，直至停药
反跳现象：指患者症状基本控制后，突然停药或者减量过快，导致原病复发或加重的现象	

（四）糖皮质激素使用注意事项 ☆☆

用药方法	适用情况
一般剂量长期疗法	肾病综合征、结缔组织病、各种恶性淋巴瘤、白血病、顽固性支气管哮喘等
大剂量冲击疗法	严重的中毒性感染和休克
小剂量替代疗法	艾迪生病、脑垂体功能减退症及肾上腺次全切除术等

二、抗甲状腺药物

项目	内容
分类	①最常用的抗甲状腺药物，可分为咪唑类与硫氧嘧啶两类 ②咪唑类代表药物为甲巯咪唑；硫氧嘧啶类代表药物为丙硫氧嘧啶
药理作用	①抑制甲状腺过氧化物酶，进而抑制酪氨酸的碘化和偶联，减少甲状腺激素的生物合成 ②抑制外周组织T_4转化为T_3：丙硫氧嘧啶能迅速控制血清中生物活性较强的T_3水平，故在甲亢危象时该药为首选
临床应用	甲状腺功能亢进症、甲状腺手术的术前准备以及甲状腺危象的治疗
不良反应	①皮疹等过敏反应（最常见），少数可伴发热 ②肝损害 ③粒细胞减少、粒细胞缺乏（最严重的不良反应） ④甲状腺肿及甲状腺功能减退

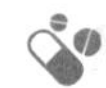

续表

项目	内容
治疗甲亢的特点	①起效慢：本类药物只能抑制甲状腺激素的合成，对已经合成的甲状腺激素无作用，一般服药后2～3周症状才开始缓解，用药3～4周才有T_4水平的下降 ②用药后使甲状腺腺体增大：由于用药后使血清甲状腺激素水平下降，反馈性增加促甲状腺激素（TSH）分泌而引起腺体肿大

三、降血糖药

（一）胰岛素的适应证 ☆☆

项目	内容
1型糖尿病	胰岛素是治疗1型糖尿病的最主要的药物
糖尿病急性并发症	糖尿病酮症酸中毒、高血糖高渗状态、乳酸性酸中毒或反复酮症
新诊断的严重2型糖尿病	有明显的高血糖和（或）糖化血红蛋白明显升高
2型糖尿病	2型糖尿病经口服降糖药物未能控制者
妊娠期和哺乳期	—
合并各种应激状态	重度感染、创伤、手术、急性心肌梗死及脑血管意外等应激状态
应用糖皮质激素者	同时患有需用糖皮质激素治疗的疾病者

（二）口服降糖药的的分类与临床应用 ☆☆☆

药物种类	适应证	代表药
磺酰脲类	①胰岛素促泌剂，刺激胰岛β细胞释放胰岛素 ②用于胰岛功能尚存的2型糖尿病患者	格列本脲、格列喹酮
格列奈类	①胰岛素促泌剂，刺激胰岛β细胞胰岛素早时相分泌而降低餐后血糖 ②用于胰岛功能尚存的2型糖尿病患者，用于餐后血糖的控制	瑞格列奈、那格列奈
双胍类	①减少肝脏葡萄糖输出，促进脂肪组织和骨骼肌组织摄取利用葡萄糖，改善外周胰岛素抵抗 ②单用饮食控制无效的轻、中型糖尿病患者，是2型糖尿病起始治疗的首选药	二甲双胍
α－葡萄糖苷酶抑制药	①抑制小肠刷状缘α－葡萄糖苷酶，减慢碳水化合物水解并延缓葡萄糖吸收 ②用于降低餐后血糖	阿卡波糖、伏格列波糖
胰岛素增敏药	①竞争性激活PPAR－γ，调节胰岛素反应性基因的转录，提高和改善胰岛素的敏感性 ②主要用于2型糖尿病患者	罗格列酮、吡格列酮

续表

药物种类	适应证	代表药
GLP-1RA	①激活GLP-1受体，以葡萄糖浓度依赖的方式刺激胰岛素分泌和抑制胰高糖素分泌，同时增加肌肉和脂肪组织葡萄糖摄取，抑制肝脏葡萄糖生成，并可延缓胃排空，抑制食欲 ②主要用于2型糖尿病患者	利拉鲁肽、司美格鲁肽
DPP-4i	①抑制DPP-4而减少GLP-1在体内的失活，使内源性GLP-1水平升高 ②主要用于2型糖尿病患者	西格列汀、利格列汀
SGLT2i	①抑制近端肾小管SGLT2，减少肾小管对滤过葡萄糖的重吸收 ②主要用于2型糖尿病患者	达格列净、恩格列净

注：PPAR-γ（peroxisomal proliferator activated receptor-γ）：过氧化物酶体增殖物激活受体-γ；GLP-1RA（glucagon-like peptide-1 receptor agonist）：胰高糖素样肽-1受体激动剂；DPP-4i（dipeptidyl peptidase 4 inhibitor）：二肽基肽酶4抑制剂；SGLT2i（sodium-glucose cotransporter 2 inhibitor）：钠-葡萄糖共转运蛋白2抑制剂。

第十九节　抗菌药物

一、概念 ☆

项目	内容
抗生素	是由各种微生物（包括细菌、真菌、放线菌属）产生的，能够抑制或杀灭其他微生物的物质
抗菌谱	抗菌药物抑制或杀灭病原微生物的范围，包括广谱和窄谱两种
抑菌药	指仅具有抑制细菌生长繁殖而无杀灭细菌作用的抗菌药物，如四环素类、红霉素类、磺胺类等
杀菌药	指具有杀灭细菌作用的抗菌药物，如青霉素类、头孢菌素类、氨基糖苷类等
化疗	对各种微生物、寄生虫及恶性肿瘤所致疾病的药物治疗统称为化学药物治疗，简称为“化疗”
化疗指数	为化疗药物的半数动物致死量与半数有效量之比，以LD_{50}/ED_{50}表示；或用5%的致死量与95%的有效量之比，以LD_5/ED_{95}表示。衡量化疗药物安全性的指标，值越大，表明药物毒性小，安全范围越大
耐药性	反复用药后，病原体对药物的敏感性不断降低的现象

二、抗生素

（一）β-内酰胺类抗生素

1. 青霉素 ☆☆☆

(1)抗菌机制

抑制敏感菌细胞壁黏肽的合成，使得细胞壁缺损，菌体失去渗透保护屏障，造成细菌肿胀、变形，在自溶酶的作用下，细菌破裂溶解而死亡。

（2）青霉素的抗菌谱

类别	代表菌
革兰阳性球菌	肺炎球菌、溶血性链球菌等
革兰阳性杆菌	白喉棒状杆菌，炭疽杆菌等
革兰阴性球菌	对脑膜炎奈瑟菌和淋病奈瑟菌敏感
其他	梅毒螺旋体、钩端螺旋体、回归热螺旋体、回归热螺菌等

（3）变态反应预防措施

项目	内容
询问	详细询问患者病史，有过敏史禁用
掌握	严格掌握适应证，避免滥用及局部用药
皮试	用前必须皮试，皮试、初次用药、用药间隔3日以上、药品批号或者厂家不同时均应重新皮试
配置	青霉素需新鲜配置，并立即使用
避免	避免患者在饥饿状态时用药
观察	注射青霉素后必须至少观察30min
急救药品和急救设备	必须备好急救药品及急救设备，在有抢救药物和设备的情况下使用

（4）缺点：抗菌谱窄，不能口服，不耐酸，不耐酶，易被β－内酰胺酶破坏。

（5）青霉素类代表药物 ☆☆

种类	特点及应用	代表药物
耐酶青霉素	①不易被青霉素酶破坏，对青霉素G的耐药菌株有效，主要用于耐药金黄色葡萄球菌的感染 ②均耐酸，故可口服 ③对其他敏感菌株疗效不如青霉素G	萘夫西林、苯唑西林、氯唑西林、双氯西林、氟氯西林等。
广谱青霉素	①对革兰阳性及阴性菌均呈杀菌作用，对革兰阴性菌作用更强 ②用于革兰阴性菌为主的感染，如伤寒、副伤寒、败血症和肺部、尿路及软组织感染等 ③耐酸，可口服 ④不耐酶，对耐青霉素酶的菌株如金黄色葡萄球菌感染无效	有氨苄西林、阿莫西林、匹氨西林等
抗铜绿假单胞菌广谱青霉素	对铜绿假单胞菌作用强，主要用于铜绿假单胞菌感染如烧伤及败血症等，亦可用于其他革兰阴性菌所致的感染	包括羧苄西林、磺苄西林、替卡西林、呋布西林、阿洛西林、哌拉西林、美洛西林等
主要作用于革兰阴性菌的青霉素	革兰阴性菌所致的尿路及软组织感染	有美西林、匹美西林、替莫西林等

2. 头孢菌素 ☆☆☆

头孢菌素	G^+	G^-	对β-内酰胺酶	肾毒性	代表药物
第一代	强	弱	不稳定	大	头孢拉定、头孢氨苄
第二代	不如第一代	增强	较稳定	较小	头孢呋辛、头孢克洛
第三代	弱	强	高度稳定	基本无	头孢哌酮、头孢克肟
第四代	强	强	稳定	无	头孢匹罗、头孢吡肟

(二)大环内脂类——红霉素 ☆

项目	内容
药理作用	①抑菌药，抗菌谱同青霉素相似，但略广 ②对G^+菌有强大的抗菌作用，特别是对耐青霉素的金葡菌有效
临床应用	①军团菌、白喉带菌者、支原体肺炎、沙眼衣原体所引起婴儿肺炎及结肠炎、弯曲杆菌所引起败血症或肠炎的首选药 ②耐青霉素的轻、中度金葡菌感染及对青霉素过敏的患者 ③其他革兰阳性菌所致感染及放线菌病、梅毒等的治疗

(三)氨基糖苷类

1. 抗菌谱 ☆☆

项目	内容	代表药物
G^-杆菌	大肠埃希菌等，尤对铜绿假单胞菌作用强	链霉素 庆大霉素 妥布霉素 阿米卡星 依替米星
G^-球菌	淋病奈瑟菌、脑膜炎奈瑟菌较差	
G^+菌	多数金葡菌，包括产酶菌，有效，极易耐药	
结核杆菌	链霉素、庆大霉素敏感	

2. 不良反应 ☆☆☆

项目	内容
耳毒性	①前庭功能损害：眩晕、恶心、呕吐、眼球震颤、平衡障碍，及时停药可恢复 ②耳蜗神经损害：耳鸣、耳饱满感，听力减退，严重者致耳聋，停药不可恢复
肾毒性	①诱发药源性肾衰的最常见原因 ②主要经肾脏排泄并在肾脏蓄积，可造成肾小管肿胀、急性坏死等 ③常表现为蛋白尿、管型尿、尿中红细胞以及肾小球滤过减少，严重者可致氮质血症及无尿肾衰竭
神经肌肉阻滞	①同神经-肌肉接头处突触前膜上钙结合部位结合，阻碍运动神经释放ACh，造成神经-肌肉传导阻滞 ②严重者肌肉麻痹，呼吸暂停 ③抢救时应立即注射新斯的明和钙剂
过敏反应	可致嗜酸性粒细胞增多、皮疹、药物热、口周发麻、血管神经性水肿等过敏反应

 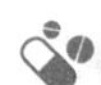

（四）四环素 ☆

项目	内容	代表药物及抗菌活性
特点	①可透过胎盘屏障，但不易透过血脑屏障，脑脊液中少 ②口服吸收但不完全，可同金属离子螯合，故不宜饭后服用	替加环素＞米诺环素＞多西环素＞美他环素＞地美环素＞四环素＞土霉素
临床应用	①衣原体、支原体、立克次体、布鲁病以及霍乱弧菌感染的首选药 ②一些螺旋体感染也可选用	

三、人工合成的抗生素

（一）喹诺酮类 ☆☆

1. 抗菌机制、临床应用 ☆☆☆

项目	内容
抗菌机制	通过抑制细菌的DNA酶，干扰DNA复制，导致DNA死亡及细菌降解
临床应用	①主要使用抗菌活性强、毒性低的第三代产品 ②主要用于：泌尿生殖道感染及肠道感染；呼吸道感染；骨骼系统感染；皮肤软组织感染；其他如化脓性脑膜炎、败血症等

2. 分代及特点 ☆☆

分代	代表药	抗菌作用	特点	临床应用
第一代喹诺酮类	萘啶酸	抗菌谱窄	口服吸收差，血浓度低，现已淘汰	—
第二代喹诺酮类	吡哌酸	抗菌活性高于萘啶酸，并且对铜绿假单胞菌及部分革兰阳性菌如金黄色葡萄球菌有效	口服吸收好	①急、慢性尿路感染 ②革兰阴性杆菌引起的肠道感染和胆道感染等
第三代喹诺酮类	诺氟沙星、氧氟沙星、环丙沙星、氟罗沙星、依诺沙星、洛美沙星、司氟沙星等	抗菌谱广，作用较强	①口服吸收较好，血药浓度较高 ②半衰期相对较长 ③与血浆蛋白结合率低，表观分布容积较大 ④体内分布广	①尿路感染 ②严重的全身性感染及慢性感染的长期治疗
第四代喹诺酮类	莫西沙星、吉米沙星、加替沙星等	抗菌谱广、作用强，对大多数革兰阳性菌及阴性菌、厌氧菌、结核分枝杆菌、衣原体、支原体具有较强抗菌活性，肺炎链球菌作用更明显	①生物利用度约90% ②半衰期长 ③不良反应发生率低，莫西沙星至今未见严重过敏反应，几乎没有光敏反应	①急、慢性支气管炎和上呼吸道感染 ②泌尿生殖系统和皮肤软组织感染等

（二）磺胺类

1. 分类 ☆☆

分类	适用情况	代表药物
肠道易吸收的磺胺类	适于全身感染	①短效（$t_{1/2}<10$小时）：磺胺异噁唑（SIZ） ②中效（$t_{1/2}$10～24小时）：磺胺嘧啶（SD），磺胺甲噁唑（SMZ） ③长效（$t_{1/2}>24$小时）：磺胺甲氧嘧啶（SMD），磺胺二甲氧嘧啶（SDM），磺胺间甲氧嘧啶（SMM）
肠道难吸收的磺胺类	适于肠道感染	磺胺甲基嘧啶（SM）、酞酰磺胺噻唑（PST）及SASP等
外用磺胺类	适于局部感染	磺胺醋酰钠（SA-Na），磺胺嘧啶银（SD-Ag）及甲磺灭脓（SML）

2. 作用机制 ☆☆

磺胺类药物和氨基苯甲酸结构相似，可与之竞争二氢叶酸合成酶，抑制二氢叶酸合成，影响核酸的生成，从而抑制细菌的生长繁殖。

3. 不良反应 ☆☆☆

不良反应	表现	防治措施
肾损害	可出现结晶尿、血尿和管型尿、尿少或尿闭等	可多饮水，并同时服用碳酸氢钠以碱化尿液
过敏反应	①以皮疹、药物热多见，常见的皮疹是固定型药疹，还有光敏性皮炎，猩红热样及麻疹样皮疹 ②偶见有眼、口及尿道黏膜溃疡 ③有交叉过敏反应	用药前应询问过敏史
血液系统反应	①可有粒细胞减少和血小板减少 ②偶见再生障碍性贫血 ③葡萄糖-6磷酸脱氢酶缺乏者可致急性溶血性贫血	对葡萄糖-6-磷酸脱氢酶缺乏者可致急性溶血性贫血
其他	恶心、呕吐、头晕头痛等	不必停药，驾驶员、高空作业者应用磺胺类药时应慎重

4. 磺胺嘧啶（SD）是治疗流行性脑脊髓膜炎的首选药物 ☆

药理作用：
- 对脑膜炎奈瑟菌高度敏感
- 容易通过血脑屏障进入脑脊液
- 磺胺嘧啶的血浆蛋白结合率最低，而在脑脊液中的浓度高

四、抗菌药联合用药

- 发挥药物的协同抗菌作用以提高疗效
- 延缓或减少耐药菌的出现
- 对于混合感染或不能做细菌学诊断的病例，可扩大抗菌范围度高
- 可使个别药物剂量减少，从而减少毒副反应

第二十节　抗结核药、抗寄生虫药

一、抗结核药

（一）分类 ☆

项目	内容
一线药	异烟肼（H）、利福平（R）、乙胺丁醇（E）、链霉素（s）和吡嗪酰胺（Z）等
二线药	乙硫异烟胺、对氨基水杨酸、环丝氨酸、卷曲霉素、阿米卡星、卡那霉素等

（二）几种常见药的特点及不良反应 ☆☆

项目	异烟肼	利福平	乙胺丁醇
特点	对细胞内外的结核杆菌均有效，各种类型的结核病均为首选	①抑制RNA合成 ②对繁殖期和静止期均有效	对繁殖期结核杆菌有效，与Mg^{2+}络合，干扰RNA合成
不良反应	周围神经炎、肝脏毒性	恶心、呕吐等胃肠道反应，肝脏毒性、流感综合征	球后视神经炎等

（三）应用原则 ☆

早期、联合、全程、规律用药。

（四）异烟肼的优点 ☆

项目	内容
性质	性质稳定，价廉
给药途径	广泛，可口服、肌内注射、静脉注射、腔内注射等
体内分布	①体内分布均匀，易于达到病变部位 ②脑膜炎时，脑脊液中的浓度与血中浓度相近 ③穿透力强，能够渗入关节腔、胸腔积液、腹水及纤维化或干酪化的病灶中 ④易于透入细胞内，作用于已被吞噬的结核分枝杆菌 ⑤对各部位结核均能奏效
疗效高，毒性小	①低浓度抑菌，高浓度杀菌 ②长期应用治疗剂量不致产生严重的毒性反应

二、抗疟药

（一）分类 ☆

分类	举例
主要用于控制症状的药物	氯喹、青蒿素、奎宁等
主要用于病因性预防的药物	乙胺嘧啶、磺胺类等
主要控制复发和传播的药物	伯氨喹等

（二）氯喹抗疟的特点 ☆☆☆

项目	内容
杀灭作用	能有效地杀灭间日疟、三日疟和恶性疟红细胞内期的裂殖体
控制症状	①对良性疟能控制症状 ②对恶性疟除可控制症状外且有根治作用 ③控制症状有速效、高效、长效的特点 ④控制症状仅需1～2日 ⑤清除血中疟原虫仅需2～3日 ⑥3日疗法后，一个半月血中仍保持有效血浓度

三、抗阿米巴药和抗滴虫药——甲硝唑

（一）药理作用 ☆

甲硝唑的药理作用：
- 抗阿米巴作用
- 抗滴虫、贾第鞭毛虫作用
- 抗厌氧菌作用

（二）甲硝唑治疗阿米巴病的临床应用 ☆☆

治疗阿米巴痢疾及肠外阿米巴病，甲硝唑为首选药物，但是单用甲硝唑，有时达不到根治目的。所以，治疗阿米巴病时多采用联合用药。一般以甲硝唑为主药，再加以下药物中的一种：双碘喹啉、氯碘羟喹、喹碘方、二氯尼特。如果治疗阿米巴肝炎或者阿米巴肝脓肿，除甲硝唑外，还可选用氯喹。

四、抗血吸虫病药——吡喹酮

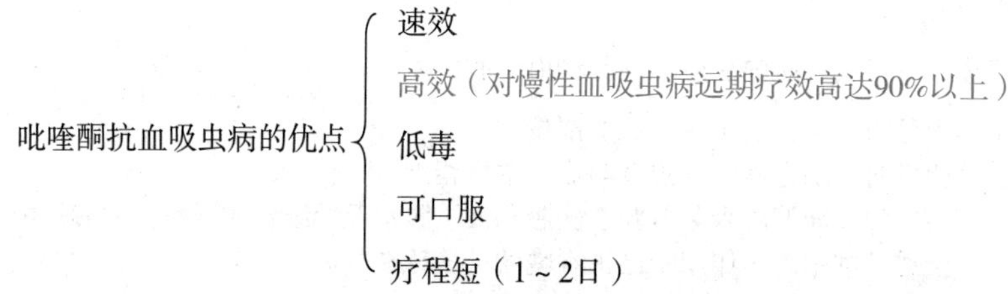

吡喹酮还是华支睾吸虫病的首选药物，对绦虫、肺吸虫及姜片虫亦有显著疗效，是一个广谱抗蠕虫药。

第二十一节 子宫平滑肌兴奋药

一、代表药物：缩宫素 ☆☆

项目	内容
药理作用	直接兴奋子宫平滑肌，加强子宫收缩力和收缩频率

续表

项目	内容
临床应用	用于催产、引产以及产后出血
不良反应	可导致胎儿宫内窒息、子宫破裂等严重后果
禁忌证	禁用于产道异常、胎位不正、头盆不称、前置胎盘及剖宫产史的患者

二、代表药物：麦角生物碱 ☆☆

项目	内容
药理作用	①选择性兴奋子宫，宫缩作用强而持久 ②可用于产后止血及子宫复原
不良反应	可导致呕吐、血压升高、过敏反应等
禁忌证	禁用于催产、引产、高血压及冠心病患者

考点精练

一、选择题

（一）A型题

1. 药物的血浆半衰期是指

A. 50%药物从体内排出所需的时间
B. 药物从血浆中消失所需时间的一半
C. 50%药物生物转化所需的时间
D. 血药浓度下降一半所需的时间
E. 药物作用强度减弱一半所需的时间

2. 以下糖皮质激素药物中，抗炎作用最强的为

A. 曲安西龙
B. 泼尼松
C. 氢化可的松
D. 氟氢可的松
E. 地塞米松

3. 治疗沙眼衣原体感染应选用

A. 四环素
B. 庆大霉素
C. 链霉素
D. 青霉素
E. 磺胺药

4. 氯丙嗪治疗精神病时最常见的不良反应为

A. 直立性低血压
B. 过敏反应
C. 内分泌障碍
D. 消化系统症状
E. 锥体外系反应

5. 服用某些磺胺类药时同服碳酸氢钠的目的为

A. 避免影响血液酸碱度
B. 预防过敏反应
C. 增加药物疗效
D. 增加尿中药物溶解度避免析出结晶
E. 减少消化道反应

6. 以下哪种药物可诱发支气管哮喘

A. 酚妥拉明
B. 普萘洛尔
C. 肾上腺素

D. 酚苄明　　E. 硝普钠

7. 可诱发变异型心绞痛的药物为

A. 硝苯地平　　B. 普萘洛尔　　C. 维拉帕米

D. 哌唑嗪　　E. 利血平

（二）B型题

（1～2题共用备选选项）

A. 青霉素　　B. 庆大霉素　　C. 制霉菌素

D. 利福平　　E. 新霉素

1. 治疗肺结核选用

2. 治疗钩端螺旋体病选用

（3～4题共用备选选项）

A. 心源性哮喘　　B. 支气管哮喘

C. 两者皆可　　D. 两者皆不可

3. 氨茶碱可被用于治疗

4. 吗啡可被用于治疗

（三）X型题

1. 过敏性休克首选肾上腺素，主要与其下述作用有关

A. 兴奋心脏 β_1 受体，使心排血量增加

B. 兴奋支气管 β_2 受体，使支气管平滑肌松弛

C. 兴奋瞳孔开大肌 α 受体，使瞳孔散大

D. 抑制肥大细胞释放过敏性物质

E. 兴奋血管 α 受体，使外周血管收缩，血压升高，使支气管黏膜血管收缩，降低毛细血管通透性，有利于消除支气管黏膜水肿，减少支气管分泌

2. 肝素和双香豆素作用的主要区别为

A. 肝素体内、外均抗凝，双香豆素仅体内抗凝

B. 肝素静脉注射，双香豆素口服

C. 肝素起效快，双香豆素起效慢

D. 肝素维持时间短，双香豆素维持时间长

E. 肝素过量用鱼精蛋白对抗，双香豆素过量用大剂量维生素K对抗

二、填空题

1. 阿司匹林的基本作用有________、________、________和________。

2. 有机磷农药中毒时，常选用________和________来解救。

3. 毛果芸香碱直接激动眼虹膜括约肌的________受体，使瞳孔________。

4. 冬眠合剂 I 的主要成分是________、________和________。

5. 氨基糖苷类的耳毒性包括________和________两类。

三、判断题

1. 阿司匹林抗血小板聚集作用宜用大剂量。

2. 磺胺嘧啶和甲氧苄啶通过不同环节干扰叶酸代谢，二者合用可提高疗效。

3. 硝酸甘油治疗心绞痛的主要机制是直接扩张冠状动脉。

4. 强心苷既能用于治疗慢性心功能不全，也可被用于治疗心房颤动与心房扑动。

四、名词解释

1. 首关消除

2. 化疗

3. 药物半衰期

五、简答题

1. 简述抗菌药物联合用药的目的。

2. 试述药物不良反应的表现形式。

3. 简述糖皮质激素的适应证。

参考答案

一、选择题

（一）A型题

1. D　　2. E　　3. A　　4. E　　5. D　　6. B　　7. B

（二）B型题

1. D　　2. A　　3. C　　4. A

（三）X型题

1. ABDE　　2. ABCDE

二、填空题

1. 解热　镇痛　抗炎抗风　血小板聚集

2. 阿托品　碘解磷定（或氯解磷定）

3. M　缩小

4. 哌替啶（度冷丁）　氯丙嗪（可乐静）　异丙嗪（非那根）

5. 前庭功能损害　耳蜗神经损害

三、判断题

1. ×　　2. √　　3. ×　　4. √

四、名词解释

1. 首关消除：某些药物从胃肠道吸收入门静脉系统，在通过肠黏膜及肝脏时先经受灭活代谢，使其进入体循环的药量减少，该过程称为首关消除，即首关效应，又称第一关卡效应。普萘洛尔口服剂量比注射剂量大约高10倍，其主要原因是由于该制剂首关消除较强。口腔黏膜给药及直肠给药能避开首关消除。

2. 化疗：对各种微生物、寄生虫及恶性肿瘤所致疾病的化学药物治疗统称为化学治疗，简称“化疗”。

3. 药物半衰期：指血浆药物浓度下降一半所需要的时间，用$t_{1/2}$表示。不少药物根据血浆半衰期确定给药次数，如磺胺药SMZ和SIZ的血浆半衰期分别为10～12小时和5～7小时，故前者每天给药2次，后者每天给药4次。

五、简答题

1. 抗菌药物联合用药的目的：发挥药物的协同抗菌作用以提高疗效；延缓或减少耐药菌的出现；对混合感染或不能做细菌学诊断的病例，联合用药可扩大抗菌范围；可减少个别药物剂量，从而减少毒副反应。

2. 药物的不良反应表现形式：（1）副反应：药物固有的、在治疗剂量下出现与治疗无关的作用，多为可以恢复的功能性变化，常由于药物作用的选择性较低之故，如阿托品解除胃肠平滑肌痉挛时，其抑制腺体分泌作用可表现口干的副反应。副反应常可设法纠正或消除。（2）毒性反应：用药剂量过大或药物在体内蓄积过多时发生的危害性反应。毒性反应可立即发生，也可长期蓄积后逐渐产生。前者叫做急性毒性，后者叫做慢性毒性。还有些药物具有致畸胎、致癌、致突变等特殊形式的药物毒性。（3）后遗效应：停药后，血浆药物浓度降至阈浓度以下时所残存的药理效应。后遗效应可能非常短暂，如服用巴比妥类催眠药后次晨仍可出现嗜睡、乏力等宿醉现象。后遗效应也可能比较持久，如链霉素停药后造成的神经性耳聋便是永久性的后遗效应。（4）停药反应：突然停药后原有疾病加剧的反应。（5）变态反应：又称过敏反应，症状有皮疹、发热、造血系统抑制、肝肾功能损害以及休克等。（6）特异质反应：为先天遗传异常所致的反应，有的患者对某些药物反应特别敏感，如缺乏G-6-PD的患者极容易发生溶血、发绀。

3. 糖皮质激素的适应证：（1）替代疗法：急、慢性肾上腺皮质功能减退症（包括肾上腺危象）；腺垂体功能减退及肾上腺次全切除术后作替代疗法。（2）严重急性感染：如中毒性细菌性痢疾、暴发型流脑、中毒性肺炎、急性粟粒性肺结核、猩红热及败血症等。在使用有效的、足量的抗生素的同时，可辅以糖皮质激素治疗。原则是先用抗生素，后用激素；先停激素，后停抗生素。病毒性感染通常不宜用激素。（3）防止某些炎症后遗症：结核性脑膜炎、脑炎、心包炎、风湿性心瓣膜炎、关节炎、睾丸炎及烧伤后瘢痕挛缩等。对虹膜炎、角膜炎、视网膜炎和视神经炎等非特异性眼炎，激素能消炎止痛，预防角膜混浊，预防瘢痕粘连的发生。（4）自身免疫性疾病和过敏性疾病：自身免疫性疾病，如风湿热、风湿性心肌炎、风湿性及类风湿关节炎、皮肌炎、系统性红斑狼疮、自身免疫性贫血及肾病综合征等，用激素后多可缓解症状。对过敏性疾病，如荨麻疹、血清病、花粉症、过敏性鼻炎、血管神经性水肿以及支气管哮喘和过敏性休克等，激素有良好的辅助治疗作用。（5）抗休克治疗：对感染中毒性休克、过敏性休克、心源性休克、低血容量性休克有辅助治疗作用。（6）血液病：用于急性淋巴细胞白血病、再生障碍性贫血、粒细胞减少症、血小板减少症以及过敏性紫癜等。（7）异体脏器或皮肤移植术后，糖皮质激素可抑制排异反应。（8）局部应用：糖皮质激素对接触性皮炎、肛门瘙痒、湿疹、银屑病等有一定疗效，宜用氟轻松、氢化可的松及泼尼松龙。

第五章　医学微生物和免疫学

考点精讲

第一节　医学微生物学

一、微生物的基本概念

（一）概念 ☆

微生物是指存在于自然界的一群体形微小、结构简单、肉眼不可见，必须通过光学显微镜或电子显微镜放大数百倍、数千倍甚至数万倍才能观察到的微小生物。

（二）种类 ☆☆

分类	特点	举例
非细胞型微生物	最小，无典型的细胞结构，无产生能量的酶系统，只能寄生在活细胞内，核酸类型为单一的DNA或RNA	病毒
原核细胞型微生物	原始核呈环状裸DNA结构，无核膜及核仁。除核糖体外，其他细胞器很不完善，DNA和RNA同时存在	细菌、支原体、衣原体、立克次体、螺旋体、放线菌
真核细胞型微生物	细胞核分化程度高，有核膜和核仁，有多种细胞器（如内质网、高尔基体、线粒体等）	霉菌、酵母菌及隐球菌等真菌

二、细菌

（一）基本结构

1. 基本结构 ☆☆☆

结构	功能	其他
细胞壁	①维持菌体固有的形态 ②保护细菌抵抗低渗环境 ③参与菌体内外的物质交换 ④可诱导机体产生免疫应答	坚韧而富有弹性
细胞膜	物质转运、生物合成、分泌和呼吸等	又称胞质膜
细胞质	①核糖体：细菌合成蛋白质和核糖核酸的场所 ②质粒：细菌染色体外的遗传物质，带有遗传信息，控制细菌某些特定的遗传性状 ③胞质颗粒：又称内含物，为细菌储藏的营养物质，某些细菌可具有特殊的颗粒，如白喉棒状杆菌的异染颗粒	又称原生质，其中含许多重要结构，如核糖体、质粒、胞质颗粒等

续表

结构	功能	其他
核质	是细菌的遗传物质，它控制细菌的各种遗传性状，是细菌遗传变异的物质基础	又称拟核

2. 革兰染色阳性菌与阴性菌细胞壁比较 ☆☆☆

细胞壁结构	革兰阳性菌（G+）	革兰阴性菌（G–）
肽聚糖组成	由聚糖骨架、四肽侧链、五肽交联桥构成坚韧三维立体结构	由聚糖骨架、四肽侧链构成疏松二维平面网络结构
肽聚糖厚度	20～80nm	10～15nm
肽聚糖层数	可达50层	1～2层
肽聚糖含量	占胞壁干重50%～80%	占胞壁干重5%～20%
磷壁酸	有	无
外膜	无	有
脂质双层	无	有
脂蛋白	无	有
脂多糖	无	有

（二）特殊结构 ☆☆☆

结构	功能	其他
荚膜	①可帮助鉴定细菌 ②还具有保护细菌抵抗宿主吞噬细胞的吞噬和消化作用 ③荚膜与细菌的致病性相关 ④荚膜多糖还可使细菌彼此相连，黏附于组织细胞表面，是引起感染的重要因素之一	某些细菌胞壁外包绕的一层较厚的黏液性物质
鞭毛	①具有运动性，也与致病性有关 ②不同细菌形成鞭毛的数目及部位不同，可以鉴定细菌 ③还具有抗原性，可刺激机体产生免疫应答，对细菌的分类有一定的意义	附着于菌体表面上的细长而又弯曲的丝状物
菌毛	①决定了细菌的侵袭性 ②普通菌毛：细菌的黏附结构，可黏附于多种细胞受体上进而侵入黏膜，与细菌的致病性有关 ③性菌毛：有性菌毛的细菌又称F^+菌，参与F质粒的接合与传递	菌体表面细而短的微丝状物叫做菌毛，按其功能不同分为普通菌毛与性菌毛两种
芽孢	①通过出芽方式转化为细菌繁殖体 ②不同细菌形成芽孢的大小、位置不同，据此可鉴定细菌 ③抵抗力强，需高压蒸气灭菌才能杀死，医学上常将杀死芽孢作为灭菌的指标	胞质浓缩脱水后在菌体内形成的圆形或椭圆形小体叫做芽孢

（三）细菌生理

1. 细菌生长繁殖的条件 ☆

适宜的温度、气体条件、pH、营养物质等。营养物质包括水分、碳源、氮源、无机盐类以及生长因子等。

2. 繁殖方式及生长规律 ☆☆☆

细菌以二分裂的方式进行无性繁殖。

分期	特点	其他
迟缓期	细菌被接种于培养基后最初的一段时间，主要是适应新环境的过程	此期约数小时，细菌分裂迟缓，繁殖较少
对数期	又称指数期，是细菌分裂繁殖最快的时期，细菌数量以几何级数增长，活菌数直接上升	研究细菌的生物学性状及药敏试验最好的时期
稳定期	由于营养物质的消耗，代谢产物的积聚，此期细菌的繁殖数与死亡数几乎相等，故活菌数保持稳定	细菌的某些性状可以出现变异
衰退期	由于营养物质的耗尽，繁殖变慢，死菌数超过活菌数	细菌的生理活动趋于停滞

3. 细菌的主要代谢产物 ☆

代谢产物	特点
热原质（致热源）	①注入人体或动物体内能引起发热反应的物质 ②致热源即其细胞壁的脂多糖
毒素及侵袭性酶	①有内毒素和外毒素两种 ②侵袭性酶是细菌重要的致病物质
色素	不同细菌可有不同色素
抗生素	能抑制或杀死某些其他微生物或肿瘤细胞的物质
细菌素	具有抗菌作用的蛋白质，只对与产生菌有亲缘关系的细菌有杀伤作用
维生素	供自身需要，也可分泌到周围环境中，如大肠埃希菌能合成B族维生素和维生素K等

（四）L型细菌

项目	内容
概念	一种细胞壁缺陷的细菌，由Lister研究院最先发现，故命名为L型细菌
形成	由于抗生素、溶菌酶、抗体以及补体等多种体内外因素的影响，细菌细胞壁的主要成分——肽聚糖受到损伤或者缺失而形成
特点	①高度多形性、高渗、对作用于细胞壁的抗生素不敏感 ②在外因去除后可恢复为原细菌
临床意义	①常见于作用于细胞壁的抗生素治疗过程中发生，反复出现，有致病力，导致治疗困难 ②L型细菌感染常规细菌学检查为阴性，常用高渗培养基分离培养，还须与支原体鉴别

（五）细菌的遗传

细菌的遗传物质包括细菌核质内染色体、质粒、转位因子、整合子及噬菌体基因组等。

1. 质粒 ☆☆

质粒是存在于细菌胞质中的染色体外遗传物质，多为闭合环状的双股DNA。

(1)质粒的特征

质粒的特征：
- 质粒具有自我复制的能力
- 质粒DNA所编码的基因产物赋予细菌某些性状特征
- 质粒可自行丢失与消除
- 质粒可通过接合、转化或转导等方式在细菌间转移
- 质粒可分为相容性与不相容性两种

(2)重要的质粒种类

种类	概念及介绍	作用
致育质粒(F因子)	①有F质粒的细菌可产生性菌毛，称为雄性菌(F+) ②无F质粒的细菌不产生性菌毛，称为雌性菌(F−)	通过性菌毛接合，雄性菌染色体上的基因转移给雌性菌，使其生物学性状改变
细菌耐药性质粒(R因子)	是由耐药性传递因子(RTF)和耐药性决定子(r决定子)组成	r决定子决定了该菌对抗生素的耐药性，R质粒上可含有一种或者多种耐药基因，可通过接合方式将耐药基因转移至其他细菌中，使耐药性广泛传播，给疾病防治造成很大困难
毒力质粒(Vi质粒)	一类有编码细菌毒力的质粒	编码大肠菌素的质粒称col质粒，也是医学上重要的质粒

2. 细菌遗传与变异机制 ☆☆☆

方式	机制
转化	受体菌直接摄取供体菌裂解游离的DNA片段，获得新的性状
接合	细菌通过性菌毛相互沟通将遗传物质(主要是质粒DNA)从供体菌转移给受体菌，使之基因型发生改变
转导	以温和噬菌体为载体，将供体菌的一段DNA转移到受体菌内，使受体菌获得新的性状
溶原性转换	是前噬菌体的DNA与细菌染色体重组，从而获得由噬菌体基因编码的某些性状

(六)细菌内毒素和外毒素的区别 ☆☆

对比项目	外毒素	内毒素
来源	G^+菌和部分G^-菌	G^-菌
存在部位	由活菌分泌，少数菌崩解后释出	细胞壁组分，菌裂解后释出
化学成分	蛋白质	脂多糖
稳定性	不稳定，60~80℃，30min被破坏	耐热，160℃，2~4h被破坏
毒性作用	①强，微量对动物有致死作用，各种外毒素对组织有选择性，造成特殊病变 ②可抑制蛋白质合成，有细胞毒性、神经毒性及紊乱水盐代谢等作用 ③临床表现多样性	①弱，对动物致死作用的用量比外毒素大 ②可引起发热、粒细胞减少、弥散性血管内凝血、微循环障碍、休克等

续表

对比项目	外毒素	内毒素
抗原性	①强，刺激机体产生抗毒素 ②甲醛处理脱毒形成类毒素	①弱，刺激机体产生的中和抗体作用弱 ②甲醛液处理不产生类毒素

（七）耐药性

1. 概念 ☆

细菌对药物所具有的相对抵抗性。

2. 细菌耐药性的防治方法 ☆

细菌耐药性的防治方法
- 合理使用抗菌药物：参照药敏结果
- 严格执行消毒隔离制度
- 加强药政管理
- 新抗菌药物的研制
- 破坏耐药基因（质粒）

（八）正常菌群与菌群失调症 ☆☆

项目	概念	备注
正常菌群	正常人体的体表与外界相通的腔道黏膜中存在着不同种类及数量，正常情况下对人体无害而有益的微生物群	以细菌为主
菌群失调症	由于长期使用抗生素或滥用抗生素，机体某些部位的正常菌群中，各种细菌的正常比例发生变化，称为菌群失调	为避免菌群失调症的发生，在临床工作中，必须合理使用抗生素

（九）全身性细菌感染类型 ☆☆

类型	产生机制
菌血症	病原菌在局部生长繁殖，一时性或者间断性侵入血流，但不在血中繁殖
毒血症	病原菌在局部生长繁殖，但不侵入血流，而产生的外毒素入血，导致特殊的中毒症状
败血症	病原菌侵入血流，并在血中大量繁殖，产生毒素，导致严重的全身中毒症状
脓毒血症	化脓菌侵入血流，并在其中大量繁殖，并随血流扩散至全身各组织，产生新的化脓性病灶
内毒素血症	G^-菌侵入血流，在血中繁殖、崩解释放内毒素入血所引起

（十）消毒与灭菌

1. 概念 ☆☆

项目	产生机制
消毒	杀死物体上或环境中的病原微生物，但并不一定杀死细菌芽孢或非病原微生物的方法
灭菌	杀死物体上所有微生物，包括病原微生物、非病原微生物和芽孢的方法

续表

项目	产生机制
防腐	体外防止或抑制细菌生长繁殖的方法
无菌	即不存在活菌，多是灭菌的结果。防止细菌进入人体或其他物品的操作技术称为无菌操作

2. 常见的物理消毒灭菌法 ☆

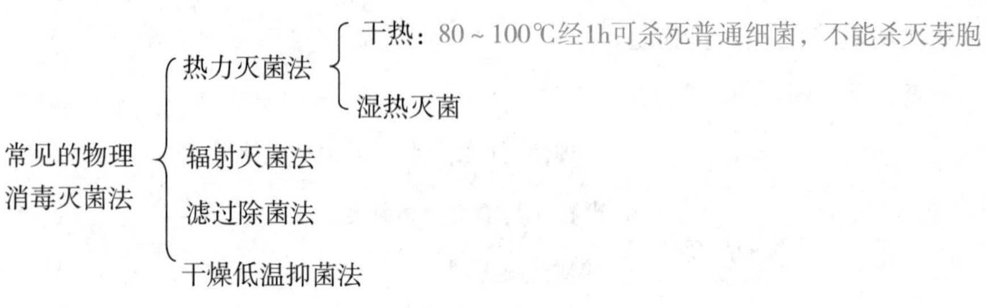

（十一）噬菌体

1. 特点 ☆

特点：
- 具有病毒的基本特性
- 无细胞结构，主要由衣壳（蛋白质）与核酸组成
- 只能在活的微生物细胞内复制增殖，是专性胞内寄生微生物
- 分布极广

2. 噬菌体感染细菌的可能结果 ☆

可能的结果	特点
毒性噬菌体	可在宿主细胞内复制增殖，产生许多子代噬菌体，并最终裂解细菌建立溶菌周期
温和噬菌体	噬菌体基因同宿主染色体整合，成为前噬菌体，细菌变成溶原性菌不产生子代噬菌体，但是噬菌体DNA能随细菌DNA复制，并随细菌的分裂而传代，建立溶原状态

（十二）球菌

1. 常见的病原性球菌 ☆

类别	举例
革兰阳性球菌	葡萄球菌、链球菌、肠球菌
革兰阴性球菌	脑膜炎奈瑟菌及淋病奈瑟菌

2. 病原性球菌可导致的疾病 ☆☆

球菌	疾病
葡萄球菌	化脓性疾病、毒素性疾病和葡萄球菌性肠炎等
链球菌	①化脓性感染、变态反应性疾病、中毒性疾病 ②肺炎链球菌可引起大叶性肺炎 ③甲型溶血性链球菌可引起感染性心内膜炎

续表

球菌	疾病
脑膜炎奈瑟菌	流行性脑脊髓膜炎
淋病奈瑟菌	泌尿生殖系统感染

3. 葡萄球菌的致病物质 ☆☆

致病物质	作用
血浆凝固酶	鉴定致病性葡萄球菌的重要指标，包括游离凝血酶与结合凝血酶
杀白细胞素	攻击中性粒细胞和巨噬细胞，增强侵袭力
葡萄球菌肠毒素	是一组热稳定的可溶性蛋白质，可抵抗胃液中蛋白酶的水解作用，刺激呕吐中枢导致急性胃肠炎，即食物中毒
表皮溶解毒素	导致表皮脱落性皮炎
毒症休克综合征毒素-1	可导致多器官多系统的功能紊乱
剥脱毒素	引起葡萄球菌烫伤样皮肤综合征
葡萄球菌溶素	可引起细胞溶解，组织坏死

4. 脑膜炎奈瑟菌 ☆

致病物质	作用
抵抗力	①抵抗力很弱，对干燥、寒冷、热等极为敏感，5分钟内即破坏 ②由于能产生自溶酶，在室温下3小时内即可死亡
注意事项	①采取的标本应保温保湿，并立即送检，接种于预温的适宜的培养基中，以免细菌死亡 ②为了提高检出率，最好采用床旁接种

（十三）肠道杆菌

1. 肠杆菌科细菌的共同特点 ☆

项目	内容
形态结构	中等大小的G^-菌，大多有菌毛、鞭毛，少数有荚膜，无芽孢
抗原结构	①O抗原存在于细胞壁脂多糖最外层，存在种属特异性 ②H抗原的菌体失去鞭毛后发生H-O变异 ③荚膜抗原具有型特异性
抵抗力	对理化因素抵抗力不强
变异	最常见耐药性变异

2. 志贺菌的致病因素 ☆☆☆

项目	内容
侵袭力	有菌毛，能黏附于回肠末端和结肠黏膜的上皮细胞上，在上皮细胞内繁殖并形成感染病灶，引起炎症反应

续表

项目	内容
内毒素	①都可产生强烈的内毒素 ②作用于肠黏膜，使其通透性增高，促进内毒素吸收 ③破坏黏膜，形成炎症、溃疡 ④作用于肠壁神经系统，使肠道功能紊乱
外毒素	A群志贺菌（Ⅰ、Ⅱ型）产生志贺毒素，阻断蛋白质的合成，该毒素可毒害中枢神经系统、毒害人的肾细胞等

3. 沙门菌 ☆☆

项目	内容	
使人致病的沙门菌	伤寒沙门菌、甲型副伤寒沙门菌、肖氏副伤寒沙门菌，此外还有鼠伤寒沙门菌、肠炎沙门菌、鸭沙门菌及猪霍乱沙门菌等	
致病因素	菌毛、菌体O抗原或Vi抗原、内毒素、肠毒素	
所致疾病	伤寒和副伤寒	伤寒沙门菌，甲型副伤寒沙门菌和肖氏副伤寒沙门菌
	食物中毒	大量鼠伤寒沙门菌、猪霍乱沙门菌、肠炎沙门菌
	败血症	猪霍乱沙门菌、希氏沙门菌、鼠伤寒沙门菌

4. 肥达反应 ☆

项目	内容
概念	通过已知伤寒杆菌菌体O抗原、鞭毛H抗原及甲、乙副伤寒杆菌H抗原测定可疑患者血清中的特异性抗体含量的定量凝集试验
原理	抗原遇到特异性抗体时，便会发生凝集反应，通过测定凝集物量来推算患者体内抗体的多少
作用	协助诊断、治疗及判断预后

（十四）弧菌属

1. 霍乱弧菌的致病物质 ☆☆

项目	内容
霍乱肠毒素	最强烈的致泻毒素
菌毛	使细菌定植于小肠
鞭毛	运动有利于细菌穿过黏膜表面黏液

2. 霍乱弧菌肠毒素 ☆☆

项目	内容
分子结构	①一个完整的霍乱弧菌肠毒素分子由A与B两个亚单位组成 ②A亚单位包括A_1与A_2两组分，以二硫键连接 ③A_1为毒性基因，B为结合亚单位

续表

项目	内容
作用机制	①黏附于小肠黏膜上皮细胞刷状缘的微绒毛上，繁殖并产生肠毒素 ②肠毒素的B亚单位同小肠黏膜细胞GM_1神经结苷脂受体结合，导致毒素分子变构，A亚单位脱离B亚单位进入细胞膜 ③随着二硫键降解，A_1肽链活化 ④肽链作用于腺苷酸环化酶，使细胞内ATP转化为cAMP ⑤cAMP浓度增高后，使肠黏膜细胞分泌功能增强，于肠腔积聚大量肠液，导致严重腹泻及呕吐，大量水分丧失，患者由于失水、酸中毒而很快死亡

（十五）厌氧杆菌

1. 厌氧菌 ☆☆☆

（1）概念

指生长和代谢不需要氧气，通过发酵而获取能量的一群细菌，只能在缺氧的环境下生长繁殖。以革兰阴性无芽孢杆菌为最多。

（2）特点

项目	内容
形态染色	G^+或G^-，梭状、杆状或球状，常染色不均，形态奇特
培养特性	专性厌氧，初代分离困难，需要选择适当的培养基
抵抗力	强，芽孢在干燥的土壤和尘埃中可存活数年
分布	①广泛分布于自然界和人体中 ②如肠道、皮肤、口腔、上呼吸道、女性生殖道等部位均存在
感染特征	①梭状芽孢杆菌属引起的感染是外源性感染，大多有特定的临床特征 ②无芽孢厌氧菌的感染多为内源性感染，常致局部炎症、脓肿和组织坏死
治疗特点	①多数无芽孢厌氧菌对青霉素、氯霉素、头孢菌素敏感 ②脆弱类杆菌，在治疗时须注意选用氯霉素或林可霉素 ③甲硝唑对厌氧菌也有很好的疗效

2. 破伤风杆菌 ☆☆☆

项目	内容
致病物质	破伤风痉挛毒素及破伤风溶血毒素
症状	肌肉强直性收缩、牙关紧闭、张口困难、苦笑面容、角弓反张等，阵发性抽搐等，严重者可由于呼吸肌痉挛窒息死亡
防治原则	①及时清创，防止形成厌氧微环境 ②注射疫苗，但必须做皮试，过敏者采用脱敏疗法 ③对于已发病的患者，大量使用抗毒素，同时使用抗生素

（十六）结核分枝杆菌

1. 致病因素 ☆

项目	内容
脂质	导致结核结节、慢性肉芽肿及组织细胞干酪样坏死等病变
蛋白质	重要的是结核菌素，结核菌素和具有佐剂活性的糖脂结合可引发迟发型超敏反应
多糖、核酸和荚膜	—

2. 结核菌素试验 ☆☆☆

项目	内容
概念	应用结核菌素进行皮肤试验，测定机体对结核分枝杆菌是否有超敏反应的一种体内试验方法
原理	人类感染过结核分枝杆菌之后，产生免疫力的同时也会产生迟发性超敏反应，把结核菌素注入皮内，观察有无超敏反应的发生，以判断其对结核分枝杆菌有无免疫力
方法	①旧结核菌素（OT）或纯蛋白衍生物（PPD）用0.9%氯化钠注射液稀释成不同浓度 ②取0.1ml注射于前臂掌侧皮内 ③48～72小时后检查反应情况
结果判断	注射部位出现的红肿硬结≥5mm则为阳性，≥15mm为强阳性，＜5mm为阴性
意义	①阳性反应表明机体感染过或接种过卡介苗，有免疫力，但不一定患结核病 ②阴性反应表明未感染过，如为小孩应接种卡介苗
假阴性	①感染初期、老年人、严重结核病或某些严重的疾病如糖尿病、癌症等 ②使用免疫抑制剂，免疫功能受损，艾滋病等免疫功能低下者 ③严重结核病患者

3. 卡介苗 ☆☆☆

项目	内容
概念	把有毒的牛型结核分枝杆菌培养于含胆汁、甘油、马铃薯的培养基中，经过13年230次传代而获得的减毒活菌苗，称为卡介苗（BCG），用于预防结核病
接种对象	①卡介苗接种对象是儿童 ②1岁以内无结核接触史者可直接接种 ③1岁以上先做结核菌素试验，阴性者接种
接种方法	①皮肤划痕及皮内注射法 ②皮内注射法接种后阳转率高，且稳定，为目前最常用的方法

（十七）白喉棒状杆菌

1. 致病因素 ☆

项目	内容
白喉毒素（主要致病因素）	灭活蛋白质合成中必需的延伸因子，从而抑制肽链延长，导致蛋白合成受阻，组织变性坏死
索状因子	破坏线粒体，影响细胞呼吸和能量产生
K抗原	抗吞噬，有利于白喉棒状杆菌的定植

2. 致病性 ☆☆☆

项目	内容
局部炎症和全身中毒症状	白喉棒状杆菌侵入易感者上呼吸道，通常在咽喉部黏膜细胞中生长繁殖，并产生外毒素，引起局部炎症和全身中毒症状
窒息	细菌与毒素可使局部黏膜上皮细胞发生坏死，血管扩张充血，白细胞及纤维素渗出，所以可形成灰白色膜状物，叫做假膜。假膜脱落后可导致呼吸道阻塞，甚至窒息死亡
软腭麻痹、吞咽困难	外毒素可以进入血流。干扰易感细胞蛋白质的合成，损害细胞功能，对某些组织细胞有亲和性，可迅速地与该组织细胞结合，常侵犯心肌细胞及外周神经，临床上出现心肌炎和软腭麻痹、声嘶等症状

3. 白喉的防治原则 ☆☆

项目	内容
人工自动免疫	①注射白喉类毒素是预防白喉的主要措施 ②接种对象主要是易感儿童
人工被动免疫	对密切接触白喉患者的易感儿童，肌内注射1000～2000U白喉抗毒素作预防，为取得较长时期的免疫力，仍进行白喉类毒素注射
白喉患者治疗	①使用抗生素抑制局部细菌生长繁殖 ②早期足量使用白喉抗毒素 ③剂量大小视病情而定 ④对抗毒素皮肤试验阳性者应采用脱敏疗法（少量多次）

（十八）动物源性细菌 ☆☆

动物源性细菌是指以动物为传染源，能引起动物和人类发生人畜共患病的病原菌

动物源性细菌	类别	特点
布氏杆菌	革兰阴性小杆菌	①引起布鲁氏菌病，临床表现为也叫波浪热 ②人和牲畜都能因布氏杆菌而患病 ③经皮肤、黏膜、消化道、呼吸道等途径感染 ④致病过程与该菌导致的Ⅳ型超敏反应有关
鼠疫耶尔森菌	革兰阴性菌短杆菌	引起鼠疫，具有很强的传染性
炭疽芽孢杆菌	革兰阳性粗大芽孢杆菌	①主要致病物质是荚膜与炭疽毒素，能导致炭疽 ②对青霉素、氯霉素和红霉素敏感

三、常见的致病性真菌 ☆☆

真菌	可致疾病
皮肤癣菌	体癣、股癣、甲癣及毛发癣
白色假丝酵母菌	①皮肤感染：鹅口疮 ②内脏感染：肺炎、肠炎等 ③中枢神经系统感染：脑膜炎
新生隐球菌	新生隐球菌性脑膜炎

四、支原体、立克次体、衣原体、螺旋体

(一)支原体 ☆☆

项目	内容	
概念	一类没有细胞壁，介于细菌与病毒之间的原核微生物，目前已知能够在无生命培养基繁殖的最小微生物	
所致疾病	肺炎支原体	人类原发性非典型肺炎
	解脲脲原体	①非细菌尿道炎、宫颈炎、阴道炎及盆腔炎 ②可引起不育不孕

(二)立克次体 ☆

项目	内容
概念	一类严格的活细胞内寄生的原核细胞型微生物
特点	①与细菌相似的细胞壁结构 ②二分裂繁殖 ③较复杂的酶系统 ④多种抗生素敏感
传播媒介	节肢动物
可致疾病	斑疹伤寒、恙虫病、Q热等

(三)衣原体 ☆

项目	内容
概念	一类能通过细菌滤器，有独特发育周期，严格真核细胞内寄生的原核细胞型微生物
可致疾病	沙眼、包涵体结膜炎、生殖道感染、性病淋巴肉芽肿、非典型性肺炎等

(四)螺旋体 ☆

项目	内容	
概念	一类细长、柔软、弯曲、运动活泼的呈螺旋状的原核微生物	
可致疾病	疏螺旋体属	如回归热螺旋体，可致回归热
	密螺旋体属	如梅毒螺旋体，可致梅毒
	钩端螺旋体	钩端螺旋体病

五、病毒

(一)垂直感染与水平感染 ☆☆☆

项目	内容
垂直传播	①指病毒通过胎盘或产道，由亲代传给子代引起子代病毒感染 ②如乙型肝炎病毒、风疹病毒、巨细胞病毒及艾滋病病毒均可垂直传播，并可导致早产、流产或先天性畸形，甚至胎儿死亡
水平传播	病毒在人群个体之间的传播

（二）病毒对宿主细胞的直接损伤作用 ☆☆

项目	内容
杀细胞效应	病毒在宿主细胞内复制完毕，较短时间内一次性释放大量子代病毒，造成宿主细胞裂解死亡，多见于无包膜病毒
稳定状态感染	病毒在宿主细胞内增殖，通过出芽的方式释放子代，不立即引起宿主细胞裂解、死亡，但可引起宿主细胞变化，多见于包膜病毒
包涵体形成	①某些受病毒感染的细胞内，可在光镜下看到有与正常细胞结构和着色不同的圆形或椭圆形染色斑块 ②包涵体可分为嗜酸性与嗜碱性包涵体 ③根据位置不同可分为核内包涵体、胞浆内包涵体及核内浆内包涵体 ④可辅助诊断某些病毒性疾病，如狂犬病毒包涵体
细胞凋亡	细胞内基因控制的程序性细胞死亡，属正常生物学现象
基因整合与细胞转化	①整合是指病毒基因整合于宿主细胞基因中 ②转化是指整合引起细胞遗传性状发生改变

（三）干扰素 ☆☆

项目	内容
概念	干扰素是病毒或其他干扰素诱生剂刺激人或动物细胞所产生的一种糖蛋白
特性	具有抗病毒、抗肿瘤以及免疫调节等多种生物学活性
作用	①具有广谱抗病毒作用 ②能够控制病毒感染，阻止病毒在机体内扩散及促进病毒性疾病的痊愈 ③具有调节免疫功能和抑制肿瘤细胞生长的作用，是抗病毒的重要生物制剂

（四）病毒的培养方法 ☆

方法	内容
动物接种	根据病毒种类不同，选择易感动物并接种于恰当的部位
鸡胚培养	通常采用孵化9～14日的鸡胚，按病毒种类不同接种于鸡胚的不同部位
组织细胞培养	将病毒接种于离体的组织块或单个的细胞内培养

（五）病毒的持续感染的影响 ☆☆

持续感染是病毒在宿主体内持续存在较长时间或终身带病毒，并且经常或反复不定地向外界排出病毒。

类别	特点	举例
慢性感染	在感染后未完全清除，血中可持续检测出病毒，反复发作，迁延不愈，病程可达数月至半年	例如慢性肝炎
潜伏感染	①病毒基因潜伏于某些组织细胞内不复制，不表现症状 ②病毒与机体处于相对平衡状态，如果平衡被破坏，则病毒增殖而出现症状	单纯疱疹病毒和水痘带状疱疹病毒感染后可引起潜伏感染
迟发感染	①又称慢发病毒感染 ②感染后潜伏期很长，一旦出现症状，多为亚急性、进行性，最后以死亡告终	如麻疹病毒感染后的亚急性硬化性全脑炎（SSPE）

（六）中和抗体 ☆

病毒体的外部结构（包膜或衣壳）刺激机体产生相应抗体，此抗体能同相应的病毒结合，使消除病毒感染能力降低，即为中和抗体。

（七）呼吸道病毒

1. 概念 ☆

呼吸道病毒主要以呼吸道传播为主，主要包括正黏病毒（甲型、乙型和丙型流感病毒）、副黏病毒（麻疹病毒、腮腺炎病毒和呼吸道合胞病毒等）、冠状病毒、风疹病毒。

2. 流感病毒 ☆☆

项目	内容
生物学性状	①核衣壳位于病毒体的核心，呈螺旋对称，由病毒核酸和核蛋白组成 ②包膜由内层基质蛋白和外层的脂蛋白组成，维持病毒的外形和完整性
变异性	①甲型流感病毒的表面抗原HA与NA最易发生变异 ②抗原漂移：变异幅度小、量变，可引起中小型流行 ③抗原转变：变异幅度大、质变，形成新的亚型，可致世界性大流行

3. SARS 冠状病毒 ☆☆

项目	内容
概念	SARS冠状病毒系严重急性呼吸综合征（SARS）的病原体，为一种新的冠状病毒，被称为SARS冠状病毒，所导致的疾病称为SARS，又称传染性非典型性肺炎
特点	致病性强、感染率高、传播速度快、传播途径多、病情严重、病死率高
传染源	SARS患者
传播方式	①以近距离飞沫传播为主 ②可通过接触患者呼吸道分泌物经口、鼻、眼传播 ③不排除经消化道等其他途径传播
感染人群	人类对SARS冠状病毒无天然免疫力，故人群普遍易感
潜伏期	潜伏期为2～10日
临床表现	①发热为主要症状，可伴有头痛乏力、关节疼痛，继而出现干咳、胸闷气促等症状 ②胸部X片：明显的病理变化，双侧（或）单侧出现阴影 ③严重者肺部病变进展很快，出现多叶病变，胸部X片48小时内病灶可达50%以上 ④伴有呼吸困难及低氧血症，进而患者出现呼吸窘迫 ⑤甚至出现休克、弥散性血管内凝血、心律失常等症状，抢救不及时，死亡率极高

4. SARS 的防治 ☆☆

项目	内容
预防措施	隔离患者、切断传播途径和提高机体免疫力
治疗	①及时治疗，如支持疗法、早期氧疗及适量激素疗法等 ②抗病毒药物及大量抗生素的使用

（八）肠道病毒

包括脊髓灰质炎病毒、柯萨奇病毒、埃可病毒和新型肠道病毒。

共同特征
- 都属于RNA病毒
- 多在易感细胞内增殖
- 粪-口途径传播，对人类致病以隐性感染多见，能引起多种疾病

（九）肝炎病毒

1. 甲、乙型肝炎的比较 ☆☆☆

项目	甲型肝炎	乙型肝炎
传染源	患者、病毒携带者	患者、HBsAg携带者
传播途径	粪－口传播	血液、血制品等，母婴垂直传播，性传播
特异性预防	体液免疫为主	①主动免疫：第一代疫苗，HBsAg血源疫苗；第二代疫苗，HBsAg基因工程疫苗 ②被动免疫：高效价抗－HBs的人血清免疫球蛋白（HBIG）

2. 乙型病毒性肝炎的发病机制 ☆☆☆

项目	内容	其他
细胞介导的免疫病理损害	病毒侵入机体后，可在肝细胞内大量增殖，同时刺激机体免疫系统形成致敏的T细胞和产生抗体，最后通过致敏的T细胞和抗体（IgG）介导的K细胞对带有病毒的肝细胞发生杀伤效应以清除病毒，但同时导致肝细胞严重损害	杀伤效应愈强，肝细胞损伤越严重，可导致临床上急性重型肝炎
免疫复合物引起的免疫病理损害	①病毒侵入机体可刺激机体产生相应抗体，二者结合而形成免疫复合物，并沉积于肾小球基底膜、小血管、关节的滑膜及肝脏等部位激活补体系统，引起Ⅲ型超敏反应 ②患者常伴有肝外损害：肾小球肾炎、皮疹、结节性多发性血管炎、关节炎等	如果大量免疫复合物沉积于肝内，可造成肝毛细管栓塞，导致急性重型肝炎
自身免疫反应所引起的病理损害	细胞感染后，肝细胞膜除有病毒特异性抗原外，肝细胞表面自身抗原还会发生改变，暴露出肝特异性脂蛋白抗原，从而诱导机体产生对肝细胞膜抗原成分的自身免疫反应，造成Ⅱ型超敏反应而发生肝细胞破损	也可通过CTL细胞的杀伤作用及淋巴因子的作用，导致受感染的肝细胞受损
免疫耐受及免疫应答能力下降	机体对HBV可产生免疫耐受，常引起HBV持续性感染，免疫应答能力下降，干扰素产生不足，造成靶细胞的HLA-I类抗原表达下降，导致CTL作用减弱，不能有效地清除病毒	—
病毒变异与免疫逃逸作用	使HBV感染呈慢性化过程	乙型肝炎病毒侵入机体后不但导致肝炎，还可以发生原发性肝细胞性肝癌

3. 乙肝抗原抗体系统检测的意义 ☆☆☆

HBsAg	HBeAg	抗-HBs	抗-HBe	抗-HBc IgM	抗-HBc IgG	结果分析
+	-	-	-	-	-	HBsAg无症状携带者（感染者）
+	+	-	-	+	-	急性或慢性乙型肝炎，传染性强（大三阳）
+	-	-	+	-	+	急性感染趋向恢复（小三阳）
-	-	+	-	-	-	既往感染或接种过疫苗（有免疫力）

（十）HIV病毒 ☆

项目	内容
复制特点	以RNA为模板，在逆转录酶作用下，合成DNA中间体，属于逆转录复制
致病机制	①HIV感染$CD4^+$T细胞：诱导$CD4^+$T细胞凋亡 ②HIV感染单核细胞、巨噬细胞：使其携带、运输HIV，丧失吞噬功能 ③HIV感染小脑神经胶质细胞：损伤神经细胞，导致痴呆
传染源	HIV无症状携带者及AIDS患者
传播途径	性传播、血液传播、母婴传播等
防治办法	①宣传教育 ②建立艾滋病监管系统 ③艾滋病蔓延的国家和地区，实施入境检查措施 ④对献血、献器官、献精液者必须作HIV抗体检测 ⑤禁止共用注射器、牙刷、剃须刀等，对穿刺针、银针必须进行消毒灭菌 ⑥提倡安全性生活 ⑦HIV抗体阳性妇女，避免怀孕或母乳喂养

（十一）狂犬病毒

1. 内基小体 ☆☆

狂犬病病毒具有嗜神经性，在感染的动物或者人的中枢神经细胞中增殖，可在胞浆内形成嗜酸性包涵体，称为内基小体，可作为狂犬病诊断的指标。

2. 预防措施 ☆

捕杀野犬、加强家犬管理、注射犬用狂犬疫苗。

3. 咬伤后的处理 ☆☆☆

项目	内容
伤口的处理	立即用20%肥皂水、0.1%新洁尔灭或清水彻底清洗伤口，并用70%酒精及5%碘酒伤口消毒
主动免疫（暴露后预防接种）	接种狂犬病毒疫苗，在咬伤的第0、3、7、14、28天各肌内注射1ml，共5次
被动免疫（伤口严重）	联合使用高效价狂犬病毒免疫血清40L/kg对伤口作浸润性封闭

第二节 医学免疫学

一、基本内容

（一）免疫的概念 ☆

免疫指的是机体接触抗原性异物的一种特异性生理反应，识别和排除抗原性异物，从而维持机体的生理平衡和稳定。正常情况下对机体是有利的；但某些情况下，也可以有害。

（二）免疫的基本功能 ☆☆☆

项目	内容
免疫防御	①正常情况：机体可抵御病原微生物及其毒性产物的感染和损害，即抗感染免疫 ②异常情况：若反应过高，则引起超敏反应。反应过低或缺乏，则出现免疫缺陷病
免疫自稳	①正常情况：机体可及时清除体内损伤、衰老、变性的细胞和免疫复合物等异物，并进行免疫调节，以维持机体生理平衡 ②功能异常：可发生生理功能紊乱或自身免疫性疾病
自身监视	①正常情况：机体的免疫系统能够识别、杀伤和清除体内的突变细胞，防止肿瘤的发生 ②功能失调：有可能导致肿瘤发生，或由于病毒不能清除而出现持续感染

（三）免疫系统 ☆☆

免疫系统	组成
免疫器官	①中枢免疫器官：如骨髓、胸腺 ②外周免疫器官：淋巴结、脾脏、皮肤及黏膜相关淋巴组织
免疫细胞	①淋巴细胞：T淋巴细胞、B淋巴细胞、NK细胞等 ②单核细胞、巨噬细胞、肥大细胞 ③粒细胞：中性、嗜酸性及嗜碱性粒细胞 ④辅佐细胞：如树突状细胞、并指状树突状细胞和朗格汉斯细胞
免疫分子	①分泌性分子：免疫球蛋白、补体、细胞因子 ②模型分子：CD分子、细胞因子受体、TCR、BCR、MHC分子
免疫组织	又称淋巴组织，广泛分布于机体各个部位

（四）免疫应答

1. 概念 ☆

免疫应答指的是免疫淋巴细胞对抗原分子的识别、自身的活化、增殖和分化以及产生效应的过程称之为免疫应答。

2. 分类 ☆☆☆

分为固有免疫应答与适应性应答两类。这两类免疫共同完成保护机体的任务。

（1）固有性免疫应答（非特异性免疫应答）为机体抵御病原的第一道防线。粒细胞、NK细胞、树突状细胞以及单核-巨噬细胞参与固有免疫。其特点有：

特点
- 无特异性，作用广泛
- 初次与抗原接触即能发挥效应，但无记忆性
- 先天性
- 可稳定遗传
- 同一物种的正常个体间差异不大
- 非特异性免疫是机体的第一道免疫防线，也是特异性免疫的基础

（2）细胞免疫与体液免疫（特异性免疫应答）：分为识别、活化增殖、效应三个阶段。

免疫系统	组成
特异性	T、B淋巴细胞仅能针对相应抗原表位发生免疫应答
可传递性	特异性免疫应答产物（抗体、致敏T细胞）可直接输注使受者获得相应的特异免疫力
获得性	是指个体出生后受特定抗原刺激而获得的免疫
记忆性	即再次遇到相同抗原刺激时：出现迅速而增强的应答
自限性	可通过免疫调节，使免疫应答控制在适度水平或自限终止

（五）体液免疫及细胞免疫 ☆☆

项目	概念	发挥效应的物质
体液免疫	由B淋巴细胞介导的免疫应答称体液免疫	主要是抗体
细胞免疫	由T淋巴细胞介导的免疫应答称为细胞免疫	杀伤性T细胞及由致敏的T细胞所释放的淋巴因子

（六）抗原 ☆☆

抗原是指能被T、B淋巴细胞表面特异性抗原受体（TCR或BCR）识别及结合，诱导淋巴细胞产生免疫应答的物质。

项目	定义	举例
半抗原	能够与抗体结合，而不能诱导机体产生免疫应答的物质	类脂、药物、某些多糖
完全抗原	具有免疫原性和免疫反应性两种性能的物质称为免疫原，又称完全抗原	微生物、异种蛋白
同种异型抗原	人类个体的细胞、组织或器官进入另一个体，可以引起免疫应答，此种抗原称为同种异型抗原	血型抗原组织相容性抗原
异嗜性抗原	是一类与种属特异性无关的，存在于人、动物、植物、微生物中的性质相同的抗原	大肠杆菌014型脂多糖与人结肠黏膜有共同抗原
TD-Ag（胸腺依赖性抗原）	指需要T细胞辅助才能激活B细胞产生抗体的抗原	绝大多数蛋白质抗原，如类毒素、血细胞、血清蛋白
TI-Ag（胸腺非依赖性抗原）	指无需T细胞辅助，能直接激活B细胞产生抗体的抗原	细菌脂多糖、肺炎球菌荚膜多糖

续表

项目	定义	举例
自身抗原	自身组织细胞在正常情况下对机体无免疫原性，但在外伤、感染、电离辐射、药物等影响下，可以使其成分暴露或改变而成为自身抗原，从而产生免疫应答，而导致自身免疫性疾病	①甲状腺球蛋白抗原的释放引起变态反应性甲状腺炎 ②眼葡萄膜色素抗原释放引起交感性眼炎

（七）免疫耐受与免疫抑制 ☆☆

项目	定义
免疫耐受	机体免疫系统接受某种抗原作用后产生的特异性免疫无应答状态，但对其他抗原仍具有正常的免疫应答能力
免疫抑制	机体对任何抗原均不反应或反应减弱的非特异性免疫无应答性或应答减弱状态

二、免疫球蛋白和补体系统

（一）免疫球蛋白的分类 ☆☆☆

项目	特点	分类	功能
IgG	唯一能通过胎盘的免疫球蛋白	IgG1、IgG2、IgG3和IgG4 4个亚类	抗菌、抗毒素、抗病毒及固定补体等，在新生儿抗感染中也起重要作用
IgM	是初次应答的早期免疫球蛋白相对分子量最大	又称巨球蛋白，分为IgM1和IgM2两个亚类	①具有溶菌、溶血、固定补体等作用 ②IgM在B细胞上起受体作用，能识别抗原并与之结合，调控浆细胞分泌抗体
IgA	—	①血清型IgA和分泌型IgA（SIgA）两种 ②血清型IgA又分为IgA1与IgA2两个亚类	①血清型：单体，有抗菌、抗病毒作用 ②分泌型：存在于唾液、泪液、初乳、鼻及支气管分泌液、胃肠液、尿液、汗液等分泌液中，具有抑制黏附、调理吞噬、溶菌及中和病毒等作用，机体黏膜局部抗感染性免疫的重要因素
IgD	是B细胞成熟的标志	—	①可能与超敏反应及自身免疫性疾病有关 ②在防止免疫耐受方面可能起了一定的作用
IgE	①正常血清中含量最少 ②又称反应素或亲细胞性抗体	—	可与抗原结合产生Ⅰ型超敏反应

（二）免疫球蛋白的基本结构 ☆

项目	内容
结构	Ig分子由四条对称的多肽链构成单体，包括两条相同的分子量较大的重链与两条相同的分子量较小的轻链，通过二硫键相连，四条肽链于N端对齐，形成对称结构
分区	①Ig分子的各条肽链按其结构特点均可分为可变区与恒定区 ②在重链近N端的1/4区域内氨基酸多变，为重链可变区（VH），其余部分为恒定区（CH） ③在轻链近N端的1/2区域内氨基酸多变，为轻链可变区（VL），其余1/2区域为恒定区（CL） ④VH与VL内还有高变区

（三）Ig功能区的功能 ☆☆

项目	内容
VH、VL	Ig特异性识别和结合抗原的功能区
CH、CL	具有Ig部分同种异型的遗传标记
IgG的CH_2和IgM的CH_3	①具有补体Clq的结合点，与补体经典途径的激活有关 ②母体的IgG借助CH_2，可通过胎盘传递给胎儿
CH_3/CH_4	可与多种细胞Fc受体结合
铰链区	①通过铰链区的弯曲伸展，使Fab段的V区与不同距离的抗原表位结合 ②当抗体和抗原结合时，铰链区能够使Ig分子发生“T”→“Y”构型改变，从而使CH_2功能区的补体结合点暴露，为补体经典途径激活提供条件

（四）补体

1. 概念 ☆

补体是指存在于人和脊椎动物血清与组织液中一组与免疫功能有关的，经活化后具有酶活性的蛋白质。

2. 补体的生物学作用 ☆☆☆

项目	内容
溶菌和细胞毒作用	当补体被激活后，可导致溶菌、杀菌及细胞溶解
调理作用	补体激活过程中产生的C3b、C4b是重要的调理素，可促进吞噬细胞吞噬异物和病原微生物
清除免疫复合物	①补体与IgFc段结合抑制新的免疫复合物形成或使已形成的免疫复合物解离 ②循环免疫复合物可激活补体，产生的C3b与抗体共价结合 ③免疫复合物通过C3b与表达CRI和CR3的细胞结合而被肝细胞清除
引起炎症反应	补体激活过程中产生的一些中间产物具有过敏毒素作用，可引起炎症反应
免疫调节作用	可参与捕捉固定抗原，使抗原易被APC处理与递呈；可与免疫细胞相互作用，调节细胞的增殖与分化；参与调节多种免疫细胞的功能

3. 补体激活途径 ☆☆

补体激活途径包括经典激活途径、旁路激活途径和凝集素（MBL）激活途径。

项目	激活物	识别机制	参与补体	功能
经典激活途径	抗原-抗体（IgM、IgG3、IgG1、IgG2）形成的复合物	C1q识别抗原抗体复合物	C1～C9	参与特异性体液免疫的效应阶段
旁路激活途径	某些细菌、葡聚糖、内毒素、酵母多糖	激活物直接激活C3	C3，C5～C9，B、D、P因子	参与非特异性免疫，在感染早期即发挥作用
MBL途径	含N氨基半乳糖或甘露糖基的病原微生物	由MBL直接识别	MBL、C2～C9、MASP	对经典和旁路途径有交叉促进作用，在感染早期或未免疫个体发挥抗感染作用

补体的经典激活途径：

项目	内容
识别阶段	抗体与抗原结合后，抗体构象发生改变，暴露出补体结合点，C1q便与之结合并被激活
活化阶段	活化的C1s依次酶解C4、C2，形成具有酶活性的C3转化酶，后者进一步裂解C3为C3a和C3b，形成C5转化酶
膜攻击阶段	在C5转化酶的作用下，C5被裂解成C5a和C5b，继而作用于后续的其他补体成分，形成C5b6789n攻膜复合体，最终导致细胞膜受损，细胞裂解

三、细胞因子

（一）种类 ☆

细胞因子分为六类：白细胞介素、干扰素（α、β、γ三个亚型）、肿瘤坏死因子、集落刺激因子、生长因子和趋化因子。

白细胞介素的种类及功能：

项目	主要产生细胞	主要功能
IL-1	巨噬细胞、单核细胞、上皮细胞、树突状细胞	参与T细胞、NK细胞和巨噬细胞的活化，诱导急性期反应蛋白和发热
IL-2	活化T细胞（主要是Th1）	刺激T细胞的生长和分化，激活NK细胞和巨噬细胞，促进CTL功能
IL-3	T细胞	刺激骨髓造血干/祖细胞发育分化，参与早期造血
IL-4	Th2细胞、NK细胞、T细胞	刺激B细胞增殖，参与Th 2细胞分化；促进嗜酸性粒细胞、嗜碱性粒细胞和肥大细胞发育，促进IgE的生成
IL-5	Th2细胞、肥大细胞	参与B细胞分化和嗜酸性粒细胞的生成，促进IgA的生成
IL-6	Th2细胞、内皮细胞、单核细胞、巨噬细胞	刺激T细胞、B细胞生长和分化，促进CTL功能，诱导急性期反应蛋白
IL-7	骨髓和胸腺的基质细胞	参与早期造血，支持B细胞、T淋巴细胞和NK细胞存活和发育
IL-18	巨噬细胞	激活NK细胞和T细胞，诱生INF-γ，参与Th1细胞分化

（二）细胞因子的生物学功能 ☆☆

功能	发挥功能的细胞因子
抗感染、抗肿瘤	IFN、TNF等
调节免疫应答	IL-1、IL-2、IL-5、IFN等
刺激造血	如M-CSF、G-CSF、IL-3等
参与和调节炎症反应	IL-1、IL-6、TNF等细胞因子可直接参与和促进炎症反应的发生

（三）细胞因子的共同特点 ☆☆

共同特点：
- 通常为相对低分子质量的分泌性糖蛋白
- 多数细胞因子以单体形式存在，少数可为双体或三体形式
- 一般以非特异性方式发挥作用，无MHC限制性
- 具有极强的生物学效应
- 作用时具有多效性、重叠性以及拮抗效应和协同效应
- 多以旁分泌和（或）自分泌及内分泌形式在局部或远处发挥作用

（四）细胞因子与疾病 ☆☆

细胞因子	与疾病的关系
TNF-α 和IL-1	类风湿关节炎的致病因子
IFN-α	银屑病性关节炎、系统性红斑狼疮的致病因子
IL-7	升高与卵巢癌有关
IL-1β 和TNF-α	水平升高与心血管疾病的发生有关
TGF-β1	能防治慢性肝炎后的肝纤维化、胰腺炎所致胰腺纤维化、急性肺损伤纤维化等
α-干扰素	能治疗人毛细胞白血病
INF-α	被批准治疗艾滋病患者发生的Kaposi's肉瘤、丙型肝炎、乙型肝炎等疾病

四、白细胞分化抗原与黏附因子

（一）主要CD（分化群）分子及其配体 ☆

项目	内容
CD2-CD58	①CD2表达于外周血T细胞、人胸腺细胞、NK细胞，B细胞不表达 ②CD58是表达于人红细胞表面的CD2天然配体 ③结合可介导T细胞与其他免疫细胞间的黏附作用以及T细胞旁路激活
CD4分子和CD8分子	①成熟T细胞只能表达CD4分子和CD8分子 ②可辅助TCR识别抗原和参与T细胞活化信号的转导
CD40-CDL	①CD40表达于成熟B细胞 ②CDL表达于活化的T细胞 ③结合后参与B细胞活化与CD4阳性T细胞应答的调节
CD19/CD21/CD81复合物	组成B细胞信号转导复合物，参与BCR介导的信号转导
CD28-CD80/86，CD152-CD80/86	①CD28和CD152（CTLA4）均为B7分子的配体，CD28是协同刺激分子B7的受体，与B7结合可促进T细胞增殖、分化 ②CD152（CTLA4）表达于活化的CD4阳性和CD8阳性T细胞，其配体也是B7，结合产生抑制性信号，终止T细胞活化
Fas-FasL	①Fas表达于多种细胞表面，极为重要的死亡受体 ②FasL表达于活化的T细胞表面，同靶细胞表面的Fas结合，可诱导细胞凋亡

（二）黏附分子 ☆

项目	内容
分类	根据结构特点可分为整合素家族、选择素家族、免疫球蛋白超家族、钙黏蛋白家族等
主要功能	①参与免疫细胞的免疫发育与分化 ②参与炎症过程 ③参与淋巴细胞归巢

五、组织相容性复合体

（一）基本概念 ☆☆

项目	内容
主要组织相容性抗原	①因组织不相容引起的移植物排斥反应中起主要作用，并通过涉及抗原提呈而调节免疫应答的一组多肽分子 ②人的主要组织抗原性，称为人类白细胞抗原（HLA）
主要组织相容性复合体（MHC）	①位于同一染色体上编码主要组织相容性抗原的一组紧密连锁的基因群 ②主要功能是以其产物提呈抗原肽进而激活T淋巴细胞，在启动适应性免疫应答中起重要作用

（二）HLA（人类白细胞抗原）复合体及产物

1. 分区 ☆☆

分区	包含内容	产物
Ⅰ类基因区	经典HLA的A、B、C基因位点及新近确定的非经典HLA的E、F、G、H等基因位点	HLA的A、B、C各位点基因编码HLA Ⅰ类抗原分子的重链（α链），与β_2微球蛋白结合共同组成人类的HLA Ⅰ类抗原
Ⅱ类基因区	HLA的DP、DQ、DR三个亚区和新近确定的HLA的DN、DO、DM三个亚区	HLA的DP、DQ、DR三个亚区编码相应的HLA的DP、DQ、DR抗原的α链和β链，组成HLAⅡ类抗原
Ⅲ类基因区	位于Ⅰ类与Ⅱ类基因区之间，包括众多编码血清补体成分和其他血清蛋白的基因	主要基因产物为C4、C2、B因子、肿瘤坏死因子和热休克蛋白-70等

2. 功能 ☆☆

分类	功能
经典HLA基因	①经典HLA Ⅰ类基因编码Ⅰ类分子的α链 ②经典HLA Ⅱ类基因编码Ⅱ类分子的α链和β链
免疫功能相关基因	①与免疫功能有关的HLA Ⅲ类基因主要参与调控免疫应答 ②与经典HLA Ⅰ类基因和Ⅱ类基因相比其多态性有限

（三）HLA在医学上的意义 ☆

项目	内容
器官移植	器官移植的成败主要取决于供、受者之间的组织相容性，其中HLA等位基因的匹配程度起关键作用

续表

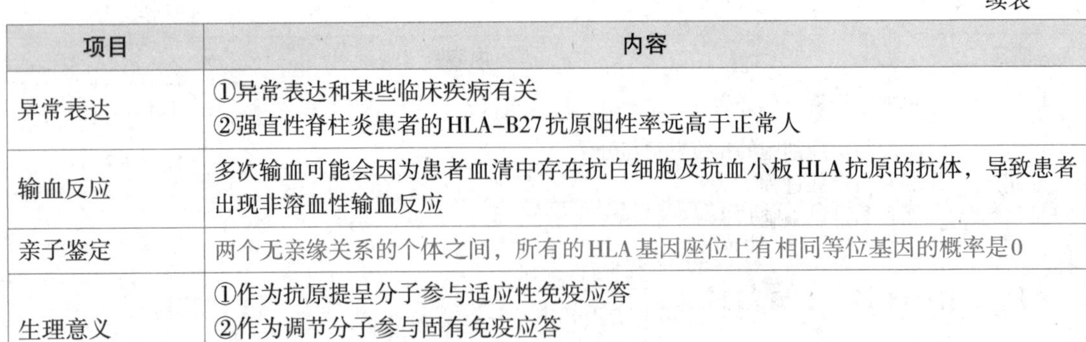

项目	内容
异常表达	①异常表达和某些临床疾病有关 ②强直性脊柱炎患者的HLA-B27抗原阳性率远高于正常人
输血反应	多次输血可能会因为患者血清中存在抗白细胞及抗血小板HLA抗原的抗体，导致患者出现非溶血性输血反应
亲子鉴定	两个无亲缘关系的个体之间，所有的HLA基因座位上有相同等位基因的概率是0
生理意义	①作为抗原提呈分子参与适应性免疫应答 ②作为调节分子参与固有免疫应答 ③是人体对疾病易感的主要免疫遗传学成分

六、超敏反应

（一）I 型超敏反应

1. 概述 ☆

项目	内容
变应原	①药物或化学物质，如青霉素、磺胺、有机碘化合物等。②吸入性变应源，如花粉颗粒、昆虫毒液、动物皮毛、真菌丝及孢子等。③食物变应原，如奶、蛋、鱼虾等。④酶类物质，如枯草菌溶素、尘螨中的半胱氨酸蛋白等
参与反应的细胞	主要有B细胞、肥大细胞、Th2细胞、嗜碱性粒细胞和嗜酸性粒细胞
作用机制	IgE通过其Fc段与肥大细胞和嗜碱性粒细胞表面的高亲和力IgE Fc受体结合，使其处于致敏状态

2. 特点及常见疾病 ☆☆

项目	内容
特点	①具有明显的个体差异及遗传背景 ②反应迅速、强烈、消退快 ③参加反应的抗体IgE吸附在肥大细胞和嗜碱性粒细胞上 ④主要反应表现为生理功能紊乱，而没有严重的组织细胞损伤 ⑤不需要补体及吞噬细胞参与
常见疾病	①青霉素过敏性休克 ②血清过敏性休克 ③食物过敏反应 ④外源性支气管哮喘

（二）Ⅱ型超敏反应 ☆☆

Ⅱ型超敏反应又称细胞溶解型或细胞毒型超敏反应。

项目	内容
特点	①发作快 ②以体液免疫为基础，抗体（IgG或IgM）直接与细胞膜上抗原发生特异性结合 ③有补体、吞噬细胞和NK细胞等参与 ④后果是靶细胞溶解破坏，组织损伤

续表

项目	内容
常见疾病	①由同种异型抗原而引起：输血反应、Rh血型不合所致的新生儿溶血病 ②由自身抗原而引起：肺出血肾炎综合征、自身免疫溶血性贫血、特发性血小板减少性紫癜 ③药物过敏细胞减少症：溶血性贫血，粒细胞减少症、血小板减少性紫癜

（三）Ⅲ型超敏反应 ☆☆

项目	内容
特点	①抗原抗体复合物游离在血循环中，在特定条件下沉积于某一部位 ②反应过程中有一定的补体参与 ③反应造成严重的组织损伤
常见疾病	链球菌感染后的肾小球肾炎、初次注射血清病、红斑性狼疮、类风湿关节炎、变应性肺泡炎等

（四）Ⅳ型超敏反应 ☆☆

项目	内容
特点	①在细胞免疫的基础上发生，致敏T淋巴细胞引起 ②反应迟发，48h达高峰 ③个体差异不大 ④反应过程中不需要补体的参加 ⑤造成的损伤表现为以单核、巨噬细胞浸润为特征的组织变性坏死、变态反应性炎症等
常见疾病	①传染性超敏反应：胞内寄生菌，例如结核分枝杆菌、麻风分枝杆菌、病毒和某些真菌在传染过程中，可导致以T细胞介导为主的免疫应答，称为传染性超敏反应 ②接触性皮炎 ③移植排斥反应

七、免疫缺陷病、肿瘤免疫及免疫学防治

（一）自身免疫 ☆☆

项目	内容
自身免疫的概念	机体免疫系统对自身细胞或自身成分所发生的免疫应答
自身免疫性疾病的概念	当人体对自身细胞或自身成分发生免疫应答而导致的疾病状态称之为自身免疫性疾病
自身免疫性疾病的特点	①慢性迁延，易反复发作 ②患者体内能够检测到针对自身抗原的自身抗体或自身反应性T淋巴细胞 ③自身抗体或自身反应性T淋巴细胞介导对自身细胞或自身成分的适应性免疫应答，导致损伤或功能障碍

（二）免疫缺陷

1. 概念及分类 ☆

项目	内容
概念	免疫缺陷是免疫系统先天发育不全或后天损伤而使免疫细胞的发育、增殖、分化和代谢异常，并导致免疫功能不全所出现的临床综合征

续表

项目	内容
免疫缺陷病的分类	①按病因可分为原发性免疫缺陷与获得性免疫缺陷两种 ②按受累成分不同可分为体液免疫缺陷、细胞免疫缺陷、联合免疫缺陷、吞噬细胞缺陷和补体缺陷等

2. 原发性免疫缺陷病 ☆☆

项目	病因	临床表现	实例
B细胞缺陷	B细胞发育和/或功能异常，以Ig减少或缺乏为特征	外周B淋巴细胞减少或缺乏，T细胞数目正常，反复化脓菌感染	选择性IgA/G缺乏症、X-性连锁低丙球血症
T细胞缺陷	T细胞发生、分化和功能障碍	影响T细胞效应及间接影响单核-吞噬细胞和B细胞，常有体液免疫缺陷	T细胞活化和功能障碍、DiCeorge综合征
联合免疫缺陷	T细胞、B细胞均出现发育障碍	①多见于新生儿和婴幼儿 ②T细胞、B细胞均受损，易反复出现病毒、细菌和真菌感染	MHC Ⅰ类或Ⅱ类分子缺陷、X-性连锁重症联合免疫缺陷病、腺苷脱氨酶缺陷
吞噬细胞缺陷	吞噬细胞数量减少和功能异常	反复化脓、真菌感染	粒细胞减少症、白细胞黏附缺陷、慢性肉芽肿病
补体系统缺陷	补体成分缺陷	抗感染能力低下	遗传性血管神经性水肿、阵发性夜间血红蛋白尿

（三）肿瘤免疫

肿瘤免疫是指肿瘤抗原诱导机体产生的抗肿瘤免疫应答。

1. 分类 ☆

项目	内容
特异性抗原（TSA）	特异性抗原存在于肿瘤细胞，不存在于正常细胞
肿瘤相关抗原（TAA）	相关抗原在正常细胞与肿瘤细胞均存在，但在细胞癌变时含量明显增高，如甲胎蛋白、癌胚抗原等，此类抗原无严格的抗肿瘤特异性

2. 机体抗肿瘤免疫的效应机制 ☆☆

项目	内容
体液免疫机制	①仅在某些情况下起协同抗肿瘤免疫 ②机体对肿瘤的免疫应答的产生和强度，取决于肿瘤的免疫原性和宿主的免疫功能等因素
细胞免疫机制	是抗肿瘤免疫的主力，如NK细胞、巨噬细胞、$CD8^+$细胞等

3. 肿瘤的逃逸机制 ☆

肿瘤细胞的抗原缺失和抗原调变、肿瘤细胞引起的免疫抑制、肿瘤细胞缺乏共刺激信号、肿瘤细胞MHCⅠ类分子表达低下、肿瘤细胞的凋亡与抵抗作用及肿瘤细胞的“漏逸”，

均能导致肿瘤的免疫逃逸，另外，宿主免疫功能低时，也能导致抗肿瘤能力下降。

4. 肿瘤的免疫治疗 ☆☆

方法	举例
非特异性免疫治疗	使用卡介苗、香菇多糖、OK-432等增强宿主的免疫功能，激活宿主的抗肿瘤免疫应答
主动免疫治疗	使用灭活的瘤苗、异构的瘤苗、蛋白多肽瘤苗等
被动免疫治疗	给机体输注抗体或细胞因子等

（四）移植免疫

移植免疫是在组织移植或器官移植中，受者接受供者的移植物后，受者的免疫系统与供者的移植物相互作用而发生的免疫应答。

1. 同种移植排斥反应的类型及机制 ☆☆

类型	概念	发病情况	发病原因
超急性免疫排斥反应	移植器官与受者血管接通后数分钟至24h内发生的排斥反应	反复输血、多次妊娠、长期血液透析、再次移植的个体	①受者体内预先存在抗供者组织抗原的IgM ②供体器官灌流不畅、缺血时间过长
急性排斥反应	移植术后数天至2周发生的排斥反应	同种异基因移植中最常见的排斥反应类型	移植物组织出现大量巨噬细胞和淋巴细胞浸润
慢性排斥反应	移植术后数周、数月、甚至数年发生的排斥反应	病变类似慢性肾炎、肾功能进行性衰减	尚不清楚

2. 延长移植存活的措施 ☆☆☆

项目	内容
检查组织配型	①血型检查，必须要符合输血原则 ②HLA分型匹配度，是决定供、受者间组织相容性的关键因素；HLA-DR最重要，HLA-B和HLA-A次之 ③检测受者血清中有无针对供者淋巴细胞的预存细胞毒性抗HLA抗体，以防止超急性排斥反应的发生
防止免疫抑制	①给予化学免疫抑制药：环孢素A、糖皮质激素、环磷酰胺等 ②给予生物制剂：抗CD3、CD8单抗、抗淋巴细胞球蛋白、抗胸腺细胞球蛋白等 ③移植前通过血浆置换来清除预存抗体 ④放射照射移植物、切除受者的脾脏等其他免疫抑制方法

（五）人工主动免疫和人工被动免疫 ☆☆☆

项目	概念	特点	应用
人工主动免疫	是指用疫苗、菌苗或毒素等接种人体，使之产生特异性免疫，从而获得免疫力的方法	发挥作用时间慢，但在体内维持时间长	常用于预防
人工被动免疫	是采用人工方法向机体输入含有特异性抗体的免疫血清或淋巴因子等，使机体立即获得免疫力，达到防治某种疾病的目的	①产生作用快，输入后立即发生作用 ②免疫作用维持时间较短，一般只有2～3周	主要用于治疗和应急预防

考点精练

一、选择题

（一）A型题

1. 有关外毒素的叙述，以下哪项是错误的
   A. 毒性强，引起特殊病变
   B. 主要由革兰氏阳性菌产生，少数革兰氏阴性菌也能产生
   C. 性质稳定，耐热
   D. 是活菌释放至菌体外的一种蛋白质
   E. 抗原性强
2. 免疫系统包括
   A. T细胞、B细胞　B. 胸腺、骨髓
   C. 免疫器官、免疫细胞　D. 免疫器官、免疫分子
   E. 免疫组织、免疫器官、免疫细胞、免疫分子
3. 质粒为
   A. 染色体外的遗传物质，存在于核质中　B. 染色体外的遗传物质，存在于细胞质中
   C. 细菌的一种特殊结构　D. 细菌的基本结构，存在于核质中
   E. 细菌生命活动所必需的物质
4. 能在无生命培养基上生长的最小微生物为
   A. 真菌　B. 细菌　C. 衣原体
   D. 支原体　E. 立克次体
5. 在人血清中含量最高的Ig为
   A. IgM　B. IgA　C. IgE
   D. IgG　E. IgD
6. 以下哪种结构是病毒体
   A. 衣壳　B. 壳粒　C. 核衣壳
   D. 包膜　E. 核酸
7. 病原菌侵入血流并在其中大量繁殖，造成机体严重损伤，引起严重的症状叫做
   A. 菌血症　B. 毒血症　C. 败血症
   D. 脓毒血症　E. 病毒血症
8. 有关补体的生物学活性，以下哪一项是错误的
   A. 具有溶菌、杀菌作用　B. 具有免疫黏附作用　C. 具有免疫调节作用
   D. 具有趋化功能　E. 能促进抗体大量合成
9. B细胞能识别特异性抗原，是因其表面有
   A. C3b受体　B. Fc受体　C. E受体
   D. SmIg　E. SIgA

10. 化验结果：HBsAg（+）、HBeAg（+）、抗-HBc（+）、抗-HBe（-）、抗-HBs（-）。该患者为

A. 乙型肝炎恢复期　B. 急性乙型肝炎
C. 乙型肝炎病毒感染潜伏期　D. 急性甲型肝炎
E. 乙肝疫苗接种后的反应

11. 以下哪种物质参与ADCC效应

A. IgG　B. IgM　C. 巨噬细胞
D. T细胞　E. SmIg

12. 担负体液免疫功能的细胞为

A. K细胞　B. T细胞　C. B细胞
D. NK细胞　E. 巨噬细胞

13. 有关IgG的叙述，以下哪项是错误的

A. 是一种球蛋白　B. 能通过胎盘
C. 血清中含量最多　D. IgG_1、IgG_2、IgG_4的Fc段能与SPA结合
E. 其作用与抗体完全一样

14. 杀灭细菌芽孢最有效的方法为

A. 巴氏消毒法　B. 煮沸法　C. 高压蒸汽灭菌法
D. 紫外线照射　E. 90%乙醇消毒

15. 能通过胎盘的Ig为

A. IgG　B. IgM　C. IgA
D. IgD　E. SIgA

16. 新生儿抗感染的主要抗体为

A. IgG　B. IgM　C. IgA
D. IgD　E. IgE

17. 青霉素过敏性休克是为

A. Ⅰ型超敏反应　B. Ⅱ型超敏反应　C. Ⅲ型超敏反应
D. Ⅳ型超敏反应　E. 免疫耐受

18. 接种BCG的作用为

A. 增强机体非特异性免疫能力　B. 增强人体体液免疫能力
C. 增强人体细胞免疫能力　D. 增强机体免疫稳定功能
E. 使人体对结核分枝杆菌产生免疫力

19. 对热抵抗力最强的病毒为

A. 甲型肝炎病毒　B. 乙型肝炎病毒　C. 艾滋病病毒
D. 狂犬病毒　E. 麻疹病毒

20. 被狂犬咬伤的伤口最好用

A. 过氧化氢溶液冲洗　B. 20%肥皂水冲洗　C. 弱酸冲洗

D. 食醋冲洗　　E. 90% 乙醇冲洗

21. OT试验原理为

A. 速发型超敏反应　　B. 迟发型超敏反应

C. Ⅳ型超敏反应在局部的表现　　D. Ⅰ型超敏反应在局部的表现

E. 免疫排斥反应

22. 担负细胞免疫功能的细胞为

A. T细胞　　B. B细胞　　C. K细胞

D. NK细胞　　E. 巨噬细胞

(二) X型题

1. OT试验的临床意义有

A. 协助对儿童结核病诊断　　B. 诊断成年人结核病

C. 是成年人细胞免疫功能指标之一　　D. 选择BCG接种对象

E. 可作为BCG接种效果的检测指标

2. 立克次体的特点为

A. 大多是人畜共患病原体　　B. 在活细胞内以二分裂方式繁殖

C. 节肢动物常为传播媒介　　D. 所致疾病多为自然疫源性疾病

E. 对所有抗生素及磺胺类药物敏感

3. 乙型肝炎传播的途径有

A. 呼吸道传播　　B. 消化道传播　　C. 母婴传播

D. 性接触传播　　E. 血行传播

4. 引起性病的病原体有

A. 衣原体　　B. 梅毒螺旋体　　C. 淋病奈瑟菌

D. HIV　　E. HAV

5. 引起非典型肺炎的病原体有

A. SARS冠状病毒　　B. 肺炎支原体　　C. 肺炎双球菌

D. 肺炎衣原体　　E. 结核分枝杆菌

6. 引起脑膜炎的病原体有

A. 结核分枝杆菌　　B. 脑膜炎奈瑟菌　　C. 新型隐球菌

D. 钩端螺旋体　　E. 白喉棒状杆菌

7. R质粒包括

A. r决定因子　　B. RTF　　C. 异染颗粒

D. F质粒　　E. 中介体

8. 引起间质性肺炎的病原体有

A. 肺炎链球菌　　B. 肺炎衣原体　　C. 肺炎支原体

D. 呼吸道合胞病毒　　E. ECHO病毒

二、填空题

1. 细菌的特殊结构有________、________、________、________。

2. 常见的化脓性球菌包括________、________、________、________、________。

3. 完全抗原具有________和________两种性能。

4. 免疫的基本功能是________、________、________。

5. 免疫球蛋白根据其重链抗原性不同而分为________、________、________、________、________5类。

6. 需用电子显微镜才能观察到的细菌特殊结构是________，细菌繁殖的方式为________，对热抵抗力最强的病毒为________。

7. 写出与以下疾病相关的病毒：原发性肝癌，________；宫颈癌，________；鼻咽癌，________；尖锐湿疣，________。

8. 细菌繁殖的方式是________，而病毒增殖的方式是以________进行。

9. 人工自动免疫进入人体的物质是________。

三、判断题

1. 干扰素具有广谱抗病毒的作用，它可直接抑制病毒的复制。

2. 卡介苗是人型结核分枝杆菌的死菌苗，用来预防结核病。

3. 病毒属非细胞型微生物，增殖方式是自我复制。

4. 用高压蒸汽灭菌即可破坏溶液中的热原质。

四、名词解释

1. 菌群失调症

2. 荚膜

3. 干扰素

4. 迟发感染

五、简答题

1. 试述病原性球菌可致的疾病。

2. 何谓噬菌体？试述其在医学上的应用。

3. 孕妇感染哪些微生物可引起胎儿先天性畸形？其表现如何？

参考答案

一、选择题

（一）A型题

1. C　2. E　3. B　4. D　5. D　6. C　7. C　8. E　9. D　10. B
11. A　12. C　13. E　14. C　15. A　16. A　17. A　18. E　19. B　20. B
21. C　22. A

（二）X型题

1. ACDE　2. ABCD　3. CDE　4. ABCD　5. ABD　6. ABCD

7. AB　　　　8. BCD

二、填空题

1. 芽孢　鞭毛　荚膜　菌毛

2. 葡萄球菌　链球菌　肺炎链球菌　脑膜炎奈瑟菌　淋病奈瑟菌

3. 免疫原性　抗原性

4. 免疫防御　免疫稳定　免疫监视

5. IgG　IgM　IgA　IgD　IgE

6. 菌毛　二分裂　HBV

7. HBV　HSV－Ⅱ　EBV　HPV

8. 二分裂　自我复制

9. 抗原

三、判断题

1. ×　　2. ×　　3. √　　4. ×

四、名词解释

1. 菌群失调症：由于长期使用抗生素或滥用抗生素，机体某些部位的正常菌群中，各种细菌的正常比例发生变化，叫做菌群失调。例如长期使用抗生素治疗腹泻的患者，可使肠内正常的大肠埃希菌数目大量减少，而导致金黄色葡萄球菌及白假丝酵母菌大量繁殖，引起假膜性肠炎，此类疾病叫做菌群失调症。为防止菌群失调症的发生，在临床工作中，必须合理使用抗生素。

2. 荚膜：是某些细菌胞壁外包绕的一层较厚的黏液性物质，可帮助鉴定细菌。荚膜具有抗原性，可作为细菌分型的依据之一。荚膜还具有保护细菌抵抗宿主吞噬细胞的吞噬和消化作用。荚膜也能保护菌体避免或减少一些物质，如溶菌酶、补体、抗体和抗菌物质对细菌的损伤，因而增强了细菌的侵袭力，因此荚膜与细菌的致病性相关。荚膜多糖还可使细菌彼此相连，黏附于组织细胞表面，是引起感染的重要因素之一。

3. 干扰素：为病毒或其他干扰素诱生剂刺激人或动物细胞所产生的一种糖蛋白，它具有抗病毒、抗肿瘤和免疫调节等多种生物学活性。干扰素具有广谱抗病毒作用，它在控制病毒感染、阻止病毒在机体内扩散以及促进病毒性疾病的痊愈等方面都起着重要作用。另外，干扰素也有调节免疫功能和抑制肿瘤细胞生长的作用，是抗病毒的主要生物试剂，在防治病毒性疾病中发挥重要的作用。

4. 迟发感染：又称慢发病毒感染。病毒感染后，潜伏期很长，可达数月、数年或数十年之久。一旦症状出现，多为亚急性、进行性，最后以死亡而告终。例如麻疹病毒感染后的亚急性硬化性全脑炎（SSPE）。

五、简答题

1. 病原性球菌主要引起化脓性炎症，故又称化脓性球菌，不同球菌可致不同疾病。

（1）葡萄球菌：所致疾病有侵袭性与毒素性两种。侵袭性疾病，主要引起局部或全身化脓性炎症。毒素性疾病，一般由外毒素引起，如食物中毒、假膜性肠炎、烫伤样皮肤综合征、毒性休克综合征等。

(2)链球菌：A群链球菌导致的疾病占人类链球菌感染的90%。可引起化脓性感染，如淋巴结炎、蜂窝织炎、扁桃体炎、中耳炎、产褥热等。可引起中毒性疾病，如猩红热。可引起变态反应性疾病，如风湿热、急性肾小球肾炎。

(3)肺炎链球菌：主要引起人类大叶性肺炎。

(4)脑膜炎奈瑟菌：为流行性脑脊髓膜炎(简称流脑)的病原菌，引起流脑。

(5)淋病奈瑟菌：是淋病的病原菌，人类是淋病奈瑟菌的唯一宿主。

2. 噬菌体是感染细菌、真菌、放线菌和螺旋体等微生物的病毒，它具有病毒的生物特性。噬菌体有两种，一种为毒性噬菌体，另一种为温和噬菌体。噬菌体感染细菌后，导致细菌裂解，释放的噬菌体再感染其他细胞，建立一个溶菌性周期，这种噬菌体叫做毒性噬菌体。有的噬菌体感染细菌后不增殖，只是噬菌体的核酸整合到细菌染色体上，这种整合在细菌染色体上的噬菌体基因叫做前噬菌体，该细菌叫做溶原性细菌，形成溶原状态的噬菌体叫做溶原性噬菌体或温和噬菌体。毒性噬菌体裂解细菌具有特异性，因此可应用毒性噬菌体裂解细菌来鉴定菌种和菌型，这种分型方法在流行病学调查上，对追查细菌感染的传染源具有极其重要的意义。近年来利用噬菌体作载体已成为分子生物学研究的重要实验工具，已广泛用于遗传工程等研究领域，在基因工程研究中取得了重大的进展。

3. 孕妇感染了病原微生物可经垂直传播感染胎儿而造成先天性畸形。常见的病原微生物有：(1)梅毒螺旋体：可通过胎盘进入胎儿血流，并扩散至肝、脾、肾等内脏并大量繁殖，引起胎儿全身性感染，出生后这种先天性梅毒的婴幼儿呈现锯齿形牙、间质性角膜炎以及先天性耳聋等症状。(2)风疹病毒：孕妇在妊娠4个月内感染风疹病毒可经胎盘引起垂直传播，造成胎儿先天性畸形或先天性风疹综合征，表现为先天性心脏病、耳聋、失明及智力低下等。(3)单纯疱疹病毒：妊娠妇女因单纯疱疹病毒原发感染或潜伏感染的病毒被激活，病毒可经胎盘感染胎儿，影响胚胎细胞的有丝分裂，引起胎儿畸形及智力低下。(4)巨细胞病毒：病毒通过胎盘感染胎儿，引起造血系统、中枢神经系统损伤，出现小脑畸形、视神经萎缩等。(5)人类免疫缺陷病毒(HIV)及人乳头瘤病毒(HPV)：均可通过胎盘或产道导致胎儿及新生儿先天性感染。HPV可导致尖锐湿疣或癌症；HIV可导致AIDS而引起人类免疫缺陷，最后伴发各种疾病或癌症而死亡。

第六章　生物化学

考点精讲

第一节　蛋白质的结构与功能

一、蛋白质的组成 ☆☆

蛋白质的基本组成元素有碳、氢、氧、氮，还有磷、硫、铁、锌、铜等。蛋白质的基本组成单位是氨基酸。

二、氨基酸

（一）氨基酸的分类 ☆☆☆

组成人体蛋白质的天然氨基酸共20种，称为α氨基酸，但具有不同的侧链，现根据它们的侧链结构与理化性质，可将其分为5大类。

分类	内容
酸性氨基酸	谷氨酸（Glu），天冬氨酸（Asp）
碱性氨基酸	组氨酸（His），赖氨酸（Lys），精氨酸（Arg）
非极性脂肪族氨基酸	甘氨酸（Gly），丙氨酸（Ala），亮氨酸（Leu），缬氨酸（Val），异亮氨酸（Ile），苯丙氨酸（Phe），色氨酸（Trp），蛋氨酸（Met），脯氨酸（Pro）。其中脯氨酸属亚氨基酸
含芳香环的氨基酸	苯丙氨酸（Phe），酪氨酸（Tyr），色氨酸（Trp）
极性中性氨基酸	天冬酰胺（Asn），谷氨酰胺（Gln），半胱氨酸（Cys），丝氨酸（Ser），苏氨酸（Thr）

（二）氨基酸的两性解离性质 ☆☆

分类	内容
等电点	在某一pH的溶液中，氨基酸或蛋白质解离成阳离子与阴离子的趋势或程度相等，成为兼性离子，呈电中性，此时溶液的pH叫做该氨基酸的等电点
决定因素	①氨基酸在溶液中的电荷性取决于该氨基酸的pI值与pH的相对大小 ②与溶液的酸，碱性无关

（三）含共轭双键的氨基酸对紫外线的吸收 ☆☆

含有共轭双键的色氨酸及酪氨酸的最大吸收峰在280nm波长附近，因为大多数蛋白质中均含有色氨酸与酪氨酸残基，所以通过测定蛋白质溶液在280nm的光吸收值，能够分析溶液中蛋白质的含量。

三、蛋白质的分子结构 ☆☆

蛋白质的一级结构为线状结构，二、三、四级结构为空间构象。

结构级别	定义	形式	维系键
一级结构	指多肽链中氨基酸的排列顺序	氨基酸序列	肽键、二硫键
二级结构	指多肽链主链骨架盘绕折叠而形成的构象，不涉及氨基酸残基的侧链构象	α－螺旋，β－折叠，β－转角，Ω环	氢键
三级结构	指多肽链所有原子的空间排布	结构模体，结构域，分子伴侣	氢键、疏水键、范德华力、盐键
四级结构	指亚基之间的立体排布、接触部位的布局和相互作用等	多个亚基聚集	氢键，离子键

四、蛋白质的结构与功能 ☆☆

结构级别	意义	功能活性	疾病
一级结构	空间构象的基础	①一级结构相似的蛋白质，其基本构象及功能也相似 ②不同种属来源的同种蛋白质一级结构的差异可用来分析和判断种属的进化程度	改变可导致分子病，如镰刀状红细胞性贫血
二级结构	①空间构象是其生物学活性的基础 ②构象发生变化，其功能活性也随之改变	生物体内，当某种物质特异地同蛋白质分子的某个部位结合，触发该蛋白质的构象发生一定变化，从而引起其功能活性的变化，这种现象叫做蛋白质的别构效应	①因空间构象异常变化导致错误定位导致的疾病叫做蛋白质的构象病 ②如阿尔茨海默病、疯牛病、亨廷顿病等

五、蛋白质的变性 ☆☆☆

项目	内容
概念	蛋白质在某些理化因素的作用下，特定的空间结构被破坏即有序的空间结构变成无序的空间结构而导致其理化性质及生物学活性改变
影响因素	引起蛋白质变性的因素有高温、高压、电离辐射、超声波、紫外线及有机溶剂、重金属盐、强酸强碱、生物碱试剂等
涉及结构	不涉及其一级结构，仅是蛋白质分子某些次级键被破坏，导致其原有的特定空间结构变为无规则和松散
是否可逆	①绝大多数蛋白质分子的变性是不可逆的 ②如致变性因素较温和/或在变性的初期，蛋白质分子尚未受深度破坏，一旦移除致变性因素之后，蛋白质的空间结构与原有理化性质及功能就会恢复原状，即此种变性为可逆性，称为蛋白质的复性
应用	75%乙醇，高温高压，紫外线及电离辐射等用于消毒、灭菌，可使细菌与病毒的蛋白质变性而丧失致病与繁殖能力

第二节　核酸的结构和功能

一、核酸的组成 ☆☆☆

核酸包括脱氧核糖核酸（DNA）和核糖核酸（RNA）。

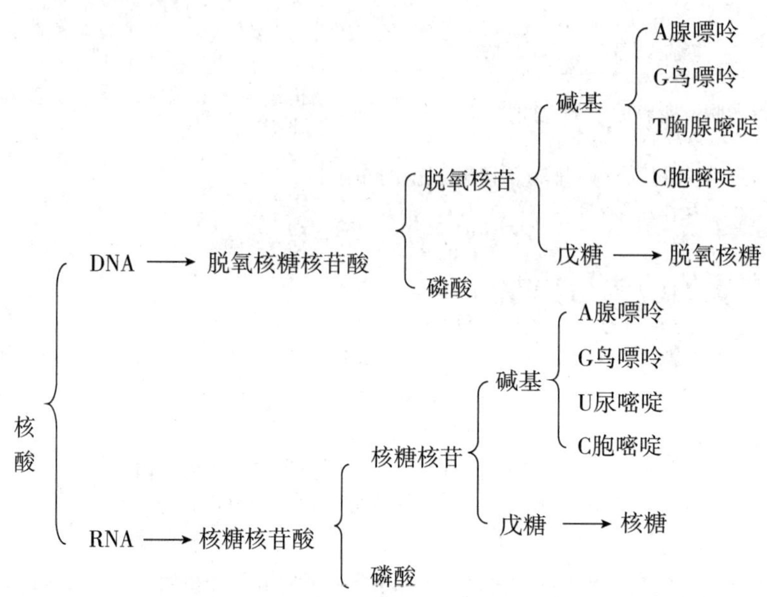

二、DNA的二级结构 ☆☆☆

（一）B型DNA的二级结构——双螺旋结构 ☆☆☆

1953年，J. Watson和F. Crick提出的DNA双螺旋结构。

项目	内容
双螺旋结构	①两条反向平行的多聚脱氧核苷酸链围绕同一中心轴构成双螺旋结构 ②碱基位于螺旋内侧，脱氧核糖与磷酸在螺旋外侧 ③一般为右手螺旋，表面各有一条有深沟、浅沟
螺旋大小	螺旋直径为2.37nm，碱基相距0.34nm，每10.5对碱基形成一个螺旋，螺距3.54nm
稳定因素	①碱基平面垂直于螺旋中心轴 ②相邻碱基互相偏离36°，溶液中相邻碱基平面错开约20° ③稳定双螺旋结构的力主要是氢键和碱基堆积力
碱基互补	①两条链严格按碱基配对规律，即A配T，G配C ②对应碱基间靠氢键相连 ③A-T间2条氢键（A═T），G-C间3条氢键（G≡C），形成互补链

（二）Z-DNA的二级结构 ☆☆

1979年Rich等又发现左手螺旋的DNA存在，因螺旋曲折呈锯齿状，故叫做Z-DNA。

DNA由于含水量的不同，其二级结构也显示一定差异，向其水溶液中加入乙醇，双螺旋可从B-DNA变向C-DNA，最后变成A-DNA。肝癌诱发剂黄曲霉B_1，具有强烈阻碍B-DNA向Z-DNA转变的作用。

（三）DNA的基本功能 ☆☆

DNA的基本功能是通过基因形式携带遗传信息，通过复制与转录，使遗传信息代代相传，从而成为生命遗传繁殖及个体生命活动的物质基础。基因指的是DNA分子中的特定区段，其所含核苷酸序列决定了表达的蛋白质分子的氨基酸序列，亦反映出基因的功能。

（四）DNA的超螺旋结构 ☆☆

双螺旋的DNA分子进一步盘旋形成的超螺旋结构叫做DNA的三级结构。真核生物中，双螺旋的DNA分子围绕蛋白质八聚体进行盘绕，从而形成特殊的串珠状结构，称为核小体。核小体结构属于DNA的三级结构。

三、DNA的变性与复性

（一）变性 ☆☆

项目	内容
概念	在理化因素作用下，DNA双螺旋的两条互补链解离成为单链，从而导致DNA的理化性质及生物学性质发生改变
涉及的结构	不涉及一级结构的改变
影响因素	主要有高温、强酸、强碱、有机溶剂等。
DNA变性后的特点	①增色效应：DNA变性后对260nm紫外光的光吸收度增加的现象 ②旋光性下降 ③黏度降低 ④生物功能丧失或改变

（二）复性 ☆☆

项目	内容
概念	将变性DNA经退火处理，使其重新形成双螺旋结构的过程
可复性的情况	热变性的DNA经缓慢冷却后即可复性，这一过程叫做退火，退火能产生减色效应
不可复性的情况	热变性DNA迅速冷却至4℃以下，DNA不可发生复性

四、DNA的解链温度 ☆

项目	内容
概念	加热DNA溶液，使其对260nm紫外光的吸收度达到其最大值一半时的温度，就是DNA的变性温度（熔解温度，Tm）
意义	①Tm的高低与DNA分子中G、C的含量、DNA长短有关 ②G、C的含量越高，则Tm越高

五、RNA的结构与功能

（一）信使RNA（mRNA）☆☆

项目	内容
5′端的帽子结构	真核生物的成熟mRNA的5′端都有一个反式7-甲基鸟嘌呤-三磷酸核苷为分子的起始结构
多聚腺苷酸（polyA）尾	①3′末端附有一段长短不一的多聚腺苷酸（polyA）尾，一般由数十个至100多个腺苷酸连接而成，称为多聚A尾 ②随着mRNA存在的时间延续，多聚A尾会缓慢变短 ③多聚A尾可能与增加mRNA的转录活性，维持mRNA的稳定和对翻译起始的调控有关 ④mRNA分子的长短，可决定其要翻译出的蛋白质的相对分子质量大小 ⑤在各种RNA中，mRNA的寿命最短，完成功能后就被降解消失
mRNA的功能	①将细胞核内DNA携有遗传信息的碱基顺序，按碱基互补的原则，抄录并转送到胞质的核糖体，以决定蛋白质合成的氨基酸序列 ②mRNA分子上每3个核苷酸为一组，决定多肽链上的一个氨基酸，叫做三联体密码或遗传密码 ③大多数氨基酸具有2个以上的遗传密码

（二）转运RNA（tRNA）☆☆

tRNA是分子最小，但含有稀有碱基最多的RNA。tRNA的二级结构称为“三叶草”结构，可分为五个部分。

项目	内容
氨基酸臂	由tRNA的5′-端和3′-端构成的局部双螺旋，3′-端都带有-CCA-OH顺序，可与氨基酸结合而携带氨基酸
DHU臂	含有二氢尿嘧啶核苷，与氨基酰tRNA合成酶的结合有关
反密码子臂	其反密码环中部的三个核苷酸组成三联体，在蛋白质生物合成中，可以用来识别mRNA上相应的密码，故称为反密码
TψC臂	含保守的TψC顺序，可以识别核蛋白体上的rRNA，促使tRNA与核蛋白体结合
可变臂	位于TψC臂和反密码臂之间

（三）核蛋白体RNA（rRNA）☆☆

是细胞内含量最多的RNA，约占RNA总量的80%以上。rRNA与核糖体蛋白共同构成核糖体（ribosome）。原核生物和真核生物的核糖体皆由易解聚的大小两个亚基组成，它们是蛋白质生物合成的场所。

六、核酸杂交 ☆

项目	内容
分子杂交	将两条来源不同的DNA链放在同一溶液中作变性处理或将DNA和RNA放在一起，只要它们有大致相同的互补碱基顺序，他们之间就可形成局部双链，这一现象叫做核酸的分子杂交

续表

项目	内容
形式	可以是DNA-DNA，RNA-RNA，也可以是DNA-RNA杂交
核酸探针	探针是在核酸杂交的基础上发展起来的一种用于研究及诊断的新技术工具，凡能和特定目标核酸序列发生杂交，并含有示踪物的核酸片段，叫做核酸探针
应用	从已确诊为珠蛋白生成障碍性贫血患者的白细胞提取DNA，制作成诊断探针，即可通过与待查患者DNA的杂交，完成珠蛋白生成障碍性贫血的早期诊断

第三节　酶

一、基本概念 ☆☆

项目	内容
概念	由活细胞产生的生物催化剂，具有极高的催化效率和高度的底物特异性，其化学本质为蛋白质
组成	①酶的分子酶可分为单纯酶和结合酶（缀合酶） ②全酶是由酶蛋白与辅助因子两部分构成 ③辅酶：与酶蛋白疏松结合并与酶的催化活性有关的耐热小分子有机化合物 ④辅基：与酶蛋白牢固结合并与酶的催化活性有关的耐热低分子有机化合物
活性中心	酶分子上具有一定空间构象的部位，此部位化学基团集中，能与底物特异性结合，把底物转变为产物，这一部位就称为酶的活性中心
必需基团	①凡与酶活性有关的基团称为必需基团 ②与底物相结合的称为结合基团 ③破坏底物分子化学键，催化底物反应转变成产物的称为催化基团

二、酶促反应

（一）特点 ☆☆

项目	内容
具有极高的效率	酶的催化效率比一般催化剂高
具有高度的特异性	一种酶只作用于一种或一类化合物，或一定的化学键，以促进一定的化学变化，生成一定的产物，这种现象叫做酶作用的特异性
可调节性	酶促反应具有可调节性

（二）同工酶 ☆☆

同工酶指的是催化相同的化学反应，但酶蛋白的分子结构、理化性质乃至免疫学性质不同的一组酶。乳酸脱氢酶是最先发现的同工酶，同工酶有5种。

（三）酶促反应的动力学

1. 底物浓度对反应速度的影响 ☆☆☆

项目	内容
关系	①在酶浓度和其他反应条件不变时，不同的底物浓度与反应速度的关系为矩形双曲线 ②矩形双曲线可用米氏方程表示
公式	$V=V_{max}[S]/(K_m+[s])$ （其中，V 是酶促反应速度，V_{max}是最大反应速度，[s] 是底物浓度，K_m为米氏常数）
K_m的特点	①K_m等于酶促反应速度达最大值一半时的底物浓度 ②K_m能够反映酶与底物亲和力的大小，即K_m值越小，则酶同底物的亲和力越大；反之，亲和力越小 ③同一底物，不同的酶有不同的K_m值 ④有几种底物时，K_m最小的一种底物叫最适底物

2. 酶浓度、温度、pH 对反应速度的影响 ☆☆☆

项目	内容
酶浓度	①当底物浓度较低时，酶的活性中心远未被饱和，反应速度随底物浓度的增加而加快 ②当反应系统中底物的浓度足够大时，酶促反应速度与酶浓度成正比，即 $V=k[E]$
温度	①一般来说，酶促反应速度随温度的增高而加快，但温度增加达到一定值后，导致酶蛋白变性，反应速度下降 ②最适温度：酶促反应速度最快时的温度
pH	①酶催化活性最高时溶液的 pH 值叫做酶的最适 pH ②酶的最适 pH 不是酶的特征性常数 ③最适 pH 受缓冲液种类与浓度、底物浓度、酶纯度等因素的影响

3. 抑制剂对反应速度的影响对反应速度的影响 ☆☆

（1）抑制剂的概念及分类

项目	内容
概念	凡能使酶活性下降而又不引起酶蛋白变性的物质统称为酶的抑制剂
分类（按照抑制作用分）	①不可逆抑制作用：抑制剂与酶分子的必需基团共价结合引起酶活性的抑制，且不能采用透析等简单方法使酶活性恢复 ②可逆抑制作用：抑制剂以非共价键与酶分子可逆性结合造成酶活性的抑制，且可采用透析等简单方法去除抑制剂而使酶活性完全恢复

（2）竞争性抑制与反竞争性抑制

项目	竞争性抑制	反竞争性抑制	非竞争性抑制
定义	抑制剂与底物结构相似，竞争酶的活性中心，从而干扰了酶与底物的结合，使酶的催化活性降低	抑制剂可与酶–底物复合物结合并阻止产物生成，使酶的催化活性降低	抑制剂可与酶活性中心以外的必需基团结合，使酶的催化活性降低
动力学特点	K_m值增大，V_m值不变	K_m减小，V_m降低	K_m值不变，V_m值降低
与抑制剂的关系	抑制剂浓度越大，则抑制作用越大；但增加底物浓度可使抑制程度减小	抑制程度取决于抑制物的浓度和底物浓度	底物与抑制剂不存在竞争关系

4. 激活剂对反应速度的影响 ☆☆

项目	内容
概念	能够使酶活性增强或由无活性变为有活性的物质，叫做酶的激活剂
举例	酶的激活剂大多数是金属离子或有机化合物，如K^+、Mg^{2+}、Mn^{2+}等

三、其他概念 ☆

项目	内容
变构酶	①某些代谢物能与酶分子上的变构部位特异性结合，使酶的分子构象发生改变，从而改变酶的催化活性以及代谢反应的速度，这种调节作用叫做变构调节 ②具有变构调节作用的酶叫做变构酶
酶原	①某些酶在细胞内合成或初分泌、或在其发挥催化功能前处于无活性状态，这些没有活性的酶的前体叫做酶原 ②使酶原转变为有活性酶的过程称为酶原激活
酶的化学修饰	①酶蛋白肽链上的一些基团可与某种化学基团发生可逆的共价结合，从而改变酶的活性，这一过程叫做酶的化学修饰或共价修饰 ②包括磷酸化和脱磷酸化、乙酰化和脱乙酰化、甲基化和脱甲基化、腺苷化和脱腺苷化、–SH和–S–S–的互变等，以磷酸化修饰最常见

第四节　糖代谢

一、人体葡萄糖代谢的主要途径 ☆☆

人体葡萄糖的主要代谢途径，包括糖酵解、糖的有氧氧化、磷酸戊糖途径和糖异生等过程。

二、糖酵解

糖酵解是糖的无氧分解，指葡萄糖生成乳酸的过程。

（一）反应过程 ☆☆☆

阶段	反应方程式	其他
起始阶段	葡萄糖→6–磷酸葡萄糖 ⇌ 6–磷酸果糖→1，6–二磷酸果糖	消耗两分子ATP，己糖激酶（肝中为葡萄糖激酶）和磷酸果糖激酶–1是关键酶
释能阶段Ⅰ	①1，6–二磷酸果糖 ⇌ 磷酸二羟丙酮+3–磷酸甘油醛 ②磷酸二羟丙酮 ⇌ 3–磷酸甘油醛	—
释能阶段Ⅱ	3–磷酸甘油醛经脱氢、磷酸化、脱水及放能等反应生成丙酮酸：3–磷酸甘油醛→1，3–二磷酸甘油酸→3–磷酸甘油酸→2–磷酸甘油酸→磷酸烯醇式丙酮酸→丙酮酸。	①有两次底物水平磷酸化，共生成4分子ATP ②丙酮酸激酶为关键酶

续表

阶段	反应方程式	其他
乳酸生成阶段	丙酮酸还原生成乳酸：利用丙酮酸接受酵解代谢过程中产生的NADH，使NADH重新氧化为NAD^+。	丙酮酸→乳酸

（二）生理意义 ☆☆

生理意义：
- 是缺氧条件下机体获得能量的有效途径
- 某些细胞的主要产能方式（红细胞没有线粒体，完全依赖糖酵解提供能量）

三、糖的有氧氧化

（一）反应过程 ☆☆☆

反应阶段	反应	产能	关键酶
葡萄糖经酵解途径生成丙酮酸	在胞液中进行，与糖的无氧酵解途径相同	2+（4～6）分子ATP	与糖的无氧酵解途径相同
丙酮酸氧化脱羧生成乙酰CoA	丙酮酸进入线粒体，在丙酮酸脱氢酶系的催化下氧化脱羧生成（$NADH+H^+$）和乙酰CoA	6分子ATP	丙酮酸脱氢酶
经三羧酸循环彻底氧化分解	生成的乙酰CoA进入三羧酸循环彻底氧化分解为CO_2和H_2O，并释放能量合成ATP	24分子ATP	柠檬酸合酶、异柠檬酸脱氢酶与α-酮戊二酸脱氢酶复合体

（二）三羧酸循环的意义 ☆☆

三羧酸循环：
- 糖、脂肪、蛋白质三大营养物质最终氧化的共同途径
- 糖、脂肪和某些氨基酸代谢联系和互变的枢纽
- 体内产生CO_2和能量的主要机制之一

四、磷酸戊糖途径 ☆☆

项目	内容
概念	从6-磷酸葡萄糖脱氢反应开始，经一系列代谢反应生成磷酸戊糖等中间代谢物，然后再重新进入糖氧化分解代谢途径的一条旁路代谢途径
代谢产物	①代谢产物是3-磷酸甘油醛和6-磷酸果糖 ②重要的中间代谢产物是5-磷酸核糖和NADPH
场所	整个代谢途径在胞液中进行
关键酶	6-磷酸葡萄糖脱氢酶
意义	①体内生成NADPH的主要代谢途径，作为供氢体参与多种代谢反应 ②体内生成5-磷酸核糖的唯一代谢途径，为核酸的合成提供核糖

五、糖异生 ☆☆☆

项目	内容
概念	从非糖物质转化为葡萄糖或糖原的过程
关键酶	丙酮酸羧化酶、磷酸烯醇式丙酮酸羧激酶、果糖二磷酸酶-1和葡萄糖-6-磷酸酶
途径	①基本是糖酵解的逆反应过程 ②要越过三个不可逆的反应
乳酸循环	肌肉通过糖酵解生成的乳酸进入血液后，再进入肝异生为葡萄糖，葡萄糖释入血液后又被肝摄取构成的循环
意义	①饥饿情况下维持血糖浓度的相对恒定，保障大脑等重要组织器官的能量供应 ②回收乳酸分子中的能量，将产生的乳酸转运至肝脏重新生成葡萄糖后再利用，防止乳酸中毒 ③维持酸碱平衡

六、血糖 ☆☆☆

（一）概念 ☆☆

血糖是指血中的葡萄糖，血糖浓度呈相对恒定，按葡萄糖氧化酶法测定，正常人空腹血浆葡萄糖水平达3.9～6.1mmol/L。

（二）来源与去路 ☆☆

项目	内容
来源	①食物（主要） ②直接来自肝糖原的分解（空腹时） ③由非糖物质通过糖异生途径生成葡萄糖（长期饥饿时）
去路	①各组织中氧化分解产能（主要） ②运往肝及肌肉组织合成糖原 ③转变为非糖物质，如脂肪、非必需氨基酸等 ④转变成其他糖及其衍生物，如核糖、氨基糖等 ⑤血糖浓度如超过8.88～9.99mmol/L，将超过肾小管的重吸收能力，即从尿液排出，称为糖尿

（三）血糖浓度的调节 ☆☆☆

项目	内容
肝脏	①降低：加快将血中的葡萄糖转运入肝细胞，促进肝糖原的合成 ②增高：通过促进肝糖原分解，促进糖的异生作用
肌肉	通过促进葡萄糖的氧化利用以降低血糖浓度
激素	①降低：胰岛素 ②升高：胰高血糖素、肾上腺素、糖皮质激素、生长激素、甲状腺激素
神经系统	全身各组织的糖代谢还受神经系统的整体调节

第五节　脂类代谢

一、基本概念

（一）脂类的组成 ☆

脂类是脂肪和类脂的总称，脂肪主要是指甘油三酯，类脂则包括磷脂（甘油磷脂和鞘磷脂）、糖脂（脑苷脂和神经节苷脂）、胆固醇及胆固醇酯。

（二）生理功能 ☆☆

项目	内容
供能和储能	主要是甘油三酯，体内20%～30%的能量由甘油三酯提供
构成生物膜	糖脂、磷脂以及胆固醇是生物膜的重要成分
协助脂溶性维生素的吸收	提供必需脂肪酸
保护和保温作用	大网膜和皮下脂肪有保护脏器和防止散热以保持体温等功用
其他	胆固醇可在体内转变成类固醇激素、维生素D_3和胆汁酸

二、三酰甘油的合成代谢 ☆☆

物质	合成部位	合成原料	分解部位	分解产物
甘油三酯	肝、小肠、脂肪组织	甘油、脂酸	脂肪组织	甘油、游离脂酸
胆固醇	肝、小肠的胞液和内质网	乙酰CoA	肝、肾上腺皮质、皮肤、卵巢	胆汁酸、7-脱氢胆固醇、类固醇激素
脂肪酸	肝、肾、脑、肺、乳腺脂肪线粒体外胞液中	乙酰CoA	脑除外，肝、肌肉最活跃	CO_2+H_2O+ATP
甘油磷脂	肝、肾、肠细胞内质网	丝氨酸、甘油、脂酸、胆碱磷酸盐	全身组织	由磷脂酶种类确定

三、甘油三酯的分解代谢

（一）脂肪动员 ☆☆☆

项目	内容
概念	在激素敏感脂肪酶的催化下，贮存在脂肪细胞中的甘油三酯水解并释放出脂肪酸，供给全身各组织细胞摄取利用的过程称为脂肪动员
关键酶	激素敏感脂肪酶（HsL）是脂肪动员的关键酶
结果	①生成三分子的脂肪酸和一分子的甘油 ②脂肪酸进入血液循环后与清蛋白结合，形成复合体再转运，甘油则转运至肝脏再磷酸化为3-磷酸甘油后进行代谢

（二）脂肪酸的β氧化 ☆☆☆

阶段	场所	酶	产物	其他
活化阶段	在线粒体外膜或内质网进行	脂酰CoA合成酶	脂酰CoA	每活化1分子脂肪酸，需消耗2分子ATP
进入线粒体阶段	线粒体内	肉碱脂肪酰转移酶Ⅰ（关键酶）和肉碱脂肪酰转移酶Ⅱ	—	脂酰CoA不能自由通过线粒体内膜，必须在肉碱脂酰转移酶Ⅰ和Ⅱ催化下由肉碱携带进入线粒体
β-氧化阶段	线粒体内	脂酰CoA脱氢酶、水化酶、L-β羟脂酰CoA脱氢酶、硫解酶	①$FADH_2$和α，β-烯酰CoA ②L（+）-β-羟脂酰CoA ③β-酮脂肪酰CoA和$NADH+H^+$ ④乙酰CoA、脂肪酰CoA	由4个连续的酶促反应组成：脱氢、水化、再脱氢、硫解

（三）三羧酸循环 ☆☆

三羧酸循环：生成的乙酰CoA进入三羧酸循环彻底氧化分解。

四、酮体

（一）生成 ☆☆

项目	内容
场所	酮体主要在肝脏的线粒体中生成
合成原料	乙酰CoA、NADPH
关键酶	HMG-CoA合成酶
过程	①乙酰CoA→乙酰乙酰CoA→HMG-CoA→乙酰乙酸 ②生成的乙酰乙酸在β-羟丁酸脱氢酶催化下生成β-羟丁酸或经乙酰乙酰脱羧酶生成丙酮

（二）利用 ☆☆☆

项目	内容
利用酮体的酶	①存在于心、肾、脑和骨骼肌细胞的线粒体中的琥珀酰CoA转硫酶 ②存在于心、肾、脑细胞线粒体中的乙酰乙酸硫激酶
过程	β-羟丁酸→乙酰乙酸→乙酰乙酰CoA→乙酰CoA→三羧酸循环

（三）生理意义 ☆☆

项目	内容
正常情况	①肝脏输出能源的形式之一 ②酮体溶于水，分子小 ③能通过血脑屏障和肌肉毛细血管壁，易被肝外组织充分利用
在长期饥饿或患糖尿病	①脂肪动员加强，产生的大量酮体将为心、脑等重要器官提供必需的能源 ②由于葡萄糖供应不足，心、脑等器官也会应激利用酮体氧化分解供能
酮尿	酮体的生成超过肝外组织利用的能力，将导致血中酮体升高和酮症酸中毒，酮体大量随尿排出，称为酮尿

五、胆固醇

（一）合成

1. 场所与原料 ☆☆

项目	内容
场所	在肝脏和小肠的胞液和微粒体
合成所需原料	乙酰CoA、NADPH

2. 过程 ☆☆☆

阶段	反应	场所	关键酶
甲羟戊酸（MVA）的合成	2乙酰CoA-乙酰乙酰CoA→羟甲基戊二酸单酰CoA（HMG-CoA）→MVA	在细胞质和线粒体内	HMV-CoA还原酶是胆固醇合成的关键酶
甲羟戊酸缩合生成鲨烯	MVA→二甲基丙烯焦磷酸→焦磷酸法尼酯→鲨烯	在细胞质和线粒体进行	—
鲨烯环化为胆固醇	鲨烯结合在细胞质的固醇载体蛋白（SCP）上，经内质网单加氧酶、环化酶等催化，经一系列反应环化为27碳胆固醇	在线粒体进行	内质网单加氧酶、环化酶

（二）转化 ☆☆

项目	内容
转化成胆汁酸	每日正常人合成的胆固醇中有2/5转化成胆汁酸
转化成类固醇激素	①肾上腺皮质球状带可合成醛固酮（或称盐皮质激素）（调节水盐代谢） ②肾上腺皮质束状带可合成皮质醇和皮质酮（合称糖皮质激素），以调节糖代谢 ③还可转化成睾酮、孕酮等性激素
转化成维生素D_3	在紫外线光照下，7-脱氢胆固醇的B环断裂，生成维生素D_3

六、血浆脂蛋白

（一）分类 ☆☆☆

方法	依据	分类
电泳法	电泳迁移率的不同	乳糜微粒→β-脂蛋白→前β-脂蛋白→α-脂蛋白（由慢到快）
超速离心法	按脂蛋白密度	CM（乳糜微粒）→VLDL（极低密度脂蛋白）→LDL（低密度脂蛋白）→HDL（高密度脂蛋白）（由高到低）

（二）组成与功能 ☆☆☆

种类	组成	功能
CM	三酰甘油（TG）、胆固醇酯和一些载脂蛋白	运输外源性TG和胆固醇

续表

种类	组成	功能
VLDL	约含10%蛋白质和50%TG	①转运内源性TG ②VLDL浓度升高可引起动脉粥样硬化症
LDL	约含25%蛋白质和49%胆固醇与胆固醇酯	转运内源性胆固醇和胆固醇酯，浓度升高也与动脉脉粥样硬化症有关
HDL	—	逆向转运胆固醇（从肝外组织至肝细胞）

第六节　生物氧化

一、概念 ☆

物质在生物体内氧化分解并释放出能量的过程称为生物氧化。通过生物氧化促进代谢物在分解代谢中逐步释放能量，并生成ATP。

二、呼吸链

（一）氧化呼吸链

1. 概念 ☆

项目	内容
氧化呼吸链	①营养物质代谢脱下的成对氢原子以还原当量形式存在，再通过多种酶及辅酶催化的氧化还原连锁反应逐步传递，最终与氧结合成水 ②逐步释放的能量可驱动ATP生成 ③该过程与细胞呼吸有关，这一包含多种氧化还原组分的传递链称为氧化呼吸链
递氢体	传递氢的酶或者辅酶称为递氢体

2. 复合体 ☆☆

递氢体或递电子体往往以复合体的形式存在于线粒体内膜上。主要的复合体有以下几类：

项目	组成	作用
复合体Ⅰ（NADH-泛醌还原酶）	一分子NADH还原酶（FMN），两分子铁硫蛋白（Fe-S）和一分子辅酶Q（CoQ）	将电子从NADH传递给CoQ，同时线粒体基质侧的4个H^+被泵到膜间隙侧
复合体Ⅱ（琥珀酸-泛醌还原酶）	一分子琥珀酸脱氢酶（FAD），两分子铁硫蛋白和两分子Cyt b_{560}	将电子从琥珀酸传递给CoQ
复合体Ⅲ（泛醌-细胞色素C还原酶）	两分子Cytb（分别为Cyt b_{562}和Cyt b_{566}），一分子Cyt c1和一分子铁硫蛋白	将电子由泛醌传递给Cytc，同时将$2H^+$泵出线粒体内膜
复合体Ⅳ（细胞色素C氧化酶）	由一分子Cyta和一分子Cyt a_3组成，含两个铜离子，可直接将电子传递给氧，故Cyt aa_3又称为细胞色素C氧化酶	将电子由Cyt c传递给氧，并将基质侧的$4H^+$泵出线粒体内膜，同时氧与线粒体基质侧的$4H^+$生成$2H_2O$

（二）呼吸链成分的排列顺序 ☆

项目	内容
NADH氧化呼吸链	NADH→FMN→CoQ→Cyt b→Cyt c_1→Cyt c→Cyt aa_3→O_2
琥珀酸氧化呼吸链	FAD→CoQ→Cyt b→Cyt c1→Cyt c→Cyt aa_3→O_2

三、生物体内能量生成的方式 ☆☆☆

项目	内容
氧化磷酸化	在线粒体中，底物分子脱下的氢原子经递氢体系传递给氧，释放能量使ADP磷酸化生成ATP
底物水平磷酸化	直接将高能代谢物分子中的高能键转移到ADP，生成ATP分子的过程称为底物水平磷酸化

第七节　氨基酸代谢

一、氮平衡 ☆☆

项目	内容
概念	体内蛋白质的合成与分解处于动态平衡中，故每日氮的摄入量与排出量也维持着动态平衡，这种动态平衡就称为氮平衡
生理意义	①氮总平衡（摄入氮=排出氮）：正常人 ②氮正平衡（摄入氮>排出氮）：儿童、孕妇及恢复期患者 ③氮负平衡（摄入氮<排出氮）：饥饿、严重烧伤、出血或消耗性疾病病人

二、氨基酸 ☆☆

（一）必需氨基酸 ☆

项目	内容
概念	人体内不能合成，必须由食物蛋白质供给的氨基酸称为必需氨基酸
种类	赖氨酸（Lys）、色氨酸（Trp）、苯丙氨酸（Phe）、蛋氨酸（Met）、苏氨酸（Thr）、亮氨酸（Leu）、异亮氨酸（lle）、缬氨酸（Val）

（二）氨基酸的脱氨基作用 ☆

体内的氨基酸可通过氧化脱氨基作用、转氨基作用、联合脱氨基作用及嘌呤核苷酸循环，其中联合脱氨基作用是氨基酸脱氨基的主要方式。

方式	过程	酶
氧化脱氨基作用	反应过程包括脱氢和水解两步	主要由L-氨基酸氧化酶和谷氨酸脱氢酶所催化

续表

方式	过程	酶
转氨基作用	①由转氨酶催化 ②可逆地将α-氨基酸的氨基转移到α-酮酸酮基的位置上，生成相应的α-氨基酸，而原来的α-氨基酸则转变为相应的α-酮酸	①转氨酶以磷酸吡哆醛为辅酶 ②较为重要的转氨酶有丙氨酸氨基转移酶（ALT）、天冬氨酸氨基转移酶（AST）
联合脱氨基作用	①转氨基作用与氧化脱氨基作用联合进行，从而使氨基酸脱去氨基并氧化为α-酮酸的过程 ②可在大多数组织细胞中进行	—
嘌呤核苷酸循环	①存在于骨骼肌和心肌中的一种特殊的联合脱氨基作用方式 ②腺苷酸脱氨酶可催化AMP脱氨基，此反应与转氨基反应相联系，构成嘌呤核苷酸循环的脱氨基作用	腺苷酸脱氨酶

三、血氨 ☆☆☆

项目	内容
来源	①氨基酸脱氨基作用和胺类分解产生的氨 ②肠道细菌腐败作用产生的氨 ③肾小管上皮细胞分泌的氨主要来源于谷氨酰胺
血中的转运	运输形式是丙氨酸和谷氨酰胺，将氨转运至肝脏或肾脏进行代谢
去路	①在肝脏转变为尿素（主要途径） ②合成氨基酸 ③合成其他含氮物 ④合成天冬酰胺和谷氨酰胺 ⑤肾小管泌氨：在酸性条件下生成铵盐随尿排出

四、尿素 ☆☆

项目	内容
作用	体内氨的主要去路是合成尿素
合成器官	肝脏，肾及脑中也可少量合成
反应过程	①尿素合成是经鸟氨酸循环的反应过程来完成 ②主要反应过程：NH_3+CO_2+2ATP→氨基甲酰磷酸→瓜氨酸→精氨酸代琥珀酸→精氨酸→尿素+鸟氨酸
合成的特点	①主要在肝脏的线粒体及胞液中进行 ②合成一分子尿素消耗四分子ATP ③精氨酸代琥珀酸合成酶是尿素合成的关键酶 ④尿素分子中的两个氮原子，一个来源于NH_3，一个来源于天冬氨酸

五、一碳单位 ☆

项目	内容
概念	只含一个碳原子的有机基团
举例	甲基（$—CH_3$）、亚甲基（$—CH_2—$）、甲炔基（$=CH—$）、甲酰基（$—CHO$）、亚氨甲基（$—CH=NH$）、羟甲基（$—CH_2OH$）等
主要载体	四氢叶酸（FH4）和S-腺苷同型半胱氨酸
来源	苏氨酸、丝氨酸、甘氨酸、组氨酸和色氨酸
生理功能	①参与嘌呤、嘧啶的合成 ②将氨基酸代谢和核苷酸代谢密切联系起来 ③一碳单位代谢障碍或FH_4分泌不足，可以引起巨幼细胞贫血等疾病

第八节　核苷酸代谢

一、嘌呤核苷酸

（一）从头合成

1. 概念及场所 ☆

项目	内容
概念	利用一些简单的前体物，如5-磷酸核糖、氨基酸、一碳单位及CO_2等，逐步合成嘌呤核苷酸的途径
场所	主要见于肝脏，其次为小肠黏膜和胸腺

2. 合成过程 ☆

项目	内容	酶
次黄嘌呤核苷酸的合成	①由5′-磷酸核糖合成PRPP（1′-焦磷酸-5′-磷酸核糖） ②再经过大约10步反应，合成次黄苷酸（IMP）	①磷酸核糖焦磷酸合成酶和PRPP酰胺转移酶是关键酶 ②过程消耗5个ATP
腺苷酸及鸟苷酸的合成	①由天冬氨酸提供氨基合成腺苷酸代琥珀酸（AMP-S），然后裂解产生AMP ②以NAD^+为受氢体，经脱氢、氧化为黄苷酸（XMP），在鸟苷酸合成酶催化下，由谷氨酰胺提供氨基合成鸟苷酸（GMP）	①腺苷酸代琥珀酸合成酶 ②IMP脱氢酶
三磷酸嘌呤核苷的合成	①AMP/GMP被进一步磷酸化，最后生成ATP/GTP，作为合成RNA的原料 ②ADP/GDP则可在核糖核苷酸还原酶的催化下，脱氧生成dADP/dGDP，然后再磷酸化为dATP/dGTP，作为合成DNA的原料	核糖核苷酸还原酶

（二）补救合成 ☆

项目	内容
概念	指利用分解代谢产生的游离嘌呤碱基或嘌呤核苷重新合成嘌呤核苷酸的过程
反应过程	A+PRPP→AMP；C/I+PRPP→GMP/IMP
酶	腺嘌呤磷酸核糖转移酶（APRT）和次黄嘌呤－鸟嘌呤磷酸核糖转移酶（HGPRT）两种酶参与反应

（三）代谢 ☆

项目	内容
过程	①在核苷酸酶的催化下，脱去磷酸生成嘌呤核苷 ②再在核苷酶的催化下分解生成嘌呤碱基和Ⅰ－磷酸核糖 ③嘌呤碱基可参加补救合成，也可进一步水解 ④最后产生的次黄嘌呤和鸟嘌呤经黄嘌呤氧化酶催化氧化生成终产物尿酸
临床意义	①痛风症患者因体内嘌呤核苷酸分解代谢异常，可导致血中尿酸含量升高，尿酸钠晶体沉积于软骨、关节、软组织及肾脏中，而引起关节炎、尿路结石及肾疾病 ②可用别嘌呤醇予以治疗

二、脱氧核苷酸的生成 ☆

脱氧核苷酸主要是在二磷酸核苷（除脱氧胸腺嘧啶核苷酸以外）基础上直接还原生成的。在脱氧核苷酸还原酶的催化下，NDP的核糖分子C2上的羟基被氢原子取代，转变成dNDP。

三、嘧啶核苷酸

（一）从头合成途径（主要）☆☆

项目	内容
概念	指利用一些简单的前体物逐步合成嘧啶核苷酸的过程
场所	主要在肝细胞的细胞质和线粒体中进行
合成步骤	①在氨基甲酰磷酸合成酶Ⅱ的催化下生成氨基甲酰磷酸 ②再经天冬氨酸转氨甲酰酶的催化，转移一分子天冬氨酸，从而合成氨甲酰天冬氨酸，然后再经脱氢、脱羧、环化等反应合成UMP ③UMP经磷酸化后生成UTP，再经胞苷酸合成酶的催化，从谷氨酰胺接受氨基，转变为CTP

（二）补救合成途径（次要）☆☆

项目	内容
概念	由分解代谢产生的嘧啶/嘧啶核苷转变为嘧啶核苷酸的过程称为补救合成途径
主要酶	嘧啶磷酸核糖转移酶
主要反应	嘧啶+PRPP→磷酸嘧啶核苷+PPi

（三）代谢 ☆☆

项目	内容
途径	首先通过核苷酸酶和核苷酶的催化，除去磷酸和核糖，产生的嘧啶碱基在体内进一步分解
产物	①胞嘧啶脱氨基转变为尿嘧啶，尿嘧啶还原成二氢尿嘧啶，并水解开环，最终生成β－丙氨酸、NH_3和CO_2 ②胸腺嘧啶降解为β－氨基异丁酸，NH_3和CO_2
场所	降解代谢在肝脏中进行

四、核苷酸代谢的抗代谢物及临床应用

项目	抗代谢物	作用	药物	其他
嘌呤核苷酸合成的抗代谢物	属于嘌呤、氨基酸或叶酸的类似物	通过对代谢酶的竞争性抑制作用，干扰或抑制嘌呤核苷酸的合成，因而具有抗肿瘤治疗作用	在临床上应用较多的嘌呤核苷酸类似物主要是6-巯基嘌呤（6-MP），其化学结构与次黄嘌呤类似	甲氨蝶呤和氮杂丝氨酸等
嘧啶核苷酸合成的抗代谢物	一些嘧啶核苷酸的类似物	通过对酶的竞争性抑制而干扰或抑制嘧啶核苷酸的合成	临床上主要的抗代谢药物是5-氟尿嘧啶（5-FU）、阿糖胞苷等，5-FU在体内可转变为F-dUMP，可竞争性抑制胸苷酸合成酶的活性，从而抑制胸苷酸的合成	—

第九节　物质代谢的联系与调节

一、三大物质代谢的联系 ☆☆

项目	内容
共同的中间产物	乙酰CoA和丙酮酸
共同的代谢途径	三羧酸循环（TCA C）
共同的能量货币	ATP
转化	饱食、饥饿时互相转化

二、细胞水平的代谢调节 ☆

项目	内容
关键酶	①关键酶催化的速度最慢，又称限速酶 ②关键酶催化的反应常为单向反应，其活性可决定代谢的方向 ③关键酶常受多种效应剂的调节
变构调节	①代谢途径的关键酶多数受到变构调节 ②代谢途径的起始物或产物通过变构调节影响代谢途径

续表

项目	内容
酶的化学修饰调节	①通过对酶蛋白的化学修饰调节代谢途径中关键酶的活性 ②酶促化学修饰的特点：绝大多数都具有无活性和有活性两种形式；化学修饰关键酶的共价键变化为酶催化的反应，迅速发生且有多级酶促级联，有放大效应；磷酸化与脱磷酸化是最常见的酶促化学修饰反应
活性调节	改变细胞内酶的含量可调节酶的活性

第十节　DNA的生物合成

一、中心法则 ☆☆

遗传信息从DNA传递给RNA（转录），再从RNA传递给蛋白质（翻译），即完成遗传信息的转录和翻译过程。从DNA传递给DNA，即DNA的复制。

二、DNA合成中重要的酶 ☆

项目	内容
DNA聚合酶	①原核生物：DNA-pol Ⅰ、Ⅱ、Ⅲ三种，DNA-pol Ⅲ是主要的复制酶 ②真核生物：α（参与复制与引发，不具5′→3′外切酶活性），β（参与修复，不具5′→3′外切酶活性），γ（参与线粒体DNA复制，不具5′→3′外切酶活性，有3′→5′外切酶活性），δ（参与复制，后随链合成，具有3′→5′外切酶活性，不具5′→3′外切酶活性），ε（参与复制，前导链合成，具有3′→5′外切酶活性，不具5′→3′外切酶活性）
DNA拓扑异构酶	①Ⅰ型拓扑异构酶：切断DNA的一个链，使DNA解链旋转中不致打结，不需要ATP的能量 ②Ⅱ型拓扑异构酶：在无ATP时的酶促作用与Ⅰ相同，但在利用ATP时，可催化闭环状DNA产生超螺旋
DNA解链酶	①解链酶Ⅰ：沿3′→5′方向在领头链模板上移动 ②解链酶Ⅱ：沿5′→3′方向移动
单链DNA结合蛋白（SSB）	在DNA复制过程中，维持模板处于单链状态并保护单链的完整
引物酶	①在模板的起始部位催化互补碱基的聚合，形成RNA片段（引物） ②一种催化引物合成的RNA聚合酶
连接酶	连接DNA链3′-OH末端与另一条DNA链的5′-P末端，生成磷酸二酯键，从而将相邻的两段DNA链连成完整的链

三、DNA复制的方式 ☆☆☆

项目	内容
方式	DNA的复制方式是半保留复制

续表

项目	内容
概念	半保留复制是指以DNA两条链中的每一条链作为模板各自合成一条新的DNA链，这样新合成的子代DNA分子中一条链来自亲代DNA，另一条链为新合成的

四、DNA的损伤和修复 ☆☆

修复方式	内容
切除修复	①细胞内最重要和最有效的修复机制 ②需要特异的核酸内切酶，pol Ⅰ和DNA糖苷酶参加 ③核酸内切酶水解核酸链内损伤部位的磷酸二酯键，把误配的核苷酸从链上水解下来后，再在pol Ⅰ催化下，按模板的正确配对，循5′ →3′ 方向补回空隙 ④最后，由DNA连接酶将最后的3′—OH与5′ P-裂口接成磷酸二酯键，完成切除修复过程
重组修复	双链DNA中的一条链发生损伤，在DNA进行复制时，因损伤部位不能成为模板，不能合成互补的DNA链，所以产生缺口，由原来DNA的对应部位切出相应的部分将缺口填满，从而产生完整无损的子代DNA的修复过程
SOS修复	①当DNA的损伤程度严重到难以继续复制时，必须采用一系列复杂的应急措施，以增强其修复能力 ②SOS修复是应急修复 ③通过SOS修复，虽仍能进行复制和维持细胞存活，但特异性低，对DNA的碱基识别能力差，DNA保留的错误较多，可能导致长期广泛的突变
光复活修复	①紫外线照射可引起核酸链上相邻的两个胸腺嘧啶形成T–T二聚体 ②激活后的光修复酶，能将两胸腺嘧啶环之间形成的共价键断裂，使T–T二聚体复原成两分子胸苷酸

第十一节　RNA的合成

一、转录 ☆

以DNA为模板，四种核糖核苷酸为原料，在RNA聚合酶的催化下合成RNA分子称为转录。

二、RNA合成的特点 ☆☆

RNA合成的特点：
- 不对称转录：将用作RNA合成模板的链称作反义链，另一条不作模板的链称有义链
- 全保留转录
- 转录开始不需要引物
- 转录的单向性：链的延长方向是5′→3′
- 有特定的起始和终止位点

三、RNA的转录 ☆☆

阶段	内容
起始	①RNA聚合酶的σ因子辨认转录起始点，与启动子结合，形成复合物 ②RNA聚合酶进入起始部位后，催化NTP，使其与模板链上相应的碱基配对（U-A，A-T，C-C），并结合至DNA模板链上，形成第一个磷酸二酯键 ③RNA聚合酶转移到模板下一部位，RNA链开始合成后，释放σ因子，与核心酶结合成RNA聚合酶的全酶，起始另一次转录过程 ④转录起始不需要引物
延长	核心酶沿模板DNA链5'→3′方向向下游滑动，每滑动一个核苷酸的距离，则有一个核糖核苷酸按DNA模板链的碱基互补关系进入模板，即U-A、A-T、C-G，形成一个磷酸二酯键，如此不断延长下去
终止	①通常都能继续下去，直至转录完成而终止 ②协助RNA聚合酶识别终止子的蛋白质辅助因子称为终止因子 ③当到达有p因子或者富含碱基GC碱基与倒转重复序列形成的茎环结构附近时，终止转录 ④核心酶从模板上脱落，释放出新合成的RNA

四、真核生物mRNA的转录后加工 ☆☆

阶段	内容
5′-端加帽	①在hnRNA转录后加工过程中形成 ②转录产物的第一个核苷酸常是5′-三磷酸鸟苷（5′-pppG），成熟时先形成三磷酸双鸟苷，在甲基化酶作用下，第一或者第二个鸟嘌呤碱基发生甲基化反应，形成5′帽子结构
3′-端加多聚腺苷酸尾	①由特异核酸外切酶切去3′端多余的核苷酸，再由多聚腺苷酸聚合酶催化，以ATP为底物，进行聚合反应形成多聚腺苷酸尾 ②poly A长短与mRNA的寿命有关，随寿命延长而缩短
剪接	切掉内含子部分，然后将各个外显子部分再拼接起来成为成熟的mRNA

第十二节　蛋白质的生物合成

蛋白质生物合成体系包括氨基酸、mRNA模板、tRNA、核糖体、酶及蛋白质因子、ATP与GTP供能物质。

一、遗传密码子的特点 ☆

遗传密码子的特点
- 连续性
- 简并性
- 通用性
- 方向性
- 摆动性

二、蛋白质生物合成过程

(一)氨基酸的活化与转运 ☆

氨基酰tRNA合成酶催化氨基酸的活化以及活化氨基酸与tRNA的结合。反应完成后，特异的tRNA3′端CCA上的2′或3′位自由羟基与相应的活化氨基酸以酯键相连接，氨基酸被转移到tRNA的末端5′-CAA-3′。

(二)活化氨基酸的缩合 ☆☆

核蛋白体循环过程可分为三个阶段。

阶段	内容
起动阶段	①eIF-3与40S小亚基结合，可促进80S核糖体解离出60S大亚基 ②mRNA借助帽结构结合到40S小亚基上，并向下移动及扫描，使mRNA的起始密码AUG在Met-tRNA^{Met}反密码位置上固定下来，翻译开始 ③通过eIF-5的作用，结合Met-tRNA^{Met}与CTP，再与mRNA的40S小亚基和60S大亚基结合，形成80SMet-tRNA$_1^{MET}$mRNA起始复合物
肽链延长阶段	①进位：与mRNA下一个密码相对应的氨基酰tRNA进入核蛋白体的A位 ②成肽：在转肽酶的催化下，将供位上的tRNA所携带的甲酰蛋氨酰基或肽酰基转移到受位上的氨基酰tRNA上，与其α-氨基缩合形成肽键 ③移位：核蛋白体向mRNA的3′一端滑动相当于一个密码的距离，同时使肽酰基tRNA从受体移到供位
肽链终止阶段	①识别：RF识别终止密码，进入核糖体的受位 ②水解：RF使肽酰转移酶变为酯酶，多肽链与tRNA之间的酯键被水解，多肽链释出 ③解离：核蛋白体与mRNA分离，tRNA、RF脱落，核蛋白体解离为大、小亚基

三、多肽链合成后的加工修饰 ☆☆

项目	内容
一级结构的加工修饰	①N端甲酰蛋氨酸或蛋氨酸的切除 ②氨基酸的修饰：糖基化、羟基化、磷酸化、乙酰化、甲基化、硒化等 ③二硫键的形成：由特异的氧化酶催化，将-SH氧化为-S-S ④肽段的切除：由特异的蛋白酶催化，将部分肽段切除
高级结构的形成	①构象的形成：在分子内分子伴侣、辅助酶及分子伴侣的协助下，形成特定的空间构象 ②亚基的聚合 ③辅基的连接
靶向输送	①靶向输送：蛋白质合成后，被定向地输送到其执行功能的场所 ②信号肽：在输送的蛋白质分子的氨基端，一般都带有一段疏水的肽段 ③分泌型蛋白质的定向输送，是通过信号肽与胞浆中的信号肽识别粒子识别并特异结合，然后再借助SRP与膜上的对接蛋白识别并结合后，把所携带的蛋白质送出细胞

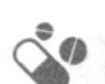

第十三节 基因表达调控、基因重组和基因工程

一、操纵子 ☆

操纵子指许多功能上相关的基因前后相连成串，由一个共同的控制区进行转录的控制，包括结构基因以及调节基因的整个DNA序列，如乳糖操纵子。

项目	内容
信息区	由一个或数个结构基因串联在一起组成
控制区	通常由调节基因（阻遏蛋白编码基因）、启动基因（CRP和RNA聚合酶结合区）和操纵基因（阻遏蛋白结合位点）构成

二、基因表达 ☆

项目	内容
时间特异性	指多数生物的不同基因的表达严格按特定的时间顺序发生，以适应细胞或个体特定分化、发育阶段的需要
空间特异性	指多细胞生物个体在某一特定生长发育阶段，同一基因在不同的细胞或者组织器官的表达不同，从而引起特异性的蛋白质分布于不同的细胞或组织器官

三、基因重组与基因工程 ☆☆

项目	内容
基因重组	①指DNA片段在细胞内、细胞间，甚至在不同物种之间进行交换，交换后的片段能在新的位置上复制、转录和翻译 ②主要方式有转化、接合、转导、转座、同源重组、位点特异性重组、Cas系统等
基因工程	重组DNA技术又叫做基因工程或者分子克隆，指的是通过体外操作将不同来源的DNA进行重组，并将重组后的DNA引入宿主细胞中进行增殖或表达的过程

第十四节 癌基因和抑癌基因

癌基因与抑癌基因 ☆

项目	基本概念	其他
癌基因	①指存在于正常细胞内，与细胞生长发育调控有关的一组结构基因 ②癌基因可按其来源不同而分为病毒癌基因与细胞癌基因 ③正常情况下，处于静止或低表达状态，对维持细胞的正常功能具有重要作用	①细胞癌基因可被染色体易位、染色体DNA扩增、碱基突变或缺失等激活 ②癌基因的主要表达产物有生长因子及其类似物、胞内信号转导物、核内转录因子和生长因子受体

续表

项目	基本概念	其他
抑癌基因	抑癌基因是指存在于正常细胞中，其编码产物能抑制细胞生长增殖的一组结构基因	常见的抑癌基因有Rb基因、p53基因、p16基因、PTEN基因等

第十五节　细胞信息转导

一、细胞信息传递途径 ☆

项目	内容
cAMP-蛋白激酶A途径	①儿茶酚胺类激素、腺垂体的激素、胰高血糖素、下丘脑激素等 ②受体为G蛋白偶联型膜受体
IP3、Ca^{2+}-CaM激酶途径	①激素，儿茶酚胺、血管紧张素Ⅱ等 ②神经递质，乙酰胆碱、5-羟色胺等，生长因子，PDCF、ECF等 ③受体为G蛋白偶联型或酪氨酸蛋白激酶型
DAC-蛋白激酶C途径	—
Ras-MAPK途径	胰岛素和大部分生长因子经此途径传递信号
胞内受体介导途径	类固醇激素；1,25-（OH）$_2D_3$；甲状腺激素

二、受体与配体的结合特点 ☆

受体与配体的结合特点
- 高度亲和力
- 高度专一性
- 可逆性
- 可饱和性
- 特定的作用模式

第十六节　血液与肝的生物化学

一、成熟红细胞的代谢特点 ☆

项目	内容
糖代谢	①成熟红细胞不能进行有氧氧化 ②糖代谢的途径有糖酵解、2，3-二磷酸甘油酸支路和磷酸戊糖途径
脂代谢	成熟红细胞通过主动渗入和被动交换不断地与血浆进行脂质交换，以维持正常的脂类组成、结构和功能

二、血浆蛋白质 ☆☆

醋酸纤维素薄膜电泳法可将血清蛋白质分离出白蛋白、α_1-球蛋白、α_2-球蛋白、β-球蛋白和γ-球蛋白五种。白蛋白是人血浆中的主要蛋白质，主要在肝脏中合成，主要功能为维持血浆胶体渗透压。

三、胆红素的主要代谢途径 ☆☆

项目	内容
胆红素在血中的转运	主要以胆红素-清蛋白的形式转运
胆红素在肝中的转变	①生成葡糖醛酸胆红素 ②肝细胞对胆红素具有解毒作用
结合胆红素排泄入肠道	—
胆色素的肠肝循环	在肠道中，10%～20%胆素原可被肠黏膜细胞重新吸收入血，经肝门静脉入肝，其中大部分可再由肝细胞分泌，经胆汁排入肠道，这个过程叫做胆色素的肠肝循环

四、胆汁酸的分类 ☆

项目	内容
游离胆汁酸	胆酸、鹅脱氧胆酸、脱氧胆酸和石胆酸
结合胆汁酸	甘氨胆酸、牛磺胆酸、甘氨鹅脱氧胆酸、牛磺鹅脱氧胆酸

考点精练

一、选择题

（一）A型题

1. lg分子葡萄糖的有氧氧化净生成的ATP分子数与无氧氧化净生成的ATP分子数最接近的比例为以下哪一组
   A. 25∶1　B. 18∶1　C. 12∶1
   D. 9∶1　E. 3∶1
2. 以下有关脂肪酸氧化的叙述中哪项是错误的
   A. 经肉毒碱进入线粒体内
   B. 首先脂肪酸活化，生成脂酰CoA
   C. 在β碳上进行脱氧、加水、再脱氧，并在α、β碳之间断裂
   D. 其产物只有脂酰CoA
   E. 肉毒碱脂酰转移酶Ⅰ是脂酸β氧化的限速酶
3. 乳酸循环不经过以下哪条途径
   A. 肌糖原酵解　B. 肝糖原异生　C. 磷酸戊糖途径
   D. 肝糖原更新　E. 肝糖原分解成血糖

4. 蛋白质变性是因为

A. 蛋白质颗粒聚集　　B. 蛋白质一级结构的改变　　C. 蛋白质空间构象的破坏

D. 辅基的脱落　　E. 蛋白质水解

5. 经典的分子遗传学中心法则为

A. DNA $\xrightarrow{\text{反转录}}$ RNA $\xrightarrow{\text{翻译}}$ 蛋白质　　B. DNA $\xrightarrow{\text{翻译}}$ RNA $\xrightarrow{\text{转录}}$ 蛋白质

C. DNA $\xrightarrow{\text{转录}}$ RNA $\xrightarrow{\text{翻译}}$ 蛋白质　　D. DNA $\xrightarrow{\text{复制}}$ RNA $\xrightarrow{\text{转录}}$ 蛋白质

E. DNA $\xrightarrow{\text{反转录}}$ RNA $\xrightarrow{\text{转录}}$ 蛋白质

6. 在尿素合成中，以下哪项反应需要ATP参加

A. 草酰乙酸+Glu→Asp+α-酮戊二酸　　B. 精氨酸→鸟氨酸+尿素

C. 瓜氨酸+Asp→精氨酸代琥珀酸　　D. 延胡索酸→苹果酸

E. 以上4项反应都不需要ATP

7. 以下有关真核细胞DNA复制的叙述，哪项是错误的

A. 半保留复制　　B. 需要解链酶和拓扑异构酶参与

C. α和β-DNA聚合酶起主要作用　　D. 出现复制叉

E. 合成的随从链可以顺着解链的方向连续延长

（二）X型题

1. 有关氨基酸活化的正确叙述为

A. 需氨基酰tRNA合成酶催化

B. 在细胞质中进行

C. 氨基酸以非共价键结合到特异的tRNA分子上

D. 消耗ATP

E. 消耗GTP

2. 以下哪些物质几乎仅由肝脏合成

A. 尿素　　B. 胆固醇　　C. 脂肪酸

D. 酮体　　E. 糖原

3. 在蛋白质的生物合成中，以下叙述正确的为

A. snRNA是合成蛋白质的场所　　B. tRNA的3′ CCA-OH携带氨基酸

C. mRNA起模板作用　　D. 氨基酸的氨基与tRNA结合

E. 原核生物和真核生物的IF明显不同

二、填空题

1. DNA双螺旋结构的稳定性横向依靠________维系，纵向依靠________维持。

2. 糖在体内的分解途径主要有________、________和________。

3. 同工酶指催化的化学反应________，但酶蛋白的分子结构理化性质乃至免疫学性质________的一组酶。

4. DNA复制是随从链的复制方向与解链方向________，不能顺着解链方向________，从而出现了一些________，叫做________片段。

5. 重要的线粒体氧化呼吸链有________和________，它们的会合点为________。

三、判断题

1. 组成DNA的基本碱基为A、C、G、T；而组成RNA的基本碱基为A、C、G、U。

2. 存在于自然界的氨基酸有300余种，组成蛋白质的只有20种。

3. 人体内只有肝脏是合成胆固醇的场所，其合成原料是丙二酸单酰CoA。

四、名词解释

1. DNA（脱氧核糖核酸）

2. 抑癌基因

3. 癌基因

4. 生物氧化

五、简答题

1. 何谓氮平衡？简述氮平衡测定的生理意义。

2. 何谓酶？酶与一般催化剂的区别是什么？

3. 脂类在机体内是如何分布的？

参考答案

一、选择题

（一）A型题

1. B　2. D　3. C　4. C　5. C　6. C　7. E

（二）X型题

1. ABD　2. AD　3. BCE

二、填空题

1. 氢键　碱基疏水性堆积力

2. 糖酵解　糖的有氧氧化　磷酸戊糖途径

3. 相同　不同

4. 相反　连续延长　不连续片段　冈崎

5. NADH氧化呼吸链　琥珀酸氧化呼吸链　CoQ

三、判断题

1. √　2. √　3. ×

四、名词解释

1. DNA（脱氧核糖核酸）：全称deoxyribonucleic acid，又称去氧核糖核酸，是一种长链聚合物，组成单位叫做四种脱氧核苷酸，由碱基、脱氧核糖、磷酸组成。DNA是染色体的主要化学成分，同时也是基因组成的成分，有时被叫做“遗传微粒”。DNA是一种分子，可组成遗传指令，以引导生物发育与生命功能运作。主要功能是长期性的资讯储存，可比喻为“蓝图”或“食谱”。其中包含的指令，是建构细胞内其他的化合物，如蛋白质与RNA所需。带有遗传讯息的DNA片段叫做基因，其他的DNA序列，有些直接以自身构造发挥作用，有些则参与调控遗传讯息的表现。

2. 抑癌基因：是一类抑制细胞过度生长、增殖从而遏制肿瘤形成的基因。抑癌基因的丢失或失活可能导致肿瘤发生。

3. 癌基因：是指能在体外引起细胞转化，在体内诱发肿瘤的基因。它是细胞内总体遗传物质的组成部分，人们将这类存在于生物正常细胞基因组中的癌基因叫做原癌基因，又称细胞癌基因。正常情况下，这些基因处于静止或低表达的状态，不仅对细胞无害，而且对维持细胞正常功能具有重要作用；当其受到致癌因素作用被活化并发生异常时，则可导致细胞癌变。

4. 生物氧化：营养物在生物体内的氧化叫做生物氧化。通过生物氧化可促成代谢物在分解代谢中逐步释放能量，并生成ATP。

五、简答题

1. 食物中的含氮物质绝大部分来自蛋白质，因此从食物的含氮量可估算出其蛋白质含量，氮平衡是指摄入食物的含氮量（摄入氮）与排泄物尿和粪中含氮量（排出氮）之间的差数，它能反映人体蛋白质的代谢概况。

（1）氮总平衡：摄入氮=排出氮，见于正常人。

（2）氮正平衡：摄入氮＞排出氮，部分摄入氮已用来合成体内蛋白质，见于儿童、孕妇及恢复期患者。

（3）氮负平衡：摄入氮＜排出氮，见于饥饿、严重烧伤、出血或消耗性疾病。

2. 酶是生物体内的高效催化剂。它与一般催化剂的区别表现在：（1）来源和化学本质不同。酶是活细胞产生的蛋白质，凡高温、强碱、强酸、重金属盐或紫外线均易使其变性而丧失催化活性。酶催化的反应皆在较温和的条件下进行；而在上述条件下，一般催化剂则较为稳定，酶在生物体内还经常不断更新。（2）酶的催化效率非常高，较一般催化剂高$10^7 \sim 10^{13}$倍。（3）酶具有高度特异性。一般可分为绝对特异性（只能催化一种或两种结构极相似化合物的某种反应）、相对特异性（对底物要求不甚严格）和立体异构特异性（如精氨酸酶只催化L精氨酸水解，而对D精氨酸无作用）。一般催化剂如H^+能催化淀粉、脂肪与蛋白质的水解；而生物体内消化淀粉、脂肪和蛋白质将由淀粉酶、脂肪酶和蛋白酶各司其职，分别完成水解。亦即一种酶只能作用于一种或一类化合物（叫做酶的底物），或作用于一定的化学键，促进一定的化学反应，生成一定的产物。

3. 脂类一般可分成脂肪和类脂两大类。脂肪是1分子甘油与3分子脂肪酸组成的酯，故称三酰甘油（TG）。TG主要储存于脂肪组织，其含量随营养和病理生理状况有较大的变动，所以叫做“可变脂”，占体重的10%～20%。类脂主要包括胆固醇、胆固醇酯、磷脂和糖脂等。它们广泛分布在各组织细胞的生物膜内，尤以神经组织的含量特别高，其总量约占体重的5%，膳食、运动等因素对其影响较小，含量变动不大，因此又称“固定脂”。

第七章　卫生法规

考点精讲

第一节　临床执业法规概述

一、医疗法律行为 ☆

项目	内容
狭义	凡以治疗、矫正或预防人体疾病、伤害残缺或保健为目的的，做出的诊察、诊断及治疗或基于诊察、诊断结果，以治疗为目的的实施的处方或用药等行为
广义	不仅包括这些还包括不具治疗性医疗法律行为、实验性医疗法律行为和侵袭性医疗法律行为

二、医疗法律关系 ☆☆

项目	内容
医疗合同关系	一般是患者与医疗机构或医务人员之间的合同关系
无因管理关系	①医务人员在院外，发现患者而对其治疗 ②无监护人员在场医院直接对无行为能力的“非急危”患者进行的诊疗行为。医务人员一般不承担法律关系，除故意或重大过失外
强制诊疗关系	①国家基于医疗的特殊性及对过敏生命和身体健康的维护，在法律上赋予医疗机构或医务人员以强制诊疗和患者的强制受诊义务 ②如吸毒人员的强制治疗、发生大规模传染病时的强制隔离及治疗

三、患者的权利 ☆☆

患者的权利
- 生命健康权
- 身体权
- 隐私权
- 平等医疗保健权
- 知情同意权

四、医疗机构和医务人员的义务 ☆☆

医疗机构和医务人员的义务：
- 诊疗义务
- 制作、保存病历的义务
- 转诊义务
- 安全保障义务

第二节　执业医师基本执业规则

一、中华人民共和国医师法

（一）医师权利与义务 ☆☆☆

项目	内容
医师权利	①在注册的执业范围内，按照有关规范进行医学诊查、疾病调查、医学处置、出具相应的医学证明文件，选择合理的医疗、预防、保健方案 ②获取劳动报酬，享受国家规定的福利待遇，按照规定参加社会保险并享受相应待遇 ③获得符合国家规定标准的执业基本条件和职业防护装备 ④从事医学教育、研究、学术交流 ⑤参加专业培训，接受继续医学教育 ⑥对所在医疗卫生机构和卫生健康主管部门的工作提出意见和建议，依法参与所在机构的民主管理 ⑦法律、法规规定的其他权利
医师义务	①树立敬业精神，恪守职业道德，履行医师职责，尽职尽责救治患者，执行疫情防控等公共卫生措施 ②遵循临床诊疗指南，遵守临床技术操作规范和医学伦理规范等 ③尊重、关心、爱护患者，依法保护患者隐私和个人信息 ④努力钻研业务，更新知识，提高医学专业技术能力和水平，提升医疗卫生服务质量 ⑤宣传推广与岗位相适应的健康科普知识，对患者及公众进行健康教育和健康指导 ⑥法律、法规规定的其他义务

（二）其他 ☆☆

（1）医师实施医疗、预防、保健措施，签署有关医学证明文件，必须亲自诊查、调查，并按照规定及时填写病历等医学文书，不得隐匿、伪造、篡改或者擅自销毁病历等医学文书及有关资料。医师不得出具虚假医学证明文件以及与自己执业范围无关或者与执业类别不相符的医学证明文件。

（2）对需要紧急救治的患者，医师应当采取紧急措施进行诊治，不得拒绝急救处置。因抢救生命垂危的患者等紧急情况，不能取得患者或者其近亲属意见的，经医疗机构负责人或者授权的负责人批准，可以立即实施相应的医疗措施。国家鼓励医师积极参与公共交通工具等公共场所急救服务；医师因自愿实施急救造成受助人损害的，不承担民事责任。

（3）医师在诊疗活动中应当向患者说明病情、医疗措施和其他需要告知的事项。需要实施手术、特殊检查、特殊治疗的，医师应当及时向患者具体说明医疗风险、替代医疗方案等情况，并取得其明确同意；不能或者不宜向患者说明的，应当向患者的近亲属说明，并取得其明确同意。

（4）医师应当使用经依法批准或者备案的药品、消毒药剂、医疗器械，采用合法、合规、科学的诊疗方法。除按照规范用于诊断治疗外，不得使用麻醉药品、医疗用毒性药品、精神药品、放射性药品等。

（5）医师应当坚持安全有效、经济合理的用药原则，遵循药品临床应用指导原则、临床诊疗指南和药品说明书等合理用药。

（6）执业医师按照国家有关规定，经所在医疗卫生机构同意，可以通过互联网等信息技术提供部分常见病、慢性病复诊等适宜的医疗卫生服务。国家支持医疗卫生机构之间利用互联网等信息技术开展远程医疗合作。

（7）医师不得利用职务之便，索要、非法收受财物或者牟取其他不正当利益；不得对患者实施不必要的检查、治疗。

（8）遇有自然灾害、事故灾难、公共卫生事件和社会安全事件等严重威胁人民生命健康的突发事件时，县级以上人民政府卫生健康主管部门根据需要组织医师参与卫生应急处置和医疗救治，医师应当服从调遣。

（9）在执业活动中有下列情形之一的，医师应当按照有关规定及时向所在医疗卫生机构或者有关部门、机构报告：

①发现传染病、突发不明原因疾病或者异常健康事件；

②发生或者发现医疗事故；

③发现可能与药品、医疗器械有关的不良反应或者不良事件；

④发现假药或者劣药；

⑤发现患者涉嫌伤害事件或者非正常死亡；

⑥法律、法规规定的其他情形。

（10）执业助理医师应当在执业医师的指导下，在医疗卫生机构中按照注册的执业类别、执业范围执业。在乡、民族乡、镇和村医疗卫生机构以及艰苦边远地区县级医疗卫生机构中执业的执业助理医师，可以根据医疗卫生服务情况和本人实践经验，独立从事一般的执业活动。

二、注册 ☆☆☆

项目	内容
不予医师注册的情况	①无民事行为能力或者限制民事行为能力 ②受刑事处罚，刑罚执行完毕不满2年或者被依法禁止从事医师职业的期限未满 ③被吊销医师执业证书不满2年 ④因医师定期考核不合格被注销注册不满1年 ⑤法律、行政法规规定不得从事医疗卫生服务的其他情形

续表

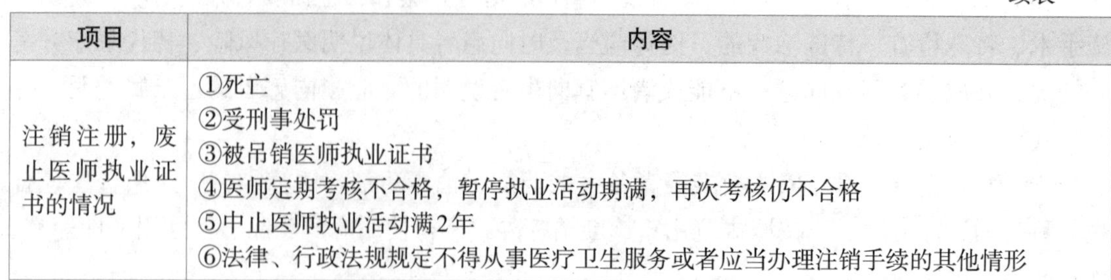

项目	内容
注销注册，废止医师执业证书的情况	①死亡 ②受刑事处罚 ③被吊销医师执业证书 ④医师定期考核不合格，暂停执业活动期满，再次考核仍不合格 ⑤中止医师执业活动满2年 ⑥法律、行政法规规定不得从事医疗卫生服务或者应当办理注销手续的其他情形

三、医疗事故处理条例

（一）概念 ☆☆

医疗事故是指医疗机构及其医务人员在医疗活动中，违反医疗卫生管理法律、行政法规、部门规章和诊疗护理规范、常规，过失造成患者人身损害的事故。

（二）医疗事故分级 ☆☆☆

分级	描述
一级医疗事故	造成患者死亡、重度残疾的
二级医疗事故	造成患者中度残疾、器官组织损伤导致严重功能障碍的
三级医疗事故	造成患者轻度残疾、器官组织损伤导致一般功能障碍的
四级医疗事故	造成患者明显人身损害的其他后果的

（三）医疗事故的报告制度 ☆☆☆

项目	内容
医疗机构内部报告制度	医务人员在医疗活动中发生或者发现医疗事故、可能引起医疗事故的医疗过失行为或者发生医疗事故争议的，应当立即向所在科室负责人报告，科室负责人应当及时向本医疗机构负责医疗服务质量监控的部门或者专（兼）职人员报告；负责医疗服务质量监控的部门或者专（兼）职人员接到报告后，应当立即进行调查、核实，将有关情况如实向本医疗机构的负责人报告，并向患者通报、解释
医疗机构外部报告制度	对可能导致医患矛盾激化、危及医疗机构或人员等重大事故，医疗机构有关人员在解决问题的同时，还要向其所在县的县级卫生行政部门报告，对可能因纠纷引发恶性事件的，还要及时向公安部门报告

四、婚前医学检查与提出终止妊娠的情况 ☆☆

项目	内容
婚前医学检查意见	①严重遗传性疾病 ②指定传染病 ③有关精神病
应向夫妻双方提出终止妊娠医学意见的情况	①胎儿患有严重遗传性疾病 ②胎儿有严重缺陷 ③有严重疾病，继续妊娠可能危及孕妇生命或健康

五、传染病

（一）传染病分类 ☆☆

项目	内容
甲类	鼠疫、霍乱
乙类	传染性非典型肺炎、艾滋病、病毒性肝炎、脊髓灰质炎、人感染高致病性禽流感、麻疹、流行性出血热、狂犬病、流行性乙型脑炎、登革热、炭疽、细菌性和阿米巴性痢疾、肺结核、伤寒和副伤寒、流行性脑脊髓膜炎、百日咳、白喉、新生儿破伤风、猩红热、布鲁氏菌病、淋病、梅毒、钩端螺旋体病、血吸虫病、疟疾
丙类	流行性感冒、流行性腮腺炎、风疹、急性出血性结膜炎、麻风病、流行性和地方性斑疹伤寒、黑热病、包虫病、丝虫病，除霍乱、细菌性和阿米巴性痢疾、伤寒和副伤寒以外的感染性腹泻病

（二）传染病分类报告时限 ☆☆☆

发现甲类传染病和乙类传染病，或发现其他传染病和不明原因疾病暴发时，应于2小时内通过网络报告；对其他乙、丙类传染病应于24小时内进行网络报告。

（三）需隔离治疗的传染病 ☆☆

项目	内容
隔离治疗	①甲类传染病患者和病原携带者 ②乙类传染病中的艾滋病患者、炭疽中的肺炭疽
必要的治疗和控制传播措施	对除艾滋病患者、炭疽中的肺炭疽患者以外的乙类、丙类传染病患者

六、献血法 ☆☆

项目	内容
献血年龄	18～55岁
采集血液量	血站对献血者每次采集血液量一般为200ml，最多不得超过400ml
采集间隔	两次采集间隔期不少于6个月
血液用途	无偿献血的血液必须用于临床，不得买卖

七、药品相关法规 ☆☆

项目	内容
医疗单位配制制剂的条件	①必须配备依法经过资格认定的药学技术人员 ②必须具备能够保证制剂质量的设施、管理制度、检验仪器和卫生条件 ③必须经过所在地省级卫生行政部门审核同意，由省级药品监督管理部门批准，并发给“医疗机构制剂许可证”

续表

项目	内容
药品回扣与商业贿赂	禁止药品生产企业、经营企业和医疗结构在药品购销中账外暗中给予、收受回扣或者其他利益。禁止药品的生产、经营企业或其代理人以任何名义给予使用药品的医疗机构负责人、药品采购员、医师等相关人员以财务或其他利益。上述相关人员收受财务或其他利益，由卫生行政部门或者本单位给予处分，没收违法所得。对违法情节严重的执业医师，由卫生行政部门吊销执业证书
非法提供麻醉药品、精神药品	根据《刑法》第三百五十五条规定：依法从事生产、运输、管理、使用国家管制的麻醉药品、精神药品的人员，违反国家规定，向吸食、注射毒品的人提供国家规定管制的能够使人形成瘾癖的麻醉药品、精神药品的，处三年以下有期徒刑或者拘役，并处罚金；情节严重的，处三年以上七年以下有期徒刑，并处罚金。向走私、贩卖毒品的犯罪分子或者以牟利为目的，向吸食、注射毒品的人提供国家规定管制的能够使人形成瘾癖的麻醉药品、精神药品的，依照本法第三百四十七条的规定定罪处罚。单位犯前款罪的，对单位判处罚金，并对其直接负责的主管人员和其他直接责任人员，依照前款的规定处罚

考点精练

一、选择题

（一）A型题

1. 医师在执业活动中享有的权利为

A. 遵守技术规范　　B. 履行职业道德
C. 宣传卫生保健知识，提高自身业务水平　　D. 保护患者隐私
E. 参加学术交流

2. 婚前医学检查服务的内容不包括

A. 对严重遗传疾病、指定传染病进行检查　　B. 进行遗传病知识教育
C. 进行性别教育　　D. 进行生育知识和卫生知识教育
E. 对有关生育健康问题提供医学意见

3.《献血法》规定，国家提倡健康公民自愿献血的年龄要求为

A. 18～16周岁　　B. 20～60周岁　　C. 18～55周岁
D. 18～40周岁　　E. 20～55周岁

4. 不属于乙类传染病的疾病为

A. 麻疹　　B. 肺结核　　C. 风疹
D. 霍乱　　E. 新生儿破伤风

5. 根据临床执业法律法规，医疗机构事故分级不包括

A. 一级医疗事故　　B. 甲级医疗事故　　C. 二级医疗事故
D. 三级医疗事故　　E. 四级医疗事故

6. 医疗机构由于仪器设备等原因没有条件及时诊治患者，应当采取的措施为

A. 立即抢救　　B. 请示上级人员　　C. 继续观察
D. 及时转诊　　E. 请求上级医院派人会诊

7. 某医生因考核不合格被责令暂停执业活动3～6个月，并接受培训和继续医学教育，期满后仍然不合格，县级以上卫生行政部门对其

A. 不予注册　　B. 暂缓执业　　C. 重新注册
D. 注销注册　　E. 变更注册

8. 患者，男，由于包茎到医院做包皮环切术。在局部注射利多卡因后，即刻出现休克反应，经全力抢救无效死亡。经专家会诊认为其死亡是利多卡因变态反应所致，在临床上极为少见，根据《医疗事故处理条例》规定，该患者死亡后果，应属于

A. 二级医疗事故　　B. 一级医疗事故
C. 三级医疗事故　　D. 因不可抗力而造成的不良后果
E. 因患者体质特殊发生的医疗意外

（二）B型题

（1～2共用备选答案）

A. 200ml　　B. 250ml　　C. 300ml
D. 400ml　　E. 500ml

1. 血站对献血者每次采集血液量最多不得超过
2. 血站对献血者每次采集血液量一般为

（3～4共用备选答案）

A. 2h　　B. 10h　　C. 12h
D. 24h　　E. 48h

3. 城镇发生甲类传染病的报告时限为
4. 乡村发生乙类传染病的报告时限为

参考答案

一、选择题

（一）A型题

1. E　　2. C　　3. C　　4. C　　5. B　　6. D　　7. D　　8. E

（二）B型题

1. D　　2. A　　3. A　　4. D

第八章　医学伦理学

考点精讲

第一节　医学伦理学的基本概念

一、基本概念 ☆☆

项目	内容
研究对象	①医务人员与病患及病患家属之间的关系 ②医务人员与医务人员之间的相互关系 ③医务人员与社会之间的关系 ④医务人员与医学科学发展之间的关系
研究的主要内容	①医学伦理的基本原则、规范、作用及发展规律 ②医务人员与患者之间的关系（医患关系） ③医务人员之间的关系（医际关系） ④卫生部门与社会之间的关系
基本原则	不伤害原则、有利原则、公正原则、尊重原则

二、医学道德 ☆☆

项目	内容
基本原则	防病治病，救死扶伤，实行人道主义，全心全意为人民健康服务
医学道德规范的主要内容	公正与平等地对待患者；诚实与慎言守密；信任、尊重与爱护同行；热爱医学事业，不断进取、钻研与发展医学科学技术；廉洁奉公与文明行医等

三、生命伦理学 ☆☆

又称生物伦理学，是对涉及人的生命和健康的行为实践中的道德问题进行研究的一门应用伦理学。

第二节　医患关系及医德修养

一、医患关系 ☆

（一）医患关系的性质 ☆☆

医患关系是一种具有医疗契约性质的信托关系。

（二）医患关系的基本模式 ☆☆☆

模式	特点
主动-被动型（适用于昏迷）	医师处于主动地位，患者处于被动地位，常出现在麻醉、手术等情景
指导-合作型（适用于急性疾病）	①此模式是一方指导，另一方配合的有限合作模式 ②在临床实践过程医师占优势，但能调动患者的主动性
共同参与型（适用于慢性疾病）	平等关系为基础的医患关系

二、医患双方的道德权利与道德义务 ☆☆☆

项目	内容
医师对患者应尽的义务	承担诊治的义务；解除痛苦的义务；解释、说明的义务；审慎与医疗保密的义务
患者的基本权利	基本医疗权；疾病认知权；知情同意权；保护隐私权；医疗监督权；免除一定社会责任权；要求赔偿权
患者的基本义务	保持和恢复健康的义务；积极配合医务人员诊疗的义务；承担医药费用的义务；支持科学研究的义务

三、医德修养

（一）协调医务人员之间关系的医德规范 ☆

协调医务人员之间关系的医德规范
- 互相平等和尊重
- 互相帮助和信任
- 互相协作和监督
- 互相学习和竞争

（二）临床诊治工作中的基本道德原则 ☆☆☆

项目	内容
及时原则	医务人员尽快地对疾病作出正确的诊断，主动地治疗，认真地对待疾病
准确原则	医务人员积极充分地利用现实条件，严肃认真地做出符合病情的实际判断
有效原则	医务人员学习和掌握科学的诊疗手段，认真地实施有效治疗，实事求是地判断治疗效果
择优原则	医务人员认真仔细地选择使患者收益与代价成适当比例的治疗措施
自主原则	患者在治疗过程中，有询问病情，接受或拒绝或选择治疗方案的自主权

（三）医德监督 ☆☆☆

项目	内容
含义	是指通过各种有效途径及方法，去检查和评估医务人员的医疗卫生行为是否符合医德原则和行为规范，从而帮助其树立良好的医德风尚
社会作用	是医德医风建设的重要保证，是培养医务人员良好品质的重要条件
监督方式	法律监督、舆论监督、群众监督、制度监督、自我监督

（四）人体试验需遵循的医德原则 ☆☆

人体试验需遵循的医德原则：
- 医学目的的原则
- 知情同意的原则
- 维护受试者利益的原则
- 随机对照的原则

四、我国目前在人工授精和体外授精技术应用上指定的伦理原则 ☆☆☆

我国目前在人工授精和体外授精技术应用上指定的伦理原则：
- 知情同意原则
- 维护供守双方和后代利益的原则
- 互盲和保密原则
- 维护社会公益的原则
- 严格防止商品化的原则

五、临终及安宁护理 ☆☆☆

凡是由于疾病或意外事故而造成人体器官的生理功能日渐衰竭，生命活动走向终结的状态，濒临死亡但尚未死亡者，称为临终。

项目	内容
安宁护理的概念	是指对处于临终阶段的患者实施良好的护理
安宁护理的目的	在于协助缓解患者躯体上的痛苦，减轻心理上的压力与负担，提高尚存生命的生活质量，维护患者的人格及尊严
安宁护理的特点	主要是做好心理护理和生活护理，使患者在人生的最后阶段处于安宁、舒适的状态

六、医疗过失纠纷和非医疗过失纠纷 ☆☆☆

项目	内容
医疗过失纠纷	医疗过程中，由于医务人员的过失行为导致的医疗纠纷，称为医疗过失纠纷
非医疗过失纠纷	医疗过程中，并非医务人员的过失行为导致的纠纷，称为非医疗过失纠纷

考点精练

一、选择题

（一）A型题

1. 目前我国医学伦理学主要的研究方向为
   A. 公民道德问题　　B. 公共道德的学说和体系
   C. 临床医学问题　　D. 生命科学的发展
   E. 医学实践中的道德问题

2. 关于医德监督的方式，以下哪项是错误的

A. 法律监督　　B. 群众监督　　C. 社会监督
D. 专设机构监督　　E. 自我监督

3. 医学道德的特点为
A. 协调性、规范性、继承性
B. 阶级性、全人类性、协调性
C. 稳定性、连续性、实践性、继承性、全人类性
D. 实践性、继承性、全人类性
E. 实践性、阶级性、社会性

4. 关于生命医学伦理学基本原则的描述，错误的是
A. 尊重　　B. 保护　　C. 不伤害
D. 公正　　E. 有利

（二）B型题

（1～3共用备选答案）
A. 实践性　　B. 自主性　　C. 广泛性
D. 灵活性　　E. 强制性

1. 属于医学伦理学特征的为
2. 属于法律权利与法律义务的为
3. 属于医生行使道德权利特点的为

（三）X型题

1. 医学伦理学研究的对象有
A. 医务人员相互之间的关系
B. 医务人员与患者及其家属的关系
C. 患者与患者之间的关系
D. 医务人员与社会的关系
E. 医务人员与医学科学发展之间的关系

2. 患者的权利有
A. 保护隐私权　　B. 基本医疗权　　C. 要求赔偿权
D. 要求“安乐死”权　　E. 知情同意权

3. 生命伦理学的研究领域包括
A. 临床生命伦理学　　B. 理论生命伦理学　　C. 道德生命伦理学
D. 文化生命伦理学　　E. 未来生命伦理学

二、填空题

1. 医学伦理学的具体原则包括________原则、________原则、________原则和________原则。

三、判断题

1. 医学伦理与医学道德是相同的概念，二者可通用。

2. 艾滋病患者有权要求医务人员为其保密。

四、名词解释

1. 医疗过失纠纷

五、简答题

1. 何谓非医疗过失纠纷?

2. 简述医师对患者的义务。

参考答案

一、选择题

(一)A型题

1. E　2. D　3. C　4. B

(二)B型题

1. A　2. E　3. B

(三)X型题

1. ABDE　2. ABCE　3. ABD

二、填空题

1. 尊重　有利　不伤害　公正

三、判断题

1. ×　2. √

四、名词解释

1. 医疗过失纠纷：在医疗活动中，由于医务人员的过失行为而导致的医疗纠纷，叫做医疗过失纠纷。例如，由于医务人员缺乏责任心，不认真分析病情，导致临床误诊、误治、误伤；该抢救的不抢救，随意推诿患者；不认真执行规章制度，不按操作规程办事，导致差错或事故等；这些医疗过失是人为因素造成的，属于渎职行为，引起纠纷属医疗过失纠纷。

五、简答题

1. 在医疗活动中，并非由于医务人员的过失行为而导致的医疗纠纷，叫做非医疗过失纠纷。这一类医患纠纷大多由于医疗服务质量、服务态度等问题所致，一般虽不构成医疗事故，但是反映了医院的服务质量和医务人员的道德素养。这些医务人员对医疗技术的掌握和应用上并不存在问题，对患者的诊治也能认真尽责，但却有意无意地忽视了患者的感受和意见，有时，医务人员忽视了患者在医疗中的自主权、知情同意权等，使患者身心受到伤害，形成了医患纠纷。此外，少数患者提出一些不合理的需求，不能得到满足时，就对医院和医务人员产生不满情绪。以上情况发生的医患纠纷均属于非医疗过失纠纷。

2. 医师对患者的义务如下：(1)承担诊治的义务：医师必须用其所掌握的全部医学知识和治疗手段，尽最大努力为患者服务。(2)解除痛苦的义务：患者的痛苦包括躯体性和精神性的。医师要用药物、手术、心理疏导等医疗手段努力控制躯体上的痛苦，解脱患者心理上的痛苦。(3)解释、说明的义务：医师有义务向患者说明病情、诊断、治疗、预后等有关医疗情况。(4)医疗保密的义务：医疗保密工作一般包括两个方面，一是为患者保守秘密，二是对患者保密。在特殊情况下，对某些患者的病情及预后需要保密。如B超检查时，不能向孕妇透露胎儿的性别，这也是医务人员应履行的义务。

第二篇 基本知识

第一章 诊断学

考点精讲

第一节 病史采集

一、病史采集(问诊)

(一)病史采集的重要性 ☆☆

项目	内容
重要手段	①问诊是病史采集的主要手段 ②解决患者诊断问题的大多数线索及依据来源于病史采集所获取的资料
对于疾病诊断的重要性	①对了解疾病的发生、发展，诊治经过，既往健康状况和曾患疾病的情况及对目前所患疾病的诊断具有十分重要的意义 ②为随后对患者进行的体格检查及各种诊断性检查的安排提供了最重要的基本资料
对于医师诊治的重要性	①采集病史是医师诊治患者的第一步 ②是医患沟通、建立良好医患关系的最重要时机
问诊的分类	①系统问诊：对住院患者所要求的全面系统的问诊 ②重点问诊：主要应用于急诊和门诊 ③前者的学习及掌握是后者的基础，初学者自然从学习全面系统的问诊开始

(二)病史采集的内容 ☆☆

项目	内容
一般项目	①姓名、性别、年龄、籍贯、出生地、民族、婚姻、通讯地址、现住址、工作单位、职业、入院日期、记录日期、病史陈述者及可靠程度等 ②若病史陈述者不是本人，则应注明与患者的关系
主诉	①患者感受最主要的痛苦或最明显的症状和/或体征，即本次就诊最主要的原因及其持续时间 ②确切的主诉可初步反映应病情轻重与缓急，并提供对某系统疾患的诊断线索 ③主诉应用一两句话加以概括 ④记录主诉要简明，应尽可能用患者自己描述的症状
现病史	起病情况与患病的时间；主要症状的特点；病因与诱因；病情的发展与演变；伴随症状；诊治经过及结果；病程中的一般情况

续表

项目	内容
既往史	患者既往的健康状况和过去曾经患过的疾病（包括各种传染病）、外伤手术、输血史、预防接种史、过敏，尤其是与目前所患疾病有密切关系的情况
系统回顾	①呼吸系统：咳嗽；咳痰；咯血；呼吸困难；胸痛 ②循环系统：心悸、心前区疼痛；呼吸困难；水肿；有无风湿热、心脏疾病、高血压病、动脉硬化等病史。女性患者应询问妊娠、分娩时有无高血压和心功能不全的情况 ③消化系统：腹痛、腹泻、食欲改变、嗳气、反酸、腹胀、口腔疾病；与食物种类、性质的关系及有无精神因素的影响 ④泌尿系统：尿痛、尿急、尿频和排尿困难；尿量和夜尿量多少，尿的颜色（洗肉水样或酱油色）、清浊度；腹痛，疼痛的部位，有无放射痛；咽炎、高血压、水肿、出血等 ⑤造血系统：皮肤黏膜有无苍白、黄染、出血点、瘀斑、紫癜、血肿及淋巴结、肝、脾肿大，骨骼痛等；乏力、头晕、眼花、耳鸣、记忆力减退、心悸、舌痛、吞咽困难、恶心；营养、消化和吸收情况 ⑥内分泌系统及代谢：怕热、多汗、乏力、畏寒、头痛、视力障碍、心悸、食欲异常、烦渴、多尿、水肿等；有无肌肉震颤及痉挛；性格、智力、体格、性器官的发育，骨骼、甲状腺、体重、皮肤、毛发的改变；有无产后大出血 ⑦神经精神系统：头痛、失眠、嗜睡、记忆力减退、意识障碍、晕厥、痉挛、瘫痪、视力障碍、感觉及运动异常、性格改变、感觉与定向障碍；如疑有精神状态改变，还应了解情绪状态、思维过程、智能、能力、自知力等 ⑧肌肉骨骼系统：肢体肌肉麻木、感觉异常、疼痛、痉挛、萎缩、瘫痪等；关节肿痛、运动障碍、外伤、骨折、关节脱位、先天畸形等
个人史	社会经历、职业及工作条件、习惯与嗜好、冶游史
婚姻史	未婚或已婚，结婚年龄，配偶健康状况、性生活情况、夫妻关系等
月经史和生育史	月经初潮的年龄、月经周期和经期日数，经血的量和颜色，经期症状，有无痛经与白带，末次月经日期，闭经日期，绝经年龄；分娩、早产、流产、存活情况，有无计划生育措施
家族史	①双亲与兄弟、姐妹及子女的健康与疾病情况 ②应询问是否有与患者同样的疾病，有无与遗传有关的疾病如血友病、白化病、糖尿病、精神病等 ③对已死亡的直系亲属要问明死因与年龄 ④某些遗传性疾病还涉及父母双方亲属，也应了解

（三）病史采集注意事项 ☆☆

项目	内容
环境	创造宽松、和谐的医疗环境
耐心、尊重	①要充分、耐心地听取患者的对病情的陈述 ②尊重患者的隐私 ③使患者对问诊感到温暖、亲切，对医生感到信任
现病史	“现病史”是问诊的重点，应详细询问相关的各项内容
情绪异常的患者	①要充分应用问诊技巧 ②对患者表现充分的信任、同情和关怀
隐瞒或夸大病情	①应判断和理解这些情况，给予恰当的解释 ②避免记录下不可靠或不准确的病史资料

续表

项目	内容
说谎的患者	应寻找客观根据证实患者说谎的事实，慎重进行判定
特殊患者	①聋哑人、盲人、老年人问诊时应格外耐心，并可通过手势、表情等方法启发患者，还可通过其亲属、朋友等介绍病情 ②儿童患者病史应由家长或者老师等提供，5～6岁以上的儿童可对病情进行补充 ③精神病患者其病史主要应从患者的家属及相关人员处获得

二、体格检查

(一)基本检查方法

基本检查方法有视诊、触诊、叩诊、听诊、嗅诊。

1. 视诊 ☆

项目	内容
定义	是医生通过双眼观察患者全身或局部表现的诊断方法
全身视诊	可了解患者一般状况，如发育、营养、意识状态、面部表情以及体位、步态等
局部视诊	能了解患者身体部位的改变，如口腔黏膜、肌肉、骨骼以及口鼻等
特殊部位的视诊	可借助一些仪器，如鼻镜、耳镜及内镜等

2. 触诊 ☆☆☆

可分为感觉触诊、浅部触诊和深部触诊。

项目	内容
感觉触诊	通过手掌感触被检查部位的体表震动，如语音震颤、胸膜摩擦感、心尖搏动、震颤等
浅部触诊	①适用于浅表体位的病变，如淋巴结、静脉、精索浅表软组织或血管、关节、腹部有无压痛等 ②利于检查腹部有无疼痛、搏动、包块和某些肿大脏器等
深部触诊法	双手触诊法、深压触诊法、冲击触诊法（浮沉触诊法）、深部滑行触诊法

3. 叩诊 ☆☆☆

(1)分类

项目	内容
直接叩诊	①右手中间三手指并拢，用其掌面直接拍击被检查部位，通过拍击的反响和指下的震动感来判断病变情况 ②适用于胸部及腹部范围较广泛的病变，如胸膜粘连或增厚、大量胸腔积液或腹水及气胸等
间接叩诊	①左手中指第二指节紧贴于叩诊部位，其他手指稍微抬起，勿接触体表；右手指自然弯曲，以中指指端叩击左手中指末端指关节处或第二节指骨的远端 ②叩击方向应与叩诊部位的体表垂直 ③叩诊时应以腕关节与掌指关节的活动为主，避免肘关节和肩关节参与运动

（2）叩诊音

种类	音质	乐性	意义
清音	音响较强、音调低、振动持续时间长	非乐性	肺组织弹性、含气量和致密度正常
浊音	音调高，音响较弱，持续时间短	非乐性	肺有浸润、炎症、肺不张、胸膜增厚时
鼓音	如同击鼓，音响比清音强，持续时间长	和谐的乐音	肺空洞、气胸、气腹
实音	音调比浊音高，音响弱，持续时间短	非乐性	大量胸腔积液或肺实变
过清音	介于鼓音与清音之间，音调较清音低，音响较清音强	乐性	肺组织含气量多，弹性减弱

4. 听诊 ☆

根据患者身体各部分活动时发出的声音判断正常与否的一种诊断方法。可分为直接听诊与间接听诊。

5. 嗅诊 ☆

医师以嗅觉辨别发自患者的异常气味，以提供诊断线索的诊断方法，如嗅诊皮肤、黏膜、呼吸道、消化道以及呕吐物、排泄物、脓液或血液等发出的气味。

（二）一般检查

1. 全身状态的检查 ☆

年龄推断、性别及性征、发育及体型、营养状态、面容表情、体位、姿势、意识状态、步态。

2. 生命体征检查 ☆☆☆

项目	方法及内容	正常值
体温	口测法、肛测法及腋测法，其中腋测法最常用	①腋温：36.0～37.0℃ ②口温：36.3～37.2℃ ③肛温：36.5～37.7℃
呼吸	观察患者呼吸的频率、深度、节律及有无呼吸困难或矛盾呼吸	正常成人静息状态下的呼吸频率为16～18次/min
脉搏	检查脉搏的强弱、节律和脉率	正常成人安静状态下脉率为60～100次/min
血压	听诊法与触诊法	正常成人收缩压为90～140mmHg，舒张压60～90mmHg

3. 皮肤检查 ☆☆

项目	方法及内容	意义
颜色	观察患者皮肤有无黄染、发红、发绀、苍白、色素沉着和脱失等	①黄染：黄疸 ②发红：肺结核、猩红热、肺炎球菌肺炎及一氧化碳中毒等 ③发绀：心肺功能不全、先天性心脏病等 ④苍白：贫血、休克、寒冷等 ⑤色素沉着：原发性肾上腺皮质功能减退症、肝硬化等 ⑥色素脱失：白癜风

续表

项目	方法及内容	意义
弹性	检查部位常选用手背及上臂内侧的皮肤	皮肤弹性减退常见于老年人、慢性消耗性疾病等
皮疹	注意皮疹消长的时间、出现的顺序、分布的范围及皮疹的颜色、形态	①斑疹：不突出于皮肤的表面 ②丘疹：呈局限性隆起于皮肤的表面 ③荨麻疹：隆起于皮肤，颜色苍白或片状发红
皮下出血	皮肤及黏膜下出血，不突出于皮肤的表面，压之不褪色	皮下出血直径3~5mm为紫癜，5mm以上者为瘀斑
蜘蛛痣及肝掌	用大头针或火柴梗压迫蜘蛛痣的中心，其辐射状小血管即褪色，松压后又复现，常见于面颈部、胸部及上肢	急慢性肝疾病及肝硬化
水肿	主要检查骨骼隆起部位，如前额、胫前及踝部	①轻度水肿仅见眼睑、眶下软组织、胫骨前、踝等部位 ②中度水肿为全身性水肿，指压凹陷不易恢复 ③重度水肿全身严重肿胀，可有浆膜腔积液和皮肤渗液
湿度	—	与汗腺分泌功能有关。甲状腺功能亢进、佝偻病、脑炎后遗症经常伴多汗，盗汗多见于结核病，手足发冷而大汗淋漓，见于休克和虚脱患者
皮下结节	部位、大小、硬度、活动度等	风湿结节、痛风结节等
瘢痕及毛发	—	—

4. 淋巴结检查 ☆☆☆

（1）检查部位及内容

项目	内容
检查部位	耳前、耳后、乳突区、枕骨下区、颌下区、颈前后三角、锁骨上窝、腋窝、滑车上、腹股沟等
检查内容	淋巴结的部位、大小、活动度、数目、压痛、硬度、有无粘连、局部皮肤有无脓肿、破溃、瘘管、瘢痕等

（2）检查方法

项目	检查方法
颈部淋巴结	站在患者背后或前面，患者头稍低或偏向检查侧，手指紧贴检查部位，由浅入深滑动触摸
锁骨上淋巴结	患者取坐位或卧位，头部稍前屈，由浅入深触摸锁骨后深部
腋窝淋巴结	医生面对着患者，手扶患者前臂稍外展，触诊腋窝两侧及顶部
滑车淋巴结	左手托住患者左前臂，右手向滑车上触诊，检查右侧时，则右手托住患者右前臂，左手触摸

 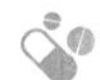

（3）淋巴结肿大的临床意义

项目	内容
单组淋巴结肿大	引流范围内器官的炎症、结核、肿瘤等
全身淋巴结肿大	病毒感染、细菌感染、急慢性白血病、系统性红斑狼疮等
肿瘤性淋巴结	质地硬、与周围组织粘连、活动度大
结核性淋巴结	质地硬、易粘连，可破溃成瘘管，遗留瘢痕

（三）头部检查

1. 头颅 ☆☆

正常头颅：头围18岁≥53cm；颅缝闭合时间为出生后6～18个月。

项目	内容
视诊	检查头颅大小、形状是否对称，有无畸形、伤痕、静脉充盈及肿块，有无耳鼻脑脊液漏，活动异常等
触诊	头颅有无压痛、颅缝分离或颅骨缺损。小儿应检查囟门大小及张力
叩诊	小儿脑积水或颅内压增高引起颅缝分离时，叩诊呈鼓响或破缸音
听诊	听诊乳突后方额、颞及顶部等血管经过处，若有颅内动脉瘤或动脉瘘等，可闻及杂音

2. 眼 ☆☆

项目	内容
眉	眉毛有无脱落
眼睑	有无水肿、下垂、睑内翻或外翻，运动是否正常、皮肤有无病灶
结膜	有无充血水肿、出血点、苍白，有无乳头、滤泡、瘢痕、翼状胬肉、肿瘤等
巩膜	有无黄染
角膜	观察透明度，有无云翳（角膜瘢痕）、白斑、软化、溃疡、老年环及新生血管等
眼球	观察外形、大小是否对称，有无眼球突出、下陷或偏斜，眼球运动是否正常等
瞳孔	①观察瞳孔大小、形状及双侧是否对称，检查瞳孔对光反射、调节反射、辐辏反射有无异常 ②正常人两侧瞳孔等大正圆，直径3～4mm，位于中央 ③瞳孔形态异常：青光眼、肿瘤、虹膜睫状体炎、有机磷及镇静安眠药中毒等 ④瞳孔对光反射减弱或消失：昏迷患者 ⑤调节反射消失：动眼神经受损 ⑥辐辏反射异常：各种原因所致的动眼神经受损及瞳状肌、眼内直肌麻痹
其他	①虹膜：正常虹膜呈放射状排列；形态异常可见于粘连、外伤或先天性缺损；纹理模糊或消失可见于炎症、水肿 ②眼压：手指法测量，必要时用眼压计测量 ③视力、色觉、眼底检查

3. 耳 ☆

项目	内容
耳廓	有无急性炎症、瘢痕等，有无耳前瘘

续表

项目	内容
外耳道	有无分泌物、狭窄、疼痛等
鼓膜	①正常鼓膜呈灰白色、薄而透明 ②有无鼓膜内陷、外凸、颜色改变及穿孔、溢脓等
乳突	有无压痛、瘢痕、瘘管等
听力	粗测机械表或捻指法，听力正常时约1m处可听见，精测法采用音叉检查

4. 鼻 ☆

项目	内容
外形	观察鼻形及皮肤颜色。蛙状鼻见于鼻息肉，鞍鼻见于梅毒或鼻骨破坏
鼻腔	是否通畅，注意有无鼻塞、流涕及鼻窦压痛
鼻翼煽动	高热、支气管哮喘等呼吸困难的患者
鼻中隔	有无偏斜、穿孔等
鼻出血	外伤、感染、出血性疾病、肿瘤等
其他	检查鼻腔黏膜及分泌物

5. 口咽 ☆

项目	内容
口唇	①有无苍白、发绀、色素沉着、唇裂、肿胀、溃疡等 ②正常人口唇红润光泽
口腔黏膜	有无出血点、麻疹、黏膜斑、鹅口疮、溃疡、色素沉着等
牙齿	有无龋齿、义齿、残根、阻生牙等
牙龈	有无水肿、出血、溢脓、增生、色素沉着等
舌	有无舌体肿大、偏斜、疼痛，观察舌苔、色泽变化、溃疡及舌的运动
咽	黏膜充血、红肿、分泌物等
扁桃体	有无扁桃体肿大、溢脓或分泌物
口腔气味	有无口臭或特殊气味，如大蒜臭见于有机磷农药中毒，肝臭见于肝性脑病
腮腺	有无肿大或肿瘤，注意颊黏膜腮腺导管开口处有无分泌物

（四）颈部检查

1. 一般检查 ☆

（1）有无斜颈、抬头不起等异常姿势。

（2）颈部运动有无受限。

（3）颈部软硬度，有无颈项强直。

（4）颈部皮肤状况及有无肿块。

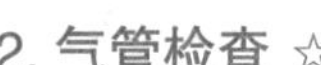

2. 气管检查 ☆

项目	内容
检查内容	检查气管是否居中，有无移位
检查方法	①患者坐位或仰卧位，医生把示指和环指分别置于患者两侧胸锁关节上，再将中指置于气管中心，观察中指与环指和示指之前的距离是否相等 ②或用两指分别置于气管旁，观察气管有无移位

3. 颈部血管检查 ☆☆☆

项目	内容	意义
颈静脉怒张	坐位或半坐位（身体呈45°）时颈静脉充盈水平超过锁骨上缘至下颌角间距的2/3	右心功能不全、缩窄性心包炎、心包积液等
颈静脉搏动	—	三尖瓣关闭不全
颈动脉	检查有无异常搏动、血管杂音等	①颈动脉搏动多见于甲状腺功能亢进 ②闻及血管杂音可见于颈动脉或椎动脉狭窄等

4. 甲状腺检查 ☆☆☆

项目	内容
视诊	①有无肿大、突出 ②嘱患者做吞咽动作，可见肿大的甲状腺随吞咽上下运动，观察其大小、形状及对称性
触诊	①对面触诊：一手拇指施压于一侧甲状软骨，把气管推向对侧，另一手示指、中指在对侧胸锁乳突肌后缘向前推挤甲状腺侧叶，拇指在胸锁乳突肌前缘触诊，配合吞咽动作，重复检查，能够触及被推挤的甲状腺。以同样方法检查另一侧甲状腺 ②身后触诊：一手示指、中指施压于一侧甲状软骨，把气管推向对侧，另一手拇指在对侧胸锁乳突肌后缘向前推挤甲状腺，食、中指在其前缘触诊甲状腺。配合吞咽动作，重复检查。以同样方法检查另一侧甲状腺
听诊	①有无血管杂音 ②甲状腺功能亢进时，可闻及低调的连续性静脉“嗡鸣”音
甲状腺肿大	①Ⅰ度：不能看出肿大但能触及者 ②Ⅱ度：能看到肿大又能触及，但在胸锁乳突肌以内者 ③Ⅲ度：超过胸锁乳突肌外缘者

（五）胸部检查

1. 胸壁检查 ☆

项目	内容
静脉	①胸壁静脉血流方向，有无充盈、曲张 ②前胸壁静脉曲张，血流方向向下，见于上腔静脉阻塞 ③侧胸壁和腹壁静脉曲张，血流方向向上，见于下腔静脉阻塞
皮下气肿	皮下气肿时可有握雪感或捻发感
压痛	检查有无压痛，正常无压痛

2. 胸廓检查 ☆

正常胸廓两侧大致对称，呈椭圆形，前后径：左右径约为1：1.5。

异常胸廓如下：

项目	描述	其他
桶状胸	前后径：左右径≥1，伴肋间隙增宽	主要见于肺气肿
佝偻病胸	佝偻病串珠、漏斗胸、鸡胸	为佝偻病所致，多见于儿童
脊柱畸形所致胸廓畸形	脊柱前凸、后凸或侧凸造成的胸廓形态异常	常见于脊柱结核
单侧胸廓形态异常	膨隆、塌陷	①单侧胸廓膨隆：大量胸腔积液、气胸等 ②单侧胸廓塌陷：胸膜肥厚粘连、大面积肺不张、肺叶切除术后等

3. 乳房检查 ☆☆

项目	描述	提示
视诊	观察乳房皮肤有无发红、溃疡及回缩，两侧乳房是否对称、乳头形态及分泌物等	①皮肤呈“橘皮样”改变：恶性肿瘤 ②皮肤回缩：外伤、炎症或肿瘤 ③近期出现乳头内缩：提示肿瘤可能 ④乳头分泌物常见于不同类型的炎症 ⑤出血：导管内良性乳突状瘤或恶性肿瘤
触诊	检查乳房的硬度、弹性、有无压痛和包块	表面凹凸不平、质地坚硬而活动度差常提示恶性肿瘤

4. 肺和胸膜检查 ☆☆☆

（1）视诊

项目	内容
观察内容	患者呼吸运动的类型、频率、深度、呼吸运动有无受限、有无呼吸困难等
正常状态	正常人呼吸运动均匀，深度适中，每分钟16～20次
检查方式	男性以腹式呼吸为主，女性以胸式呼吸为主

（2）触诊

项目	内容
胸廓扩张度	①检查者双手放在被检者胸廓两侧对称处，拇指在前正中线相遇 ②嘱患者做深呼吸，比较两侧运动是否一致
语音震颤	①将左右手掌的尺侧缘放于胸壁，嘱患者发低音调“yi”长音，由上而下，比较两侧语音颤动感是否一致 ②语音震颤减弱：肺气肿、大量胸腔积液、气胸、阻塞性肺不张等 ③语音震颤增强：大叶性肺炎实变期、接近胸膜的肺内巨大空腔等
胸膜摩擦感	①以手掌平放于前胸下前侧部或胸侧壁下部，嘱患者做深呼吸运动 ②触到吸气和呼气双相的粗糙摩擦感为阳性，常见于纤维素性胸膜炎

（3）叩诊

项目	检查内容及正常值	意义
对比叩诊	①从第二肋间开始，左右对比，上下对比，自上而下，逐个肋间进行叩诊，叩诊肩胛间区时板指与脊柱平行，叩前胸和侧胸时，板指平贴肋间隙，与肋骨平行 ②正常肺野叩诊呈清音	①浊音或实音：大叶性肺炎、肺不张、肺肿瘤等，胸膜增厚或胸腔积液（实音）等 ②过清音：肺气肿、肺充气过度（哮喘发作） ③鼓音：气胸
肺定界叩诊	①肺上界叩肺尖宽度及Kronig峡 ②肺下界为叩诊音由清音区移向浊/实音区处，正常肺下界为右锁骨中线第6肋间、左右腋中线第8肋间、左右肩胛下角线第10肋间	①肺下界上移：肺不张、胸腔积液、膈肌瘫痪、肝脏肿大等 ②单侧肺下界下移：气胸，双侧下移常见于阻塞性肺气肿
肺下界移动度叩诊	正常人上下移动6～8cm	肺下界移动度减弱：慢性阻塞性肺疾病、肺不张、肺纤维化、肺组织炎症和水肿

（4）听诊

听诊时由肺尖开始，自上而下分别检查前胸部、侧胸部和背部，对称部位进行对比。患者微张口做均匀呼吸，但不发声。

项目	检查内容及正常值
正常呼吸音	①肺泡呼吸音：大部分胸部听诊区域 ②支气管肺泡呼吸音：胸骨两侧第1、2肋间隙、肩胛间区的第3、4胸椎水平，肺尖前后部 ③支气管呼吸音：喉部、胸骨上端、背部第6、7颈椎及第1、2胸椎附近
啰音	①呼吸音以外的附加音，分为干啰音与湿啰音 ②干啰音：炎症、平滑肌痉挛、外压、新生物、黏稠分泌物所致。可分为鼾音和哨笛音 ③湿啰音（大、中、小水泡音）：气体通过呼吸道内存在的稀薄分泌物时产生水泡并破裂发出的声音。主要见于支气管病变、感染性或非感染性肺部炎症、肺水肿、肺泡出血
支气管语音	①嘱患者用平时说话的声音发“yi”时，用听诊器在胸部可听到柔和而模糊的声音称为听觉语音 ②听到响亮、字音清楚的声音，称为支气管语音
胸膜摩擦音	正常人无胸膜摩擦音。胸膜摩擦音可见于累及胸膜的肺炎或肺栓塞

5. 心脏检查 ☆☆☆

（1）视诊

项目	检查内容及正常值	意义
心前区隆起	检查者站在被检查者右侧，双眼与胸廓同高，观察心前区有无隆起和异常搏动	心前区隆起常见于先心病、风心病伴右室增大及心包积液
心尖搏动	①观察其位置、强弱、范围、节律及频率有无异常 ②正常人心尖搏动位于左第5肋间隙锁骨中线内侧0.5～1cm处，搏动范围为2～2.5cm	部分正常人见不到心尖搏动

续表

项目	检查内容及正常值	意义
心前区异常搏动	①胸骨左缘第2、3、4肋间搏动：右心室肥大 ②剑突下搏动：肺气肿或肺气肿伴右心室肥大 ③胸骨右缘第2肋间异常搏动：升主动脉瘤	

（2）触诊

项目	检查内容及正常值
心尖搏动	①位置与视诊相同，正常范围是2～2.5cm ②触诊胸骨左下缘收缩期抬举样搏动是右室肥大的可靠体征，搏动减弱且弥散见于心肌炎或者扩张性心肌病等情况
心前区震颤	触诊时手掌感觉的细小振动，触及震颤后，注意震颤的部位和发生时相
心包摩擦感	心包炎时，两层粗糙的心包膜互相摩擦产生振动，在胸骨左缘第4肋间可触及连续性的摩擦感，收缩期更易触及

（3）叩诊：心脏浊音界可基本反映心脏的实际大小和形状。

右浊音界组成	右（cm）	肋间	左（cm）	左浊音界组成
升主动脉和上腔静脉	2～3	Ⅱ	2～3	肺动脉段
右房	2～3 2～3	Ⅲ Ⅳ Ⅴ	3.5～4.5 5～6 7～9	左房耳部 左室

板指每次移动的距离不超过0.5cm，当叩诊音由清音变为浊音时做标记，为心脏的相对浊音界。注意叩诊力度要适中、均匀。

（4）听诊

项目	内容
心瓣膜听诊区及听诊顺序	由二尖瓣区开始，依次听诊二尖瓣区（心尖部）、肺动脉瓣区（胸骨左缘第2肋间）、主动脉瓣区（胸骨右缘第2肋间）、主动脉瓣第二听诊区（胸骨左缘第3肋间）、三尖瓣区（胸骨左缘第4、5肋间）
听诊内容	心率、心律、心音、额外心音、心脏杂音、心包摩擦音
正常心音	①S_1是心室收缩开始的标志，心尖部听诊最清晰 ②S_2是心室舒开始的标志，在心底部听诊最清晰

（六）腹部检查

1. 视诊 ☆☆

项目	内容
腹部外形	①正常人腹部平坦对称 ②弥漫性全腹膨隆见于腹水、胃肠胀气等 ③局部膨隆见于肿块或增大的脏器 ④腹部凹陷常见于严重脱水及恶病质等

续表

项目	内容
呼吸运动	①正常人呼吸运动自如 ②急性弥漫性腹膜炎时，呼吸运动受限
腹壁静脉	①检查静脉有无怒张及血流方向 ②正常人腹壁静脉不显露 ③门静脉高压时，可见腹壁静脉水母头样表现 ④腹壁静脉怒张常见于肝硬化及上、下腔静脉梗阻
腹壁皮肤	注意皮疹、色素沉着、腹纹、瘢痕、疝、皮肤弹性、水肿、脐及体毛分布等
胃肠型和蠕动波	①正常人看不到胃肠蠕动波 ②胃肠道梗阻时，蠕动加强，可见蠕动波 ③幽门梗阻时，可见胃型或蠕动波 ④肠梗阻可见肠型
上腹部搏动	病理情况见于右心室肥大、腹主动脉瘤及三尖瓣关闭不全

2. 听诊 ☆☆

项目	检查内容	意义
听诊部位及顺序	①主要在上腹部、脐部、右下腹部及肝脾区听诊 ②左至右，下至上的顺序	—
肠鸣音	①持续听诊3～5min，注意肠鸣音的频率、音调及强度 ②正常情况下，肠鸣音每分钟4～5次	①肠鸣音亢进：每分钟10次以上且肠鸣音响亮、高亢，常见于机械性肠梗阻 ②肠鸣音减弱：肠鸣音0～1次/（3～5）min，常见于麻痹性肠梗阻 ③肠鸣音消失：3～5min听不到肠鸣音，常见于急性腹膜炎
血管杂音	①动脉性杂音：常在腹中部或腹部一侧听诊 ②静脉性杂音：在脐周或上腹部听诊	①腹主动脉瘤可听到收缩期血管杂音 ②肾动脉狭窄可在脐左右处听到收缩期血管杂音 ③肝癌肿块压迫肝动脉或腹主动脉时，可听到收缩期吹风性杂音 ④肝硬化门脉高压腹壁静脉怒张，可听到静脉性杂音
振水音	用微弯的手指，在患者上腹部进行连续冲击2～3次，同时把耳部接近上腹或者用听诊器听取胃内气体与液体冲击的声音，称为振水音	振水音见于幽门梗阻或胃潴留
摩擦音	肝、脾周围炎时，在相应部位深呼吸时可听到摩擦音	肝、脾周围炎时，在相应部位深呼吸时可听到摩擦音

3. 叩诊 ☆☆

（1）方法

方法	具体操作
直接叩诊法	右手中间三手指并拢，用其掌面直接拍击被检查部位

续表

方法	具体操作
间接叩击法	将左手中指第二指节紧贴于叩诊部位，其他手指稍微抬起，右手指自然弯曲，以中指指端叩击左手中指末端指关节处或第二节指骨的远端，叩击方向与叩诊部位的体表垂直，在同一部位叩诊可连续叩击2～3下

（2）叩诊内容

项目	内容
移动性浊音叩诊	①主要用于检查有无腹水 ②患者取仰卧位，由腹中部开始，向两侧腹部叩诊，出现浊音时，板指手不离开腹壁，使检查者右侧卧，板指手在腹的最高点，再叩诊，呈鼓音，当叩诊向腹下侧时，叩音又是浊音，再令被检查者左侧卧，同样方法叩击，这种由于体位不同而出现的浊音区变动现象叫做移动性浊音
膀胱叩诊	①从脐下至耻骨联合上方 ②用以了解膀胱的充盈度 ③膀胱充盈时，自脐向下叩，当鼓音变为浊音时即为膀胱浊音界
胆囊区叩击法	将左手掌平放于胆囊区，紧贴皮肤，右手握空心拳，以其尺侧叩击左手背，观察是否有疼痛感
肝脏叩诊	沿右锁骨中线各肋间从上至下叩诊，叩诊音由清音转为浊音时即为肝上界，正常人肝上界位于第5肋间，肝下界叩诊准确率低
肝上界叩诊	①沿右锁骨中线各肋间从上至下，叩诊音由清音转为浊音即肝上界 ②正常人肝上界在第5肋间 ③当肝下缘触及时，应叩肝上界以确定肝脏是否真正肿大 ④正常肝浊音区（右锁骨中线）是9～11cm
肝下界叩诊	肝下界与结肠、胃等腹腔脏器重叠，因此叩诊准确性差
肝区叩击痛	①将左手掌平放于肝区，右手握空心拳，叩击左手背，出现疼痛者叫叩击痛 ②常见于肝脓肿、肝炎等
肾叩诊	①用左手掌平放在患者脊肋角处，右手握拳用轻到中等的力量叩击左手背 ②正常人无肾叩痛

4. 触诊 ☆☆

（1）触诊方法

方法	操作
浅触诊法	用手掌轻放腹壁上，通过掌指关节的轻巧力量进行滑行触摸，以检查腹壁的紧张度及有无压痛、肿块或搏动感
深部滑行触诊法	①要求患者腹肌松弛，做缓慢的腹式呼吸运动，医师用手掌及腕关节的力量，逐渐加压以触摸腹腔脏器或肿块 ②触诊肝、脾下缘时，检查者右手指并拢，自下腹部开始，配合呼吸运动，自下而上向季肋缘移动触诊，呼气时手指端压向深部，吸气时施压指端缓慢抬起，以触诊肝、脾的下缘
双手触诊法	①左手放在患者的腰部，并向前顶推所检查的脏器，使被检查的脏器置于双手合诊的位置 ②当右手（配合呼吸运动）向下触摸时，易触及肾下界 ③用于肾脏的触诊，亦可用于脾的触诊

续表

方法	操作
深压触诊法	①以手指深压腹部的一定位置，明确有无压痛 ②在深压痛的基础上突然松开手指，若疼痛明显加剧则为反跳痛
冲击触诊法	①右手2～4指并拢，取与腹壁垂直的角度，进行快速及连续2～3次的冲击动作，把脏器或肿块表面的腹水冲开，而肿大的脏器或肿块随之浮起，指端就可触及脏器的大小及表面情况 ②适用于患者有腹水时检查腹腔内肿大的脏器或肿块
钩指触诊法	①将右手指弯成钩状，右手掌放在患者右前胸下部，嘱患者进行腹式呼吸，检查者随吸气而利用钩状指尖，以迎触下移的肝脏边缘 ②适用于腹壁薄软者和儿童

（2）触诊内容

项目	内容
腹壁紧张度	正常人腹壁柔软，腹壁紧张见于腹腔炎症、血性腹水、大量腹水
压痛及反跳痛	①正常人无压痛及反跳痛 ②腹部压痛及反跳痛常见于腹部炎症，累及腹膜时仅有压痛，当累及壁层腹膜时可引起反跳痛
肝脏触诊	①正常成人一般在肋下缘不能触及 ②检查时应注意肝脏的大小、质地、压痛、表面状态、边缘、搏动及摩擦感 ③肝大常见于肝炎、肝肿瘤、肝脓肿及肝淤血
胆囊触诊	①以左手掌平放于患者右胸下部，把左手大拇指置于腹直肌外缘与肋弓交界处，嘱患者深吸气，如有触痛，则为Murphy征阳性 ②正常人胆囊不可触及，肿大的胆囊常见于胆囊炎、胆囊癌及胆囊结石
脾脏触诊	①左手手掌置于左腰部第7～10肋处，从后向前托起患者的脾，右手掌平放于上腹部，与左肋弓成垂直方向，配合呼吸，以手指弯曲的力量下压腹壁，直至触及脾缘 ②脾肿大分为轻、中、高三度：深吸气时，轻度肿大脾缘不超过肋下2cm；中度肿大超过2cm至脐平线以上；超过脐平线或前正中线则为高度肿大（巨脾）
肾脏触诊	①检查肾脏大小、形态、硬度、压痛、表面状态和移动度 ②肾及尿路炎症和结石病变时，季肋点、中输尿管点以及肋腰点可有压痛
膀胱触诊	充盈的膀胱可在耻骨上方扪及，排空后消失
胰腺	正常人胰腺不能触及
液波震颤	①以一手掌面轻贴于患者一侧腹壁，另一只手指端叩击对侧腹壁或指端冲击腹壁 ②腹腔有大量游离液体时，可感到液波震颤 ③为避免腹壁本身的震动传至对侧，可让另一个人手掌尺侧缘压于脐部腹中线上

（七）神经系统检查

1. 浅反射 ☆☆☆

项目	操作及正常值	意义
角膜反射	用细棉条束轻触眼外侧角膜，正常人双眼睑闭合	如同侧直接角膜反射消失，对侧间接角膜反射存在，提示同侧面神经病变

续表

项目	操作及正常值	意义
腹壁反射	①患者取仰卧位，两下肢稍屈以使腹壁放松，然后用火柴棒或钝头竹签轻划腹壁皮肤，按左右两侧和上、中、下分别检查 ②正常人在受刺激的部位可见腹壁肌收缩	①上部反射消失见于胸髓7～8节病损 ②中部反射消失见于胸髓9～10节病损 ③下部反射消失见于胸髓11～12节病损 ④双侧上、中、下三部反射均消失见于昏迷或急腹症患者
提睾反射	以竹签和叩诊锤柄自下而上轻划大腿内侧上段的皮肤，同侧提睾肌收缩，睾丸上提	①双侧反射消失提示腰椎1～2节段病变 ②一侧消失或减弱提示锥体束损伤

2. 深反射 ☆☆

项目	操作	正常值
肱二头肌反射（颈5～6）	①被检查者屈肘，前臂稍内旋 ②检查者左手托起被检查者肘部，以左手拇指置于肱二头肌肌腱上，用叩诊锤叩击检查者拇指	正常反射为前臂屈曲
肱三头肌反射（颈6～7）	以左手托扶患者的肘部，使患者肘部屈曲，然后以叩诊锤直接叩击鹰嘴上方的肱三头肌肌腱	正常反应为肱三头肌收缩，表现为前臂稍伸展
桡反射（颈5～6）	以左手轻托患者的前臂于半旋前位，并使腕关节自然下垂，然后以叩诊锤轻叩桡骨茎突上方	正常反射为前臂旋后及屈肘
跟腱反射（S1～2）	①又叫踝反射，被检查者仰卧，下肢屈曲，大腿稍外展外旋 ②检查者用左手握住足部使踝部稍背屈，叩击跟腱	正常反应为腓肠肌收缩，足向跖面屈曲
膝反射（L2～4）	膝关节自然弯曲，用叩诊锤叩击髌骨和胫骨粗隆之间的股四头肌肌腱附着点	正常反应为小腿伸展运动

3. 病理反射 ☆☆☆

（1）椎体束征

项目	操作	阳性表现
巴宾斯基征（Babinski's Sign）	用叩诊锤柄沿足底外侧缘由后向前划至小趾跟部转向内侧趾	①最常用的检查 ②踇趾背伸而其余四趾向背部扇形张开为阳性 ③阳性见于上运动神经元损伤，如脑血管意外、脊髓横断性损伤等
奥本海姆征（Oppenheim's Sign）	用拇指及示指沿患者胫骨前缘用力由上向下滑压	出现踇趾背屈，余四趾扇形展开
夏达克征（Chaddock's Sign）	用竹签在外踝下方足背外缘，由后向前划至趾跖关节处	同巴宾斯基征
戈登征（Gordon's Sign）	用手以一定力量捏压腓肠肌	同巴宾斯基征
霍夫曼征（Hoffmann sign）	左手托住患者的腕部，以右手示指和中指夹住患者的中指，用拇指向下弹拨患者中指甲	如引起其他四指掌屈，即为阳性反应，提示上肢锥体束损害

续表

项目	操作	阳性表现
阵挛（clonus）	①髌阵挛：嘱患者伸直下肢，医师用示指及拇指持髌骨上端，并用力向下快速推动数次，且保持一定的推力 ②踝阵挛：检查者一手握住患者的小腿，另一手突然将患者足底推向背屈，并持续加压力	①髌阵挛：阳性反应为髌骨呈自发性的节律性上下运动 ②踝阵挛：如踝关节部有自发的节律性伸屈性运动，为踝阵挛阳性 ③阵挛均为肌张力增加的结果，见于锥体束损害

（2）脑膜刺激征

项目	操作	阳性表现
颈强直	①被检查者去枕位卧，检查者先左右转动其头部，以了解是否有颈部肌肉和椎体病变 ②然后左手托被检查者枕部，右手置于胸前作屈颈动作，感觉颈部有无抵抗感	被动屈颈时抵抗力增强
克尼格征（Kernig's Sign）	①被检查者仰卧，双下肢伸直 ②先将其一侧髋关节屈曲成直角，然后将小腿抬高 ③正常人膝关节可伸达135度以上	伸肌受限
布鲁津斯基征（Brudzinski's Sign）	患者仰卧，双下肢自然伸直，然后被动向前屈颈	两大腿及小腿出现自发性屈曲运动

（八）四肢及脊柱检查

1. 脊柱 ☆☆☆

项目	操作及正常表现	其他
脊柱弯曲度	①正常人脊柱有四个生理性弯曲 ②成人脊柱存在颈曲、胸曲、腰曲和骶曲，使脊柱形成"S"形，称生理性弯曲 ③直立时正常脊柱无侧凸	病理状态时可出现后凸、前凸及侧凸
脊柱活动度	①正常脊柱活动包括前屈、后伸、侧弯和旋转四种 ②检查颈段脊柱时应固定被检查者双肩，检查腰段脊柱时双手固定被检查者骨盆，然后作脊柱旋转活动检查 ③颈腰段活动度较大，胸椎活动度小，骶椎几乎不活动 ④正常时颈段可前屈、后伸各45°，左右侧弯45°，旋转60°。腰段在臀部固定的条件下可前屈45°，后伸35°，左右侧弯30°，旋转45°	①检查时注意患者有无压痛 ②活动受限可见于软组织损伤、骨质增生、破坏、骨折、椎间盘突出等
脊柱压痛与叩击痛	①患者取端坐位，轻度前屈 ②检查者用拇指或示指指腹，自上而下依次按压脊柱棘突和横突部、椎旁肌肉 ③直接叩击法：用手或叩诊锤叩击检查部位有无疼痛，常用于胸椎、腰椎病变检查 ④间接叩击法：左手掌置于被检查者头部，右手握拳以尺侧缘叩左手背，若被检查者出现疼痛，称叩击痛阳性	①正常人无压痛，若发现压痛点，常需反复三次加以确认 ②叩击痛阳性见于脊椎结核、脊椎骨折、椎间盘脱出等

2. 四肢 ☆☆

项目	内容
关节及四肢形态检查	①观察肢体是否有成角、短缩或旋转畸形，关节有无红肿，关节附近肌肉有无萎缩等 ②常见的畸形：膝内、外翻畸形，足内、外翻畸形，肢端肥大，杵状指（见于支气管肺癌、支气管扩张、慢性肺脓肿、发绀型先天性心脏病、亚急性感染性心内膜炎吸收不良综合征、克罗恩病、肝硬化等），匙状甲（又称反甲，常见于缺铁性贫血、高原疾病等）
运动与功能检查	观察活动的姿势、范围以及活动时是否引起疼痛
其他	肢体有无水肿、静脉曲张、色素沉着及溃疡，肢体温度

（九）生殖器、肛门及直肠检查

1. 男性生殖器 ☆☆☆

项目	内容
阴茎	①包皮有无过长或包茎 ②阴茎有无炎症、硬结、溃疡及分泌物，发育是否正常 ③正常成人阴茎7～10cm，过小见于性腺功能减退
阴囊	①有无水肿及皮肤变化 ②精索有无压痛、串珠样肿胀或硬结，精索有无静脉曲张 ③睾丸发育是否正常、有无肿胀、压痛、结节等 ④附睾有无触痛、结节等
前列腺	①肛门指检可触及 ②正常时质韧有弹性，两叶之间为正中沟 ③有炎症时，正中沟可有触痛，前列腺癌时，腺体肿大、坚硬
前列腺按摩	患者取膝胸位，检查者通过肛门指检扪及前列腺，按摩左、右侧叶，外尿道口流出前列腺液，滴在玻片上送检

2. 女性生殖器 ☆

项目	内容
内生殖器	阴道、子宫、输卵管及卵巢
外生殖器	阴阜、阴毛、大阴唇、小阴唇、阴道口及前庭

3. 肛门及直肠 ☆☆

项目	内容
视诊	是否有肛门闭锁、狭窄、外伤、感染、肛裂、肛瘘、直肠脱垂、痔疮等
触诊	①检查患者肛门及直肠壁有无波动感、肿块，并检查前列腺大小 ②直肠触痛多见于感染，坚硬而凹凸不平的包块多为直肠癌，柔软而光滑的包块多为息肉 ③当指套带有黏液、脓液或血液时应取其涂片镜检或细菌检查以及内镜检查
肛门指检	①患者取膝胸位，检查者戴手套，涂上润滑剂 ②以示指在肛门口纵向按压，使肛门括约肌放松，然后将示指轻柔地插入肛门、直肠内

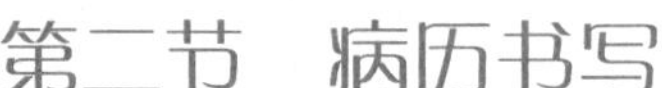

第二节 病历书写

一、病历书写基本要求及格式

（一）病历书写的基本要求

（1）病历书写应客观、真实、准确、完整、规范、及时。

（2）应规范使用医学术语，文笔精炼，表述准确，语句通顺。

（3）病历需经上级医师用红笔审阅修改并签名，以明确责任。修改过多，应当重新抄写，切忌剪贴或涂擦。

（4）实习医务人员、试用期医务人员书写的病历，应当经过本医疗机构注册的医务人员审阅、修改并签名，以明确责任。

（二）病历书写的内容及格式

1. 完全住院病历内容及格式 ☆

项目	内容
一般资料	姓名、性别、年龄、婚姻、职业、籍贯、民族、住址（或工作单位）、人院日期、记录日期等
病史	主诉、现病史、既往史、系统回顾、个人史、月经史、婚姻生育史、家庭史、体格检查、实验室及特殊检查结果、诊断、医师签名

2. 入院记录内容及格式 ☆☆

项目	内容
一般资料及病史	①一般资料及主诉；入院年、月、日及具体时间；抬送或步行入院 ②现病史：与完全病历相同 ③既往史要求简单扼要 ④个人史、月经史、婚姻生育史 ⑤家族史 ⑥病史采集对象及可靠性
体格检查	除体温、脉搏、呼吸及血压另行排列外，余均按体格检查结果摘要写成一段
专科情况	各专科的入院记录中应写一段“专科情况”，记录患者该专科病史及检查结果等情况，如“骨科情况”“呼吸内科情况”“眼科情况”等
实验室及特殊检查	①检查申请单书写要求：一般化验检查，写明患者姓名、性别、年龄、病室、床号及住院号即可；特殊检查应写明诊断、检查目的、申请检查的脏器、部位及范围，并依据检查需要提供有关病史、体格检查及实验室资料。复查者应当附上既往的检查号；申请人签全名 ②各种检查化验单的粘贴：各种化验结果，按日期先后自上而下整齐粘贴。各化验单都应在化验单上端用蓝笔标明检查日期及项目。异常者应用红笔标记，以便查找；特殊检查回报单亦按日期顺序排列或自上而下粘贴

续表

项目	内容
病历分型	①A型：一般住院患者。病种单纯，病情较稳定的患者 ②B型：一般急诊患者。需紧急处理，但病种单纯的病例 ③C型：疑难住院患者。病种或病情复杂，或有复杂的合并症，病情较重的急、慢性病，诊断治疗均有很大难度，预后又较差的患者 ④D型：危重患者。病情危重，随时有生命危险，有循环、呼吸、肝、肾、中枢等功能衰竭病变之一者
其他	①诊断 ②诊疗计划 ③医师签名

3. 住院期间各类记录 ☆☆☆

项目	内容
病程记录（病志）	①首次病志应由住院医师或值班医师记录，包括：病情摘要、体格检查及实验室重要结果，入院诊断和处理，以及初步诊疗计划。临床病例分型应当记入首次病志 ②病志记录频率：一般每2～3日记录1次。危重患者和病情突变者，应每日或随时记录 ③各种实验室检查结果记录及其临床意义分析 ④患者自觉症状、体征变化及心理状态均应予记录 ⑤诊治操作经过，使用的主要药物名称、剂量及使用方法，治疗效果及副反应，重要医嘱的更改及理由 ⑥记录上级医师查房意见，并应写出上级医师的姓名、职称，以便查询 ⑦新诊断的确定或原诊断的修改，均需说明依据及理由 ⑧大会诊意见。各科会诊及家属等人的意见 ⑨住院时间较长的患者，每1个月应写阶段病历小结，亦可将资料整理为图表
交班记录	应当在交班前由交班医师书写完成，包括入院日期、交班日期、患者姓名、性别、年龄、主诉、入院情况、入院诊断、诊疗经过、目前情况、目前诊断、交班注意事项、诊疗计划、医师签名等
接班记录	①应在病程记录上紧接交班记录 ②在写接班记录前应温习病历、交班记录、诊疗情况等，并记录接班时患者的体查以及接班后应进行的诊疗项目，与交班记录大致相同，但要简明扼要
转院病历	①一般项目 ②入院时主要病史、阳性体征、有意义的实验室检查结果 ③住院过程中的病情演变及治疗经过 ④入院时诊断、病理诊断，包括主要诊断及次要诊断 ⑤转院原因及必要的说明 ⑥患者或其家属意见 ⑦最后诊断 ⑧主管医师签名 ⑨科主任签名

续表

项目	内容
出院记录	①另立专页记 ②入院、出院日期及住院日数 ③入院情况 ④入院诊断 ⑤入院后病情变化、诊疗经过及出院时病情，包括症状、体征、后遗症等 ⑥出院诊断 ⑦出院医嘱：包括注意事项、劳动鉴定和带出院的药物名称、数量及用法 ⑧应简要地写在门诊病历上（包括住院号），以备门诊医师参考

4. 其他记录内容及格式 ☆☆☆

项目	内容
再入院记录内容和格式	①再次住入本院者，需写再入院记录，并注明住院次数 ②同病复发者，其现病史需把过去住院诊疗经过摘要写出，并详细记录上次出院后到本次入院前的病情变化 ③既往史、个人史及家族史可从略，若有新情况，特别与此次发病有关者，应予补充 ④若由于新发病再次入院，须按第一次住院病历要求书写，并将过去的住院诊断列入过去病史
门诊病历要求	①封面填写：姓名、性别、年龄、籍贯、职业等项 ②初诊病历：写明科别和就诊时间（年、月、日） ③主诉及简要的现病史为一段 ④关于过去史、个人史、家族史等可另立一段，但不另写标题 ⑤体格检查：主要记录阳性体征和有意义的阴性体征。体查内容应较全面 ⑥实验室检查结果 ⑦诊断或者初步印象，或拟诊 ⑧处理意见及医师签全名
急诊病历要求	①封面：同门诊病历 ②由接诊护士或者挂号处加盖“急诊专用章”和分科首诊挂号 ③时间记录要具体到年、月、日、时、分 ④记录生命体征，病史、体查等均同门诊病历，突出重点，简明扼要，如病情变化随时补充 ⑤诊断、处理及签名均同门诊病历
死亡记录	①入院24小时内死亡记录：患者入院不足24小时死亡的应书写24小时内入院死亡记录，由当班医师于患者死亡后立即记录。内容包括患者姓名、性别、年龄、职业、入院时间、死亡时间、主诉、入院情况、入院诊断、诊疗经过（抢救经过）、死亡原因、死亡诊断以及医师签名等。已做病理解剖者，结果回报应把结果补记于病历中，并注明补记日期 ②入院24小时后死亡记录：另立专页，内容除一般与出院记录相同外，尚应包括抢救经过，死亡时间，死亡的主要原因和死亡诊断。死亡患者的门诊病历应一并存入住院病历中

二、专科病历书写特点 ☆☆

项目	内容
内科病历	①内科患者中慢性病、并发症、合并症都较多，致使病历书写难度大，因此必须紧扣主要症状和体征 ②避免烦琐，正确取舍临床资料 ③正确书写诊断

续表

项目	内容
外科病历	①除按一般病历书写要求外，需写“外科情况”。在病历书写中，应将外科情况另列一段进行描述，突出重点 ②外伤体查时应注意有无复合伤 ③应注意患者或伤员有无失水、高热、休克、急性出血以及呼吸困难等需紧急处理的情况 ④术前讨论、手术记录均需按规范书写，上级医师应及时修改补充
妇产科病历	①婚育史及月经史需重点询问及描记 ②系统询问妇科疾病4大症状：阴道出血或月经失调、白带异常、腹部肿块、急性下腹痛 ③询问病史时，要注意耐心引导
儿科病历	①医师问病史必须耐心引导，帮助回忆 ②不同年龄期的易患疾病：新生儿期（败血症、脐炎、溶血症、窒息、颅内出血、低钙抽搐等）；婴儿期（呼吸道感染、急性传染病如麻疹和水痘、营养缺乏性疾病等）；幼儿期（急性呼吸道疾病、肠蛔虫病、急性胃肠炎、细菌性痢疾等）；学龄前及学龄期（急性扁桃体炎、风湿热、急性胃肠炎、流行性脑脊髓膜炎、结核病等） ③儿科特殊病史：必须记载生产史、喂养史、生长发育史、预防接种史以及生活史，3岁以下则应重点记录
传染科病历	①传染病潜伏期的询问，对诊断和防止传染病的流行以及检疫时间的确定有重要意义 ②仔细询问流行病学史是诊断传染病的重要条件之一 ③皮疹是传染病诊断的重要体征之一 ④注意询问各种病因的治疗，包括药名、用量、疗程及反应等，均宜扼要记录

三、医嘱单的书写 ☆☆

项目	内容
分类及内容	①长期医嘱单：患者姓名、科别、住院号、页码、起始日期和时间、医嘱内容、停止日期和时间、医师签名、执行时间、执行护士签名 ②临时医嘱单：医嘱时间、临时医嘱内容、医师签名、执行时间、执行护士签名等
要求	①医嘱内容及起始、停止时间应由医生书写 ②医嘱内容应当准确、清楚，不得涂改 ③需要取消时，应当使用红笔标注“取消”并签名
口头医嘱	①一般情况下，医师不得下达口头医嘱 ②抢救急危患者需要下达口头医嘱时，应由护士复述一遍 ③抢救结束后，医师应当及时补记医嘱

第三节 实验诊断

一、基础知识

1. 实验诊断项目的分类 ☆

项目	内容
特异性实验诊断项目	临床微生物学检验、寄生虫学检验及可做肯定性诊断的骨髓检查等属于这类检验。从疑为伤寒患者的血中或骨髓中培养出伤寒沙门菌，从发热患者血中找到疟原虫即可确诊为伤寒或疟疾
非特异性实验诊断项目	①针对性强的检验项目：血清甲胎蛋白对肝癌的早期诊断具有较强的针对性，但阴性结果并不能排除肝癌的诊断 ②常规检验项目：不具特异性，但针对性亦强，已成为医疗常规。如入院或手术前必须进行某些常规的实验室检查，贫血患者在诊断及治疗过程中必须检验和观察血红蛋白与红细胞数等的变化，疑为肝炎者必须检验肝功能和进行病原学及免疫学检查等

2. 实验诊断项目的生理性变化 ☆☆

项目	内容
血红蛋白和红细胞计数	在新生儿期均明显增高 高山居民和精神因素如激动、兴奋、恐惧、冷刺激等，两者均暂时增高
白细胞计数	①与年龄有关，新生儿较高，通常在 15×10^9/L左右，生后3～4日才降至 10×10^9/L ②运动、疼痛和情绪影响均可使白细胞数轻度增加 ③存在明显的昼夜改变，通常清晨时较低，一天内白细胞最高值与最低值可相差一倍 ④机体正常情况下白细胞计数波动于50%以内，在临床上无诊断意义

3. 影响实验诊断结果的客观因素 ☆☆☆

项目	内容
药物影响	①抗生素对病原微生物的检查或培养结果影响 ②目前已知有上百种药物可影响尿常规检验结果 ③右旋醣酐、造影剂可引起尿相对密度增高 ④苯妥英钠、维生素 B_2 等可改变尿液颜色 ⑤数十种药物可使尿蛋白检验出现假阳性等
饮食影响	①进餐后对血糖、血脂影响更明显 ②食用高蛋白饮食或高核酸食物，可分别使血中尿素或尿酸增高 ③检查粪便隐血应在实验前3日禁食动物血、肉类、肝脏及富含叶绿素的食物，否则可能导致假阳性结果
标本质量影响	①做血气分析的血标本不能有气泡，亦不能凝固 ②标本溶血对很多测定是不适宜的，尤其是很多酶类检验如门冬氨酸氨基转移酶（AST）、酸性磷酸酶和血清钾测定等 ③红细胞沉降率测定、血细胞比容测定、血清胆红素测定，均应避免溶血 ④很多试验要求新鲜标本，特别是酶学检查和血糖测定 ⑤红细胞沉降率测定要求采取标本后3小时以内测定 ⑥有的标本不能冷藏，如做血清冷凝集素试验

续表

项目	内容
标本采集时间的影响	①要寻找间日疟原虫或三日疟原虫最好在症状发作后数小时至十余小时采血 ②检查恶性疟原虫则应在发作后20小时左右采血 ③找微丝蚴，采血时间应在晚上9～12时，在患者静卧片刻后采取 ④找蛲虫则应在患者晚上睡熟后或清晨从肛门周围去找 ⑤心肌梗死的血清酶学检查，应及时抽血化验
检测方法的影响	使用不同的检测方法会得到不同的结果

二、血液一般检查

（一）红细胞和血红蛋白

1. 参考范围 ☆☆

项目	成年男性	成年女性	新生儿
红细胞数（RBC）	（4.0～5.5）$\times 10^{12}$/L	（3.5～5.0）$\times 10^{12}$/L	（6.0～7.0）$\times 10^{12}$/L
血红蛋白量（Hb）	120～160g/L	110～150g/L	170～200g/L

2. 临床意义 ☆☆

增多或减少	描述	意义
相对增多	多由于水分丧失，血液浓缩致RBC容量相对增加	严重吐泻、大量出汗、大面积烧伤、尿崩症、糖尿病酮症酸中毒等
绝对增多	临床所称由多种原因所致的RBC增多症	发绀型先心病、阻塞性肺气肿、肺心病、新生儿或胎儿居高原者，以及肝细胞癌、卵巢癌、子宫肌瘤、多囊肾或肾盂积水等
RBC和Hb减少	①称贫血，指单位容积循环血液中RBC、Hb量及RBC比积低于正常参考值下限 ②依Hb减少的程度分为四度：轻度Hb90g/L至参考值底限；中度Hb60～89g/L；重度Hb30～59g/L；极重度Hb＜30g/L	①生理性减少：又叫生理性贫血。见于婴儿从出生到15岁以前的儿童，孕妇妊娠中、后期，老年人因造血功能低下可贫血 ②病理性减少：各种原因所致的贫血

3. 贫血的分类 ☆☆

项目	内容
红细胞生成减少	①骨髓造血功能障碍：造血组织容量减少（再生障碍性贫血）；骨髓浸润（白血病、骨髓瘤、骨髓纤维化等伴发的贫血）；原因未明，如慢性系统性疾病（慢性感染、恶性肿瘤、尿毒症、肝病、风湿性和内分泌疾病等）伴发的贫血 ②造血物质缺乏和失利用：铁缺乏（缺铁性贫血）；铁失利用（铁粒幼细胞性贫血）；DNA合成障碍（叶酸及维生素B_{12}缺乏所致的各种巨幼细胞性贫血）
红细胞破坏过多	①红细胞内在缺陷（遗传性）：遗传性球形细胞增多症，红细胞酶缺乏所致溶血性贫血、珠蛋白生成障碍性贫血（地中海贫血）、异常血红蛋白病、阵发性睡眠性血红蛋白尿 ②红细胞外来因素（获得性）：免疫性溶血性贫血、机械性溶血性贫血和物理、化学、生物因素导致的溶血性贫血等
失血	急、慢性失血所致的急、慢性失血性贫血，如创伤、钩虫病等

（二）白细胞

1. 白细胞计数参考范围 ☆☆

项目	内容
成人	（4～10）×10^9/L
新生儿	（15～20）×10^9/L
6个月至2岁	（11～12）×10^9/L

2. 白细胞计数参考范围 ☆☆

细胞类型	比值	绝对值（×10^9/L）
中性粒细胞（N）		
杆状核	0～0.05	0.04～0.5
分叶核	0.50～0.70	2～7
嗜酸粒细胞（E）	0.005～0.50	0.05～0.5
嗜碱粒细胞（B）	0～0.01	0～0.1
淋巴细胞（L）	0.20～0.40	0.8～4
单核细胞（M）	0.30～0.80	0.12～0.8

3. 临床意义 ☆☆☆

项目	生理性增多	病理性增多	病理性减少
中性粒细胞	①胎儿及新生儿 ②妊娠及分娩时，可达2×10^9/L，1周后恢复正常 ③剧烈运动或劳动后 ④严寒、酷热、下午白细胞增高	①急性感染：各种化脓性球菌感染 ②急性出血或溶血：脾破裂出血、急性溶血性贫血 ③严重的组织损伤及大量血细胞破坏：如严重外伤、较大的手术后、大面积烧伤、急性心肌梗死及严重的血管内溶血后的12～36小时 ④急性中毒：安眠药、代谢性毒如糖尿病酮症酸中毒 ⑤恶性肿瘤、白血病	①某些传染病：伤寒、流感等 ②理化因素损伤：放疗或化疗后、重金属中毒等 ③血液病：再生障碍性贫血、粒细胞缺乏症等 ④脾功能亢进症 ⑤自身免疫性疾病：SLE等
嗜酸性粒细胞	—	①变态反应性疾病：支气管哮喘、药物或食物过敏、荨麻疹或血清病等 ②寄生虫病：钩虫病、丝虫病、血吸虫病、肺吸虫病等 ③皮肤病：湿疹、天疱疮、剥脱性皮炎、银屑病等 ④某些血液病：慢性粒细胞性白血病、恶性淋巴瘤等 ⑤其他：猩红热急性期等	常见伤寒、副伤寒初期，大手术、烧伤等应激状态

续表

项目	生理性增多	病理性增多	病理性减少
淋巴细胞	①婴幼儿期可达50%以上 ②4～6岁后趋于正常成人水平	①血液病：淋巴细胞性白血病、淋巴瘤等 ②感染性疾病：病毒感染，如风疹、水痘、麻疹、病毒性肝炎等；也见于结核分枝杆菌、百日咳杆菌、布鲁菌感染等 ③急性传染病的恢复期及组织移植后的排斥反应也有淋巴细胞增多 ④再生障碍性贫血、粒细胞减少或缺乏症患者淋巴细胞比例相对增高，但绝对值并不增高	放疗、化疗后或长期应用糖皮质激素、免疫缺陷疾病、丙种球蛋白缺乏症等患者

三、尿常规检查

（一）尿量 ☆☆

正常成人每昼夜尿量常为1000～2000ml。

尿量改变	定义	意义
多尿	①每昼夜尿量经常超过2500ml时称为多尿 ②多尿又可分为：暂时性多尿、病理性多尿、精神性多尿	①生理性多尿：饮水过多和慢性心力衰竭、慢性肾炎等水肿患者应用利尿药后，或者静脉输注生理盐水、葡萄糖液过多及某些药物如咖啡因等 ②病理性多尿：内分泌功能障碍（尿崩症、糖尿病）；肾脏疾病（慢性肾盂肾炎及慢性肾炎后期、急性肾衰竭少尿期出现多尿）；其他疾病（高血压肾病、慢性肾小管衰竭、失钾性肾病、高血钙性肾病等均可出现多尿） ③精神性多尿：精神紧张常伴排尿次数增加
少尿和无尿	①24小时尿量少于400ml或每小时少于17ml时称少尿，24小时尿量少于100ml称无尿 ②按其原因分为肾前性、肾性和肾后性	①肾前性：各种原因所致的休克、严重脱水、心力衰竭、肾动脉栓塞或者肿瘤压迫等 ②肾性：急性肾小球肾炎、慢性肾炎急性发作、急性肾衰少尿期及各种慢性疾病所致肾衰竭等 ③肾后性：各种原因所引起的尿路梗阻和输尿管结石等

（二）尿液外观 ☆☆

项目	内容
血尿	①肾结石、肾肿瘤、肾或泌尿道结石、急性肾小球肾炎、肾盂肾炎、膀胱炎等 ②血性疾病如血小板减少性紫癜、过敏性紫癜、血友病等 ③膀胱或尿道内出血较多时，尿内还可出现血凝块
血红蛋白尿	蚕豆病、阵发性睡眠性血红蛋白尿、恶性疟疾或血型不合时的输血反应等
胆红素尿	阻塞性黄疸或肝细胞性黄疸
乳糜尿	丝虫病或结核、肿瘤等其他原因导致的肾周围淋巴管引流受阻
脓尿或菌尿	肾盂肾炎、膀胱炎等泌尿系感染

 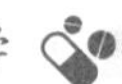

（三）尿液相对密度（比重）☆☆

正常成人尿相对密度波动在1.015～1.025，婴幼儿的尿相对密度偏低。

项目	内容
增高	①心功能不全、急性肾小球肾炎、高热、失水以及周围循环功能不全时，尿量少而相对密度高 ②糖尿病因尿含有大量葡萄糖，尿量多而相对密度高，可高达1.040以上
减低	①慢性肾功能不全、尿崩症等 ②在肾实质破坏而失去浓缩功能时，尿相对密度固定在1.010±0.003，即相对密度低而固定的等渗尿

（四）尿蛋白 ☆☆

一般尿蛋白定性试验呈阴性反应，定量仅0～80mg/L。

项目	内容
生理性蛋白尿	①剧烈运动、发热、寒冷刺激及体位影响等 ②多见于青少年，尿蛋白定性一般不超过（+），定量不超过0.15g/24h
病理性蛋白尿	尿蛋白定性超过（++）或者定量检查持续超过0.15g/24h，应考虑肾脏疾病的存在

（五）尿液显微镜检查 ☆

主要是尿液中是否存在细胞（红细胞、白细胞、脓细胞及上皮细胞）、管型［细胞管型（红细胞管型、白细胞管型）、透明管型、脂肪管型、蜡样管型、肾衰管型、颗粒管型］、结晶体及其他有形成分。

四、大便常规检查

（一）大便色泽与性状改变 ☆☆

正常成人大便为黄褐色，质软呈圆柱状。

改变情况	描述	疾病
稀糊样或稀汁样便	多由肠蠕动亢进或分泌增多所致	①各种感染或非感染性腹泻，尤急性肠炎时 ②伪膜性肠炎多见大量黄绿色稀汁样便，内混有膜状物
米泔样便	呈白色淘米水样，量多，便次频，内含黏液片块	霍乱、副霍乱
黏液便	①正常大便混杂少量黏液不易检出，肉眼可见时即量已较多 ②单纯的黏液无色透明、稍黏稠 ③黏液脓性便则呈黄白色不透明	①小肠炎症：黏液混杂于粪便中 ②大肠病变：黏液附着于粪便表面
胨状便	—	①肠易激综合征：腹部绞痛后排出粘冻状、膜状或纽带状物 ②痉挛性便秘：坚硬粪团表现黏附少量黏胨

续表

改变情况	描述	疾病
脓性及脓血便	—	①多说明下段肠道有病变，如疾病、溃疡性结肠炎、局限性肠炎、结肠直肠癌 ②阿米巴疾病：呈巧克力或暗红色稀果酱样 ③细菌性痢疾：黏液及脓为主
鲜血便	—	①痔疮：血滴落于排便后 ②肛裂：附着于硬结大便表面
柏油样便	①多为上消化道出血，系红细胞被胃肠液消化破坏后变为正铁血红素、卟啉及黑色的硫化铁，后者刺激小肠分泌过多黏液导致大便呈柏油样，表面有光泽，隐血试验呈阳性 ②服用活性炭、铋剂者隐血试验阴性	①多为上消化道出血，出血量在50ml以上即可见 ②服用活性炭、铋剂或铁剂后也可有黑便，但表面无光泽
白陶土样便	—	见于各种原因所致的阻塞性黄疸，使胆汁减少或缺如，粪胆素相应减少
细条状便	—	经常排细条状或扁条状粪便，说明有直肠狭窄，多见于直肠癌

（二）大便隐血试验的临床意义 ☆☆☆

项目	内容
上消化道出血	作为上消化道出血的重要诊断指标之一，尤其对少量出血有重要价值
消化道恶性肿瘤	作为消化道恶性肿瘤的诊断筛选指标：消化性溃疡隐血试验间断阳性，消化道癌症早期呈持续阳性，晚期阳性率达95%
流行性出血热、钩虫病	有助于早期诊断流行性出血热、钩虫病等

五、血液生化检查

（一）低钾血症与高钾血症 ☆☆

项目	低钾血症的诊断要点	高钾血症的诊断要点
病史与病因	病史	有致高钾血症的病因
临床表现	①肌无力，腱反射减退或消失，恶心、呕吐和腹胀 ②严重时可有心律失常、血压下降、淡漠、嗜睡或神志不清	①有不能用原发病解释的症状如神志淡漠、感觉异常和四肢软弱等 ②突然出现的微循环障碍，如皮肤苍白、发绀和低血压等 ③心跳缓慢或心律失常
血钾浓度	低于3.5mmol/L	＞5.5mmol/L
心电图改变	早期出现T波降低、变宽、双相或倒置，随后出现ST段降低和U波出现	早期T波高尖，QT间期延长，随后出现QRS增宽，PR间期延长

（二）酸碱平衡 ☆☆

项目	代谢性酸中毒的诊断要点	呼吸性酸中毒的诊断要点
病史	病史	有呼吸功能受影响的病史
症状	呼吸深而快	有呼吸困难，换气不足，气促，发绀，胸闷，头痛等
CO_2CP或HCO_3^-	CO_2CP或$HCO_3^- < 22mmol/L$	血CO_2CP下降
血气分析	失代偿时pH和［HCO_3^-］明显下降，PCO_2正常	①急性呼吸性酸中毒：pH值下降，PCO_2上升，血浆［HCO_3^-］正常 ②慢性呼吸性酸中毒：pH值轻度下降，PCO_2升高，血浆［HCO_3^-］升高
其他	常伴缺水、尿少，尿酸性	—

（三）血清钠 ☆☆☆

项目	内容
正常参考值	135～145mmol/L，无年龄和性别差异
降低	①钠盐摄入不足：过度饥饿和营养不良、长期低盐饮食、输液不当可致低钠 ②钠丢失过多：严重呕吐、腹泻，大量应用排钠利尿剂，大面积烧伤及慢性肾功能不全、糖尿病酮症酸中毒、大量放腹水或出汗过多等

（四）血清钾 ☆☆

正常参考值：成人3.5～5.5mmol/L；儿童3.4～4.7mmol/L。

项目	内容
降低	①钾盐摄入不足：长期低钾饮食、禁食及厌食等 ②钾丢失过多：严重呕吐、腹泻以及胃肠减压，大量应用排钾利尿药（如有机汞或氯噻嗪类）及肾上腺皮质激素，肾上腺皮质功能亢进症或醛固酮增多症，慢性消耗性疾病（如恶性肿瘤等），代谢性碱中毒时肾排钾增多，大量出汗 ③钾分布异常：心力衰竭、肾性水肿或者大量输入无钾盐液体，细胞外液被稀释，大量应用胰岛素促使葡萄糖被利用或者形成糖原时，碱中毒时或家族性周期性麻痹，细胞外液钾转入细胞内，从而发生低钾
增高	①急性肾衰竭、重度肾功能不全或肾上腺皮质功能不全 ②急性酸中毒或者组织缺氧 ③严重溶血、组织损伤和大量输注库存血 ④摄入或输注大量钾盐 ⑤醛固酮缺乏或长期应用抗醛固酮利尿药 ⑥家族性高血钾性周期性麻痹等

（五）糖尿病的诊断标准 ☆☆☆

2007年中华医学会糖尿病分会推荐的糖尿病诊断标准：①糖尿病症状+任意时间血浆葡萄糖水平≥11.1mmol/L或②空腹血浆葡萄糖（FPG）水平≥7.0mmol/L或③口服葡萄糖耐量试验（OGTT）中，2小时血糖（PG）水平≥11.1mmol/L。

（六）血脂 ☆☆

项目	内容
血清胆固醇	正常参考值（成人）为＜5.2mmol/L
血清三酰甘油	三酰甘油是机体能量的一种储存形式。血清三酰甘油升高是冠状动脉粥样硬化发生的重要原因之一。其正常参考值为0.56～1.7mmol/L
血清脂蛋白	①高密度脂蛋白：参考值为1.03～2.07mmol/L，胆固醇含量与动脉管腔狭窄程度呈显著的负相关。高密度脂蛋白是一种抗动脉粥样硬化的血浆脂蛋白，是冠心病的保护因子，俗称“血管清道夫” ②低密度脂蛋白：参考值为≤3.4mmol /L，是动脉粥样硬化的危险因素之一，被认为是致动脉粥样硬化的因子

六、免疫学检查

（一）乙型病毒性肝炎（HBV）血清标志物 ☆☆

序号	检查名称及结果						临床意义
	HBsAg	抗-HBs	HBeAg	抗-HBe	抗-HBc	HBV-DNA	
1	+	−	+	−	+	+	病毒复制
2	+	−	−	+	+	+	病毒复制、变异
3	+	−	−	+	+	−	非活动性感染
4	−	−	−	+	+	−	感染恢复期
5	−	+	−	−/+	+	−	感染后恢复，已产生免疫力
6	−	+	−	−	−	−	乙肝疫苗注射后已产生免疫力
7	−	−	−	−	+	−	旧感染、新感染、变异

注：HBsAg为乙型肝炎病毒表面抗原，HBeAg为乙型肝炎病毒e抗原，HBV-DNA为乙型肝炎病毒DNA。

（二）免疫球蛋白 ☆☆

项目	正常参考值	临床意义	
		增高	减少
免疫球蛋白G（IgG）	单相免疫扩散法7.6～16.6g/L	系统性红斑狼疮、萎缩性门静脉性肝硬变、慢性活动性肝炎、类风湿关节炎、亚急性细菌性心内膜炎、IgG型骨髓瘤、某些感染性疾病、IgG型单克隆丙种球蛋白病等	抗体缺乏症、免疫缺陷综合征、非IgG型多发性骨髓瘤、重链病、轻链病、肾病综合征、某些白血病、烧伤、变应性湿疹、天疱疮、肌紧张性营养不良等
免疫球蛋白M（IgM）	单相免疫扩散法0.5～2.6g/L	巨球蛋白血症、类风湿关节炎、多发性骨髓瘤、肝脏疾病、膀胱纤维化、海洛因成瘾者、冷凝集综合征、疟疾、放线菌病、支原体肺炎等	原发性丙种球蛋白血症、蛋白丢失胃肠病、烧伤、联合免疫缺陷病等

（三）癌胚抗原 ☆☆

项目	内容
正常值	1～5ng/ml
意义	①CEA升高常见于大肠癌、胰腺癌、胃癌、肺癌、乳腺癌、甲状腺癌等 ②吸烟、妊娠期和心血管疾病、糖尿病、结肠炎等人群中，部分也会出现CEA升高 ③CEA不是恶性肿瘤的特异性标志，只是恶性肿瘤的辅助诊断指标

七、脑脊液检查

（一）脑脊液检查的适应证和禁忌证 ☆☆

项目	内容
适应证	①脑膜刺激症状如脑、脊髓的炎症性病变 ②疑有颅内出血如脑、脊髓的血管性病变 ③疑有脑膜白血病 ④有剧烈头痛、昏迷、抽搐或瘫痪等症状及体征疑为神经系统疾病
禁忌证	①颅内占位性病变，尤其是颅后窝占位性病变 ②颅内压显著增高、脑疝或疑有脑疝 ③腰椎穿刺处局部感染或脊柱结核 ④有视盘水肿者也应慎重

（二）常见中枢神经系统疾病脑脊液检查特点 ☆☆

分类	压力（kPa）	外观	蛋白质		葡萄糖（mmol/L）	氯化物（mmol/L）	细胞计数及分类（$\times10^6$/L）	细菌
			定性	定量（g/L）				
正常人	0.69～1.76	透明	（－）	0.2～0.4	2.5～4.5	119～129	（0～8），多为淋巴细胞	无
化脓性脑膜炎	显著增高	混浊，脓性可有凝块	（++）以上	显著增加	明显减少或消失	稍低	显著增加，数千，以N↑为主	可发现致病菌
结核性脑膜炎	增高	微混，毛玻璃样静置后薄膜形成	（+）～（+++）	增加	减少	明显减少	增加，数十或数百，早期N↑，以后L↑	抗酸染色可找到结核分枝杆菌
病毒性脑膜炎	稍增高	清晰或微混	（+）～（++）	轻度增加	正常或稍高	正常	增加，数十或数百，以L↑为主	无
流行性乙脑	稍增高	多清晰或微混	（+）	增加	正常或稍高	正常	增加，数十或数百，早期N↑，以后L↑	无

续表

分类	压力（kPa）	外观	蛋白质		葡萄糖（mmol/L）	氯化物（mmol/L）	细胞计数及分类（$\times 10^6$/L）	细菌
			定性	定量（g/L）				
脑肿瘤	增高	无色或黄色	（±）~（+）	轻度增加	正常	正常	正常或稍增加以L↑为主	无
脑室及蛛网膜下腔出血	稍增高	血性	（+）~（++）	轻度增加	多增高	正常	增加，以RBC为主	无

八、临床实验诊断检验正常参考值

（一）血液检验

1. 红细胞的其他检验 ☆☆

项目	内容
红细胞沉降率（ESR）（Westergren法）	①男性：0 ~ 15mm/l h ②女性：0 ~ 20mm/l h
平均红细胞容积（MCV）	①手工法：82 ~ 92 fL ②血细胞分析仪法：80 ~ 100 fL
平均红细胞血红蛋白（MCH）	①手工法：27 ~ 31 pg ②血细胞分析仪法：27 ~ 34 pg
红细胞半衰期（$t_{1/2}$）	25 ~ 32日

2. 血栓与止血的检验 ☆☆

项目	内容
出血时间（BT）	①Duke法：1 ~ 3分钟，超过4分钟为异常 ②Lvy法：2 ~ 6分钟，超过7分钟为异常
血小板计数	（100 ~ 300）$\times 10^9$/L
凝血时间（CT）	①普通试管法：4 ~ 12分钟 ②硅管法：15 ~ 32分钟 ③塑料管法：10 ~ 19分钟

3. 血液生化检验 ☆☆☆

项目	内容
血清总蛋白（TP）	60 ~ 80g/L
血清清蛋白（A）	40 ~ 55g/L
血清球蛋白（G）	20 ~ 30g/L
清蛋白/球蛋白比值（A/G）	（1.5 ~ 2.5）：1
血糖（空腹）	①全血（Folin ~ 吴法）：4.4 ~ 6.7mmol/L ②血清或血浆（邻甲苯胺法）：3.9 ~ 6.1mmol/L

续表

项目	内容
口服葡萄糖耐量试验（OGTT）	①空腹血糖＜6.1mmol/L ②服糖后2小时升至高峰7.8～9.0mmol/L ③服糖后2小时血糖＜7.8mmol/L ④尿糖均为阴性
血清总脂	①成人：4～7g/L ②儿童：3～6g/L
血清总胆固醇	＜5.2mmol/L
血清三酰甘油（TG）	0.56～1.7mmol/L
高密度脂蛋白（HDL）	0.30～0.40（30%～40%）
低密度脂蛋白（LDL）	≤3.4mmol/L
血清氯（以氯化钠计）	95～105mmol/L
血清钙	①总钙（比色法）：2.25～2.58mmol/L ②离子钙（离子选择电极法）：1.10～1.34mmol/L
血清锌	7.65～22.95μmol/L
血清甲胎蛋白（AFP）	定性：阴性
血清总胆红素（STB）	成人：3.4～17.1μmol/L
尿素氮	①成人：3.2～7.1mmol/L ②儿童：1.8～6.5mmol/L
肌酐	①全血88.4～176.8 μmol/L ②血清或血浆：男性53～106 μmol/L；女性44～97μmol/L
尿酸	尿酸酶法：男性150～416 μmol/L；女性89～357 μmol/L；儿童119～327 μmol/L

（二）血清学与免疫学检测

项目	内容
甲种胎儿球蛋白（AFP，αFP）	①对流免疫电泳法：阴性 ②RIA或ELISA法：＜25μg/L
癌胚抗原（CEA）	ELISA法和RIA法：15μg/L
癌抗原125（CA125）	①男性及50岁以上女性＜3.5万μ/L（RIA法或ELISA法） ②20～40岁女性＜4.0万μ/L（RIA法）

（三）骨髓检验

项目	内容
有核细胞计数	（40～180）×10^9/L
增生程度	增生活跃（即成熟红细胞与有核细胞之比约为20：1）
粒/红（G/E）	2.76±0.87：1

续表

项目	内容
粒系细胞总数	占0.50～0.60（50%～60%）
红系细胞总数	占0.15～0.25（15%～25%）

（四）排泄物、分泌液及体液检验

1. 尿液检查 ☆☆

（1）外观、酸碱反应、相对密度

项目	内容
外观	透明，淡黄色
酸碱反应	弱酸性，pH约6.5
相对密度（比重）	1.015～1.025

（2）定量与定性

项目	定量	定性
蛋白质	20～130ml/24h（平均40ml/24h）	阴性
Tamm-Horsfall蛋白（THP）	29.8～43.9mg/24h	—
葡萄糖	0.56～5.0mmol/24h（100～900mg/24h）	阴性
酮体	（以丙酮计）：0.34～0.85mmol/24h（20～50mg/24h）	阴性
尿胆原	0.84～4.2μmol/24h	阴性或弱阳性（尿稀释20倍为阴性）
尿胆素	—	阴性
胆红素	≤2mg/L	阴性
乳糜尿试验	—	阴性

（3）其他

项目	内容
尿沉渣检查	①白细胞＜5个/HP ②红细胞＜3个/HP ③扁平或大圆上皮细胞少许/HP ④透明管型偶见/HP
12小时尿沉渣计数	①红细胞＜50万 ②白细胞＜100万 ③透明管型＜5000万
中段尿细菌培养计数	＜10^6菌落/L（10^3菌落/ml）

2. 大便检验 ☆☆

项目	内容
量	100～300g/24h

续表

项目	内容
颜色	黄褐色
胆红素	阴性
隐血试验	阴性

3. 脑脊液检验 ☆☆

项目	内容
蛋白	①儿童（腰椎穿刺）：0.20 ~ 0.40g/L ②成人（腰椎穿刺）：0.20 ~ 0.45g/L ③小脑延髓池穿刺：0.10 ~ 0.25g/L ④脑室穿刺：0.05 ~ 0.15g/L
清蛋白	0.1 ~ 0.3g/L
葡萄糖	①成人 2.5 ~ 4.5mmol/L ②儿童 2.8 ~ 4.5mmol/L
氯化物（以氯化钠计）	①成人 120 ~ 130mmol/L ②儿童 111 ~ 123mmol/L
细胞数	①成人：（0 ~ 8）$\times 10^6$/L ②儿童：（0 ~ 15）$\times 10^6$/L

（五）内分泌激素检测 ☆☆

项目	内容
血甲状腺素（T_4）放免法	65 ~ 155 nmol/L
血三碘甲状腺原氨酸（T_3）放免法	1.6 ~ 3.0 nmol/L
甲状腺摄 ^{131}I 率	①3h：0.057 ~ 0.245（5.7% ~ 24.5%） ②24h：0.151 ~ 0.471（15.1% ~ 47.1%）
基础代谢率（BMR）	−0.10 ~ +0.10（−10% ~ +10%）

（六）血液气体分析检测 ☆☆

项目	内容
动脉血氧分压（PaO_2）	12.6 ~ 13.3 kPa（95 ~ 100mmHg）
动脉血二氧化碳分压（$PaCO_2$）	4.7 ~ 6.0kPa（35 ~ 45mmHg）
混合静脉血氧分压（PvO_2）	4.7 ~ 6.0kPa（35 ~ 45mmHg）
动脉血氧饱和度（SaO_2）	0.95 ~ 0.98（95% ~ 98%）
静脉血氧饱和度	0.64 ~ 0.88（64% ~ 88%）
动脉血氧含量（CaO_2）	8.55 ~ 9.45mmol/L
静脉血含氧量	4.5 ~ 7.2mmol/L
血液酸碱度（pH 值）	7.35 ~ 7.45（平均 7.40）
动脉血浆二氧化碳含量（$T-CO_2$）	25.2mmol/L

续表

项目	内容
二氧化碳结合力（CO_2 CP）	22～31mmol/L
全血缓冲碱（BB）	45～55mmol/L（平均50mmol/L）
碱剩余（BE）	①成人：±2.3mmol/L ②儿童：−4～+2mmol/L

考点精练

一、选择题

（一）A型题

1. 以下问诊语言正确的为
   A. 解大便有里急后重吗？
   B. 你右上腹痛反射到右肩痛吗？
   C. 你心前区痛反射到左肩吗？
   D. 你觉得主要的是哪里不适？
   E. 腰痛时反射到大腿内侧痛吗？
2. 以下有关病历书写的叙述，哪项是不正确的
   A. 入院记录需在24小时内完成
   B. 出院记录应转抄在门诊病历中
   C. 转科记录由原住院科室医师书写
   D. 接收记录由接受科室医师书写
   E. 手术记录凡参加手术者均可书写
3. 主诉的含义以下哪项不正确
   A. 指患者的主要症状或体征及其起病的时间
   B. 指患者的主要症状或体征及其看病的时间
   C. 指患者的主要症状或体征及持续的时间（病程）
   D. 指患者的主要症状或体征及其发作的频率
   E. 指患者的主要症状或体征及其严重的程度
4. 各项记录完成的时限，以下哪项有误
   A. 入院记录、再次（多次）入院记录应于患者入院后24小时内完成
   B. 首志应在患者入院后6小时完成
   C. 门（急）诊就诊时及时完成
   D. 接班记录由接班医师接班后24小时内完成
   E. 转院记录应有主治医师及科主任的签名
5. 患者有长期的烟酒嗜好，应记录于
   A. 主诉
   B. 既往史
   C. 现病史
   D. 个人史
   E. 家族史
6. 患者对青霉素、磺胺过敏，应记录于
   A. 现病史
   B. 主诉
   C. 既往史
   D. 个人史
   E. 家族史

7. 医院的知情同意书中不包括

A. 手术通知书　B. 麻醉通知书　C. 书写通知书

D. 出院通知书　E. 特殊诊疗同意书

8. 肺部比较叩诊不正确的为

A. 叩诊顺序，由上至下，由前至后，左右对称比较叩诊

B. 叩前胸与侧壁时板指与肋间平行

C. 叩诊时应注意音响变化

D. 叩肩胛间区板指与脊柱平行

E. 叩肩胛下区时板指可任意放置

9.肺和胸膜触诊以下哪项不正确

A. 呼吸运动度检查患者应做深呼吸

B. 以手掌或掌尺侧缘做语震检查

C. 应在胸部对称部位做比较检查

D. 应注意患者是胸式呼吸还是腹式呼吸

E. 胸膜摩擦感以胸侧壁下部较易触及

10. 区别腹部肿块来自腹腔或腹壁最简易的检查方法为

A. 胃肠餐检查　B. 超声波检查　C. 腹部体格检查

D. 腹部X线平片　E. 同位素扫描

11. 心脏杂音听诊以下哪项不正确

A. 杂音的性质　B. 杂音的时期　C. 杂音的部位

D. 杂音强度均应分级　E. 杂音传导的方向

12. 腹部检查以下哪项错误

A. 脾脏正常时不能扪及　B. 肋下扪及肝脏提示肝大

C. 振水声见于幽门梗阻　D. 肠鸣音消失可见于肠麻痹

E. 腹主动脉搏动正常人可触到

13. 鉴别颈动脉搏动与颈静脉搏动最关键的为

A. 搏动的范围　B. 搏动的位置

C. 搏动部位是否伴有血管杂音　D. 触诊指尖的搏动感，动脉搏动感较强

E. 搏动是否伴随缺氧表现

14. 测血压时，袖带过窄将使测得的血压

A. 增高　B. 脉压变小　C. 舒张压降低，脉压增大

D. 降低　E. 不受影响

15. 心肌梗死患者血清CK值在发病几小时即开始增高

A. 2 ~ 4　B. 6 ~ 12　C. 3 ~ 10

D. 4 ~ 8　E. 12 ~ 24

16.可作为消化道恶性肠道肿瘤筛选检查的为

A. 粪便隐血试验　B. 粪便中有红细胞　C. 粪便中找癌细胞
D. 肠纤维镜检查　E. 粪胆原试验

17. 周围血片中出现幼红细胞最可能为
A. 再生障碍性贫血　B. 溶血性贫血　C. 缺铁性贫血
D. 淋巴瘤　E. 脾功能亢进

18. 正常成人脑脊液中不可能出现
A. Pandy试验弱阳性　B. 葡萄糖3mmol/L　C. 蛋白质150mg/L
D. 氯化物120mmol/L　E. 白细胞8×10^9/L

（二）X型题

1. 病历中以下哪些项要求在24小时内完成
A. 入院记录　B. 上级医师审签　C. 转入记录
D. 接班记录　E. 手术记录

2. 有关病志书写的要求，以下哪些是正确的
A. 首志由经管的住院医师书写　B. 病志一般可2～3天记一次
C. 会诊意见应记在病志中　D. 危重患者需每天或随时记录
E. 应记录各项检查结果及分析意见

3. 问诊时恰当的提问包括
A. 发病后用过哪些药物　B. 什么情况疼痛加重
C. 多在什么情况下发病　D. 您的尿液是红色的吗
E. 您哪儿不舒服

4. 有关门（急）诊病历书写的叙述，以下哪些是正确的
A. 凡急诊死亡患者，病历一律由急诊科保留，不得流失和外借
B. 急诊病历由接诊医师及时书写，时间具体到分钟
C. 留观患者最后的归转，应有记录
D. 门诊初诊病历应注明科别和日期（年、月、日），病历记录含主诉、病史、体征，初步处理，诊断意见及签名
E. 留观出院者带药及休息可达7天

5. 以下能使尿中hCG增高的因素有
A. 绒毛膜上皮癌　B. 恶性葡萄胎　C. 妊娠
D. 睾丸畸胎瘤　E. 异位妊娠

6. 过去病史包括以下哪几项
A. 手术外伤史　B. 传染病史及接触史　C. 家族遗传史
D. 局灶病史　E. 预防接种史及药物过敏史

7. 诊断失误包括
A. 漏诊　B. 误诊　C. 疾病性质判断错误
D. 病因判断错误　E. 延误诊断

8. 造成临床表现不典型的因素有
A. 医师的认识水平　B. 治疗的干扰　C. 年老体弱
D. 主诉不清楚　E. 器官移位

9. 生命体征包括
A. 意识　B. 血压　C. 脉搏
D. 体温　E. 呼吸

10. 呼吸三凹征是指吸气时以下哪些部位内陷
A. 锁骨上窝　B. 胸骨上窝　C. 肋间肌
D. 腹上角　E. 肋间隙

11. 可使血小板数升高的因素有
A. 运动　B. 妇女月经前　C. 饱餐
D. 新生儿　E. 脾功能亢进

12. 扪查乳房的方法，以下哪些是正确的
A. 应用手指掌面循序轻轻触按乳房　B. 扪查乳房外半侧时，嘱患者垂臂
C. 扪查乳房内半侧时，嘱患者举臂　D. 乳房下部肿块，采平卧位举臂触诊
E. 抓捏乳房以利鉴别良恶性肿块

13. 以下哪些标本在排除外界污染的情况下，培养出细菌即有确诊意义
A. 血　B. 咽拭子　C. 脑脊液
D. 粪便　E. 痰

二、填空题

1. 月经婚育史的重点内容包括________、________、________。

2. 个人史是指与________有关的个人历史，内容包括________、________、________、________等。

3. 现病史内容包括起病情况与患病时间、________、________、________、________、________等。

4. 综合的临床诊断应包括________、________、________、________、________、________。

5. 通常测量脉搏的时间为________，应同时注意脉搏的________和________。

6. 患者的一般状态检查内容包括________、________、________、________、________。

7. 入院记录的主要内容包括一般项目、主诉、________、________、________、________、________、________、________、________、________和________诊断等。

8. 儿科个人病史采集的主要内容包括________、________、________、________。

9. 临床病历可分为门诊病历、________、________、________、________和________等。

10. 低热是指口温________，中热是指口温________，高热是指口温________，超高热是指口温________以上。

11. 门诊病历必须在________时完成，住院病历在患者住院后________小时内完成，

入院后首次病程记录必须在入院________小时完成，出院记录经治医师应在患者出院后________小时内完成。

12. 左锁骨上窝淋巴结肿大，被叫做Virchow淋巴结，它标志着________。

13. 皮肤弹性检查，常检查________及________部位的皮肤。

14. 找蛲虫应是在________周围，而且是患者________或________。

15. 腹膜刺激三联征是指________、________、________。

16. 交叉配血试验的患者血样品应是输血前________天以内的血样。

三、判断题

1. 在病史采集过程中，医师应完全相信患者对自己病情的陈述。

2. 世界各国所采用的血压标准都是一致的。

3. 疾病诊断过程中，临床思维时应坚持“多元论”原则。

4. 在器质性疾病与功能性疾病鉴别有困难时，应首先考虑器质性疾病的诊断。

5. 手术记录应由手术医师书写或第一助手记录，并由手术医师审阅后签名，另立专页。

6. 腹痛都是由腹腔脏器疾病引起的。

7. 新患者的入院记录应在入院后24小时完成。

8. 深反射与浅反射是按照反射中枢在脑部或在脊髓而划分的。

9. 正常人常见的胸廓横径与前后径之比是1.5：1。

10. 呼吸“三凹征”是呼气性呼吸困难的表现。

11. 应在患者发热期从血中找回归热螺旋体。

12. 血中HBsAg阳性即可诊断被检者为乙型病毒性肝炎。

13. 正常脊柱有4个生理性弯曲。

14. 60岁以上高龄老人，常见ESR增快。

四、名词解释

1. 主诉

2. 病史

3. 血压标准

4. 并发症

5. 病程记录

6. 乳腺触诊检查法

7. 漏出液

8. 渗出液

9. 神经反射检查

五、简答题

1. 简述问诊的方法与技巧。

2. 试述学习诊断学的基本要求。

3. 试述病史采集时应注意的事项。

4. 镜下血尿和肉眼血尿的概念。
5. 试述诊断疾病的步骤。
6. 试述体格检查的注意事项。
7. 试述病历的定义。
8. 何谓出血时间？简述出血时间的测定方法及临床意义。
9. 尿相对密度测定有何临床意义？

参考答案

一、选择题

（一）A型题

1. D　2. E　3. C　4. B　5. D　6. C　7. D　8. E　9. D　10. C
11. D　12. B　13. D　14. A　15. A　16. A　17. B　18. E

（二）X型题

1. AD　2. BCDE　3. ABCE　4. ABCD　5. ABCDE　6. ABDE
7. ABCDE　8. ABCE　9. BCDE　10. ABE　11. AC　12. ABCD
13. AC

二、填空题

1. 月经情况　白带情况　生育情况
2. 疾病　社会经历　职业及工作条件　习惯与嗜好　性伴侣与性病
3. 主要症状　病因与诱因　病情的发展与演变　伴随症状　诊治经过
4. 病因诊断　解剖诊断　病理诊断　疾病分型与分期诊断　并发症诊断　伴发疾病诊断
5. 30秒　频率　节律
6. 意识状态　发育状况　面部表情　体位　步态
7. 现病史　既往史　系统回顾　个人史 家族史　体格检查　实验室检查　特殊检查　专科情况　初步
8. 生产史　喂养史　生长发育史　预防接种史
9. 急诊病历　完全病历　入院记录　出院记录　死亡记录
10. 37.3℃～38℃　38.1℃～39℃　39.1℃～41℃　41℃
11. 就诊　24　8　24
12. 胃癌转移
13. 手背　前臂内侧
14. 肛门　睡熟后　清晨
15. 腹部压痛　反跳痛　腹肌紧张度增强
16. 3

三、判断题

1. ×　2. ×　3. ×　4. √　5. √　6. ×　7. √　8. ×　9. √　10. ×

11. √ 12. × 13. √ 14. √

四、名词解释

1. 主诉：是指患者就诊最主要的原因，包括症状、体征及持续时间。主诉多于一项则按发生的先后次序列出，并记录每个症状的持续时间。主诉要简明精练，不超过1～2句，20字左右。在一些特殊情况下，疾病已明确诊断，住院目的是为进行某项特殊治疗（手术，化疗）者可用病名。

2. 病史：包括现病史和既往病史，即本次和以往患病的有关情况，具体包括以下内容。

（1）起病情况。

（2）主要症状及特点。

（3）伴随症状及特点。

（4）主要诊断、治疗过程（含非手术和手术治疗）、治疗结果等。

3. 血压标准：正常成人血压标准的制定经历了多次改变，目前我国采用的是中国高血压防治指南2018年修订版的标准。

中国成人血压标准（2018年修订版）

分类	收缩压/mmHg	舒张压/mmHg
正常血压	＜120和	＜80
正常高值	120～139和（或）	80～89
高血压	≥140和（或）	≥90
1级高血压（轻度）	140～159和（或）	90～99
2级高血压（中度）	160～179和（或）	100～109
3级高血压（重度）	≥180和（或）	≥110
单纯收缩期高血压	≥140和	＜90

注：当SBP和DBP分属于不同级别时，以较高的分级为准。

4. 并发症：是一个复杂的临床医学概念，但一般是指一种疾病在发展过程中引起另一种疾病或症状的发生，后者即为前者的并发症，如消化性溃疡可能有幽门梗阻、胃穿孔或大出血等并发症。

5. 病程记录：是指继首次病程记录后，医师对患者病情和诊疗过程所进行的连续性记录。病程记录内容包括患者的病情变化情况，重要的辅助检查结果及临床意义，上级医师查房意见，会诊意见，医师分析讨论意见，所采取的诊疗措施及效果，医嘱更改及理由，向患者及其近亲属告知的重要事项等。

6. 乳腺触诊检查法：乳腺触诊时检查者手指和手掌必须平置在乳房上，轻施压力，由左乳房外侧上部开始，沿顺时针方向由浅入深触摸全部乳房，最后触诊乳头；同样方法逆时针方向检查右乳房。检查时注意有无肿块以及肿块的部位、数目、大小、质地、边界、触痛、移动度和皮肤的关系。乳腺触诊检查法亦可被用于乳腺自查，以期尽早发现乳腺肿瘤。

7. 漏出液：血管内的水分伴同营养物，通过毛细血管而滤出，这种在组织间隙或体腔内积聚的非炎症性组织液叫做滤出液或漏出液。其形成常见的原因为：①血管内胶体渗透压下降。②毛细血管流体静脉压升高。③淋巴回流受阻。④水、钠潴留引起细胞外液增多。

8. 渗出液：由于炎症病灶内血管中的液体成分和细胞成分通过血管壁渗出，而进入组织或体腔的炎性积液叫做渗出液。这是由于炎症时病原微生物的毒素、缺氧以及炎症介质作用使血管内皮细胞受损，血管通透性增加，致使血管内大分子物质如清蛋白甚至球蛋白和纤维蛋白原都能通过血管壁而渗出。

9. 神经反射检查：包括浅反射检查、深反射检查、病理反射检查及脑膜刺激征检查。

五、简答题

1. 问诊的方法与技巧：(1)以礼节性的交谈开始。(2)问诊一般由主诉开始，逐步深入进行有目的、有层次、有顺序的询问。(3)避免暗示性提问及逼问。(4)避免使用特定意义的医学术语。(5)注意及时核实患者陈述中不确切或有疑问的情况。

2. 学习诊断学的基本要求：(1)能独立进行系统且有针对性的问诊，能较熟练掌握主诉、症状、体征间的内在联系及临床意义。(2)能通过规范化手法进行系统、全面、重点、有序的体格检查。(3)熟悉血尿粪常规、常用临床生化检验及特殊检查(影像学、核医学、心电图、内镜等)的目的、临床意义和结果分析。(4)能把问诊和体格检查资料进行系统的整理，写出格式正确，文字通顺，表达清晰，字体规范，符合要求的完整病历和电子病历系统的表格病历。(5)能根据病史、体格检查、实验室检查以及辅助检查所提供的资料，进行分析提出初步诊断。

3. 病史采集时应注意的事项：(1)问诊应先拉近医患关系。(2)避免暗示性提问(诱问)和逼问。(3)避免重复问。(4)问诊时医师语言要通俗。(5)及时核定患者陈述中的不确切或有疑问的情况。(6)问诊应本着保护患者的隐私和语言对患者无伤害的原则。(7)对危重患者，问诊应简单扼要。(8)对外院转来的病情介绍、病史资料只能作为参考。(9)对于涉及职业病、伤害等与法律或者赔偿有关的情况，应注意相关人员提供病史的真实性。(10)应尽量回避在病例中出现与责任相关的内容。

4. 随机尿不经离心沉淀，镜下难以见到红细胞。离心浓缩后，高倍视野可偶见。如每个高倍视野可见1~2个，即红细胞增多。如每个高倍视野>3个，而尿不显红色，称镜下血尿。如IL尿中有1ml以上的血量，且肉眼可见到尿呈红色，叫做肉眼血尿。

5. 诊断疾病的步骤包括：(1)搜集资料：包括详尽、完整、真实可靠的病史，全面系统而又重点深入的体格检查，以及含三大常规在内的各项实验室检查和特殊检查。(2)分析综合资料，形成印象：对上述资料进行综合归纳、分析比较、去粗取精、去伪存真的综合分析，找出患者的主要问题，将可能性较大的问题罗列出来，形成初步诊断。(3)验证或修正诊断：初步诊断经过临床实践的验证，并进一步研究、分析病情，再对初步诊断进行验证或修正，以明确诊断。一时难于确诊的病例，进行实验性治疗也是一项公认可行的准则，但需十分慎重。

6. 体格检查注意事项：(1)医师应以患者为中心，要关心、体贴患者，要有高度的责任感和良好的医德修养。(2)检查过程中，应注意避免交叉感染。(3)医师应仪表端庄，举止大方，态度诚恳和蔼。(4)医师应站在患者右侧。检查患者前，应有礼貌地对患者做自我介绍，并说明体格检查的原因、目的和要求，便于更好地取得患者密切配合。检查结束应对患者的配合与协作表示感谢。(5)检查患者时光线应适当，室内应温暖，环境应安静；检查手法应规范轻柔；被检查部位暴露应充分。(6)体格检查应全面、有序，同时也要根据患者的主诉、病史和病情突出检查重点。(7)体格检查要按一定顺序进行，避免重复和遗漏，力求执行规范的检查顺序。通常首先进行生命征和一般检查，然后按头、颈、胸、腹、脊柱、四肢和神经系统的顺序进行检查，必要时进行生殖器、肛门和直肠检查。(8)为避免反复翻动患者，可据情适当调整检查顺序；为利于及时抢救和处理急症患者，必要时可省略一些检查项目。(9)在体格检查过程中，应注意左、右及相邻部位等的对照检查。(10)应根据病情变化及时进行复查，这样才能有助于病情观察，有助于补充和修正诊断。

7.《病历书写基本规范》(卫医政发［2010］11号)明确规定："病历是指医务人员在医疗活动过程中形成的文字、符号、图表、影像、切片等资料的总和，包括门(急)诊病历和住院病历。"据此，病历的定义可归纳为：(1)病历是有关患者疾病发生、发展、诊断、治疗情况的系统记录。(2)病历是医疗活动过程中经过归纳、分析、整理，并按规定的格式和要求书写的档案及资料总和。(3)病历在经病案管理人员整理后归档到病案室，病历将转变为病案。(4)病历具备法律效应。凡经医师签字的纸质病历或电子病历具有同样的法律效力。

8.将皮肤毛细血管刺破后，血液自然流出到自然停止所需的时间叫做出血时间(bleeding time，BT)。BT的长短主要受血小板数量和功能以及血管壁的通透性和脆性的影响，而血浆凝血因子影响较小。BT测定，以前用Duke法，因其虽操作简单，但穿刺深度、宽度难以标准化，且受穿刺部位毛细血管分布及血管收缩程度的影响，致使实验的敏感性很差，已停止使用。Ivy法虽较Duke法敏感，但操作烦琐，皮肤切口大，不仅难以标准化，且创伤性大，影响因素也较多，因而难以推广。若临床怀疑血管异常所致出血性疾病(如血管性血友病、单纯性紫癜、过敏性紫癜等)，应使用模板式刀片法(template bleeding time，TBT)测定出血时间。模板式刀片法参考值为(6.9 ± 2.1)分钟。BT延长见于：①血小板明显减少，如原发性或继发性血小板减少性紫癜。②血小板功能异常，如血小板无力症和巨大血小板综合征。③严重缺乏血浆某些凝血因子所致疾病，如vWD、DIC。④血管异常，如遗传性出血性毛细血管扩张症。⑤药物干扰，如服用阿司匹林、双嘧达莫等。

9.尿相对密度测定的临床意义：(1)增高：见于脱水、蛋白尿、糖尿、惊厥、肾脂肪变性、急性肾小球肾炎、心力衰竭、高热、周围循环衰竭、使用造影剂等。(2)减低：见于慢性肾炎、急性肾炎多尿期、尿毒症多尿期、胶原疾患、使用利尿药等。尿相对密度易受生理、病理、药物甚至混浊度影响，故用于对肾功能估计时连续测定比一次测定更有意义。测定尿相对密度还对鉴别糖尿病与尿崩症有意义。

第二章　内科学

考点精讲

第一节　呼吸内科学

一、慢性阻塞性肺疾病

慢性阻塞性肺疾病（COPD）是一组以气流受限为特征的肺部疾病，气流受限不完全可逆，呈进行性发展。主要累及肺部，但也可以引起肺外各器官的损害。肺功能检查对确定气流受限有重要意义。

（一）不完全可逆的气流受限 ☆☆☆

不完全可逆的气流受限是诊断COPD的必备条件。确定气流受限及是否具有不完全可逆性，主要通过肺功能检查。阻塞性肺通气功能障碍者，在吸入支气管舒张药之后，$FEV_1/FVC < 70\%$及$FEV_1 < 80\%$预计值，即可确定为具有不完全可逆的气流受限。

（二）临床表现

1. 症状 ☆☆☆

项目	内容
慢性咳嗽	通常为首发症状，常晨间咳嗽明显，夜间有阵咳或排痰
咳痰	①一般为白色黏液或浆液性泡沫性痰，部分患者在清晨较多 ②合并感染时痰量增多，常有脓性痰
气短或呼吸困难	标志性症状，早期在较剧烈活动时出现，后逐渐加重，以致在日常活动甚至休息时也感气短
喘息和胸闷	部分患者特别是重度患者或急性加重时出现喘息
其他	晚期患者有体重下降，食欲减退等

2. 体征 ☆

早期体征可无异常，随疾病进展可出现的体征：

项目	内容
视诊及触诊	①桶状胸 ②触诊双侧语颤减弱
叩诊	肺过度充气使心浊音界缩小，叩诊肺部过清音，肺下界和肝浊音界下降

续表

项目	内容
听诊	两肺呼吸音减弱，呼气期延长，部分患者可闻及湿啰音和（或）干啰音

（三）COPD严重程度分级 ☆☆

分级	严重程度	FEV_1/FVC	FEV_1值	症状
GOLD1级	轻度	＜70%	≥80%预计值	有或无慢性咳嗽、咳痰症状
GOLD2级	中度	＜70%	50%≤FEV_1＜80%预计值	有或无慢性咳嗽、咳痰症状
GOLD3级	重度	＜70%	30%≤FEV_1＜50%预计值	有或无慢性咳嗽、咳痰症状
GOLD4级	极重度	＜70%	FEV_1＜30%预计值	伴慢性呼吸衰竭

（四）治疗措施 ☆☆☆

项目	内容
教育和劝导	戒烟，脱离污染环境
支气管舒张药	① $β_2$肾上腺素受体激动剂：短效如沙丁胺醇气雾剂，每次100～200μg，疗效持续4～5小时，每24小时不超过8～12喷。特布他林气雾剂作用相似；长效如沙美特罗、福莫特罗，每日吸入2次，茚达特罗，每日吸入1次 ②抗胆碱药：短效主要为异丙托溴铵气雾剂，持续6～8h，每次40～80μg，每天3～4次。长效抗胆碱药有噻托溴铵，每次吸入18μg，每天1次 ③茶碱类：茶碱缓释或控释片，0.2g，1次/12h；氨茶碱0.1g，每日3次
祛痰药	常用盐酸氨溴索、N-乙酰半胱氨酸和羧甲司坦等
糖皮质激素	①重度和极重度患者、反复加重者可用 ②常用沙美特罗加氟替卡松、福莫特罗加布地奈德
长期家庭氧疗	COPD并发慢性呼吸衰竭者可提高生活质量及生存率

（五）长期家庭氧疗指征 ☆☆

一般采用鼻导管吸氧，氧流量为1.0～2.0L/min，吸氧时间＞15h/d。长期家庭氧疗指征：①PaO_2≤55mmHg或SaO_2≤88%，伴有或不伴有高碳酸血症。②PaO_2 55～60mmHg，或SaO_2≤89%，并有肺动脉高压、心力衰竭水肿或红细胞增多症。

二、支气管哮喘

支气管哮喘一种以慢性气道炎症和气道高反应性为特征的异质性疾病。主要特征包括气道慢性炎症，气道对多种刺激因素呈现的高反应性，多变的可逆的气流受限，以及随病程延长而导致的一系列气道结构的改变，即气道重构。导致反复发作的喘息、气急、胸闷或咳嗽等症状，常在夜间及凌晨发作或加重，多数患者可自行缓解或经治疗后缓解。

（一）临床表现 ☆☆

项目	内容
症状	①常见症状：发作性伴有哮鸣音的呼气性呼吸困难，可伴有气促、胸闷或咳嗽，少数可能以胸痛为主要表现 ②在夜间及凌晨发作和加重常是哮喘的特征之一
体征	①发作时胸部呈过度充气状态，有广泛的哮鸣音，呼气音延长 ②轻度哮喘可不出现哮鸣音；非常严重哮喘发作时，哮鸣音反而减弱，甚至完全消失，表现为"沉默肺"，是病情危重的表现 ③严重哮喘患者可出现心率增快、奇脉、胸腹反常运动和发绀 ④非发作期体检可无异常体征

（二）肺功能检查 ☆☆☆

肺功能检查对确诊哮喘非常有帮助，是评价疾病严重程度的重要指标，同时也是评价疗效的重要指标。哮喘患者应定期复查肺功能。

项目	内容
通气功能检查	①哮喘发作时，因呼气流速受限，通气功能检测呈阻塞性通气功能改变，呼气流速指标均显著下降，1s用力呼气容积（FEV_1）、1s用力呼气量占用力肺活量比值（$FEV_1/FVC\%$）以及最高呼气流量（PEF）均减少 ②肺容量指标：用力肺活量减少、残气量增加、功能残气量及肺总量增加，残气占肺总量百分比增高
支气管激发试验	①测定气道反应性 ②常用吸入激发剂为乙酰甲胆碱、组胺、甘露糖醇等 ③吸入激发剂后其通气功能下降、气道阻力增加，结果判断与采用的激发剂有关，阳性提示存在气道高反应性
支气管舒张试验	①测定气道可逆性 ②常用吸入型的支气管舒张剂如沙丁胺醇、特布他林及异丙托溴铵等 ③FEV_1较用药前增加≥12%，且其绝对值增加≥200ml，判断结果为阳性，提示存在可逆性气道阻塞

（三）治疗

长期规范化治疗可使哮喘症状得到控制，减少复发乃至不发作。

1. 脱离变应原 ☆☆

立即使患者脱离变应原的接触是防治哮喘最有效的方法。

2. 药物治疗 ☆☆

（1）哮喘治疗药物分类

缓解性药物（按需使用，迅速解除支气管痉挛从而缓解哮喘症状，亦称解痉平喘药）	控制性药物（需长期使用，主要用于治疗气道慢性炎症而使哮喘维持临床控制，亦称抗炎药物）
短效β_2受体激动剂（SABA）	吸入型糖皮质激素（ICS）
短效吸入型抗胆碱能药物（SAMA）	白三烯调节剂
短效茶碱	长效β_2受体激动剂（LABA，不单独使用）

续表

缓解性药物（按需使用，迅速解除支气管痉挛从而缓解哮喘症状，亦称解痉平喘药）	控制性药物（需长期使用，主要用于治疗气道慢性炎症而使哮喘维持临床控制，亦称抗炎药物）
全身用糖皮质激素	缓释茶碱
	色苷酸钠
	抗IgE抗体
	抗IL-5抗体
	联合药物（如ICS/LABA）

（2）药物作用特点

药物种类	药理作用	常用药物及用法	副作用
糖皮质激（当前控制哮喘发作最有效的药物）	抑制嗜酸性粒细胞等炎症细胞在气道聚集、抑制炎症因子的生成和介质释放、增强平滑肌细胞 β_2 受体的反应性	①吸入药物：长期治疗首选药物。倍氯米松、布地奈德、氟替卡松、莫米松等 ②口服剂：泼尼松（强的松）、泼尼松龙（强的松龙），用于治疗吸入激素无效或需要短期加强治疗的患者。起始30～60mg/d，症状缓解后逐渐减量至≤10mg/d ③静脉：重度或严重哮喘发作时应及早静脉应用琥珀酸氢化可的松或甲泼尼龙。地塞米松：体内半衰期较长、不良反应较多，宜慎用	①吸入药物可出现口咽念珠菌感染、声音嘶哑 ②口服及静脉药物可能导致感染、痤疮、高血压、高血糖、骨质疏松、肥胖等
β_2受体激动剂	—	①短效：治疗哮喘急性发作的首选药物。沙丁胺醇、特布他林，用药方法首选吸入法，包括定量气雾剂吸入、干粉吸入、持续雾化吸入等，也可以采用口服或静脉 ②长效：与ICS联合是目前最常用的哮喘控制性药物，常用的药物包括福莫特罗、沙美特罗，LABA不能单独用于哮喘的治疗	主要不良反应心悸、骨骼肌震颤、低钾血症等
白三烯调节剂	通过调节白三烯的生物活性而发挥抗作用，舒张支气管平滑肌	常用药物包括孟鲁司特和扎鲁司特，目前除ICS外唯一可单独应用的哮喘控制性药物，尤其适用于阿司匹林哮喘、运动性哮喘和伴有过敏性鼻炎哮喘的患者	不良反应轻微，主要有胃肠道症状，少数有皮疹、血管性水肿、转氨酶升高
茶碱类药物（治疗哮喘有效药物之一）	①能抑制磷酸二酯酶，提高平滑肌细胞内的cAMP浓度，拮抗腺苷受体 ②刺激肾上腺素分泌，增强呼吸肌的收缩 ③增强气道纤毛清除功能和抗炎作用	氨茶碱和控（缓）释茶片	①主要副作用为胃肠道症状（恶心、呕吐），心血管症状（心动过速、心律失常、血压下降）及尿多，偶可兴奋呼吸中枢，严重者可引起抽搐乃至死亡；发热、妊娠、小儿或老年患者有肝、心、肾功能障碍及甲状腺功能亢进者尤须慎用 ②合用西咪替丁、喹诺酮类、大环内酯类药物可影响其代谢而使其排泄缓慢，应减少药量

续表

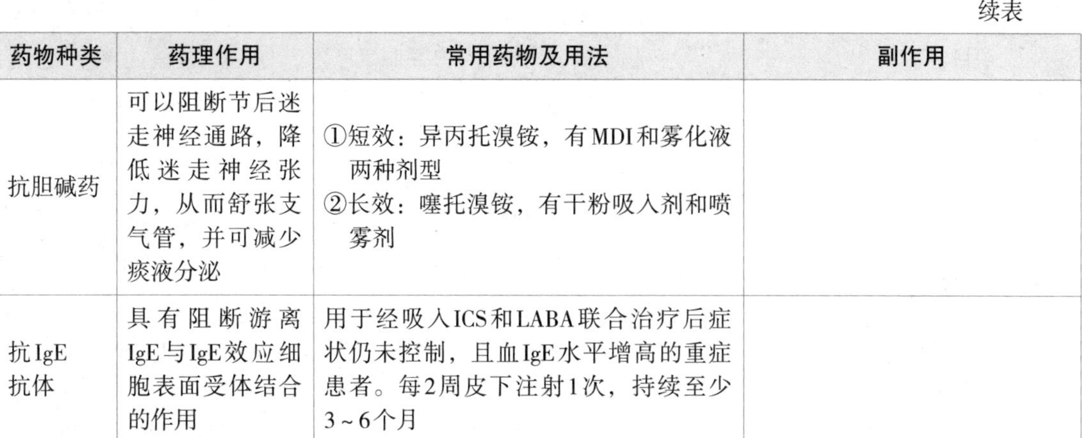

药物种类	药理作用	常用药物及用法	副作用
抗胆碱药	可以阻断节后迷走神经通路，降低迷走神经张力，从而舒张支气管，并可减少痰液分泌	①短效：异丙托溴铵，有MDI和雾化液两种剂型 ②长效：噻托溴铵，有干粉吸入剂和喷雾剂	
抗IgE抗体	具有阻断游离IgE与IgE效应细胞表面受体结合的作用	用于经吸入ICS和LABA联合治疗后症状仍未控制，且血IgE水平增高的重症患者。每2周皮下注射1次，持续至少3～6个月	
抗IL-5治疗	减少患者体内嗜酸细胞粒细胞浸润	对于高嗜酸性粒细胞血症的患者治疗效果好	

3. 急性发作期的治疗 ☆☆☆

严重程度	常用药物	用药方法	其他
轻度	①糖皮质激素 ②短效 β_2受体激动剂 ③抗胆碱药如异丙托溴铵气雾剂	①糖皮质激素：每日定时吸入 ②短效 β_2受体激动剂：出现症状时吸入，可间断吸入	效果不佳时，加用口服 β_2受体激动剂控释片或小量茶碱控释片，或加用抗胆碱药如异丙托溴铵气雾剂吸入
中度	① β_2受体激动剂或联合抗胆碱药 ②LT拮抗剂	规则吸入 β_2受体激动剂或联合抗胆碱药吸入或口服长效 β_2受体激动剂，也可用口服LT拮抗剂	如果不能缓解，可持续雾化吸入 β_2受体激动剂或者口服糖皮质激素，必要时可用氨茶碱静脉注射
重度至危重度	① β_2受体激动剂 ②抗胆碱药 ③氨茶碱或沙丁胺醇 ④LT拮抗剂 ⑤琥珀酸氢化可的松或甲泼尼龙或地塞米松	①持续雾化吸入 β_2受体激动剂，或合并抗胆碱药，或者静脉滴注氨茶碱或沙丁胺醇 ②加用：口服LT拮抗剂 ③静脉滴注：糖皮质激素如琥珀酸氢化可的松或甲泼尼龙或地塞米松	①病情得到控制及缓解后改为口服给药 ②注意维持水、电解质平衡，酸碱平衡，缺氧应给予氧疗，有指征时进行机械辅助通气，发生下呼吸道感染时选用病原体对其敏感的抗菌药物

三、支气管扩张症

多继发于急、慢性呼吸道感染和支气管阻塞后，反复发生的支气管炎症致使支气管壁结构破坏，管壁增厚，引起支气管异常和持久性扩张的一类异质性疾病的总称。

（一）临床表现 ☆☆

项目	内容
持续或反复的咳嗽、咳痰或咳脓痰	与体位改变有关，改变体位时分泌物刺激支气管黏膜导致咳嗽和排痰

续表

项目	内容
反复咯血	①咯血程度从痰中带血至大量咯血，咯血量与病情严重程度、病变范围有时不一致 ②部分以反复咯血为唯一症状，临床上称为“干性支气管扩张”，其病变多位于引流良好的部位且不易发生感染
反复肺部感染	同一肺段反复发生肺炎并迁延不愈
慢性感染中毒症状	如反复感染，可出现发热、乏力、食欲减退等中毒症状，以及消瘦、贫血等，儿童可影响发育
体征	①典型者可闻及下胸部、背部固定而持久的局限性粗湿啰音，有时可闻及哮鸣音 ②部分慢性患者伴有消瘦、贫血、杵状指（趾）

（二）辅助检查 ☆☆

项目	内容
胸片	①纵切面：“双轨征” ②横切面：“环形阴影” ③特征性：“卷发影” ④还可看到多个不规则蜂窝状透亮影
支气管造影	①可明确支气管扩张诊断 ②创伤性检查，现已被高分辨CT取代
高分辨CT	已成为支气管扩张的主要诊断方法
纤维支气管镜	可采样用于病原学诊断及病理诊断，还可明确部分患者的出血、扩张或阻塞的部位
微生物学检查	留取合格的痰标本送检涂片及痰培养，痰培养和药敏试验结果可指导抗菌药物的选择

（三）治疗 ☆☆

项目	内容
控制感染	①抗生素：根据病情、痰培养及药物敏感试验决定给药途径、种类及疗程；初始经验性抗感染治疗，根据痰培养及药敏结果调整。无铜绿假单胞菌感染高危因素：经验性抗流感嗜血杆菌治疗 ②开始时常经验治疗：如给予氨苄西林、阿莫西林或头孢克洛 ③抗生素疗程为7～14天 ④铜绿假单胞菌感染高危因素：近期住院；每年四次以上或近3个月以内应用抗生素；重度气流阻塞（FEV_1＜30%预计值）；最近2周每日口服泼尼松＜10mg。存在其中2条
改善气流受限	支气管舒张剂对伴有气道高反应及可逆性气流受限的患者常有明显疗效
清除气道分泌物	①应用化痰药物：黏液溶解剂、痰液促排剂及抗氧化剂等 ②物理排痰：振动、拍背和体位引流等胸部物理治疗 ③必要时采用纤维支气管镜吸痰
手术治疗	①局限性支气管扩张经充分的内科治疗仍顽固反复发作者，可考虑外科手术将病变肺组织切除 ②尽管采取了所有治疗仍致残的病例，合适者可考虑肺移植

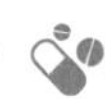

四、肺结核

（一）结核病的临床分型 ☆☆

分型	名称	包括
1	原发型肺结核	原发综合征及胸内淋巴结结核
2	血行播散型肺结核	（粟粒性）及亚急性、慢性血行播散型肺结核
3	继发型肺结核	浸润型肺结核、纤维空洞性肺结核、干酪肺炎、结核球等
4	结核性胸膜炎	干性、渗出性结核性胸膜炎及结核性脓胸
5	肺外结核	按结核病变部位及脏器命名，如骨结核、肾结核、肠结核、结核性脑膜炎等
6	菌阴肺结核	3次痰涂片及一次培养阴性的肺结核

（二）临床表现 ☆☆

项目	内容
呼吸系统症状	①咳嗽、咳痰：最常见 ②咯血：1/3～1/2的患者有 ③胸痛：结核累及胸膜时可有 ④呼吸困难：多见于干酪样肺炎和大量胸腔积液患者
全身症状	①发热：最常见，多为长期午后潮热 ②部分有倦怠乏力、盗汗、食欲减退以及体重减轻等 ③育龄女性可有月经不调
体征	①渗出病变部位较广泛或干酪样坏死：可有触觉语颤增强、叩诊浊音、听诊闻及支气管呼吸音和细湿啰音 ②较大的空洞性病变：可闻及支气管呼吸音 ③有较大范围的纤维条索形成：气管向患侧移位，患侧胸廓塌陷、叩诊浊音、听诊呼吸音减弱并可闻及湿啰音 ④结核性胸膜炎有胸腔积液：气管向健侧移位，患侧胸廓饱满、触觉语颤减弱、叩诊实音、听诊呼吸音消失

（三）辅助检查 ☆☆☆

项目	内容
胸部X线	①诊断肺结核的重要方法，可发现早期轻微的结核病变 ②影像特点是病变多发生在上叶的尖后段及下叶背段及基底段，多态性，即浸润、增殖、干酪、纤维钙化病变可同时存在，密度不均匀、边缘较清楚和变化较慢，易形成空洞和播散病灶
CT	①易发现隐蔽的病变而减少微小病变的漏诊 ②清晰显示各型肺结核病变特点及性质，与支气管的关系，是否有空洞，及进展恶化和吸收好转的变化 ③准确显示纵隔淋巴结有无肿大
纤维支气管镜检查	①用于支气管结核及淋巴结支气管瘘的诊断，可在病灶部位钳取活体组织进行病理学检查、结核分枝杆菌培养 ②对于肺内结核病灶，可采集分泌物或者冲洗液标本做病原体检查，也可通过支气管肺活检获取标本检查

续表

项目	内容
痰结核分枝杆菌检查	①确诊肺结核病的主要方法 ②制订化疗方案和考核治疗效果的主要依据 ③痰中检出抗酸杆菌有极重要的意义 ④结核分枝杆菌培养为痰结核分枝杆菌检查提供准确可靠的结果，常作为结核病诊断的金标准 ⑤为药物敏感性测定和菌种鉴定提供菌株
结核菌素试验	①广泛应用于检出结核分枝杆菌的感染，而非检出结核病 ②对儿童、少年和青年的结核病诊断有参考意义

（四）治疗

1. 化学治疗 ☆☆

原则：早期、规律、全程、适量、联合。整个治疗方案分强化和巩固两个阶段。

（1）治疗方案

项目	内容
初治活动性肺结核	①每日用药方案： 强化期：异烟肼、利福平、吡嗪酰胺和乙胺丁醇，顿服，2个月 巩固期：异烟肼、利福平，顿服，4个月 2HRZE/4HR ②间歇用药方案： 强化期：异烟肼、利福平、吡嗪酰胺、乙胺丁醇，隔日一次或每周3次，2个月 巩固期：异烟肼、利福平，隔日一次或每周3次，4个月 $2H_3R_3Z_3E_3/4H_3R_3$
复治涂阳肺结核治疗方案	①敏感用药方案： 强化期：异烟肼、利福平、吡嗪酰胺、链霉素和乙胺丁醇，每日一次，2个月 巩固期：异烟肼、利福平和乙胺丁醇，每日一次，6～10个月。巩固期治疗4个月时，痰菌未转阴，可继续延长治疗期6～10个月。 2HRZSE/6～10HRE ②间歇用药方案： 强化期：异烟肼、利福平、吡嗪酰胺、链霉素和乙胺丁醇，隔日一次或每周三次，2个月 巩固期：异烟肼、利福平和乙胺丁醇，隔日一次或每周3次，6个月 $2H_3R_3Z_3S_3E_3/6\sim10H_3R_3E_3$

（2）常用的抗结核病药物

常用药物	药物特点	用药注意事项
异烟肼 INH，H	①单一抗结核药物中杀菌力最强者 ②INH对巨噬细胞内外的结核分枝杆菌均具有杀菌作用 ③口服后迅速吸收，血中药物浓度可达最低抑菌浓度的20～100余倍 ④脑脊液中药物浓度也很高	偶可发生药物性肝炎，肝功能异常者慎用；如果发生周围神经炎，可服用维生素B_6

续表

常用药物	药物特点	用药注意事项
利福平 RFP，R	对巨噬细胞内外的结核分枝杆菌均有快速杀菌作用，尤其是对C菌群有独特的杀菌作用	①用药后如果出现一过性转氨酶上升可继续用药，加强保肝治疗观察，出现黄疸应立即停药 ②妊娠3个月以内者忌用，超过3个月者慎用
吡嗪酰胺 PZA，Z	具有独特的杀菌作用，主要是杀灭巨噬细胞内酸性环境中的B菌群	常见的不良反应有肝损害、高尿酸血症、食欲不振、恶心和关节痛
乙胺丁醇 EMB，E	口服易吸收	不良反应为视神经炎，应在治疗前测定视力，并在治疗中密切观察，发现视力异常及时治疗；儿童无症状判断能力，故不用
链霉素 SM，S	链霉素对巨噬细胞外碱性环境中的结核分枝杆菌有杀菌作用	①不良反应主要有耳毒性、前庭功能损害和肾毒性等 ②严格掌握使用剂量 ③儿童、老人、孕妇、听力障碍和肾功能不良等要慎用或不用

2. 其他治疗 ☆☆

常用药物	药物特点
对症治疗	①少量咯血：安慰为主，可用氨基己酸、氨甲苯酸、酚磺乙胺等药物 ②大咯血：先用垂体后叶素，若出现咯血窒息，应及时抢救 ③置患者头低足高45°的俯卧位，同时拍击健侧背部，保持充分体位引流，或直接刺激咽部以咳出血块 ④对支气管动脉造成的大咯血可采用支气管动脉栓塞法
糖皮质激素	①主要是利用其抗炎、抗毒作用 ②仅用于结核毒性症状严重者 ③必须在有效抗结核药物治疗的情况下使用
外科手术治疗	经合理化学治疗后无效、多重耐药的厚壁空洞、大块干酪灶、结核性脓胸、支气管胸膜瘘和大咯血保守治疗无效者可采用

五、慢性肺源性心脏病

（一）临床表现 ☆☆

分期		症状	体征
代偿期		①心功能一般良好 ②肺功能部分代偿 ③常有咳嗽，咳痰、气促，活动后可有心悸、呼吸困难、乏力和劳动耐力下降 ④少有胸痛或咯血	①不同程度的发绀，原发肺脏疾病体征，如，肺气肿体征，干、湿性啰音，心音遥远，第二心音亢进，三尖瓣区可出现收缩期杂音或者剑突下心脏搏动增强，提示右心室肥厚和扩大 ②部分患者因肺气肿使胸内压升高，可有颈静脉充盈甚至怒张或使膈下降导致肝界下移
失代偿期	呼吸衰竭	发绀明显，呼吸困难加重，夜间为重，严重者出现肺性脑病	①明显发绀，球结膜充血、水肿，严重时可有视网膜血管扩张及视乳头水肿等颅内压升高的表现 ②腱反射减弱或者消失，出现病理反射 ③可出现周围血管扩张的表现，如皮肤潮红、多汗

续表

分期		症状	体征
失代偿期	右心衰竭	气促更明显，心悸、食欲不振、腹胀、恶心等	①发绀更明显，颈静脉怒张，心率加快，心律失常，肝肿大且有压痛，肝颈静脉返流征阳性，出现腹水及下肢水肿 ②剑突下可闻及收缩期杂音，严重者可闻及舒张期奔马律 ③少数可出现肺水肿及全心衰竭的体征

（二）辅助检查 ☆☆

项目	内容
血液检查	①红细胞计数和血红蛋白常增高 ②全血黏度和血浆黏度常增加 ③血沉变慢 ④肝肾功能可有异常 ⑤电解质可有改变
X线检查	①肺动脉高压征：肺动脉段弧形突出或其高度≥3mm；右下肺动脉干扩张，其横径≥15mm；其横径与气管横径比值≥1.07；中央动脉拱张，外周血管纤细，形成“残根”征 ②右心室增大征：心脏呈垂直位皆为诊断慢性肺心病的主要依据
心电图检查	①电轴右偏、极度顺钟向转位、RV_1+SV_5≥1.05mV及高尖P波等右心室肥大改变 ②在V_1、V_2，甚至延至V_3，可出现酷似陈旧性心肌梗死图形的QS波
超声心动图	右心室内径增宽（≥20mm），右心室流出道内径增大（≥30mm），右心室前壁厚度≥5mm或前壁搏动幅度增强，左、右心室内径比值＜2，右肺动脉内径≥18mm或肺动脉干≥20mm，右室流出道/左房内径比＞1.4，肺动脉瓣曲线出现肺高压征象（a波低平或＜2mm，或有收缩中期关闭征）
其他	①肺功能检查：早期或缓解期慢性肺心病患者有意义 ②低氧血症或合并高碳酸血症：慢性肺心病肺功能失代偿期可出现 ③痰细菌学检查：急性加重期慢性肺心病可指导抗生素的选用 ④右心导管检查：可作为肺心病的早期诊断

（三）治疗 ☆☆

项目	内容
急性加重期治疗	①积极控制呼吸道感染 ②控制呼吸衰竭：扩张支气管、祛痰，通畅呼吸道，改善通气功能 ③控制心力衰竭：利尿剂，正性肌力药，血管扩张药 ④防治并发症：肺性脑病，酸碱失衡及电解质紊乱，心律失常，休克，消化道出血，弥散性血管内凝血，深静脉血栓形成控制心律失常
缓解期	①增强患者的免疫功能 ②积极治疗原发病，防治引起急性发作的诱发因素 ③减少或避免急性加重期的发生，如长期家庭氧疗、调整免疫功能等

 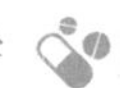

六、呼吸衰竭

（一）概念及诊断标准 ☆☆☆

项目	内容
概念	呼吸衰竭是指各种原因引起的肺通气和（或）换气功能严重障碍，以致在静息状态下亦不能维持足够的气体交换，造成低氧血症伴或不伴有高碳酸血症，导致一系列病理生理改变和相应临床表现的综合征
诊断标准	明确诊断有赖于动脉血气分析： 在海平面、静息状态、呼吸空气条件下，动脉血氧分压$PaO_2<60mmHg$，伴或不伴二氧化碳分压$PaCO_2>50mmHg$，并排除心内解剖分流和原发于心排出量降低等因素，可诊断为呼吸衰竭

（二）临床分型

1. 按照动脉血气分类 ☆☆

（1）Ⅰ型呼吸衰竭：低氧性呼吸衰竭，血气分析特点是$PaO_2<60mmHg$，$PaCO_2$降低或正常。主要见于肺换气功能障碍（通气/血流比例失调、弥散功能损害、肺动-静脉分流等）。

（2）Ⅱ型呼吸衰竭：即高碳酸血症性呼吸衰竭，血气分析特点是$PaO_2<60mmHg$，同时伴有$PaCO_2>50mmHg$。系肺泡通气不足所致。

项目	名称	特点	治疗
Ⅰ型呼吸衰竭	低氧血症型	$PaO_2<7.89kPa$、$PaCO_2$正常或轻度下降	可给予高浓度氧疗，以纠正缺氧
Ⅱ型呼吸衰竭	高碳酸血症型	既有缺氧，又有二氧化碳潴留，$PaO_2<7.89kPa$，伴$PaCO_2>6.65kPa$	采用低浓度（低流量）持续给氧

2. 按照发病急缓分类 ☆☆

项目	内容
急性呼吸衰竭	某些突发的致病因素，使肺通气和（或）换气功能迅速出现严重障碍，短时间内即可发生呼吸衰竭
慢性呼吸衰竭	一些慢性疾病可使呼吸功能的损害逐渐加重，经过较长时间发展为呼吸衰竭

3. 按发病机制分类 ☆☆

项目	内容
通气性呼吸衰竭（泵衰竭）	驱动或调控呼吸运动的中枢神经系统、外周神经系统、神经肌肉组织（包括神经-肌肉接头和呼吸肌）以及胸廓统称为呼吸泵，这些部位的功能障碍引起的呼吸衰竭称为泵衰竭
换气性呼吸衰竭（肺衰竭）	气道组织、肺组织和肺血管病造成的呼吸衰竭称为肺衰竭

（三）临床表现 ☆☆

呼吸衰竭可分为急性呼吸衰竭和慢性呼吸衰竭，急性呼吸衰竭的临床表现主要是低氧血症所致的呼吸困难和多器官功能衰竭。

1. 急性呼吸衰竭 ☆☆

项目	内容
呼吸困难	①多数患者最早出现，慢性呼吸困难 ②早为呼吸频率增快，加重时出现呼吸困难，辅助呼吸肌活动加强 ③中枢性疾病或中枢神经抑制性药物所致的呼吸衰竭：呼吸节律改变，如潮式呼吸、比奥呼吸等
发绀	①缺氧的典型表现 ②当动脉血氧饱和度低于90%时，可在口唇、指甲出现发绀 ③程度与还原型血红蛋白含量相关，发绀并不等同于缺氧
精神神经症状	①急性缺氧：精神错乱、躁狂、昏迷、抽搐等症状 ②合并急性CO_2潴留：嗜睡、淡漠、扑翼样震颤，以致呼吸骤停
循环系统表现	①多数患者有心动过速 ②严重低氧血症、酸中毒可导致心律失常、心肌损害，亦可引起周围循环衰竭、血压下降、心搏停止
消化和泌尿系统表现	①部分病例可出现丙氨酸氨基转移酶与血浆尿素氮升高 ②个别病例可出现尿蛋白、红细胞和管型以及上消化道出血，但可因呼吸衰竭缓解而消失

2. 慢性呼吸衰竭 ☆☆

与急性呼吸衰竭大致相似，但有以下几方面不同：

项目	内容
呼吸困难	慢阻肺是引起慢性呼吸衰竭的常见疾病，呼吸困难表现为呼吸费力、呼气延长，严重时浅快呼吸，CO_2潴留时呼吸浅慢或潮式呼吸
神经症状	慢性呼衰伴有CO_2潴留时，先兴奋后抑制 肺性脑病：有肺部基础疾病，出现呼吸衰竭严重CO_2潴留，伴有意识改变（嗜睡、淡漠、震颤、昏迷）
循环系统表现	CO_2潴留时体表静脉充盈，温暖多汗，血压升高、心率加快，波动性头痛

（四）辅助检查 ☆☆

项目	内容
动脉血气分析	①代偿性呼吸性酸中毒：$PaCO_2$升高、pH正常时 ②失代偿性呼吸性酸中毒：$PaCO_2$升高、pH < 7.35 ③Ⅰ型呼吸衰竭：PaO_2 < 60mmHg，$PaCO_2$ ≤ 40mmHg ④Ⅱ型呼吸衰竭：PaO_2 < 60mmHg，$PaCO_2$ > 50mmHg
肺功能检测	①能判断通气功能障碍的性质及是否合并有换气功能障碍 ②对通气和换气功能障碍的严重程度和原发疾病的判断具有重要意义
胸部影像学检查	①普通X线胸片、胸部CT和放射性核素肺通气/灌注扫描、肺血管造影等 ②有助于对呼吸衰竭原因的分析
纤维支气管镜检查	对明确大气道情况及取得病理学证据具有重要意义

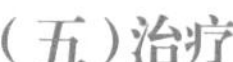

（五）治疗

1. 急性呼吸衰竭的治疗 ☆☆

项目	内容
保持呼吸道通畅	①最基本、最重要的治疗措施 ②昏迷患者应使其处于仰卧位，头后仰，托起下颌将口打开 ③清除气道内异物及分泌物 ④必要时建立人工气道（简便人工气道、气管插管及气管切开）
氧疗	①对于伴有高碳酸血症的急性呼吸衰竭，需低浓度给氧 ②保证 PaO_2 迅速提高至60mmHg或者脉搏容积血氧饱和度 SpO_2 达90%以上的前提下，尽量减低吸氧浓度 ③可选用鼻导管、鼻塞或面罩的方式
机械通气	主要并发症：通气过度，造成呼吸性碱中毒；通气不足，加重原有的呼吸性酸中毒及低氧血症
病因治疗	在纠正呼吸衰竭时，应针对不同病因采取适当的治疗措施
支持疗法、重要脏器功能支持	①及时纠正呼吸衰竭引起的酸碱平衡失调和电解质紊乱 ②危重患者应及时转入ICU，加强对重要脏器功能的监测与支持，预防和治疗肺动脉高压、肺源性心脏病、肺性脑病、肾功能不全、消化道功能障碍和弥散性血管内凝血等

2. 慢性呼吸衰竭的治疗 ☆☆☆

（1）治疗原发病，保持呼吸道通畅、恰当氧疗等治疗原则与急性呼吸衰竭基本一致。

项目	内容
氧疗	缺氧不伴二氧化碳潴留：高浓度35%～45%（＜50%） 缺氧伴明显二氧化碳潴留的氧疗：低浓度（25%～33%）
正压机械通气	无创机械通气或有创机械通气
抗感染	慢性呼吸衰竭急性加重常见诱因是感染
使用呼吸兴奋药	用可拉明、洛贝林、回苏灵等
纠正酸碱平衡失调	①纠正呼吸性酸中毒：改善通气，排出过多二氧化碳，当pH值＜7.20时，可酌情使用少量碱性溶液，使pH值上升至7.30以上即可 ②代谢性酸中毒：少量碳酸氢钠溶液 ③代谢性酸中毒：可给予氯化钾，严重者可补充盐酸精氨酸、氯化铵，伴有抽搐者可用氯化钙及硫酸镁

（2）其他治疗：同急性呼吸衰竭。

七、胸腔积液

任何因素使胸腔内液体形成过快和吸收过缓，即产生胸腔积液，简称胸水。

（一）临床表现 ☆☆

项目	内容
症状	①呼吸困难最常见，可伴有胸痛和咳嗽 ②结核性胸膜炎：发热、干咳、胸痛，随着胸水量的增加，胸痛可缓解，青年人多见

续表

项目	内容
症状	③恶性胸腔积液：一般无发热，胸部隐痛，伴有消瘦和呼吸道或原发部位肿瘤的症状，中年以上多见 ④炎性积液多是渗出性，常伴有咳嗽、咳痰、胸痛及发热 ⑤心力衰竭所致胸腔积液是漏出液，有心功能不全的表现 ⑥肝脓肿所伴右侧胸腔积液可为反应性胸膜炎，亦可为脓胸，多有发热及肝区疼痛
体征	①少量积液：可无明显体征，或由于胸痛出现患侧胸部呼吸运动受限，可触及胸膜摩擦感及闻及胸膜摩擦音 ②中至大量积液：患侧胸廓饱满，触觉语颤减弱或消失，局部叩诊浊音或实音，呼吸音减低或消失，可伴有气管、纵隔向健侧移位

（二）辅助检查

1. 诊断性胸腔穿刺和胸水检查 ☆☆☆

项目	内容
外观	①漏出液：透明清亮，静置不凝固，比重＜1.016 ~ 1.018 ②渗出液：多草黄色，稍混浊，易有凝块，比重＞1.018 ③血性胸水：肿瘤、结核和肺栓塞 ④乳状胸水：乳糜胸引起 ⑤巧克力色胸水：阿米巴肝脓肿破溃入胸腔可产生 ⑥黑色胸水：可能为曲霉感染 ⑦黄绿色胸水：类风湿关节炎
细胞计数和分类	①漏出液：细胞数常少于 100×10^6/L，以淋巴细胞与间皮细胞为主 ②渗出液：白细胞常超过 500×10^6/L ③脓胸：白细胞多达 10×10^9/L 以上 ④中性粒细胞增多：急性炎症 ⑤淋巴细胞为主：多为结核性或肿瘤性 ⑥寄生虫感染或结缔组织病：嗜酸性粒细胞常增多 ⑦红细胞＞5×10^9/L：可呈淡红色，多由恶性肿瘤或结核、外伤等引起 ⑧红细胞＞100×10^9/L：考虑创伤、肿瘤或肺梗死 ⑨胸腔积液中红细胞比容＞外周血红细胞比容 50% 以上时为血胸
pH 和葡萄糖	①正常胸水：pH 7.6，葡萄糖含量与血中含量相近 ②脓胸、食管破裂、类风湿性积液：pH 常降低 ③恶性胸腔积液：pH 值也会改变 ④漏出液与大多数渗出液葡萄糖含量正常 ⑤脓胸、类风湿关节炎、系统性红斑狼疮、结核和恶性胸腔积液中葡萄糖含量可＜3.3mmol/L ⑥胸膜病变范围较广，葡萄糖和 pH 均较低，提示肿瘤广泛浸润，胸水肿瘤细胞发现率高，胸膜活检阳性率高
病原体胸水涂片	查找细菌及培养，助于病原诊断
蛋白质	①渗出液：＞30g/L，胸水 / 血清比值大于 0.5，黏蛋白试验阳性 ②漏出液：＜30g/L，以白蛋白为主，黏蛋白试验阴性

续表

项目	内容
类脂	①乳糜胸：甘油三酯＞1.24mmol/L，胆固醇不高，主要见于肿瘤、寄生虫和外伤 ②假性乳糜胸的胸水胆固醇多大于5.18mmol/L，甘油三酯含量正常
乳酸脱氢酶（LDH）	①渗出液LDH含量增高，大于200U/L，且胸水/血清LDH比值大于0.6 ②LDH活性：反映胸膜炎症程度的指标，值越高，炎症越明显 ③LDH＞500U/L：恶性或并发细菌感染
腺苷脱氨酶（ADA）	①ADA＞100U/L：结核性胸水 ②ADA＞45U/L：感染性、化脓性胸水 ③ADA＜45U/L甚至＜20U/L：恶性胸水
肿瘤标志物	①40%～80%恶性胸腔积液患者可检出恶性细胞 ②联合检测多种标志物，可提高阳性检出率

2. 其他检查 ☆☆

项目	内容
X线检查	①积液在第4前肋间以下，胸部X线仅见肋膈角变钝 ②积液量增多：有向外侧、向上的弧形上缘的积液影，膈边界不清 ③大量积液：患侧胸部有致密影，气管及纵隔推向健侧
CT检查	对胸膜病变有较高的分辨率及敏感性，容易发现X线难以显示的少量积液
超声检查	①灵敏度高，定位准确，可探查胸液掩盖下的肿块 ②用于估计胸腔积液的深度和积液量，协助胸腔穿刺定位
胸膜活检	对胸腔积液病因诊断有重要意义，可发现肿瘤、结核及其他胸膜肉芽肿性病变

（三）治疗 ☆☆

项目	内容
病因治疗	治疗原发病
胸腔穿刺抽液	①中等量以上的胸腔积液需治疗性胸腔穿刺抽液 ②抽液速度不宜过快，量不宜过多 ③首次抽液不宜超过700ml，以后每次抽液不宜超过1000ml，过快、过多抽噎可能发生复张后肺水肿或循环衰竭，表现为剧咳、气促、大量泡沫状痰泡沫血痰、双肺满布湿罗音，PaO_2下降，X线显示肺水肿。应立即吸氧，酌情应用糖皮质激素即利尿剂，控制液体入量，严密监测病情及酸碱平衡，必要时行气管插管机械通气 ④抽液过程中如出现头晕、心悸、面色苍白、出汗等症状，应考虑“胸膜反应”，需立即停止抽液，使患者平卧，必要时皮下注射0.1%肾上腺素0.5ml，密切关注血压等生命体征，以防休克
糖皮质激素	可降低炎症反应，加快胸腔积液吸收，降低胸膜增厚、粘连的机会

八、肺脓肿

肺脓肿是肺组织坏死形成的脓腔，是由多种病原菌引起的肺部化脓性感染。临床特征为高热、咳嗽以及咳大量脓臭痰。

（一）病因 ☆☆

病原体与感染途径密切相关。根据感染途径，肺脓肿可分为以下几种类型：

最主要原因：鼻咽部炎症，手术；昏迷，麻醉；在深睡时吸入口腔的污染分泌物本型常为单发型。

类型	感染途径	诱因	特点
吸入性肺脓肿	病原体经口、鼻、咽腔吸入	有意识障碍如在麻醉、醉酒、药物过量、癫痫、脑血管意外，或由于受寒、极度疲劳，全身免疫力与气道防御功能减低，还可由于鼻窦炎、牙槽脓肿等脓性分泌物吸入	①本型常为单发型 ②发病部位与支气管解剖和体位有关，右肺发病多于左肺；在仰卧时，好发于上叶后段或下叶背段；在坐位时，好发于下叶后基底段；右侧位时，好发于右上叶前段和后段 ③常见病原体：厌氧菌如消化链球菌属、拟杆菌属、梭杆菌属等需氧和兼性厌氧菌如肺炎球菌、金黄色葡萄球菌、肺炎克雷伯菌等
继发性肺脓肿	多继发于其他疾病	①肺炎、空洞性肺结核、支气管扩张、支气管囊肿和支气管癌等继发感染。 ②肺部邻近器官：膈下脓肿、肾周围脓肿、脊柱旁脓肿、食管穿孔等。 ③阿米巴肺脓肿：阿米巴肝脓肿，穿破膈肌至右肺下叶	—
血源性肺脓肿	血源播散	①皮肤外伤感染、疖、痈、中耳炎或骨髓炎等所致的脓毒症，菌栓经血行到肺，引起小血管栓塞、肺组织发炎和坏死，形成脓肿 ②静脉吸毒者如有右心细菌性心内膜炎，三尖瓣赘生物脱落阻塞小血管形成肺脓肿	①病变常为多发性，于两肺的边缘部 ②致病菌以金黄色葡萄球菌、表皮葡萄球菌及链球菌常见

（二）临床表现 ☆☆

项目	内容
症状	①起病可急可慢，高热，体温高达39～40℃，10～14日后咳出大量脓臭痰及坏死组织，可有胸痛，可伴咯血 ②咳出大量脓痰后，每日可达300～500ml，体温常明显下降 ③血源性肺脓肿多先有原发病灶引起的畏寒、高热等全身脓毒血症的症状 ④病变范围较大，可出现气急。精神不振、乏力、胃纳差 ⑤气胸：脓肿破溃入胸膜腔形成 ⑥慢性肺脓肿：如支气管引流不畅，抗菌治疗不充分，迁延3个月以上 ⑦体征与大小和部位有关。小或深部，无异常。较大，脓肿周围有大量炎症，浊音或实音，呼吸音减低，湿啰音。血源性肺脓肿体征大多阴性。慢性肺脓肿患侧胸廓略塌陷，叩诊浊音，呼吸音减低。可有杵状指（趾）

 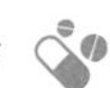

续表

项目	内容
X线	根据类型、病期、支气管的引流是否通畅以及有无胸膜并发症而有所不同 吸入性肺脓肿：早期大片浓密模糊炎性浸润阴影；典型：大片浓密阴影中出现空洞和液平面；消散期，炎症吸收，脓腔缩小而至消失，残留少许纤维条索阴影。血源性肺脓肿：在一肺或两肺边缘部，多发的散在小片状炎症阴影或边缘较整齐的球形病灶，其中可见脓腔及液平面；吸收后：呈现局灶性纤维化或小气囊 脓胸者，患侧胸部大片浓密阴影；伴发气胸则可见液平面 慢性肺脓肿：脓腔壁增厚，内壁不规则，多房，周围伴纤维组织显著增生，肺叶收缩，胸膜增厚，纵隔向患侧移位，其他健肺发生代偿性肺气肿

（三）治疗 ☆☆☆

项目	内容
抗菌药物治疗	①吸入性肺脓肿首选青霉素G，大剂量静脉滴注，重症可1000万U/d ②对青霉素不敏感的脆弱杆菌，选用林可霉素或克林霉素，或甲硝唑治疗 ③军团菌所致的肺脓肿，大环内酯类或喹诺酮类抗生素 ④诺卡菌肺脓肿首选甲氧苄啶和磺胺甲噁唑 ⑤血源性肺脓肿为脓毒血症的并发症，应按脓毒血症治疗 ⑥耐甲氧西林金葡萄（MRSA），首选万古霉素或替考拉宁 ⑦阿米巴原虫感染，选甲硝唑治疗 ⑧有效，持续6～8周左右，或直至临床症状完全消失，X线片显示脓腔及炎性病变完全消散，仅残留条索状纤维阴影为止
脓液引流	①抗感染疗效不佳者可根据病灶部位进行体位引流 ②痰黏稠咳不出时，可用祛痰药或者雾化吸入治疗
手术治疗	脓肿病程＞3个月，脓腔5cm以上；大咯血内科治疗无效或危及生命；伴有支气管胸膜瘘或脓胸治疗不佳；支气管阻塞疑为支气管癌者

九、原发性支气管肺癌

肺癌发病率为男性肿瘤的首位，且由于早期诊断不足致使预后差。

（一）分型 ☆☆

依据	分型
组织学特征	①非小细胞肺癌：鳞状上皮细胞癌、腺癌、大细胞癌、其他（腺鳞癌、肉瘤样癌、淋巴上皮瘤样癌、唾液腺型癌等）等 ②小细胞肺癌
解剖部位	①中央型肺癌：支气管肺部生长段及以上支气管，位于肺门附近，以鳞状上皮细胞癌及小细胞肺癌多见 ②周围型肺癌：生长在段以下支气管，位于肺边缘部位，以腺癌多见

（二）临床表现 ☆☆

项目	内容
原发肿瘤引起的症状和体征	①咳嗽：常见早期症状，刺激性顽固干咳带金属音。黏液性腺癌大量黏液痰 ②咯血：由于癌肿组织血管丰富常引起咯血。以中央型肺癌多见，多为痰中带血或间断血痰 ③喘鸣：由于肿瘤引起支气管部分阻塞，约有2%的患者，可引起局限性喘鸣音 ④发热：肿瘤坏死组织引起发热；阻塞性肺炎 ⑤消瘦

续表

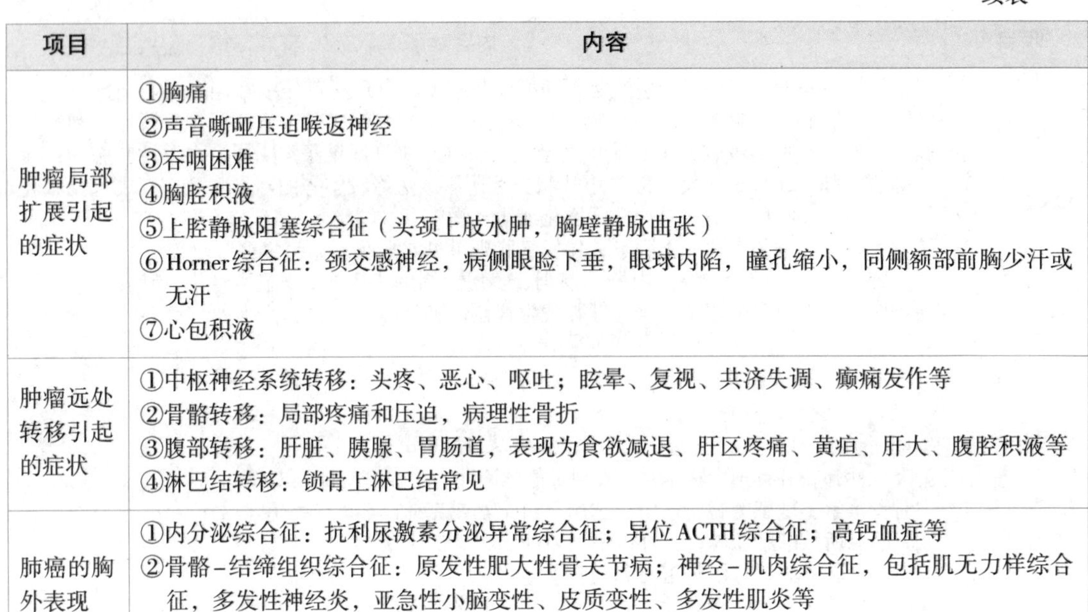

项目	内容
肿瘤局部扩展引起的症状	①胸痛 ②声音嘶哑压迫喉返神经 ③吞咽困难 ④胸腔积液 ⑤上腔静脉阻塞综合征（头颈上肢水肿，胸壁静脉曲张） ⑥Horner综合征：颈交感神经，病侧眼睑下垂，眼球内陷，瞳孔缩小，同侧额部前胸少汗或无汗 ⑦心包积液
肿瘤远处转移引起的症状	①中枢神经系统转移：头疼、恶心、呕吐；眩晕、复视、共济失调、癫痫发作等 ②骨骼转移：局部疼痛和压迫，病理性骨折 ③腹部转移：肝脏、胰腺、胃肠道，表现为食欲减退、肝区疼痛、黄疸、肝大、腹腔积液等 ④淋巴结转移：锁骨上淋巴结常见
肺癌的胸外表现	①内分泌综合征：抗利尿激素分泌异常综合征；异位ACTH综合征；高钙血症等 ②骨骼-结缔组织综合征：原发性肥大性骨关节病；神经-肌肉综合征，包括肌无力样综合征，多发性神经炎，亚急性小脑变性、皮质变性、多发性肌炎等 ③血液学异常及其他：凝血、血栓或其他血液学异常

（三）诊断 ☆☆

可按下列步骤进行：

项目	内容
CT确定部位	有临床症状先行肺CT及腹部CT检查，发现肿瘤的原发部位、纵隔淋巴结侵犯和其他解剖部位的播散情况
组织病理学诊断	怀疑肺癌的患者必须获得组织学标本诊断，比如支气管镜、胸腔镜；有浅表淋巴结或皮肤转移也可活检；如有远处转移，如软组织肿块、骨髓、胸膜病变也应获得标本；胸腔积液应获得足量的细胞团或胸腔镜检查
分子病理学诊断	有条件者应同时检测肿瘤阻断的EGFR基因突变、ALK融合基因和ROS1融合基因等

（四）治疗 ☆☆

项目	内容
小细胞肺癌（SCLC）	①主张以化疗为主综合治疗 ②局限期SCLC可在化疗同时配合治疗，纵隔淋巴结阴性，无转移，符合手术条件者，可行手术治疗，配合化疗 ③常用化疗方案：足叶乙苷+顺铂或卡铂，或足叶乙苷、顺铂和异环磷酰胺组成的方案 ④3周1次，共4～6周期
非小细胞肺癌（NSCLC）	①以手术为主综合治疗，前后可根据情况配合放疗、化疗 ②局限性病变（Ⅰ、Ⅱ期）首选手术，Ⅲa期情况允许亦可考虑手术 ③新辅助化疗（术前化疗）可为原先不能手术者创造手术条件 ④Ⅲ期或不能手术、拒绝手术的Ⅰ、Ⅱ期患者，可行根治性放疗，但已有胸水或远处转移、累及心脏者不考虑根治放疗 ⑤播散性病变：适当选择化疗和放疗，或支持治疗

 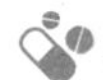

续表

项目	内容
非小细胞肺癌（NSCLC）	⑥常以铂类药物为主组成化疗方案：卡铂或顺铂+紫杉醇（或多西紫杉醇）、顺铂+长春瑞滨或吉西他滨、丝裂霉素、长春地辛等 ⑦可适当配合放疗，解除转移、压迫症状 ⑧晚期NSCLC：以表皮生长因子受体或肿瘤血管生成为靶点的靶向治疗

第二节　消化内科学

一、胃食管反流病

（一）临床表现 ☆☆

项目	内容
食管症状	①典型症状：烧心和反流最常见，常在餐后1h出现，平卧位、弯腰或腹压增高时可加重，部分患者可在夜间入睡时发生 ②非典型症状：胸痛，发生在胸骨后。严重时可有剧烈刺痛，可放射至后背、胸部、肩部、颈部、耳后，有时酷似心绞痛。部分患者可有吞咽困难，有的可伴吞咽疼痛
食管外症状	①咽喉炎、慢性咳嗽和哮喘 ②少数患者以咽喉炎、慢性咳嗽或哮喘为首发或主要表现 ③严重者可发生吸入性肺炎，甚至肺间质纤维化 ④某些患者可有癔球症

（二）并发症 ☆☆

项目	内容
上消化道出血	食管黏膜炎症、糜烂及溃疡可导致
食管狭窄	反复发作导致纤维组织增生，最终导致瘢痕狭窄
Barrett食管	食管腺癌的癌前病变，腺癌的发生率较正常人高30～50倍

（三）辅助检查 ☆☆

项目	内容
胃镜	①诊断反流性食管炎最准确的方法 ②能判断反流性食管炎的严重程度和有无并发症 ③胃镜下无反流性食管炎不能排除胃食管反流病
24h食管pH监测	①诊断胃食管反流病的重要检查方法 ②提供食管是否存在过度酸反流的客观证据 ③了解酸反流的程度及其与症状发生的关系
食管吞钡X线检查	①用于排除食管癌等其他食管疾病 ②严重反流性食管炎可发现阳性X线征
食管滴酸试验	出现胸骨后疼痛或烧心的患者为阳性，且多在滴酸的最初15min内出现

（四）治疗 ☆☆

项目	内容
一般治疗	①可将床头抬高15～20cm ②避免睡前2h内进食，白天进餐后亦不宜立即卧床等
药物治疗	①抑酸药：H_2受体阻断剂，如西咪替丁、雷尼替丁、法莫替丁等，适用于轻、中症患者；质子泵抑制剂，常用奥美拉唑、兰索拉唑等，尤其适用于症状重、有严重食管炎的患者。抑酸治疗是目前治疗本病的主要措施，对初次接受治疗的患者或有食管炎的患者宜予PPI治疗 ②促胃肠动力药：常用的有多潘立酮、莫沙必利、依托必利等。只适用于轻症患者，或作为与抑酸药合用的辅助治疗
维持治疗	H_2RA和PPI均可用于维持治疗，以PPI效果最好
抗反流手术治疗	如胃底折叠术，对于确证由反流引起的严重呼吸道疾病的患者，PPI疗效欠佳者，宜考虑抗反流手术
并发症的治疗	①食管狭窄：行内镜下食管扩张术，极少数严重瘢痕性狭窄者需行手术切除。扩张术后予以长程PPI维持治疗 ②Barrett食管：PPI治疗及长程维持治疗，定期内镜随访及活检以预防癌变

二、慢性胃炎

（一）分型 ☆☆

内镜分型	内镜特征	分级标准
浅表性胃炎	红斑：与周围黏膜比较有明显发红	Ⅰ级：分散或间断线状 Ⅱ级：密集斑点或连续线状 Ⅲ级：广泛融合
糜烂性胃炎	糜烂（平坦/隆起疣状）：黏膜破损浅，周围黏膜平坦或隆起	Ⅰ级：单发 Ⅱ级：多发，局部（小于5cm） Ⅲ级：多发，广泛（大于6cm）
出血性胃炎	黏膜内出血：黏膜内点状、片状出血，不隆起的红色、暗红色出血斑点（伴/不伴渗血，新鲜/陈旧）	Ⅰ级：局部 Ⅱ级：多部位 Ⅲ级：弥漫
萎缩性胃炎	黏膜萎缩：黏膜呈颗粒状，皱襞变平、血管透见、可有灰色肠上皮化生结节	Ⅰ级：细颗粒，血管部分透见，单发灰色肠上皮化生结节 Ⅱ级：中等颗粒，血管连续均匀透见，多发灰色肠上皮化生结节 Ⅲ级：粗大颗粒，皱襞消失，血管达表层，弥漫性灰色肠上皮化生结节

（二）病因 ☆

幽门螺杆菌感染是慢性胃炎量主要的病因。

（三）临床表现 ☆☆

项目	内容
由幽门螺杆菌引起的慢性胃炎	多数患者无症状，有症状者可表现为上腹痛或不适、上腹胀、早饱、嗳气、恶心等消化不良症状

续表

项目	内容
自身免疫性胃炎	可伴有贫血，在典型恶性贫血时，除贫血外还可伴有维生素B_{12}缺乏的其他临床表现

胃镜检查并同时取活组织作病理组织学检查是诊断慢性胃炎的最可靠方法。

（四）治疗 ☆☆

项目	内容
根除幽门螺杆菌	①伴有胃黏膜糜烂、萎缩及肠化生、异型增生者 ②有消化不良症状者 ③有胃癌家族史者
对症治疗	应用抑酸或抗酸药、促胃肠动力药、胃黏膜保护药、中药等对症治疗
自身免疫性胃炎的治疗	恶性贫血时可补充维生素B_{12}纠正贫血
异型增生的治疗	①轻度：除积极治疗外，应定期随访 ②重度：宜予预防性手术，多采用内镜下胃黏膜切除术

三、消化性溃疡

幽门螺杆菌和非甾体类抗炎药是损害胃十二指肠黏膜屏障从而导致消化性溃疡发病的最常见病因。胃酸过度分泌远远超过黏膜的防御和修复作用也可能导致消化性溃疡发生。DU好发于球部，前壁比较常见；GU多在胃角和胃窦小弯。

（一）临床表现 ☆☆☆

上腹痛是消化性溃疡的主要症状，性质多为灼痛，亦可为钝痛、胀痛、剧痛或饥饿样不适感。部分患者可无症状或症状较轻以至不为患者所注意，而以出血、穿孔等并发症为首发症状。

项目	内容
慢性过程	病史可达数年至数十年
周期性发作	①发作与自发缓解相交替 ②发作常有季节性，多在秋冬或冬春之交发病 ③也可因精神情绪不良或过劳而诱发
发作时上腹痛呈节律性	空腹痛即餐后2～4h或（及）午夜痛，腹痛多为进食或服用抗酸药所缓解，典型节律性表现在DU多见

（二）辅助检查 ☆☆

项目	内容
胃镜检查	确诊消化性溃疡首选的检查方法
X线钡餐检查	①溃疡的X线直接征象为龛影，对溃疡有确诊价值 ②局部压痛，十二指肠球部激惹及球部畸形、胃大弯侧痉挛性切迹均为间接征象，仅提示可能有溃疡

续表

项目	内容
幽门螺杆菌检测	①快速尿素酶试验是侵入性检查的首选方法 ② ^{13}C 或 ^{14}C 尿素呼气试验检测幽门螺杆菌敏感性及特异性高，可作为根除治疗后复查的首选方法

（三）并发症 ☆☆

项目	内容
出血	消化性溃疡最常见的并发症，也是上消化道大出血最常见的病因
穿孔	①溃疡病灶向深部发展穿透浆膜层并发穿孔 ②急性穿孔的溃疡常位于十二指肠前壁或胃前壁
幽门梗阻	常见于DU或幽门管溃疡
癌变	少数GU可发生癌变，DU不发生癌变

（四）治疗

1. 药物 ☆☆☆

项目	内容
抑制胃酸药物	① H_2 受体阻断剂可抑制胃酸分泌。西咪替丁可通过血–脑屏障，偶有精神异常不良反应，雷尼替丁、法莫替丁和尼扎替丁不良反应较少 ② H_2 受体阻断剂比PPI便宜，特别适用于根除幽门螺杆菌疗程完成后的后续治疗，及某些情况下预防溃疡复发的长程维持治疗 ③质子泵抑制剂的抑酸作用比 H_2RA 更强且持久，促进溃疡愈合的速度较快、溃疡愈合率较高，尤其适用于难治性溃疡或NSAIDs溃疡患者不能停用NSAIDs时的治疗 ④ PPI与抗生素的协同作用比 H_2RA 好，为根除幽门螺杆菌治疗方案中最常用的基础药物
保护胃黏膜药物	①枸橼酸铋钾：兼有较强的抑制幽门螺杆菌作用，长期服用会过量蓄积而引起神经毒性 ②米索前列醇：具有抑制胃酸分泌、增加胃十二指肠黏膜的黏液及碳酸氢盐分泌和增加黏膜血流等作用，用于NSAIDs溃疡的预防

2. 根除幽门螺杆菌治疗 ☆☆☆

项目	内容
治疗方案	①抗生素：克拉霉素、阿莫西林、甲硝唑（或替硝唑）、四环素、呋喃唑酮、某些喹诺酮类如左氧氟沙星等 ②PPI：PPI及胶体铋，与上述抗生素有协同杀菌作用，PPI或胶体铋为基础加上两种抗生素的三联治疗方案有较高根除率。PPI+克拉霉素+阿莫西林或甲硝唑的方案根除率最高 ③治疗失败后的再治疗：可换用另外两种抗生素，如PPI、左氧氟沙星（500mg/d，每天1次）与阿莫西林，或者采用PPI、胶体果胶铋、四环素（1500mg/d，每天分2次）和甲硝唑的四联疗法
结束后的抗溃疡治疗	继续给予一个常规疗程的抗溃疡治疗

续表

项目	内容
复查	①应在根除幽门螺杆菌治疗结束后至少4周进行，且在检查前停用PPI或铋剂2周，避免出现假阴性 ②可采用非侵入性的^{13}C或^{14}C尿素呼气试验复查

3. 其他治疗 ☆☆

项目	内容
NSAIDs溃疡的治疗	①情况允许应立即停用NSAIDs，若病情不允许可换用对黏膜损伤少的NSAIDs，如特异性COX-2抑制剂 ②停用NSAIDs者，可予常规剂量、常规疗程的H_2RA或PPI治疗 ③不能停用NSAIDs者，应选用PPI治疗
溃疡复发的预防	①长程维持一般以H_2RA或PPI常规剂量的半量维持 ②NSAIDs溃疡复发的预防多用PPI或米索前列醇
外科手术指征	①大量出血经内科治疗无效 ②急性穿孔 ③胃溃疡癌变 ④瘢痕性幽门梗阻 ⑤严格内科治疗无效的顽固性溃疡

（五）特殊型溃疡及临床特点 ☆☆

项目	内容
无症状性溃疡	①约15%～35%消化性溃疡患者可无症状，以出血、穿孔等并发症为首发症状 ②NSAIDs引起的溃疡近半数无症状
复合溃疡	①胃和十二指肠同时发生的溃疡 ②DU往往先于GU出现，出血和幽门梗阻发生率较高
幽门管溃疡	①相似于DU，胃酸分泌一般较高 ②上腹痛的节律性不明显，药物治疗反应较差，呕吐多见，易发生幽门梗阻、出血以及穿孔等并发症
球后溃疡	①多发生在十二指肠乳头的近端 ②具有DU的临床特点 ③午夜痛及背部放射痛多见，对药物治疗反应较差，较易并发出血
老年人消化性溃疡	①表现多不典型，疼痛无规律，食欲不振，恶心呕吐 ②GU多位于胃体上部甚至胃底部，溃疡常较大，易误诊为胃癌

五、胃癌

（一）分型 ☆

根据腺体的形成及黏液分泌能力的分型。

项目	内容
管状腺癌	癌细胞构成大小不等的腺管和腺腔，分化良好，如向胃腔呈乳突状生长，称乳突状腺癌
黏液腺癌	①癌细胞产生的黏液在间质大量积聚，称胶质癌 ②癌细胞充满大量黏液，将细胞核推向一侧，称为印戒细胞癌

续表

项目	内容
髓样癌	多呈条索状或团块状，不形成明显的管腔，一般分化较差
弥散型癌	弥散分布，不含黏液也不聚集成团，无腺样结构，分化极差

（二）扩散方式 ☆

项目	内容
直接蔓延	①胃底贲门癌：侵犯食管、肝及大网膜 ②胃体癌：侵犯大网膜、肝及胰腺
淋巴结转移	胃的淋巴系统与锁骨上淋巴结相连接，可转移到该处，称为Virchow淋巴结
血行播散	最常转移至肝脏，其次是肺、腹膜及肾上腺，也可转移到肾、脑、骨髓等
种植转移	侵出浆膜层脱落入腹腔，种植于肠壁和盆腔，如种植于卵巢，称为Krukenberg瘤

（三）临床表现 ☆☆

项目	内容
早期	多无症状，或仅有非特异性消化道症状
进展期	最早出现的是上腹痛，常伴有纳差、厌食、体重减轻。常有早饱感及软弱无力
特殊症状	①贲门癌累及食管下段：吞咽困难 ②并发幽门梗阻：恶心呕吐 ③溃疡型胃癌出血：呕血或黑粪，继之出现贫血 ④转移至肝脏：右上腹痛、黄疸和（或）发热 ⑤转移至肺：咳嗽、呃逆、咯血 ⑥累及胸膜：产生胸腔积液而发生呼吸困难 ⑦侵及胰腺时：背部放射性疼痛
副癌综合征	反复发作的表浅性血栓静脉炎及过度色素沉着、黑棘皮症、皮肌炎、膜性肾病、累及感觉和运动通路的神经肌肉病变等

（四）内镜检查 ☆☆

内镜检查结合黏膜活检，是胃癌最可靠的诊断手段。

项目	内容
早期	小的息肉样隆起或凹陷
进展期	①肿瘤表面多凹凸不平，糜烂，有污秽苔，活检易出血 ②也可呈深大溃疡，底部覆有污秽灰白苔，溃疡边缘呈结节状隆起，无聚合皱襞，病变处无蠕动

（五）诊断 ☆☆☆

胃癌的诊断主要依据内镜加活检以及X线钡餐。出现以下情况应及早和定期胃镜检查。

- 40岁以上，尤其是男性，近期出现消化不良、呕血或黑粪者
- 慢性萎缩性胃炎伴胃酸缺乏，有肠化生或者不典型增生者
- 良性溃疡但胃酸缺乏者
- 胃溃疡经正规治疗2个月无效，X线钡餐提示溃疡增大者
- X线发现大于2cm的胃息肉者
- 胃切除术后10年以上者

（六）治疗 ☆☆☆

项目	内容
手术治疗	①目前治疗胃癌的手段是外科手术切除加区域淋巴结清扫，切除后可采用Billroth－Ⅰ、Billroth－Ⅱ或Roux－en－Y式重建消化道连续性 ②进展期胃癌，若无手术禁忌证或远处转移，应尽可能手术切除
内镜下治疗	早期可在内镜下行电凝切除或剥离切除术，并对切除的癌变进行病理检查，若癌变累及到根部或表浅型癌肿侵袭到黏膜下层，需追加手术
化学治疗	①早期胃癌且不伴有任何转移灶者，手术后通常不需要化疗 ②常用药物有5－氟尿嘧啶（5－FU）、替加氟（FT－207）、丝裂霉素（MMC）、多柔比星（ADM）、顺铂（DDP）、卡铂、亚硝脲类、依托泊苷（VP－16）等
其他治疗	生长抑素类似物及COX－2抑制剂能抑制胃癌生长

六、溃疡性结肠炎

（一）临床表现 ☆☆

项目	内容
消化系统	①腹泻和黏液脓血便：绝大多数可见。黏液脓血便是活动期的重要表现。大便次数及便血的程度反映病情的轻重 ②腹痛：多为左下腹或下腹的阵痛，亦可涉及全腹。有疼痛－便意－便后缓解的规律，常有里急后重。并发中毒性巨结肠或者炎症波及腹膜，可有持续性剧烈腹痛 ③其他：腹胀，严重者可有食欲不振、恶心、呕吐 ④体征：轻、中型仅左下腹轻压痛，有时可触及痉挛的降结肠或乙状结肠；重型及暴发型有明显压痛和鼓肠
全身表现	①中、重型活动期常有低度至中度发热，高热多见于合并症或见于急性暴发型 ②重症或病情持续活动可出现衰弱、消瘦、贫血、低蛋白血症、水与电解质平衡紊乱
肠外表现	①外周关节炎、结节性红斑、坏疽性脓皮病、巩膜外层炎、前葡萄膜炎、口腔复发性溃疡等，结肠炎控制或结肠切除后可以缓解或恢复 ②骶髂关节炎、强直性脊柱炎、原发性硬化性胆管炎及少见的淀粉样变性、急性发热性嗜中性皮肤病等，与溃疡性结肠炎共存，与溃疡性结肠炎本身的病情变化无关

（二）并发症 ☆☆

项目	内容
中毒性巨结肠	①暴发型或重症溃疡性结肠炎患者多发生 ②常因低钾、钡剂灌肠、使用抗胆碱能药物或阿片类制剂而诱发 ③病情急剧恶化，毒血症明显，有脱水与电解质平衡紊乱，出现肠型、腹部压痛，肠鸣音消失

续表

项目	内容
直肠结肠癌变	多见于广泛性结肠炎、幼年起病而病程漫长者
其他	出血、穿孔、梗阻等

（三）治疗

1. 一般治疗 ☆

休息、饮食和营养。及时纠正水、电解质平衡紊乱，贫血者可输血，低蛋白血症者输注人血清白蛋白。

2. 药物治疗 ☆☆☆

项目	内容
氨基水杨酸制剂	①常用药物：柳氮磺吡啶 ②不良反应：剂量相关（恶心呕吐、食欲减退、头痛、可逆性男性不育等，餐后服药可减轻消化道反应）；过敏（皮疹、粒细胞减少、自身免疫性溶血、再生障碍性贫血等），服药期间应定期复查血象，出现此类不良反应，应改用其他药物 ③口服5-ASA新型制剂可在结肠内发挥药效，灌肠剂适用于病变局限在直肠乙状结肠者，栓剂适用于病变局限在直肠者 ④病情完全缓解后仍要继续用药长期维持治疗
糖皮质激素	①对急性发作期疗效较好 ②适用于对氨基水杨酸制剂疗效不佳的轻、中度患者 ③特别适用于重度患者及急性暴发型患者
免疫抑制剂	硫唑嘌呤、巯嘌呤、环孢素等

3. 手术治疗 ☆☆

全结肠切除加回肠肛门小袋吻合术。

项目	内容
紧急手术指征	①并发大出血 ②肠穿孔 ③重型患者合并中毒性巨结肠经积极内科治疗无效且伴严重毒血症状者
择期手术指征	①并发结肠癌变 ②慢性持续型病例内科治疗效果不理想而严重影响生活质量 ③糖皮质激素可控制病情，但糖皮质激素不良反应太大不能耐受者

七、克罗恩病

（一）病理特点 ☆☆

项目	内容
大体形态	①节段性或跳跃性，而不呈连续性 ②累及肠壁全层，肠壁增厚变硬，肠腔狭窄 ③早期呈鹅口疮样溃疡；随后溃疡增大、融合，形成纵行溃疡和裂隙溃疡，将黏膜分割呈鹅卵石样外观

续表

项目	内容
组织学	①非干酪性肉芽肿：可发生在肠壁各层和局部淋巴结，由类上皮细胞与多核巨细胞构成 ②裂隙溃疡：呈缝隙状，可深达黏膜下层、肌层甚至浆膜层 ③肠壁各层炎症：伴固有膜底部和黏膜下层淋巴细胞聚集、黏膜下层增宽、淋巴管扩张及神经节炎等

（二）临床表现 ☆☆

项目	内容
消化系统	①腹痛：最常见症状。多位于脐周或右下腹，间歇性发作，常为痉挛性阵痛伴腹鸣 ②腹泻：常见症状。粪便多为糊状，一般无脓血和黏液。波及下段结肠或肛门直肠者，可有黏液血便及里急后重 ③腹部包块：多位于右下腹与脐周。固定的腹部包块提示有粘连，多已有内瘘形成 ④瘘管形成：克罗恩病的特征性临床表现 ⑤肛门周围病变：肛门周围瘘管、脓肿形成及肛裂等病变，见于部分患者
全身表现	①发热：多为间歇性低热或中度热，少数弛张高热伴毒血症 ②营养障碍：体重下降，可有贫血、低蛋白血症和维生素缺乏等表现。青春期前常有生长发育迟滞
肠外表现	与溃疡性结肠炎相似

（三）辅助检查 ☆☆

项目	内容
X线	①肠道炎性病变：黏膜皱襞粗乱、纵行溃疡或裂沟、鹅卵石征、假息肉、多发性狭窄或肠壁僵硬、瘘管形成等X线征象，病变呈节段性分布 ②肠壁增厚：填充钡剂的肠袢分离
腹部超声、CT、MRI	肠壁增厚、腹腔或盆腔脓肿、包块等
结肠镜检	呈节段性、非对称性分布，见阿弗他溃疡或纵行溃疡、鹅卵石样改变，肠腔狭空或肠壁僵硬，炎性息肉，病变之间黏膜外观正常

（四）治疗 ☆☆

项目	内容
一般治疗	戒烟、高营养低渣饮食，适当给予叶酸、维生素 B_{12} 等多种维生素
药物治疗	①氨基水杨酸制剂：柳氮磺吡啶（病变局限在结肠的轻、中度患者）。美沙拉嗪（轻度回结肠型及轻、中度结肠型患者） ②糖皮质激素：各型中、重度患者，对氨基水杨酸制剂无效的轻、中度患者 ③免疫抑制剂：硫唑嘌呤或巯嘌呤适用于对激素治疗无效或对激素依赖者，对硫唑嘌呤或巯嘌呤不耐受者可试用甲氨蝶呤 ④抗菌药物：硝基咪唑类、喹诺酮类等应用于本病有一定疗效。甲硝唑对肛周病变有效、环丙沙星对瘘有效 ⑤生物制剂：常用英夫利昔
手术治疗	主要针对并发症：完全性肠梗阻、瘘管与腹腔脓肿、急性穿孔或不能控制的大量出血

（五）溃疡性结肠炎和克罗恩病的区别 ☆☆

项目	溃疡性结肠炎	克罗恩病
受累部位	结肠最常受累	回肠末端最多见
发热	少见	多见
腹部肿块	罕见	多见
腹痛	较轻	较重
里急后重	多见	少见
肛周病变及瘘管	少见	常见
结肠镜检	病变弥漫性、连续性分布，黏膜可见充血水肿，脓性分泌物，浅型溃疡，假性息肉	病变区域性或节段性分布，黏膜可见阿弗他溃疡，周边黏膜正常，卵石样隆起，瘘管形成，肠腔狭窄
病理活检	浆膜正常，溃疡很少累及基层，隐窝脓肿	全层性病变，非干酪样肉芽肿

八、肝硬化

（一）病理生理改变 ☆☆

失代偿期，肝功能减退和门静脉高压是肝硬化发展的两大后果。门静脉高压导致的病理改变有：

项目	内容
门-体侧支循环开放	①门静脉系的胃左、胃短静脉同腔静脉系的奇静脉之间胃底和食管黏膜下静脉开放，造成食管和胃底静脉曲张。门脉高压导致食管胃底静脉曲张和（或）门脉高压性胃病，为肝硬化合并上消化道出血的重要原因 ②腹壁静脉曲张 ③痔静脉扩张，门静脉系的直肠上静脉与下腔静脉系的直肠中、下静脉交通，可扩张为痔核
脾大	①由于长期淤血而肿大 ②可发生脾功能亢进：外周血白细胞、红细胞和血小板减少
腹水形成	①门静脉高压和肝功能减退共同作用的结果，肝硬化肝功能失代偿期最突出的临床表现之一 ②原因有血浆胶体渗透压下降、门静脉压力升高、有效血容量不足及其他因素

（二）并发症 ☆☆☆

项目	内容
食管胃底静脉曲张破裂出血	①最常见的并发症 ②大量出血，导致出血性休克，可诱发肝性脑病。内镜检查可以确诊
感染	有腹水的患者常并发自发性细菌性腹膜炎，腹膜炎是肝硬化常见的一种严重的并发症
肝性脑病	①肝硬化最严重的并发症，也是最常见的死亡原因 ②主要表现：性格行为失常、意识障碍、昏迷
电解质和酸碱平衡紊乱	常有低钠血症、低钾低氯血症、酸碱平衡紊乱等

续表

项目	内容
原发性肝细胞癌	特别是病毒性肝炎肝硬化及酒精性肝硬化发生肝细胞癌的危险性明显增高
肝肾综合征	①又称功能性肾衰竭 ②主要表现：自发性少尿或无尿，氮质血症和血肌酐升高，稀释性低钠血症，低尿钠
肝肺综合征	临床特征为严重的肝病、肺内血管扩张、低氧血症/肺泡–动脉氧梯度增加的三联征
门静脉血栓形成	缓慢形成：无明显临床表现 急性形成：可出现腹痛、腹胀、血便、休克，脾脏迅速增大、腹水迅速增加

（三）肝硬化腹水的治疗 ☆☆☆

项目	内容
基本治疗	①限水：入水量每日1000ml左右，如有显著性低钠血症，应限制在500ml以内 ②限钠：限氯化钠1.2～2g/d
增加水钠的排泄	①利尿药：先用螺内酯或氨苯蝶啶，无效时加用呋塞米或氢氯噻嗪（尿钠/钾比值＜1，螺内酯效果较好；＞1则以呋塞米与螺内酯合用为宜） ②导泻：用于利尿药效果欠佳者，可配合应用导泻药如甘露醇 ③腹腔放液：适用于大量腹水影响心肺功能、高度腹水压迫肾静脉影响其血液回流、并发自发性腹膜炎须进行腹腔冲洗者。每次放液不超过2000～3000ml。放液同时输注白蛋白40g，可每次放腹水4000～6000ml
提高血浆胶体渗透压	小量多次输血、白蛋白或血浆等
其他	①腹水浓缩回输：难治性腹水有一定的疗效 ②腹腔静脉引流术：用于顽固性腹水，包括胸导管颈内静脉吻合术及经颈静脉肝内门体分流术（TIPS） ③中药治疗

九、肝性脑病（HE）

氨是促发HE最主要的神经毒素。

（一）分期及临床表现 ☆☆☆

主要表现为高级神经中枢的功能紊乱（如性格改变、智力下降、行为失常、意识障碍等）以及运动和反射异常（如扑翼样震颤、肌阵挛、反射亢进和病理反射等）。

分期	症状	体征
一期（前驱期）	焦虑、欣快激动、淡漠、睡眠倒错、健忘等轻度精神异常	可有扑翼样震颤
二期（昏迷前期）	嗜睡、行为异常、言语不清、书写障碍及定向力障碍	存在腱反射亢进、肌张力增高、踝阵挛及Babinski征阳性等神经体征，有扑翼样震颤
三期（昏睡期）	昏睡，但可唤醒	各种神经体征持续或加重，有扑翼样震颤，肌张力高，腱反射亢进，锥体束征常阳性
四期（昏迷期）	昏迷，不能唤醒	①不能合作，扑翼样震颤无法引出 ②浅昏迷时，腱反射和肌张力仍亢进 ③深昏迷时，各种反射消失，肌张力降低

（二）治疗 ☆☆☆

项目	内容
及早识别及去除HE发作的诱因	①镇静、催眠、镇痛药及麻醉剂在肝硬化特别是有严重肝功能减退时应尽量避免使用 ②患者在进食量减少、利尿过度及大量排放腹水后，内环境紊乱，可有低钾性碱中毒 ③止血和清除肠道积血，上消化道出血是肝性脑病的重要诱因之一 ④失代偿期患者容易合并感染，特别是对肝硬化大量腹水或合并曲张静脉出血者应高度警惕，必要时予抗生素预防性治疗 ⑤门体分流对蛋白不耐受者应避免大量蛋白质饮食 ⑥警惕低血糖并及时纠正
减少肠内氮源性毒物的生成与吸收	①限制蛋白质饮食，清洁肠道 ②乳果糖或乳梨醇可降低肠道的pH值。肠道酸化利于不产尿素酶的乳酸杆菌的生长，使肠道细菌所产的氨减少；并且酸性肠道环境可减少氨的吸收，促进血液中的氨渗入肠道排出 ③口服抗生素：抑制肠道产尿素酶的细菌，减少氨的生成。常用的抗生素甲硝唑、新霉素、利福昔明等 ④益生菌制剂：口服某些不产尿素酶的有益菌可抑制有害菌的生长
促进体内氨的代谢	①L-鸟氨酸-L-门冬氨酸（OA）能促进体内的尿素循环，降低血氨 ②鸟氨酸-α-酮戊二酸的降氨机制与OA相同，疗效不如OA
调节神经递质	①GABA/BZ复合受体阻断剂：氟马西尼，对部分Ⅲ～Ⅳ期患者具有促醒作用 ②减少或拮抗假神经递质：支链氨基酸制剂是一种以亮氨酸、异亮氨酸、缬氨酸等BCAA为主的复合氨基酸，可减少假神经递质的形成
人工肝	①对肝性脑病有暂时的、一定程度的疗效，可赢取时间为肝移植作准备 ②尤适用于急性肝功能衰竭患者
肝移植	①治疗各种终末期肝病的一种有效手段 ②严重和顽固性的肝性脑病有肝移植的指征
重症监护	重度肝性脑病特别是暴发性肝功能衰竭患者

十、原发性肝癌

（一）原发性肝癌伴癌综合征的临床表现 ☆☆

项目	内容
定义	伴癌综合征是指原发性肝癌患者由于癌肿本身代谢异常或癌组织对机体影响而引起内分泌或代谢异常的一组症候群
主要表现	自发性低血糖症、红细胞增多症，其他罕见的有高钙血症、高脂血症、类癌综合征等

（二）甲胎蛋白及血清酶谱检测 ☆☆

项目	内容
甲胎蛋白（AFP）	①正常来自胚胎的肝细胞及卵黄囊，在胎儿及妊娠母体血清中均增高 ②胎儿于出生后及分娩后，血中AFP水平迅速下降 ③正常人＜30μg/L ④70%～80%原发性肝癌患者增高，诊断阈值是400～500 μg/L持续4周以上或200μg/L持续8周以上或由低浓度逐渐升高不降 ⑤必须注意与假阳性非癌性疾病相鉴别 ⑥急性肝炎可有一时性AFP增高，但与ALT呈平行改变 ⑦妊娠期一般＜500μg/L，分娩后12日降至正常

续表

项目	内容
酸谱检测	AFP阴性的原发性肝癌，γ-GT-Ⅱ同工酶、异常凝血酶原（AP）、α-L岩藻糖苷酶（AFU）、碱性磷酸酶同工酶、变异型AFP、$α_1$抗胰蛋白酶、血清醛缩酶以及铁蛋白等可呈不同程度的增高，结合临床可有参考意义，但是缺乏特异性

十一、上消化道出血

（一）常见病因 ☆☆

最常见的病因是消化性溃疡、食管胃底静脉曲张破裂、急性糜烂出血性胃炎和胃癌以及食管贲门黏膜撕裂综合征等。

（二）食管-胃底静脉曲张破裂大出血的止血 ☆☆☆

项目	内容
药物止血	①血管加压素：通过对内脏血管的收缩作用，减少门脉血流量，降低门脉及侧支循环压力 ②三甘氨酰赖氨酸加压素（又名特利加压素）：效果较好、不良反应相对较少、使用方便 ③生长抑素及其类似物：最常用药物，短期使用几乎没有严重不良反应
气囊压迫止血	①经鼻腔或口插入三腔二囊管，注气入胃囊（囊内压50～70mmHg），向外加压牵引，若未能止血，再注气入食管囊（囊内压为35～45mmHg） ②气囊压迫止血效果肯定，但患者痛苦大、并发症多，不能长期压迫，停用后早期再出血率高
内镜治疗	内镜下注射硬化剂或组织黏合剂至曲张的静脉，或用皮圈套扎曲张静脉，是目前治疗食管胃底静脉曲张破裂出血的重要手段
其他	外科手术或经颈静脉肝内门体静脉分流术

第三节　心血管内科学

一、心力衰竭

（一）NYHA分级 ☆☆

分级	表现
Ⅰ级	患者患有心脏病，但日常活动量不受限制，一般活动不引起疲乏、心悸、呼吸困难或心绞痛
Ⅱ级	心脏病患者的体力活动受到轻度限制，休息时无自觉症状，但平时一般活动可出现疲乏、心悸、呼吸困难或心绞痛
Ⅲ级	心脏病患者体力活动明显受限，小于平时一般活动即引起上述症状
Ⅳ级	心脏病患者不能从事任何体力活动，休息状态下也出现心衰症状，体力活动后加重

（二）临床表现 ☆☆

项目	症状	体征
慢性左心衰竭（肺淤血及心排血量降低表现为主）	①程度不同的呼吸困难：劳力性呼吸困难、端坐呼吸、夜间阵发性呼吸困难、急性肺水肿。劳力性呼吸困难是最早出现的症状，急性肺水肿是最严重的形式 ②咳嗽、咳痰、咯血 ③乏力、疲倦、头晕、心慌 ④少尿及肾功能损害症状	①肺部可闻及湿性啰音 ②心脏体征可有心脏扩大、肺动脉瓣区第二心音亢进及第三心音或第四心音奔马律等
慢性右心衰竭（以体循环淤血为主）	①消化道症状：胃肠道及肝脏淤血引起的腹胀、食欲不振、恶心、呕吐等是右心衰最常见的症状 ②劳力性呼吸困难	①水肿：先出现于身体最低垂的部位，常为对称性可压陷性。也可出现胸腔积液 ②颈静脉征：颈静脉搏动增强、充盈、怒张是右心衰的主要体征，肝颈静脉反流征阳性则更具特征性 ③肝脏肿大 ④心脏体征：三尖瓣关闭不全的反流性杂音

（三）药物治疗 ☆☆

药物类别	药物作用	代表药物或注意事项
利尿剂	①心力衰竭治疗中最常用的药物 ②通过排钠排水减轻心脏的容量负荷，对缓解淤血症状，减轻水肿有十分显著的效果	①噻嗪类利尿剂：氢氯噻嗪 ②袢利尿剂：呋塞米（速尿），易引起低血钾，应注意补钾 ③保钾利尿剂：螺内酯（安体舒通）、氨苯蝶啶、阿米洛利等，可能产生高钾血症，通常与排钾利尿剂联合应用
肾素-血管紧张素-醛固酮系统抑制剂	抑制肾素血管紧张素系统（RAS），扩张血管，抑制交感神经兴奋性，改善及延缓心室重塑，抑制缓激肽的降解，前列腺素生成增多，同时亦有抗组织增生的作用	①卡托普利、贝那普利等，双侧肾动脉狭窄、血肌酐水平明显升高（＞225μmol/L）、高血钾（＞5.5mmol/L）及低血压者不宜应用本类药物 ②血管紧张素受体阻断剂：患者因ACE抑制剂导致的干咳不能耐受者可改用ARBs，常用药物有坎地沙坦、氯沙坦、缬沙坦等 ③血管紧张素受体脑啡肽酶抑制剂（ARNI）：沙库巴曲缬沙坦 ④醛固酮受体阻断剂：螺内酯
β受体阻断剂	所有有心功能不全且病情稳定的患者均应使用β受体阻断剂，除非有禁忌或不能耐受	①美托洛尔、比索洛尔等 ②支气管痉挛性疾病、心动过缓、二度及二度以上房室传导阻滞患者禁用
正性肌力药	①洋地黄类药物 ②非洋地黄类正性肌力药：肾上腺素能受体兴奋剂多巴胺较小剂量可使心肌收缩力增强，血管扩张；磷酸二酯酶抑制剂可抑制磷酸二酯酶活性，促进Ca^{2+}内流增加，心肌收缩力增强	①洋地黄类药物：地高辛、洋地黄毒苷及毛花苷C、毒毛花苷K等 ②非洋地黄类正性肌力药：米力农

续表

药物类别	药物作用	代表药物或注意事项
肼苯达嗪和硝酸异山梨酯	—	慢性心衰已不主张常规应用肼苯达嗪与硝酸异山梨酯，对于不能耐受ACE抑制剂的患者可考虑应用

（四）洋地黄 ☆☆☆

项目	内容
洋地黄中毒的临床表现	①最重要的是各类心律失常，最常见的是室性期前收缩。快速房性心律失常伴传导阻滞是洋地黄中毒的特征性表现 ②胃肠道反应：如恶心、呕吐 ③中枢神经症状：视力模糊、黄视、倦怠等
洋地黄中毒的处理	①立即停药 ②快速性心律失常：血钾浓度低则可用静脉补钾，血钾不低可用利多卡因或苯妥英钠 ③传导阻滞及缓慢性心律失常：可用阿托品皮下或静脉注射，一般不需安置临时心脏起搏器
应用的适应证	以心肌收缩功能不全为主的急性或慢性充血性心力衰竭、室上性心动过速、心房颤动、心房扑动
应用的禁忌证	洋地黄中毒或过量导致的心力衰竭加重和心律失常、预激综合征伴心房颤动或扑动、二度或高度房室传导阻滞、肥厚梗阻性心肌病无心房颤动或者明显的心力衰竭者

二、心脏瓣膜病

（一）二尖瓣狭窄 ☆☆

1. 常见病因 ☆

在我国，二尖瓣狭窄的最常见病因是风湿热。

2. 临床表现 ☆☆

（1）症状

二尖瓣中度狭窄（瓣口面积＜$1.5cm^2$）时，开始有明显症状。

项目	内容
呼吸困难	①最常见的早期症状 ②首次发作常以运动、精神紧张、感染、性交、妊娠或心房颤动为诱因，并多先有劳力性呼吸困难，随着二尖瓣狭窄加重，出现静息时呼吸困难、端坐呼吸及阵发性夜间呼吸困难，甚至急性肺水肿
咯血	①突然咯大量鲜血：可为首发症状，一般见于严重的二尖瓣狭窄 ②阵发性夜间呼吸困难或咳血性痰或带血丝痰 ③急性肺水肿：咳大量粉红色泡沫状痰 ④肺梗死伴咯血：晚期伴慢性心力衰竭时少见的并发症
咳嗽	常见，冬季明显
声嘶	较少见

(2)体征

重度二尖瓣狭窄常有“二尖瓣面容”。

项目	内容
二尖瓣狭窄	①望诊心尖搏动正常或不明显 ②心尖区听诊可闻及第一心音亢进及开瓣音，提示前叶柔顺、活动度好；若瓣叶钙化僵硬，则第一心音减弱，开瓣音消失 ③心尖区有低调的隆隆样舒张期杂音，可触及舒张期震颤
肺动脉高压和右心室扩大的心脏体征	①右心室扩大：心前区心尖搏动弥散 ②肺动脉高压：肺动脉瓣区第二心音亢进或伴分裂 ③右心室扩大伴相对性三尖瓣关闭不全：在三尖瓣区闻及全收缩期吹风样杂音，吸气时增强 ④当肺动脉扩张引起相对性肺动脉瓣关闭不全：可在胸骨左缘第二肋间闻及Graham Steell杂音

(二)主动脉瓣狭窄 ☆☆

1. 临床表现 ☆☆

项目	内容
症状	出现较晚，呼吸困难、心绞痛及晕厥是典型主动脉瓣狭窄常见的三联征
体征	①第一心音正常，第二心音中主动脉瓣成分延迟，严重狭窄者可呈逆分裂 ②可闻及收缩期喷射性杂音，为吹风样、粗糙、递增-递减型 ③如细迟脉、收缩压和脉压下降等

2. 治疗 ☆☆

项目	内容
内科治疗	①预防感染性心内膜炎及风湿热 ②无症状的轻度狭窄者每2年复查一次，包括超声心动图定量测定。中度和重度狭窄者避免剧烈体力活动，6~12个月复查1次 ③频发房性期前收缩：抗心律失常药物，预防心房颤动 ④心绞痛：应用硝酸酯类药物 ⑤心力衰竭：应限制钠盐摄入，可用洋地黄类药物和小心应用利尿剂
外科治疗	①人工瓣膜置换术：成人重度狭窄（瓣口面积＜$0.75cm^2$或平均跨瓣压差＞50mmHg）伴心绞痛、晕厥或心力衰竭症状为手术的主要指征 ②瓣膜交界处分离术：儿童和青少年的非钙化性先天性主动脉瓣严重狭窄，甚至包括无症状者
经皮球囊主动脉瓣成形术	①严重主动脉瓣狭窄的心源性休克者 ②严重主动脉狭窄的妊娠妇女 ③严重主动脉瓣狭窄需急诊非心脏手术治疗，由于有心力衰竭而具极高手术危险者，作为人工瓣膜置换的过渡 ④严重主动脉瓣狭窄，拒绝手术的患者

（三）主动脉瓣关闭不全

1. 体征 ☆

项目	急性	慢性
收缩压、舒张压和脉压	收缩压、舒张压和脉压正常或舒张压稍低，脉压稍增大	收缩压升高，舒张压降低，脉压增大
周围血管征	无明显的周围血管征	常见，包括点头征、水冲脉、股动脉枪击音、听诊器轻压股动脉可闻及双期杂音（Duroziez征）及毛细血管搏动征等
其他	①第一心音减低，第二心音肺动脉瓣成分增强，第三心音常见 ②主动脉瓣舒张期杂音较慢性者短而调低 ③可出现Austin–Flint杂音，多为心尖区舒张中期杂音	①心尖搏动向左下移位，呈心尖抬举性搏动 ②第一心音减弱，第二心音主动脉瓣成分减弱或缺如，但梅毒性主动脉炎时常亢进，心底部可闻及收缩期喷射音，心尖区常有第三心音 ③可闻及与第二心音同时开始的高调叹气样递减型舒张早期心脏杂音 ④重度反流者，常在心尖区听到舒张中晚期隆隆样杂音（Austin–Flint杂音）

2. 超声心动图表现 ☆☆

项目	内容
M型	①舒张期二尖瓣前叶或室间隔纤细扑动，是主动脉瓣关闭不全的可靠诊断征象，但敏感性低 ②急性者见二尖瓣期提前关闭，主动脉瓣舒张期纤细扑动是瓣叶破裂的特征
脉冲式多普勒和彩色多普勒血流显像	①在主动脉瓣心室侧可探及全舒张期反流束，为最敏感的确定主动脉瓣反流的方法 ②通过计算反流血量与搏出血量的比例，可判断其严重程度
二维超声	显示瓣膜及主动脉根部的形态改变，有助于确定病因
经食管超声	利于主动脉夹层和感染性心内膜炎的诊断

三、高血压

（一）原发性高血压的诊断标准 ☆☆

项目	内容
我国采纳的血压判断标准	①成人的收缩压（SBP）≥140mmHg（18.6kPa），和/或舒张压（DBP）≥90mmHg（12kPa）则可诊断为高血压 ②诊断高血压时，应在不同时间测量3次血压，有2次增高者，方能确诊
老年单纯收缩期高血压	①60岁以上者SBP≥18.6kPa（140mmHg），但DBP＜12.0kPa（90mmHg）的收缩期高血压 ②约占老年人高血压的50%

（二）高血压的分期标准 ☆☆

我国按靶器官受累程度将高血压分为三期：

分期	靶器官受累程度
第一期	有高血压，但无心、脑、肾脏损害的表现

续表

分期	靶器官受累程度
第二期	有高血压，并存在以下一项者：左心室肥厚；眼底动脉普遍或局部狭窄；蛋白尿或血肌酐浓度轻度增高
第三期	有高血压，并存在以下一项者：脑出血或高血压脑病；心力衰竭；肾衰竭；眼底出血、渗出或视盘水肿

（三）高血压的并发症 ☆☆

高血压危象；高血压脑病；心脑血管病；心力衰竭；慢性肾功能衰竭；主动脉夹层。

（四）血压控制的目标与降压药物治疗的对象 ☆☆

项目	内容
血压控制的目标	①原则上应将血压降至患者能最大耐受的水平，目前一般主张血压控制目标值至少＜140/90mmHg ②糖尿病或慢性肾脏病合并高血压患者，血压控制目标值＜130/80mmHg
降压药物治疗的对象	①高血压2级或以上患者（＞160/100mmHg） ②高血压合并糖尿病，或者已有心、脑、肾靶器官损害和并发症的患者 ③血压持续升高，改善生活行为后血压仍未获得有效控制者 ④从心血管危险分层的角度，高危和极高危患者必须使用降压药物强化治疗

（五）高血压危象或高血压脑病的治疗 ☆☆

项目	内容
硝普钠、硝酸甘油、尼卡地平、拉贝洛尔	①尽快降压 ②控制抽搐 ③防止并发症 ④降压以硝普钠为首选 ⑤嗜铬细胞瘤所致高血压危象首选酚妥拉明静脉注射
无上述药物时	①可用冬眠疗法、地西泮肌内注射或静脉注射以制止抽搐 ②呋塞米可脱水、排钠、降低颅内压力 ③20%甘露醇250ml快速静脉滴注脱水，降低颅内压亦有效 ④吸氧镇静，卧床休息，对症治疗

（六）继发性高血压的病因 ☆☆☆

项目	机制	其他
肾实质性高血压	由于肾单位大量丢失，导致水钠潴留和细胞外容量增加，以及肾脏RAAS激活与排钠激素减少等引起高血压	主要包括急、慢性肾小球肾炎、糖尿病肾病、慢性肾盂肾炎、多囊肾和肾移植后等多种肾脏病变导致的高血压，为最常见的继发性高血压
肾血管性高血压	由于肾血管狭窄，导致肾脏缺血，激活RAAS	常见病因有多发性大动脉炎、肾动脉纤维肌性发育不良和动脉粥样硬化
原发性醛固酮增多症	肾上腺皮质增生或肿瘤分泌过多醛固酮所致	临床上以长期高血压伴低血钾为特征

续表

项目	机制	其他
嗜铬细胞瘤	嗜铬细胞瘤起源于肾上腺髓质、交感神经节和体内其他部位嗜铬组织，肿瘤间歇或持续释放过多肾上腺素、去甲肾上腺素与多巴胺	典型的发作可有阵发性血压升高伴心动过速、头痛、出汗、面色苍白
皮质醇增多症	—	又称Cushing综合征，80%患者有高血压
主动脉缩窄	主动脉缩窄多数为先天性，少数是多发性大动脉炎所致	临床表现为上臂血压增高，而下肢血压不高或降低

四、冠状动脉粥样硬化性心脏病

（一）冠状动脉粥样硬化性心脏病的临床类型 ☆☆

项目	内容
无症状型冠心病	无症状，静息时或负荷试验后有ST段压低，T波减低、变平或倒置等心肌缺血的心电图改变
心绞痛型冠心病	有发作性胸骨后疼痛，一时性心肌供血不足导致
心肌梗死型冠心病	冠状动脉闭塞，心肌急性缺血性坏死所致
缺血性心肌病型冠心病	心脏增大、心力衰竭和心律失常，由长期心肌缺血导致心肌纤维化引起
猝死型冠心病	原发性心脏骤停而猝然死亡，多为缺血心肌局部电生理紊乱，造成严重心律失常所致

（二）稳定型心绞痛

1. 临床表现 ☆

项目	内容
症状	①以发作性胸痛为主要临床表现 ②疼痛部位：胸骨体中段或上段之后，可波及心前区，常放射至左肩、左臂内侧达无名指和小指，或至颈、咽或下颌部 ③疼痛性质：常为压迫、发闷或紧缩性，也可有烧灼感，偶有濒死感 ④诱发：常由体力劳动或情绪激动（如愤怒、焦急、过度兴奋等）所诱发，饱食、寒冷、吸烟、心动过速、休克等也可诱发 ⑤缓解：一般在停止原来诱发症状的活动，舌下含用硝酸甘油
体征	①平时一般无异常体征 ②发作时常见心率增快、血压升高、表情焦虑、皮肤冷或出汗，可出现第四或第三心音奔马律，可有暂时性心尖部收缩期杂音，为乳头肌缺血以致功能失调引起二尖瓣关闭不全所致

2. 心电图表现 ☆☆

是发现心肌缺血、诊断心绞痛最常用的检查方法。

项目	内容
静息时心电图	①约半数患者在正常范围 ②也可能有陈旧性心肌梗死的改变或非特异性ST段和T波异常 ③有时出现房室或束支传导阻滞或室性、房性期前收缩等心律失常

续表

项目	内容
心绞痛发作时心电图	绝大多数可出现暂时性心肌缺血导致的ST段移位，发作缓解后恢复
有时出现T波倒置	平时有T波持续倒置的患者，发作时可变为直立（“假性正常化”）

3. 心绞痛严重度的CCS分级 ☆☆

分级	症状
Ⅰ级	一般体力活动不受限，仅在强、快或持续用力时发生
Ⅱ级	一般体力活动轻度受限，快步、饭后、寒冷或刮风中、精神应激或醒后数小时内发作心绞痛，一般情况下平地步行200m以上或登楼一层以上受限
Ⅲ级	一般体力活动明显受限，一般情况下平地步行200m，或登楼一层引起心绞痛
Ⅳ级	轻微活动或者休息时即可发生心绞痛

4. 治疗 ☆☆

（1）发作时的治疗

项目	内容
休息	立刻休息，一般在停止活动后症状即可消除
药物治疗	较重的发作，可使用硝酸酯制剂。常用药物有硝酸异山梨酯
镇静药	在应用以上药物的同时，可考虑应用镇静药

（2）缓解期的药物治疗

使用作用持久的抗心绞痛药物，以防心绞痛发作。

①β受体阻断剂

项目	内容
药理作用	阻断拟交感胺类对心率和心肌收缩力受体的刺激作用，减慢心率、降低血压、降低心肌收缩力和氧耗量，降低心绞痛的发作
常用药物	美托洛尔、阿替洛尔、比索洛尔、纳多洛尔、卡维地洛、阿罗洛尔等
使用注意事项	①用量：与硝酸酯类合用有协同作用，用量应减小，开始剂量应小，以免导致直立性低血压等副作用 ②停用：应逐步减量，突然停用有诱发心肌梗死的可能 ③不宜应用：低血压、支气管哮喘以及心动过缓、二度或者以上房室传导阻滞者

②硝酸酯制剂

项目	内容
常用药物	可选用二硝酸异山梨酯、单硝酸异山梨酯等
适用情况	长效硝酸甘油制剂，适于预防夜间心绞痛发作

 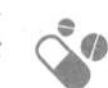

③钙通道阻滞剂

项目	内容
药理作用	①抑制钙离子进入细胞内，同时抑制心肌细胞兴奋－收缩偶联中钙离子的利用，从而抑制心肌收缩，减少心肌氧耗 ②扩张冠状动脉，解除冠状动脉痉挛，改善心内膜下心肌的供血 ③扩张周围血管，降低动脉压，减轻心脏负荷 ④还可降低血黏度，抗血小板聚集，改善心肌的微循环
适用情况	更适用于同时有高血压的患者
常用药物	有维拉帕米、硝苯地平、氨氯地平、地尔硫䓬

④曲美他嗪　抑制脂肪酸氧化，增加葡萄糖代谢，改善心肌氧的供需平衡而治疗心肌缺血。

（3）缓解期的外科手术治疗

项目	内容
方法	主动脉－冠状动脉旁路移植手术
适应证	①左冠状动脉主干病变狭窄＞50% ②左前降支和回旋支近端狭窄≥70% ③冠状动脉3支病变伴左心室射血分数＜50% ④有严重室性心律失常伴左主干或3支病变 ⑤稳定型心绞痛对内科药物治疗反应不佳，影响生活及工作者 ⑥介入治疗失败仍有心绞痛或者血流动力异常者

（三）不稳定型心绞痛

1. 临床表现（特征性表现）☆

项目	内容
不稳定型心绞痛	原是稳定型心绞痛，1个月内疼痛发作的频率增加、时限延长、程度加重、诱发因素变化，硝酸酯类药物缓解作用减弱
诱发	①1个月之内新发生的心绞痛，并由较轻的负荷所诱发 ②休息状态下发作心绞痛或较轻微活动即可诱发
变异型心绞痛	发作时表现有ST段抬高，也属于不稳定型心绞痛

2. 治疗 ☆☆

项目	内容
一般处理	①卧床休息：1～3天，床边24h心电监测 ②呼吸困难、发绀者：给氧吸入 ③烦躁不安、剧烈疼痛：吗啡皮下注射
缓解疼痛	①硝酸酯类制剂一般建议每隔5min一次，共用3次后再用硝酸甘油或者硝酸异山梨酯持续静脉滴注或微量泵输注，静脉应用硝酸甘油从5～10μg/min开始，每5～10min增加10μg/min，直到症状缓解或出现血压下降 ②硝酸酯类制剂静脉滴注疗效不佳：无禁忌证者应及早开始用β受体阻断剂，也可用非二氢吡啶类钙拮抗剂，如硫氮䓬酮持续静脉滴注，常可控制发作 ③变异型心绞痛首选钙通道阻滞剂

续表

项目	内容
抗凝（抗栓）	①阿司匹林、氯吡格雷和肝素是UA中的重要治疗药物 ②目的在于防止血栓形成，阻止病情向心肌梗死方向发展
其他	保守治疗效果不佳，病情极严重者，心绞痛发作时ST段压低＞1mm，持续时间＞20min，或者血肌钙蛋白升高者，有条件的医院可行急诊冠脉造影，考虑PCI治疗

五、心肌梗死

（一）心肌梗死的Killip分级 ☆

分级	标准
Ⅰ级	尚无明显心力衰竭
Ⅱ级	有左心衰竭，肺部啰音＜50%肺野
Ⅲ级	有急性肺水肿，全肺大、小、干、湿啰音
Ⅳ级	有心源性休克等不同程度或阶段的血流动力学变化。心源性休克是泵衰竭的严重阶段

（二）临床表现 ☆☆

项目	内容
先兆	①多数发病前数日有乏力、胸部不适，活动时心悸、气急、烦躁、心绞痛等前驱症状 ②以新发生心绞痛和原有心绞痛加重最为突出 ③心绞痛发作比以前频繁，硝酸甘油疗效差，应警惕心梗的可能
症状	①疼痛：最先出现，多发生于清晨，休息或硝酸甘油不能缓解。患者常烦躁不安、出汗、恐惧，可伴濒死感，一开始就表现为休克或急性心衰 ②全身症状：发热、心动过速、白细胞增高和血沉增快等 ③胃肠道症状：疼痛剧烈时可伴有恶心、呕吐和上腹胀痛等，肠胀气亦不少见，重症者有呃逆 ④心律失常：室颤是心梗早期，特别是入院前的主要死亡原因 ⑤低血压和休克：休克多在起病后数小时至数日内发生，主要为心源性 ⑥心力衰竭：主要是急性左心衰竭
体征	①心脏体征：心率加快，心界扩大，心尖部第一心音减弱，出现第四心音奔马律，有心包摩擦音。心尖区可出现粗糙的收缩期杂音或收缩中晚期喀喇音 ②血压降低 ③其他：与心律失常、休克或心衰相关的其他体征

（三）心电图特征性改变 ☆☆☆

- 宽而深的Q波（病理性Q波）在面向透壁心肌坏死区的导联上出现
- ST段抬高呈弓背向上型，在面向坏死区周围心肌损伤区的导联上出现
- T波倒置，在面向损伤区周围心肌缺血区的导联上出现
- 在背向MI区的导联则出现相反的改变，即R波增高、ST段压低和T波直立并增高

（四）心肌坏死标记物 ☆☆

项目	变化过程	其他
肌红蛋白	起病后2h内升高，12h内达高峰，24～48h内恢复正常	—
肌钙蛋白I（cTnI）或T（cTnT）	①起病3～4h后升高 ②cTnI于11～24h达高峰，7～10天降至正常 ③cTnT于24～48h达高峰，10～14天降至正常	含量的增高是诊断心肌梗死的敏感指标
肌酸激酶同工酶CK-MB	起病后4h内增高，16～24h达高峰，3～4天恢复正常	增高的程度能较准确地反映梗死的范围，其高峰出现时间是否提前有助于判断溶栓治疗是否成功

（五）治疗 ☆☆

1. 治疗原则 ☆

尽快恢复心肌的血液灌注，以挽救濒死的心肌、防止梗死扩大或缩小心肌缺血范围，保护和维持心脏功能，及时处理严重心律失常、泵衰竭和各种并发症，防止猝死。

2. 发生心源性休克时的处理 ☆☆☆

项目	内容
补充血容量	①血容量不足，以右旋糖酐40或5%～10%葡萄糖注射液静脉滴注 ②若中心静脉压上升大于18cmH_2O，肺楔压大于15～18mmHg则应停止 ③右心梗死时中心静脉压的升高不一定是补充血容量的禁忌
应用升压药	以上措施不能使血压上升，肺楔压与心排血量正常时，可多巴胺、间羟胺静脉滴注，也可选用多巴酚丁胺
应用血管扩张药	以上处理血压仍不能上升，肺楔压增高，心排血量低或者周围血管显著收缩以致四肢厥冷并有发绀时，可硝普钠、硝酸甘油或酚妥拉明静脉滴注
其他	①纠正酸中毒、避免脑出血、保护肾功能，中药可用生脉散、四逆汤、独参汤等 ②可用主动脉内气囊反搏术辅助治疗，然后做选择性冠脉造影，行PTCA或冠脉搭桥术等

3. 急性心肌梗死溶栓疗法 ☆☆

项目	内容
原理	①冠脉内血栓引起阻塞是透壁AMI的常见原因 ②冠脉阻塞后最初数小时如能获得再灌注，可以挽救缺血心肌 ③溶栓剂如尿激酶等可以溶解冠脉内血栓，使血管再通，故溶栓疗法和经皮冠状动脉腔内成形术（PTCA）两者统称心肌再灌注疗法
静脉溶栓疗法	可用尿激酶静滴100万～200万U，于30分钟内输入。如血管再通，可用肝素7500U肌内注射以维持，每12小时1次，共用1周，使凝血时间保持在正常值的1.5～2倍
溶栓再通的判断标准	①胸痛迅速缓解或消失 ②心电图抬高的ST段于2小时内恢复或下降50%以上 ③出现再灌注心律失常 ④CPK特别是CK-MB峰值提前在14小时内出现 ⑤201Ti心肌显像示心肌节段性充盈缺损消失或减小 ⑥冠脉造影证实原来闭塞的血管恢复前向血流（冠脉溶栓治疗时适用）

续表

项目	内容
适应证	①两个或两个以上相邻导联ST段抬高（胸导联≥0.2mV，肢导联≥0.1mV），或病史提示AMI伴左束支传导阻滞，起病时间＜12h，患者年龄＜75岁 ②ST段显著抬高的MI患者年龄＞75岁，经慎重权衡利弊仍可考虑 ③ST段抬高性MI，发病时间已达12～24h，但如仍有进行性缺血性胸痛，广泛ST段抬高者也可考虑
禁忌证	①既往发生过出血性脑卒中，6个月发生过缺血性脑卒中或脑血管事件者 ②颅内肿瘤 ③近期（2～4周）有活动性内脏出血的患者 ④未排除主动脉夹层者 ⑤有严重且未控制的高血压（＞180/110mmHg）或慢性严重高血压病史 ⑥正在使用治疗剂量的抗凝药或已知有出血倾向者 ⑦近期（2～4周）有创伤史，包括头部外伤、创伤性心肺复苏或较长时间（＞10min）的心肺复苏 ⑧近期（＜3周）外科大手术 ⑨近期（＜2周）曾有在不能压迫部位的大血管行穿刺术

六、心律失常

（一）窦性心动过速的心电图表现 ☆

- 心率超过100次/min，为窦性心动过速，多在100～150次/min之间
- 窦性心律的P波在Ⅰ、Ⅱ、aVF导联直立，aVR倒置
- PR间期0.12～0.20s

（二）房性期前收缩的心电图表现 ☆☆

项目	内容
P波	提前出现的P波，形态与窦性心律的P波不同
P-R间期	＞0.12s
QRS波表现出三种形式	①提前出现的房性P波之后跟随一个正常的QRS波 ②提前出现的房性P波跟随一个宽大畸形的QRS波（PR间期大于或等于0.12s） ③提前出现的房性P波之后无QRS波跟随
房性早搏与窦性激动	①交替出现，称为房早二联律 ②每2次窦性搏动后出现1次房性早搏，称为房早三联律 ③连续出现的两个房性期前收缩称为成对房早

（三）心房扑动 ☆☆

项目	内容
心电图特征	①心房活动呈现规律的锯齿状扑动波叫做F波，扑动波之间的等电线消失，在Ⅱ、Ⅲ、aVF或V导联最为明显。典型房扑的心房率一般为250～350次/min ②心室率是否规则，取决于房室传导比率恒定与否 ③QRS波群形态正常，出现室内差异传导、原先有束支传导阻滞或经房室旁路下传时，QRS波群增宽、形态异常

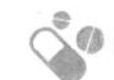

续表

项目	内容
治疗	①针对原发疾病进行治疗 ②最有效终止房扑的方法为直流电复律 ③药物治疗：ⅠA（如奎尼丁）或ⅠC（如普罗帕酮）类抗心律失常药。事前应以洋地黄、钙通道阻滞剂或者β受体阻断剂减慢心室率 ④射频消融可根治房扑，适用于症状明显或导致血流动力学不稳定的房扑

（四）房颤

1. 症状 ☆☆

项目	内容
低血压或心绞痛	心室率过快可导致
晕厥	心房颤动终止后，如有较长间歇无心脏有效搏动则可引起
体循环栓塞	—
心力衰竭	严重心功能障碍的患者，心房颤动时由于失去了心房对心室的充盈作用，加之心室率过快，充盈期缩短，能造成显著的血流动力学障碍，发生昏厥和心力衰竭
急性肺水肿	二尖瓣狭窄患者发生心房颤动，心室率明显增快时可能引起
焦虑	心悸造成

2. 心电图表现 ☆☆

项目	内容
f波	①P波消失，代之以小而不规则的基线波动，形态与振幅均变化不定的f波 ②频率为350～600次/min
心室率	①心室率极不规则，房颤未接受药物治疗、房室传导正常者，心室率一般在100～160次/min之间 ②药物、运动、发热、甲状腺功能亢进等均可缩短房室结不应期，使心室率加速 ③洋地黄延长房室结不应期，减慢心室率
QRS波群	①QRS波群形态一般正常 ②当心室率过快，发生室内差异性传导，QRS波群增宽变形

3. 急性房颤的治疗 ☆☆

项目	内容
减慢快速的心室率	静脉注射β受体阻断剂或钙通道阻滞剂，洋地黄已不作为首选用药，洋地黄与β受体阻断剂或钙通道阻滞剂合用
药物或电击复律	①以上处理后，24～48h仍未能恢复窦性心律者，可应用药物或电击复律 ②ⅠA（奎尼丁、普鲁卡因胺）、ⅠC（普罗帕酮）或Ⅲ类（胺碘酮、伊布利特）抗心律失常药物，均可能转复房颤

（五）阵发性室上性心动过速

1. 临床表现与心电图表现 ☆☆

项目	内容
临床表现	①发作：突然起始与终止，持续时间长短不一 ②症状：心悸、胸闷、焦虑不安、头晕，晕厥、心绞痛、心力衰竭与休克者少见 ③体检：心尖区第一心音强度恒定，心律绝对规则
心电图表现	①心率：150～250次/min，节律规则 ②QRS波群：形态与时限均正常，发生室内差异性传导或原有束支传导阻滞时，形态异常 ③P波：逆行性（Ⅱ、Ⅲ、aVF导联倒置），常埋藏于QRS波群内或者位于其终末部分，P波与QRS波群保持固定关系 ④起始突然，一般由一个房性期前收缩触发，其下传的P-R间期显著延长，随之引起心动过速发作

2. 急性发作期的处理 ☆☆

项目	内容
腺苷与钙通道阻滞剂	首选治疗药物为腺苷，腺苷无效可改静注维拉帕米
洋地黄与β受体阻断药	①洋地黄：静注可终止发作，伴有心功能不全患者首选 ②β受体阻断药：也能有效终止心动过速，应避免用于失代偿的心力衰竭、支气管哮喘患者
普罗帕酮	静脉注射
其他药物	合并低血压者可应用升压药物，如去氧肾上腺素、甲氧明或间羟胺
其他	①食管心房调搏术常能有效中止发作 ②直流电复律：出现严重的心绞痛、低血压、充血性心力衰竭表现，应立即电复律。急性发作，以上治疗无效，亦应施行电复律。应用洋地黄者不宜电复律

（六）尖端扭转型室速

1. 病因、发病机制、临床特点 ☆

项目	内容
病因	①房室阻滞或者窦房阻滞伴心室自主心律异常缓慢时 ②低血钾或低血镁 ③吩噻嗪及三环类抗抑郁药 ④抗心律失常药，奎尼丁及乙胺碘呋酮等中毒 ⑤变异型心绞痛 ⑥QT间期延长综合征
发病机制	可能与心室肌内弥漫性阻滞和复极不匀，从而在心室肌和浦肯野纤维间形成较多微折返运动有关
临床特点	①短暂发作：可仅有心悸、黑矇、头晕 ②发作时间较长：可有短时间晕厥和抽搐，也可能发生室颤和猝死

2. 治疗 ☆☆

项目	内容
基本病因治疗	①缺钾者补充钾盐 ②心绞痛者纠正心肌缺氧 ③应停用引起QT间期延长的药物
发作时处理	发作时可拳击心前区，进行胸外心脏按压或直流电复律
药物引起发作	临时心室或心房起搏可抑制室速，给予镁盐可能终止及预防发作
禁用药物	①禁用 I_A 类、I_C 类和Ⅲ类抗心律失常药，由于这些药可能延长异常的QT间期，而导致心律失常恶化 ②可试用 I_B 类药物，如利多卡因等
常用药物	①选用能加速基本心律及缩短QT间期的药物，首选异丙基肾上腺素0.5mg置500ml 5%葡萄糖注射液中静脉滴注，维持心室率在每分钟120次左右，经数小时至10余小时方能控制发作 ②也可用阿托品等
起搏器	安置人工心脏起搏器，适用于有高度窦房或房室阻滞者
寻找原因	应寻找QT间期延长的原因，尽可能加以矫正
利多卡因	当QT间期正常时，可用常规的抗心律失常药如利多卡因
多形性室性心动过速	①常见于冠心病，QT间期正常，由R在T上的室性期前收缩发生，可能由折返引起 ②不是真正的尖端扭转型，应给予足量的常规抗心律失常药

（七）人工心脏起搏

项目	内容
概念	用脉冲电流刺激心脏，以带动心搏的治疗方法
作用	主要治疗缓慢心律失常，亦可用于快速心律失常的诊断、治疗以及临床电生理检查
人工心脏起搏器的适应证	①心脏传导阻滞：第二度Ⅱ型以上的严重房室阻滞，双支和三支室内阻滞，尤其是发生心源性脑缺氧综合征或心力衰竭者 ②病态窦房结综合征：心率极慢导致的心力衰竭、意识丧失或心绞痛等发作，或心动过缓－心动过速综合征 ③反复发作的颈动脉窦性晕厥及心室停顿 ④异位快速心律失常药物治疗无效 ⑤外科手术前后的“保护性”应用 ⑥心脏病的诊断：心电图负荷试验、窦房结恢复时间，窦房和房室传导功能测定，预激综合征的鉴别诊断，及协助进行心脏电生理检查等

七、原发性心肌病

（一）分类 ☆

分类	特征	其他
扩张型心肌病	单侧或双侧心腔扩大，心肌收缩期功能减退	伴或不伴有充血性心力衰竭

续表

分类	特征	其他
限制型心肌病	以单侧或双侧心室充盈受限和舒张容量下降为特征	①收缩功能和室壁厚度正常或接近正常 ②以心脏间质纤维化增生为其主要病理变化
肥厚型心肌病	以左心室（或）右心室肥厚为特征	常为不对称肥厚并累及室间隔，左心室血液充盈受阻、舒张期顺应性下降为基本病态的心肌病

（二）肥厚型心肌病的治疗原则 ☆

项目	内容
药物治疗	①延缓肥厚的心肌，防止心动过速，维持正常窦性心律，减轻左心室流出道狭窄和抗室性心律失常 ②常用 β 受体阻断药及钙通道阻滞剂治疗
介入或手术治疗	重症梗阻性患者，植入双腔DDD型起搏器、消融或切除肥厚的室间隔心肌

八、感染性心内膜炎

（一）临床表现 ☆

项目	内容
发热	最常见的症状
心脏杂音	多数患者可闻及，可由基础心脏病和（或）心内膜炎导致瓣膜损害所致
周围体征	①淤点、指和趾甲下线状出血、Roth斑、Osler结节、Janeway损害等 ②原因可能是微血管炎或微栓塞
动脉栓塞	①可发生在机体的任何部位 ②常见的体循环栓塞部位为脑、心脏、脾、肾、肠系膜和四肢
感染的非特异性症状	脾大、贫血，多为轻、中度贫血，晚期患者可有重度贫血

（二）诊断 ☆

阳性血培养对本病诊断有重要价值，血培养是诊断菌血症和感染性心内膜炎的最重要方法。

凡有提示细菌性心内膜炎的临床表现，如发热伴感染性心内膜炎有心脏杂音，特别是主动脉瓣关闭不全杂音、贫血、血尿、脾大、白细胞增高以及伴或不伴栓塞时，血培养阳性，可诊断本病。

（三）治疗 ☆☆

1. 抗微生物药物治疗 ☆☆

抗微生物药物治疗是最重要的治疗措施。

项目	内容
用药原则	①早期应用：连续3～5次血培养阳性后即可开始治疗 ②充分用药：用杀菌性抗微生物药物，大剂量、长疗程 ③静脉用药为主 ④病原不明时，急性可选用针对金黄色葡萄球菌、链球菌和革兰阴性杆菌均有效的广谱抗生素，亚急性者选用针对大多数链球菌（包括肠球菌）的抗生素 ⑤已分离出病原微生物时，根据致病微生物对药物的敏感程度选择抗微生物药物
已知致病微生物时的治疗	①对青霉素敏感的细菌：草绿色链球菌、牛链球菌、肺炎球菌等，首选青霉素，青霉素过敏时可选头孢曲松静脉注射或万古霉素静滴 ②对青霉素耐药的链球菌：可用青霉素加庆大霉素，或万古霉素 ③肠球菌心内膜炎：青霉素加庆大霉素，或氨苄西林加庆大霉素，效果不佳或患者不能耐受可改用万古霉素静脉滴注 ④金黄色葡萄球菌及表皮葡萄球菌：对甲氧西林敏感者，用萘夫西林或苯唑西林静脉注射或点滴，初始3～5天加用庆大霉素。青霉素过敏或无效者用头孢唑啉静注，初始3～5天加用庆大霉素。青霉素及头孢菌素无效，可用万古霉素。甲氧西林耐药者选用万古霉素治疗4～6周 ⑤真菌感染：选用两性霉素B，应注意其毒副作用。足疗程后口服氟胞嘧啶

2. 外科治疗 ☆☆

活动性自体瓣膜心内膜炎的手术指征：①急性主动脉瓣或者二尖瓣反流所致心衰者。②积极抗生素治疗情况下，菌血症及发热持续8天以上。③脓肿、假性动脉瘤及瓣叶破裂或瘘引起异常交通的征象表明局部感染扩散。④不易治愈或者对心脏结构破坏力大的病原微生物感染。⑤二尖瓣赘生物＞10mm或抗生素治疗下赘生物体积增大或者赘生物位于二尖瓣闭合的边缘时应考虑尽早手术治疗。⑥复发的肺动脉栓塞后三尖瓣赘生物＞20mm时，必须手术治疗。

九、心脏性猝死

（一）心跳骤停的抢救 ☆☆☆

项目	内容
判断反应	通过动作或声音刺激，观察患者有无语音或动作反应来判断患者意识
启动EMS	呼救、报警
开放气道及检查呼吸	①观察患者胸部有无上下活动 ②听出气时呼吸音 ③感觉面颊气体拂面感 ④要求在10s之内完成
人工呼吸	①可采用口对口呼吸，球囊－面罩通气和通过已建立的人工气道通气 ②每次人工吹气的时间应超过1s，潮气量应足以产生明显的胸廓起伏。如果已经建立人工气道，并且有两人进行CPR，则每分钟通气8～10次，实施通气时胸外按压不停止
检查脉搏	触诊颈动脉，检查有无搏动

续表

项目	内容
胸外按压	①按压部位在两乳头连线与胸骨交点处 ②按压幅度至少为5cm，但不超过6cm，按压频率100～120次/min；按压/放松时间为1∶1。成人按压通气比率为按压/通气比为30∶2；儿童、婴儿双人CPR时采用的比率为15∶2
除颤	双向波除颤比单向波更有效
建立静脉通道	CPR首选静脉给药
药物治疗	①首选药物为肾上腺素 ②其他抢救药物：血管加压素、阿托品、利多卡因，室颤或无脉性室速抗心律失常药首选胺碘酮，镁离子可有效终止长QT间期引起的尖端扭转型室速
后续生命支持	以脑为重点的加强医疗

（二）心肺复苏有效的指征 ☆☆☆

- 可触及大动脉搏动（血压至少达60mmHg）
- 甲床、口唇、颜面、皮肤、指端由苍白发绀转为红润，肢体转温
- 出现反射、挣扎或躁动，或神志转为清晰
- 自主心跳恢复
- 瞳孔由大变小、对光反射恢复

（三）胸外按压的注意事项 ☆☆

项目	内容
患者卧位	①应仰卧平躺于硬质平面，救助者跪在其旁 ②若胸外按压在床上进行，应在患者背部垫以硬板
按压部位	胸骨下半部，双乳头之间
按压方法	①一只手掌根部放在胸部正中双乳头之间的胸骨上 ②另一手平行重叠压在手背上，保证手掌根部横轴与胸骨长轴方向一致 ③保证手掌用力在胸骨上，避免按压过程中发生肋骨骨折，不要按压剑突
按压幅度	按压时肘关节伸直，借助肩部和背部的力量垂直向下按压，按压胸骨的幅度为至少为5cm，但不超过6cm，按压与放松的时间大致相等
按压频率	放松时双手不要离开胸壁，按压频率为不少于100次/min

十、法洛四联症

项目	内容
解剖特点	①室间隔缺损：大缺损，左、右心室压力相等 ②肺动脉口狭窄：右室流出道漏斗部狭窄为最多 ③主动脉骑跨 ④右心室肥厚：血流动力学影响的继发改变
主要症状	①婴儿期发育差，气促、发绀、乏力，有下蹲习惯 ②常易并发心内膜炎和肺部感染

续表

项目	内容
体征	①心前区可隆起，心界扩大（可向左、右扩大） ②胸骨左缘第2、第3肋骨可闻及收缩期喷射样杂音 ③部分可于主动脉瓣区闻及收缩早期喀喇音 ④可有指端发绀及明显杵状指（趾）

第四节　肾脏内科学

一、血尿

（一）血尿的常见病因 ☆

项目	内容
泌尿系统疾病	肾小球肾炎、泌尿系感染、结石、结核、肿瘤、损伤、血管病变、先天畸形、某些药物反应及过敏反应
邻近器官疾病的影响	急性阑尾炎、盆腔炎、急性或慢性前列腺炎
全身性疾病	败血症、流行性出血热、钩端螺旋体病、血液病、结缔组织疾病
功能性血尿	运动性血尿

（二）血尿的常见疾病 ☆

项目	内容
伴肾绞痛	见于结石、血凝块等所致的尿路梗阻
伴膀胱刺激征	提示病变位于膀胱或尿道，为下尿路感染
伴高血压	急、慢性肾小球肾炎，急进性肾小球肾炎，多囊肾，肾动脉栓塞，结节性多动脉炎等
伴腰部包块	肾肿瘤、肾囊肿和肾结核
伴皮肤黏膜出血	败血症、感染性心内膜炎、流行性出血热、钩端螺旋体病和血液病

二、肾疾病常见的综合征 ☆☆

项目	内容
肾病综合征	①大量蛋白尿（>3.5g/d） ②低蛋白血症（血清白蛋白<30g/L） ③水肿 ④高脂血症
肾炎综合征	①常有蛋白尿、血尿、水肿和高血压等临床表现 ②分为急性肾炎综合征（起病急，多见于儿童，常有前驱感染病史）、急进性肾炎综合征（数周至数月内肾功能急性进行性恶化，）和慢性肾炎综合征（缓慢起病，早期可表现为水肿，蛋白尿和或肾小球源性血尿，迁延不愈或逐渐加重，进展为肾功不全）

续表

项目	内容
隐匿性肾炎综合征	①起病隐匿 ②可有单纯性蛋白尿和/或单纯性血尿 ③无水肿、高血压和肾功能异常
急性肾损伤	各种原因引起的血肌酐在48小时内绝对值升高≥26.5umol/L或已知或推测在7天内血肌酐较基础值升高≥50%或尿量＜0.5ml/（kg/h），持续超过6小时
慢性肾脏病	肾损伤或肾小球滤过率＜60ml/（min.1.73m^2），时间＞3个月

三、肾小球疾病

（一）原发性肾小球疾病的临床分类 ☆

- 急性肾小球肾炎
- 急进性肾小球肾炎
- 慢性肾小球肾炎
- 无症状性血尿或（和）蛋白尿（隐匿性肾小球肾炎）
- 肾病综合征

（二）原发性肾小球病的临床表现 ☆☆

项目	内容
蛋白尿	当尿蛋白超过150mg/24h，诊断为蛋白尿
血尿	①离心后，尿沉渣镜检每高倍视野红细胞超过3个为镜下血尿；1L尿中含1ml血即为肉眼血尿 ②血尿可分为单纯性血尿，也可伴蛋白尿、管型尿 ③血尿患者伴较大量蛋白尿和（或）管型尿（特别是红细胞管型），多提示肾小球源性血尿
水肿	①肾病性水肿：多从下肢开始 ②肾炎性水肿：多从眼睑、颜面部开始
高血压	①肾小球病常伴高血压 ②持续存在的高血压可加速肾功能恶化
肾功能损害	①急进性肾小球肾炎常导致急性肾衰竭 ②部分急性肾小球肾炎患者可有一过性肾功能损害 ③慢性肾小球肾炎及蛋白尿控制不好的肾病综合征患者，随着病程进展至慢性肾衰竭

（三）急性肾小球肾炎的治疗 ☆☆

项目	内容
一般治疗	①急性期应卧床休息 ②低盐（每日3g以下）饮食，肾功能正常者不限制蛋白质摄入量，但氮质血症时应限制蛋白质摄入，并以优质蛋白为主 ③明显少尿者应限制液体入量

续表

项目	内容
治疗感染	①病初注射青霉素10～14天，青霉素过敏者可用大环内酯类抗生素 ②反复发作的慢性扁桃体炎，病情稳定后可考虑摘除扁桃体术
对症治疗	利尿消肿、降血压、预防心脑合并症的发生
透析治疗	发生急性肾衰竭出现少尿、药物难以纠正的高钾血症时，应及时透析治疗

（四）急进性肾小球肾炎

1. 与急性肾小球肾炎的鉴别 ☆

项目	内容
相同	可急骤起病，均可表现为水肿、血尿、蛋白尿、高血压
不同	急进性肾小球肾炎表现为持续性少尿或无尿，肾功能快速进行性进展，多半进展至肾衰竭，需要肾脏替代治疗

2. 分型 ☆

项目	内容
Ⅰ型	①伴肺部损害的肺出血 = 肾炎综合征 ②不伴肺部损害的抗肾小球基底膜抗体型肾小球肾炎
Ⅱ型	因循环免疫复合物在肾小球沉积或原位免疫复合物形成致病，常见于IgA肾病，狼疮性肾炎等
Ⅲ型	①寡免疫复合物型新月体肾炎 ②70%～80%患者的血清中存在抗中性粒细胞胞浆抗体（ANCA），故又称为ANCA相关性小血管炎肾损害

3. 治疗 ☆

（1）强化疗法

项目	内容
血浆置换疗法	①Ⅰ型通常每日或隔日1次，每次置换血浆2～4L，直至血清抗GBM抗体转阴或咯血停止 ②需配合糖皮质激素及细胞毒性药物环磷酰胺或利妥昔单抗强化免疫抑制治疗
甲泼尼龙冲击伴环磷酰胺治疗	①甲泼尼龙0.5～1.0g溶于5%葡萄糖中静脉点滴，每日或隔日1次，3次为一疗程 ②续贯泼尼松联合环磷酰胺或利妥昔单抗等免疫抑制治疗应注意免疫抑制治疗的不良反应

（2）替代治疗

项目	内容
透析	①凡急性肾衰竭已达透析指征者，应及时透析 ②强化治疗无效的晚期病例，或者肾功能已无法逆转者，应进入长期维持透析
肾移植	应在病情静止半年（Ⅰ型、Ⅲ型患者血中抗GBM抗体、ANCA需转阴）后进行

（3）对症治疗　钠水潴留、高血压及感染等。

（五）慢性肾小球肾炎

1. 病理类型 ☆

系膜增生性肾小球肾炎（包括IgA和非IgA系膜增生性肾小球肾炎）、系膜毛细血管性肾小球肾炎、膜性肾病及局灶节段性肾小球硬化等。

2. 治疗 ☆☆☆

项目	内容
控制高血压和减少尿蛋白	①积极减少尿蛋白和控制高血压是重要的治疗措施 ②首选药物：ACEI或ARB ③肾功能不全患者应用ACEI或ARB，注意预防高血钾，血肌酐大于264μmol/L（3mg/dL）时停用 ④高血压治疗目标：尿蛋白≥1g/d时，血压应控制在125/75mmHg以下；尿蛋白＜1g/d时，血压控制在130/80mmHg以下 ⑤尿蛋白的治疗目标：＜500mg/d
限制食物中蛋白及磷摄入量	①限制蛋白质及磷的摄入量 ②采用优质低蛋白饮食
糖皮质激素和细胞毒性药物	根据肾脏病理类型，决定是否启动免疫抑制治疗
避免加重肾脏损害的因塞	劳累、感染、妊娠及肾毒性药物（如氨基糖苷类抗生素、含马兜铃酸中药等），应尽量避免

（六）原发性肾病综合征

1. 病理类型 ☆☆☆

类型	光镜下	免疫病理检查	电镜下
微小病变性肾病	肾小球基本正常，近曲小管上皮细胞可见脂肪变性	阴性	广泛的肾小球脏层上皮细胞足突消失
系膜增生性肾小球肾炎	肾小球系膜细胞和系膜基质弥漫性增生	①IgA肾病：系膜区以IgA沉积为主 ②非IgA系膜增生性肾小球肾炎以IgG或IgM沉积为主 ③均常伴有C3于肾小球系膜区或系膜区及毛细血管壁呈颗粒状沉积	系膜区可见电子致密物
系膜毛细血管性肾小球肾炎	常见系膜细胞和系膜基质弥漫性重度增生，可插入到肾小球基底膜（GBM）与内皮细胞之间，使毛细血管袢呈“双轨征”	常见IgG和C3呈颗粒状沉积于系膜区及毛细血管壁沉积	系膜区和内皮下可见电子致密物沉积
膜性肾病	肾小球基底膜弥漫性病变，钉突形成，基底膜逐渐增厚	肾小球弥漫性病变，免疫病理示IgG和C3沿肾小球毛细血管壁呈细颗粒状沉积	GBM上皮侧电子致密物沉积，常伴有广泛的足突融合

续表

类型	光镜下	免疫病理检查	电镜下
局灶性节段性肾小球硬化	可见病变局灶、节段性分布，表现为受累节段的硬化（系膜基质增多、毛细血管闭塞、球囊粘连等），相应的肾小管萎缩、肾间质纤维化	IgM和C3在肾小球受累节段沉积	肾小球足细胞的足突不同程度的融合

2. 常见并发症 ☆☆

并发症	特点	防治
感染	常见并发症，常见感染部位顺序为呼吸道、泌尿道、皮肤	①发现感染，及时选用对致病菌敏感、强效且无肾毒性的抗生素积极治疗，有明确感染灶者应尽快去除 ②严重感染难以控制时应考虑减少或者停用激素
血栓、栓塞并发症	以肾静脉血栓最为常见	①血浆白蛋白低于20g/L时，提示高凝状态，应开始预防性抗凝治疗 ②常用药物：肝素钠、华法林等抗凝 ③已发生血栓、栓塞者应尽早（6h内效果最佳，但3天内仍可望有效）给予尿激酶或链激酶全身或者局部溶栓，同时配合抗凝治疗
急性肾衰竭	①以微小病变型肾病者居多，表现为少尿或无尿，扩容利尿治疗无效 ②可能与肾间质高度水肿压迫肾小管和大量管型堵塞肾小管有关	①可给予袢利尿剂治疗 ②利尿无效，并已达到透析指征者，应给予血液透析 ③积极治疗原发病

3. 治疗 ☆☆

（1）对症治疗。

项目	内容
利尿消肿	①噻嗪类利尿剂：氢氯噻嗪 ②保钾利尿剂：螺内酯，阿米洛利 ③袢利尿剂：呋塞米，托拉塞米 ④血浆或白蛋白等静脉输注提高血浆胶体渗透压，促进组织中水分重吸收并利尿
减少尿蛋白	血管紧张素转换酶抑制剂或者血管紧张素Ⅱ受体阻断剂

（2）主要治疗　抑制免疫与炎症反应。

项目	内容
糖皮质激素	①起始足量、缓慢减药、长期维持 ②激素可诱发、掩盖及加重各种感染，导致应激性溃疡，高血压和高血糖，并可出现神经精神障碍、股骨头坏死等，应注意观察
细胞毒性药物	①可用于“激素依赖型”或“激素抵抗型”患者，协同激素治疗 ②若无激素禁忌，通常不作为首选或单独治疗用药 ③常用药物有环磷酰胺等 ④环磷酰胺可引起骨髓抑制及中毒性肝损害、脱发、性功能减退及出血性膀胱炎等，应注意观察

续表

项目	内容
环孢素/他克莫司	①选择性地抑制T辅助细胞及T细胞毒效应细胞，已作为二线药物用于治疗激素及细胞毒药物无效的难治性NS ②副作用有肝肾毒性、高血压、高尿酸血症、多毛及牙龈增生等
吗替麦考酚酯	选择性地抑制T、B淋巴细胞增殖及抗体形成达到治疗目的，对部分难治性NS有效

四、急性过敏性间质性肾炎的临床表现

项目	内容
全身过敏反应	皮疹、发热、血中嗜酸粒细胞增多、血IgE增高、关节痛及淋巴结肿大
尿异常	①无菌性白细胞尿 ②嗜酸性粒细胞可达20%～30% ③肉眼或镜下血尿及蛋白尿
肾功能	①可正常或并发急性肾衰竭 ②隐匿起病者，以逐渐发生的肾功能不全为主要表现

五、尿路感染

（一）好发人群、病原菌、感染途径 ☆

项目	内容
好发人群	育龄期妇女、老年人、免疫力低下及尿路畸形者
病原	革兰阴性杆菌是最常见的致病菌，以大肠埃希菌最为常见，占非复杂尿路感染的75%～90%，其次是变形杆菌、克雷伯杆菌
感染途径	上行感染（95%）、血行感染、直接感染、淋巴道感染

（二）临床表现 ☆☆

项目	内容
膀胱炎	①尿频、尿急、尿痛、排尿不适、下腹部疼痛等 ②部分患者可迅速出现排尿困难 ③尿液常浑浊，并有异味，约30%可出现血尿 ④通常无全身感染症状，少数患者出现腰痛、发热，但体温一般不超过38.0℃ ⑤致病菌多为大肠埃希菌
急性肾盂肾炎	①发生于各年龄段，育龄女性最多见 ②尿频、尿急、尿痛、排尿困难、下腹部疼痛、腰痛等 ③全身症状：发热、寒战、头痛、全身酸痛、恶心、呕吐等，体温多高于38.0℃，多是弛张热，也可呈稽留热或间歇热。部分患者可出现革兰阴性杆菌败血症 ④体格检查：发热、心动过速、全身肌肉压痛，一侧或两侧肋脊角或输尿管点压痛和（或）肾区叩击痛
慢性肾盂肾炎	①表现复杂，全身及泌尿系统局部表现均可不典型 ②多数可有急性肾盂肾炎病史，后出现不同程度的低热、间歇性尿频、排尿不适、腰部酸痛及肾小管功能受损表现 ③病情持续可发展为慢性肾衰竭

（三）肾盂肾炎的并发症 ☆☆

肾盂积脓或肾盂积水；肾乳头坏死；肾周围脓肿；肾衰竭；败血症。

（四）肾盂肾炎的抗感染用药 ☆☆☆

项目	内容
抗生素的选用	①无病原学结果前，首选对革兰阴性杆菌有效的抗生素，尤其是首发尿感 ②治疗3天症状无改善，应根据药敏结果调整用药
浓度	抗生素在尿和肾内的浓度要高
副作用	选用肾毒性小，副作用少的抗生素
联合用药	出现单一药物治疗失败、严重感染、混合感染、耐药菌株时应联合用药
治疗时间	不同类型的尿路感染给予不同的治疗时间
控制复发	①少数患者症状控制后，尿细菌培养为阳性，可采用低剂量抑菌疗法 ②连续半年至一年，控制复发

六、急性肾功能衰竭

（一）分类 ☆

肾前性ARF；肾后性ARF；肾性ARF。

（二）临床表现

1. 起始期 ☆☆

尚未发生明显的肾实质损伤，此阶段ARF是可预防的。

2. 维持期（少尿期）☆☆☆

项目	内容
时间	典型的为7～14天，但也可短至几天，长至4～6周
主要表现	①肾小球滤过率降低 ②可出现少尿（＜400ml/d），有些患者可尿量正常 ③随着肾功能减退，临床上均可出现尿毒症的一系列表现
全身并发症	①消化系统：食欲减退、恶心、呕吐、腹胀、腹泻等，严重者可发生消化道出血 ②呼吸系统：呼吸困难、咳嗽、憋气、胸痛等症状 ③循环系统：高血压及心力衰竭、肺水肿表现 ④神经系统：意识障碍、躁动、谵妄、抽搐、昏迷等 ⑤血液系统：出血倾向及轻度贫血现象 ⑥感染：常见而严重的并发症
水、电解质和酸碱平衡紊乱	①代谢性酸中毒、高钾血症、低钠血症 ②低钙、高磷血症

3. 恢复期 ☆☆

项目	内容
肾小管	①细胞再生、修复，肾小管完整性恢复 ②上皮细胞功能（溶质和水的重吸收）的恢复相对延迟，常需数月后才能恢复 ③少数患者可遗留不同程度的肾功能障碍

续表

项目	内容
肾小球	肾小球滤过率逐渐恢复正常或接近正常范围
尿量	少尿型患者开始出现利尿，可有多尿表现，可持续1～3周，继而逐渐恢复

（三）治疗

项目	内容
纠正可逆的病因	①首先纠正可逆的病因 ②停用影响肾灌注或肾毒性的药物
维持体液平衡	每日补液量应为显性失液量加上非显性失液量减去内生水量
饮食和营养	①补充营养以维持机体的营养状况和正常代谢 ②低盐低钾饮食 ③不能口服的患者需静脉补充营养
治疗高钾血症	①血钾＞6.5mmol/L，心电图表现为T波高尖，予以紧急处理 ②10%葡萄糖酸钙10～20ml稀释后静脉缓慢注射 ③5%碳酸氢钠100～200ml静滴 ④50%葡萄糖溶液50～100ml加普通胰岛素6～12U缓慢静脉静滴 ⑤口服离子交换（降钾）树脂 ⑥以上处理无效进行透析治疗
代谢性酸中毒	①及时纠正 ②5%酸氢钠100～250ml静滴 ③严重的酸中毒患者，立即开始透析
感染	①常见的并发症，死亡的主要原因之一，尽早使用抗生素 ②根据菌培养和药敏试验选用对肾无毒性或毒性低的药物 ③根据肌酐清除率调整用药剂量
对脓毒血症合并急性肾衰竭患者进行干预性治疗	①维持平均动脉血压≥65mmHg ②维持血细胞比容≥30% ③严格控血糖 ④脓毒血症难治性休克者，适量应用糖皮质激素，尽可能缩短机械通气时间
透析疗法	指征：明显的尿毒症综合征，包括心包炎和严重的脑病、高钾血症、严重的代谢性酸中毒、容量负荷过重对利尿药治疗无效者
多尿的治疗	应维持水、电解质和酸碱平衡，控制氮质血症和防止各种并发症
恢复期	定期随访，避免使用肾毒性药物

七、慢性肾衰竭

（一）我国CRF分期 ☆

分期	Ccr（ml/min）	血肌酐（Scr）		说明
		（μmol/L）	（mg/dl）	
肾功能代偿期	50～80	133～177	1.6～2.0	CKD2期
肾功能失代偿期	20～50	186～442	2.1～5.0	CKD3期

续表

分期	Ccr（ml/min）	血肌酐（Scr）		说明
		（μmol/L）	（mg/dl）	
肾功能衰竭期	10～20	451～707	5.1～7.9	CKD4期
尿毒症期	＜10	＞707	＞8	CKD5期

（二）美国CKD分期 ☆

CKD分期	CFR水平（ml/min）	防治目标及措施
CKD1	＞90	CKD诊治、缓解症状、保护肾功能
CKD2	60～89	评估、减慢CKD进程，降低CVD患病风险
CKD3	30～59	减慢CKD进展，评估治疗并发症
CKD4	15～29	综合治疗，透析前准备
CKD5	＜15	及时替代治疗

第五节　血液内科学

一、贫血

（一）诊断标准 ☆☆

项目	内容
我国海平面地区Hb水平	①6个月到6岁儿童：＜110g/L ②6～14岁儿童：＜120g/L ③成年男性：＜120g/L ④成年女性：＜110g/L ⑤孕妇：＜100g/L
其他特殊情况	①久居高原地区居民的血红蛋白正常值较海平面居民高 ②在妊娠、低蛋白血症、充血性心力衰竭、脾肿大及巨球蛋白血症时，血浆容量增加，容易被误诊为贫血 ③在脱水或失血等循环血容量减少时，血液浓缩，Hb升高，贫血容易漏诊

（二）缺铁性贫血

1. 临床表现 ☆☆

项目	内容
贫血表现	①乏力、易倦、头昏、头痛、耳鸣、心悸、气促、纳差等 ②皮肤黏膜苍白、心率增快
组织缺铁表现	①精神行为异常：如烦躁、易怒、注意力不集中、异食癖 ②体力、耐力下降，易感染 ③儿童生长发育迟缓、智力低下

续表

项目	内容
组织缺铁表现	④口腔炎、舌炎、舌乳头萎缩、口角炎、缺铁性吞咽困难 ⑤毛发干枯、脱落，皮肤干燥、皱缩 ⑥指（趾）甲缺乏光泽、脆薄易裂，重者指（趾）甲变平，甚至凹下呈勺状（匙状甲）
缺铁原发病表现	①消化性溃疡、肿瘤或痔疮导致的黑便、血便或腹部不适 ②肠道寄生虫感染导致的腹痛或大便性状改变 ③妇女月经过多 ④肿瘤性疾病的消瘦 ⑤血管内溶血的血红蛋白尿等

2. 实验室检查 ☆☆☆

项目	内容
血象	呈小细胞低色素性贫血
骨髓象	①增生活跃或明显活跃 ②以红系增生为主，粒系、巨核系无明显异常 ③红系中以中、晚幼红细胞为主，其核染色质致密、胞浆少边缘不整齐、血红蛋白形成不良，呈“核老浆幼”现象
血清铁	血清铁低于8.95μmol/L，总铁结合力升高，转铁蛋白饱和度降低
血清铁蛋白	血清铁蛋白低于12μg/L
骨髓铁染色	①在骨髓小粒中无深蓝色的含铁血黄素颗粒 ②幼红细胞内铁小粒减少或消失，铁粒幼细胞少于15%
红细胞内卟啉代谢	① FEP＞0.9μmol/L（全血） ② ZPP＞0.96μmol/L（全血） ③ FEP/Hb＞4.5μg/gHb

3. 治疗 ☆☆

项目	内容
病因治疗	①病因诊断是治疗IDA的前提 ②婴幼儿、青少年和妊娠妇女营养不良引起，应改善饮食 ③月经过多引起的IDA应调理月经 ④寄生虫感染者应驱虫治疗 ⑤恶性肿瘤者手术或放、化疗 ⑥消化性溃疡引起者抑酸治疗
补铁治疗	①首选口服铁剂，如硫酸亚铁0.3g，每日3次 ②餐后服用胃肠道反应小，易耐受 ③鱼、肉类、维生素C可加强铁剂的吸收，而进食谷类、乳类和茶等会抑制铁剂的吸收 ④口服铁剂后，网织红细胞增多高峰在开始服药后5～10天，2周后血红蛋白浓度上升，通常2个月左右恢复正常 ⑤在血红蛋白恢复正常后至少持续4～6个月 ⑥如果口服铁剂不能耐受或吸收障碍，可用铁剂肌注或静点

（三）再生障碍性贫血（AA）

重型再生障碍性贫血起病急，进展快，病情重。**非重型再障起病和进展较缓慢，贫血、感染和出血的程度较重型轻，久治无效者可发生颅内出血。**

1. 诊断标准 ☆☆

- 全血细胞减少，网织红细胞百分数<0.01，淋巴细胞比例增高
- 一般无肝、脾肿大
- 骨髓多部位增生减低，造血细胞减少，非造血细胞比例增高，骨髓小粒空虚
- 有条件者做骨髓活检，可见造血组织均匀减少
- 排除引起全血细胞减少的其他疾病
- 一般抗贫血治疗无效

2. 鉴别诊断 ☆☆☆

项目	内容
阵发性睡眠性血红蛋白尿（PNH）	①典型：有血红蛋白尿发作，易鉴别 ②不典型：无血红蛋白尿发作，全血细胞减少，骨髓可增生减低，酸溶血试验（Ham试验）、蛇毒因子溶血试验（CoF试验）或微量补体溶血敏感试验（mCLST）阳性
骨髓增生异常综合征（MDS）	存在病态造血现象，早期髓系细胞相关抗原表达增多，造血祖细胞培养集簇增多，集落减少，染色体核型异常
急性造血功能停滞	①全血细胞特别是红细胞骤然下降，网织红细胞可降至零，骨髓三系减少 ②骨髓涂片尾部可见巨大原始红细胞，具有自限性，约1个月可自然恢复
自身抗体介导的全血细胞减少	①外周血网织红细胞或中性粒细胞比例往往不低甚或偏高 ②骨髓红系细胞比例不低，可见“红系造血岛” ③Th2细胞比例增高、$CD5^+$B细胞比例增高、血清1L-4和1L-10水平增高、对糖皮质激素、大剂量静脉免疫球蛋白、CD20单抗的治疗反应较好
急性白血病（AL）	①血象及多部位骨髓可发现原始粒、单或原（幼）淋巴细胞明显增多 ②若能发现白血病的融合基因，有利于鉴别
间变性大细胞淋巴瘤和恶性组织细胞病	①常有全血细胞减少，高热为非感染性，肝、脾、淋巴结肿大，黄疸、出血较重 ②多部位骨髓检查可发现异常淋巴细胞或组织细胞

3. 治疗 ☆☆

项目	内容
保护措施	①需要保护性隔离 ②避免出血，防止外伤和剧烈活动 ③禁用对骨髓有损伤作用和抑制血小板功能的药物等
对症治疗	①纠正贫血：血红蛋白低于60g/L，且对贫血耐受较差时，输注红细胞 ②控制出血：酚磺乙胺、氨基己酸等。女性子宫出血可肌注丙酸睾酮；血小板减少导致的严重出血，输浓缩血小板；肝脏疾病如有凝血因子缺乏时应予纠正

续表

项目	内容
对症治疗	③控制感染：及时应用经验性广谱抗生素治疗，同时做细菌培养及药敏试验，有结果后，换敏感的抗生素；长期广谱抗生素治疗可诱发真菌感染及肠道菌群失调，真菌感染可用两性霉素B等抗真菌药物 ④护肝治疗：常合并肝功能损害，酌情选用保肝药物
免疫抑制治疗	抗淋巴/胸腺细胞球蛋白（ALG/ATG）、环孢素、CD3单克隆抗体、吗替麦考酚酯（MMF，骁悉）、环磷酰胺、甲泼尼龙等
促造血治疗	①雄激素：司坦唑醇（康力龙）、十一酸睾酮（安雄）、达那唑、丙酸睾酮 ②造血生长因子：重组人粒系集落刺激因子（G-CSF）、重组人红细胞生成素（EPO）、血小板受体激动剂（艾曲泊帕、海曲泊帕）
造血干细胞移植	40岁以下、无感染及其他并发症，有合适供体的SAA患者，可考虑

（四）溶血性贫血

1. 助于诊断实验室检查 ☆☆

项目	内容
提示血管内溶血	①游离血红蛋白增高 ②血清结合珠蛋白降低 ③血红蛋白尿 ④含铁血黄素尿
提示血管外溶血	①总胆红素增高，血游离的胆红素增高为主 ②24小时粪胆原和尿胆原排出量增加
提示骨髓代偿增生的	①网织红细胞增多 ②周围血中可见幼稚血红细胞，常见晚幼红细胞，严重溶血可见幼粒细胞 ③骨髓红系增高，以中晚幼红细胞为主
提示红细胞有缺陷、寿命短	①红细胞形态改变，出现畸形红细胞 ②红细胞吞噬现象及自身凝集反应 ③海因小体 ④红细胞渗透脆性 ⑤红细胞寿命缩短

2. 分型 ☆

项目	内容
红细胞自身异常所致的HA	①红细胞膜异常 ②获得性血细胞膜糖磷脂酰肌醇锚连膜蛋白异常 ③遗传性红细胞酶缺乏 ④遗传性珠蛋白生成障碍 ⑤血红素异常
红细胞外部异常所致的HA	免疫性、血管性、生物因素、理化因素引起

二、骨髓增生异常综合征

（一）分型 ☆☆

FAB协作组根据MDS患者外周血、骨髓中的原始细胞比例、形态学改变及单核细胞数量等，将MDS分为5型。

- 难治性贫血（RA）
- 环形铁粒幼细胞性难治性贫血（RAS）
- 难治性贫血伴原始细胞增多（RAEB）
- 难治性贫血伴原始细胞增多转变型（RAEB-t）
- 慢性粒-单核细胞性白血病（CMML）

（二）临床表现 ☆☆

几乎均有乏力、疲倦等贫血症状。

项目	症状	中位生存期	白血病转化率
RA和RAS	多以贫血为主，临床进展缓慢	3～6年	5%～15%
RAEB和RAEB-t	多以全血细胞减少为主，贫血、出血及感染常见，可有脾肿大，病情进展快	12个月、5个月	40%、60%
CMML	以贫血为主，可有感染和出血，脾肿大常见	约20个月	约30%转变为AML

（三）治疗 ☆

项目	内容
支持治疗	①严重贫血及有出血症状者输注红细胞及血小板 ②粒细胞减少及缺乏者应注意防治感染 ③长期输血者应注意祛铁治疗
促造血治疗	①雄激素：司坦唑醇、十一酸睾酮等 ②造血生长因子：G-CSF、红细胞生成素（EPO）等
诱导分化治疗	全反式维A酸和1，25-（OH）$_2D_3$、造血生长因子（如G-CSF联合EPO）等
生物反应调节剂	沙利度胺及其衍生物对$5q^-$综合征有较好疗效
去甲基化药物	地西他滨和阿扎胞苷可改变基因表达，减少输血量，提高生活质量，延迟向AML转化
联合化疗	脏器功能良好的MDS患者可考虑，如蒽环类抗生素联合阿糖胞苷化疗、预激化疗或联合去甲基化药物
异基因造血干细胞移植	IPSS中、高危者，尤其是年轻、原始细胞增多及伴有预后不良染色体核型的患者，应首先考虑

三、白血病

（一）急性髓系白血病的FAB分型 ☆☆

M_0（急性髓细胞白血病微分化型）
M_1（急性粒细胞白血病未分化型）
M_2（急性粒细胞白血病部分分化型）
M_3（急性早幼粒细胞白血病）
M_4（急性粒-单核细胞白血病）
M_5（急性单核细胞白血病）
M_6（红白血病）
M_7（急性巨核细胞白血病）

（二）急性白血病的骨髓象检查 ☆☆

FAB协作组提出原始细胞≥骨髓有核细胞的30%为AL的诊断标准，而WHO分类将骨髓原始细胞≥20%定为AL的诊断标准，并提出原始细胞＜20%但伴有t（15；17）/PML-RARA，t（8；21）/RUNX1-RUNX1T1，inv（16）或t（16；16）/CBFB-MYH11者亦应诊断AL。

项目	内容
急性白血病	①有核细胞显著增生，以原始细胞为主 ②较成熟中间阶段的细胞缺如，并残留少量成熟粒细胞，形成“裂孔”现象
M3	以多颗粒的异常早幼粒细胞为主，正常的巨核细胞和幼红细胞减少，此类患者的原始细胞也可能＜30%
EL	骨髓中幼红细胞≥50%，非红系有核细胞（NEC）中原始细胞≥30%
低增生性AL	少数骨髓增生低下但原始细胞仍占30%以上者
Auer小体	常见于AML，具有独立诊断意义

（三）慢性髓系白血病的血象和骨髓象检查 ☆☆

分期	血象	骨髓象
慢性期	①白细胞数常＞20×10^9/L，有时可100×10^9/L以上 ②血小板常增多或正常，少数可正常减少 ③血涂片检查：粒细胞显著增多，以中、晚幼粒细胞居多，原粒细胞＜10%，嗜酸性、嗜碱性粒细胞增多，少量有核红细胞出现	①增生极度活跃或明显活跃，以粒系为著，粒红之比可增至10∶1～20∶1，粒系增加以中、晚幼粒细胞增加为主，原始细胞＜10% ②嗜酸性与嗜碱性粒细胞的比例明显高于正常，巨核细胞和血小板增多
加速期	①白细胞计数增加（＞10×10^9/L）及脾持续或进行性增大且治疗无效 ②有与治疗无关的持续血小板减少（＜100×10^9/L）或者治疗无效的持续增高（＞1000×10^9/L）	①幼稚细胞开始增多，外周血（PB）或骨髓（BM）中原始细胞10%～19% ②外周血中嗜碱细胞≥20%，骨髓活检病理切片银染常示网状纤维增生，约一半患者为显著增生 ③细胞遗传学有克隆演变

续表

分期	血象	骨髓象
急变期	贫血迅速加重，血小板减少	①骨髓和外周血中原始粒细胞明显增多 ②外周血或骨髓有核细胞中原始细胞≥20%，若为急性危象则可达90%以上

（四）类白血病反应与慢性髓系白血病的鉴别诊断 ☆☆

项目	内容
临床表现	①类白血病反应常并发于严重感染、恶性肿瘤等基础疾病 ②有相应原发病的临床表现
血象与骨髓象	①白细胞数多＜50×10^9/L ②粒细胞胞浆中常有中毒颗粒和空泡 ③嗜酸性粒细胞和嗜碱性粒细胞不增多 ④NAP反应强阳性 ⑤Ph染色体及*BCR-ABL*融合基因阴性 ⑥血小板和血红蛋白大多正常 ⑦原发病控制后，白细胞恢复正常

四、多发性骨髓瘤 ☆☆

项目	内容
活动性（有症状性）多发性骨髓瘤诊断要点	①骨髓单克隆浆细胞≥10%和（或）组织活检证明有浆细胞瘤 ②血清和（或）尿出现单克隆M蛋白 ③骨髓瘤引起的相关表现 a.靶器官损害表现（CRAB）：校正血清钙＞2.75mmol/L；肾功能损害（肌酐清除率＜40ml/min或肌酐＞177μmol/L）；贫血（血红蛋白低于正常下限20g/L或＜100g/L）；溶骨性破坏，影像学检查显示1处或多处溶骨性病变 b.无靶器官损害表现，但出现以下1项或多项指标异常（SLiM）：骨髓单克隆浆细胞≥60%；受累/非受累血清游离轻链≥100e；MRI检出大于1处5mm以上局灶性骨破坏
鉴别诊断	①反应性浆细胞增多症 ②华氏巨球蛋白血症 ③意义未明的单克隆免疫球蛋白血病 ④AL淀粉样变性 ⑤引起骨痛和骨质破坏的疾病

五、淋巴瘤

（一）霍奇金淋巴瘤的临床表现 ☆☆

项目	内容
淋巴结肿大	①无痛性颈部或锁骨上淋巴结进行性肿大常为首发症状，其次是腋下淋巴结肿大 ②肿大的淋巴结可活动，也可互相粘连，融合成块，有软骨样感觉
淋巴结外器官受累的临床表现	少数HL可浸润器官组织或者因深部淋巴结肿大压迫，导致各种相应症状（NHL）

续表

项目	内容
全身症状	①全身症状：发热、盗汗、瘙痒及消瘦等 ②瘙痒：局部或全身皮肤瘙痒，年轻女性多见，瘙痒可为HL的唯一全身症状 ③饮酒后淋巴结痛为HL特有

（二）非霍奇金淋巴瘤的临床表现 ☆☆

项目	内容
淋巴结肿大	①最常见，常呈无痛性进行性肿大 ②常见于颈部、腋窝、腹股沟、腹部及纵隔淋巴结
淋巴结外病变表现	①咽淋巴环：吞咽困难、鼻塞、鼻出血及颌下淋巴结肿大 ②胸部以肺门及纵隔受累最多：可致咳嗽、胸闷、气促、肺不张及上腔静脉压迫综合征等 ③胃肠道：腹痛、腹泻和腹块，症状可类似消化性溃疡、肠结核或脂肪泻等 ④肾损害：肾肿大、高血压、肾功能不全及肾病综合征 ⑤中枢神经系统：累及脑膜及脊髓为主 ⑥硬膜外肿块：导致脊髓压迫症 ⑦骨骼损害以胸椎及腰椎最常见：骨痛、腰椎或胸椎破坏、脊髓压迫症等 ⑧皮肤受累：肿块、皮下结节、浸润性斑块、溃疡等

六、出血性疾病

（一）凝血途径 ☆☆

项目	内容
外源性凝血途径	①血管损伤时，内皮细胞表达TF并释入血流 ②TF与FⅦ或者Ⅶa在钙离子存在的条件下，形成TF/FⅦ或者TF/FⅦa复合物，这两种复合物可激活FⅩ
内源性凝血途径	①血管损伤时，内皮完整性破坏，内皮下胶原暴露，FⅫ同带负电荷的胶原接触而激活，转变为FⅫa ②FⅫa激活FⅪ ③在Ca^{2+}存在的条件下，FⅪa激活FⅨa ④FⅨa、FⅧ：蛋白C及PF_3在Ca^{2+}的参与下形成复合物，激活FⅩ

（二）抗凝系统 ☆

项目	内容
抗凝血酶（AT）	①主要灭活FⅩa及凝血酶 ②对其他丝氨酸蛋白酶如FⅨa、Ⅺa、Ⅻa亦有灭活作用
蛋白C系统	①蛋白C系统由蛋白C（PC）、蛋白S（PS）及血栓调节蛋白（TM）组成 ②通过灭活FV及FⅧ发挥抗凝作用
组织因子途径抑制物（TFPI）	有抗TF/FⅦa复合物的作用
肝素	其作用为抗FⅩa及凝血酶

（三）出血时间与血浆凝血原时间的临床意义 ☆☆

项目	内容
出血时间延长	①血小板数量减少 ②血小板功能异常 ③血管功能或结构缺陷 ④药物影响
血浆凝血原时间延长	①先天性凝血因子FⅠ、Ⅱ、Ⅴ、Ⅶ、Ⅹ缺乏 ②后天性凝血因子缺乏：严重肝病、维生素K缺乏、纤溶亢进、DIC、使用抗凝药物
凝血酶原（PT）缩短	先天性因子Ⅴ增多症、长期口服避孕药、高凝状态和血栓性疾病等

（四）DIC的临床表现 ☆

项目	内容
出血	多突然发生，常为多发性，常见于皮肤黏膜
微循环障碍	①低血压或休克 ②多见于急性期，常有发绀、少尿、呼吸及循环衰竭
微血管栓塞症状	①受累器官有微血管栓塞 ②以肝、肾、消化道多见，引起缺血功能障碍
微血管病性溶血	血管内凝血使血管变窄，导致红细胞通过的机械性损伤，造成微血管溶血，循环血中有破碎红细胞出现，进行性贫血，并可出现黄疸
其他	原发病的临床表现

（五）过敏性紫癜的治疗 ☆☆

项目	内容
消除致病因素	①防治感染，清除局部病灶 ②驱除肠道寄生虫，避免服用可能致敏的食物及药物等
一般治疗	①抗组胺药：盐酸异丙嗪、氯苯那敏（扑尔敏）、阿司咪唑（息斯敏）、去氯羟嗪（克敏嗪）、西咪替丁及静脉注射钙剂等 ②改善血管通透性药物：维生素C、曲克芦丁、卡巴克络等
糖皮质激素	①可抑制抗原抗体反应、减轻炎症渗出、改善血管通透性等 ②常用泼尼松，重症者可用氢化可的松或地塞米松
对症治疗	①腹痛严重：予阿托品或山莨菪碱口服或皮下注射 ②关节痛：酌情用止痛药 ③呕吐严重者：止吐药 ④伴发呕血、便血：用奥美拉唑等
其他	①上述治疗效果不佳或近期内反复发作者，可酌情使用以下方法 ②免疫抑制剂：硫唑嘌呤、环孢素、环磷酰胺等 ③抗凝疗法：适用于肾型患者，常用药物有肝素钠及华法林

（六）血栓性血小板减少性紫癜的治疗 ☆☆

项目	内容
血浆置换和输注新鲜冷冻血浆	①血浆置换为首选，置换液应选用新鲜血浆或新鲜冷冻血浆 ②诊断明确或高度怀疑本病时，应即刻开始治疗
其他	糖皮质激素，大剂量静脉免疫球蛋白、长春新碱、CSA、CTX、抗CD20单抗等

第六节 内分泌内科学

一、代谢性疾病

（一）概念 ☆

项目	内容
遗传性代谢病（先天性代谢缺陷）	基因突变导致蛋白质结构和功能紊乱，特异酶催化反应消失、降低或（偶然地）升高，造成细胞和器官功能异常
获得性代谢病	①可由环境因素引起，或遗传因素和环境因素相互作用所引起 ②血脂异常常见于甲状腺功能减退症、肾病综合征、胆道梗阻等 ③肥胖及糖尿病显然是遗传因素和环境因素共同作用的结果

（二）分类 ☆

类别	包括疾病
蛋白质代谢障碍	①继发于器官疾病：严重肝病时的低白蛋白血症 ②先天性代谢缺陷：白化病、血红蛋白病、先天性氨基酸代谢异常等
糖代谢障碍	①各种原因所引起的糖尿病及糖耐量减低以及低血糖症等 ②先天性代谢缺陷：果糖不耐受症、半乳糖血症、糖原贮积症等
脂类代谢障碍	原发性代谢紊乱或继发于糖尿病、甲状腺功能减退症等
水、电解质代谢障碍	多为获得性，也可见于先天性肾上腺皮质增生症等
无机元素代谢障碍	①铜代谢异常所致肝豆状核变性 ②铁代谢异常所致含铁血黄素沉着症
其他代谢障碍	痛风、卟啉代谢障碍所致血卟啉病等

二、甲状腺疾病

（一）甲状腺肿的诊断 ☆

血清TT_4、TT_3、TSH水平基本正常，碘缺乏病人TT_4可轻度下降，TT_4/TT_3的比值常增高。血清甲状腺球蛋白（Tg）水平增高，升高程度与甲状腺肿的体积呈正相关。

（二）甲状腺功能亢进症

1. 分类 ☆

根据病因可分为：弥漫性毒性甲状腺肿、多结节性毒性甲状腺肿、甲状腺自主高功能腺瘤、桥本甲状腺毒症、垂体TSH腺瘤、药物性甲亢、炎性甲亢（亚急性甲状腺炎、无痛性甲状腺炎、产后甲状腺炎）、妊娠期暂时性甲亢等。

2. 诊断 ☆☆

- 高代谢症状和体征
- 甲状腺肿大
- 血清甲状腺激素水平增高，TSH减低

具备以上三项即可诊断。淡漠型甲亢的高代谢症状不明显，仅表现为明显消瘦或心房颤动，特别是老年患者；少数患者无甲状腺肿大；T_3型甲亢仅有血清TT_3增高；T_4型甲亢仅有血清TT_4增高。

3. 治疗 ☆☆

（1）药物治疗　甲亢的基础治疗，也用于手术和^{131}I治疗前的准备阶段。

项目	内容
常用药物	①硫脲类：丙硫氧嘧啶和甲硫氧嘧啶等 ②咪唑类：甲巯咪唑和卡比马唑等
适应证	①轻、中度患者 ②甲状腺轻、中度肿大 ③孕妇、高龄或由于其他严重疾病不适宜手术者 ④手术前和^{131}I治疗前的准备 ⑤手术后复发且不适宜^{131}I治疗者 ⑥中至重度活动的GO病人

（2）^{131}I治疗

项目	内容
机制	①甲状腺摄取^{131}I后释放出β射线，破坏甲状腺组织细胞 ②可用于治疗患有这些脏器合并症的重度甲亢患者
适应证	①成人Graves甲亢伴甲状腺肿大Ⅱ度以上 ②ATD治疗失败或过敏 ③甲亢手术后复发 ④甲状腺毒症心脏病或甲亢伴其他病因的心脏病 ⑤甲亢合并白细胞和（或）血小板减少或全血细胞减少 ⑥老年甲亢 ⑦甲亢合并糖尿病 ⑧毒性多结节性甲状腺肿 ⑨自主功能性甲状腺结节合并甲亢
相对适应证	①青少年和儿童甲亢，ATD治疗失败、拒绝手术或者有手术禁忌证 ②甲亢合并肝、肾等脏器功能损害 ③Graves眼病，对轻度及稳定期的中、重度病例可单用^{131}I治疗甲亢，处于进展期患者，可在^{131}I治疗前后加用糖皮质激素。妊娠及哺乳期妇女禁用放射碘治疗

（3）手术治疗

项目	内容
方法	通常选用甲状腺次全切除术，两侧各留下2～3g甲状腺组织
并发症	手术损伤导致甲状旁腺功能减退症和喉返神经损伤
适应证	①甲状腺肿大显著，有压迫症状 ②多结节性甲状腺肿伴甲亢 ③胸骨后甲状腺肿 ④中、重度甲亢，长期服药无效，或停药复发，或不能坚持服药者
禁忌证	伴严重Graves眼病，合并较重心脏、肝、肾疾病，不能耐受手术者，妊娠初3个月和第6个月以后的患者禁用手术治疗

4. 停止抗甲状腺药物治疗的指标 ☆

T_3抑制试验；TRH兴奋试验；血清TSAb测定。以TSAb为最好。

5. 妊娠期甲亢的治疗 ☆☆

项目	内容
ATD治疗	①应尽可能地使用小剂量的ATD ②首选PTU，该药不易通过胎盘
产后治疗	①在妊娠期后六个月，ATD的剂量可以减少 ②分娩以后，免疫抑制解除，GD易于复发，剂量应增加
手术治疗	发生在妊娠初期的甲亢，经PTU治疗控制甲亢症状后，可选择在妊娠4～6个月时做甲状腺次全切除术
哺乳期的ATD治疗	MMI和PTU均可经乳汁分泌，首选MMI，通常认为MMI 20mg/d及以下剂量对哺乳婴儿是安全的，不会影响后代的甲状腺功能

（三）甲状腺功能减退症

1. 甲状腺功能减退症的临床表现 ☆

项目	内容
一般表现	①症状：易疲劳、怕冷、体重增加、反应迟钝、记忆力减退、嗜睡、精神抑郁、月经不调、便秘以及肌肉痉挛等 ②体征：表情淡漠，面色苍白，皮肤干燥发凉、粗糙脱屑，颜面、眼睑以及手脚（掌）皮肤水肿，声音嘶哑，毛发稀疏、眉毛外1/3脱落，手脚皮肤呈姜黄色
肌肉与关节	①肌肉乏力，暂时性肌强直、痉挛、疼痛，嚼肌、胸锁乳突肌、股四头肌和手部肌肉可有进行性肌萎缩 ②腱反射的弛缓期特征性延长
心血管系统	①心肌黏液性水肿可导致心肌收缩力损伤、心动过缓、心排血量下降 ②ECG示低电压
血液系统	可有贫血
消化系统	①常厌食、腹胀、便秘 ②严重者出现麻痹性肠梗阻或黏液水肿性巨结肠
内分泌系统	①女性常有月经过多或闭经，部分患者血清催乳素（PRL）水平增高，发生溢乳 ②Schmidt综合征

 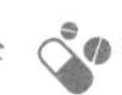

续表

项目	内容
黏液性水肿昏迷	①甲状腺激素替代治疗中断、寒冷、手术、麻醉和使用镇静药等可诱发 ②表现为嗜睡、低体温（＜35℃）、呼吸徐缓、心动过缓、血压下降、四肢肌肉松弛、反射减弱或消失，甚至昏迷、休克、肾功能不全危及生命

2. 黏液水肿性昏迷的治疗 ☆

- 补充甲状腺激素：首选L-T4静脉注射，患者清醒后改为口服
- 保温、供氧、保持呼吸道通畅，必要时行气管切开、机械通气等
- 氢化可的松200～300mg/d持续静滴，患者清醒后逐渐减量
- 补液
- 控制感染，治疗原发病

（四）甲状腺危象

项目	内容	
表现	高热、大汗、心动过速（140次/min以上）、烦躁、焦虑不安、谵妄、恶心、呕吐、腹泻，严重患者可有心衰、休克及昏迷等	
治疗	抑制甲状腺素（TH）合成，抑制外周组织T_4向T_3转换	首选PTU 500～1000mg首次口服或胃管注入，其后250mg 每4小时口服1次
	阻止TH释放	①服用抗甲状腺药PTU 1～2h后，用复方碘溶液，每次5滴，每6小时1次，口服或由胃管灌入 ②碘化钠0.5～1.0g加于5%葡萄糖盐水500ml中，缓慢静脉滴注12～24h
	阻断TH对心脏的刺激作用，抑制外周组织T_4向T_3转换	应用β受体阻断剂普萘洛尔60～80mg/d
	拮抗应激	可用氢化可的松或地塞米松静脉滴注
	并发症	抗感染、监护各重要器官功能及防治各种并发症
	支持和对症治疗	积极物理降温，视病情需要予吸氧治疗，纠正水、电解质紊乱，适当应用镇静剂

三、糖尿病

（一）分型 ☆

项目	内容
1型糖尿病（T1DM）	胰岛β细胞破坏，常导致胰岛素绝对缺乏
2型糖尿病（T2DM）	从以胰岛素抵抗为主伴胰岛素分泌不足到以胰岛素分泌不足为主伴胰岛素抵抗
妊娠期糖尿病（GDM）	妊娠过程中发生的不同程度的糖代谢异常，不包括妊娠前已知的糖尿病

续表

项目	内容
其他特殊类型糖尿病	①胰岛β细胞功能的基因缺陷 ②胰岛素作用的基因缺陷 ③胰腺外分泌疾病 ④内分泌疾病 ⑤药物或化学品所致糖尿病 ⑥感染 ⑦不常见的免疫介导糖尿病 ⑧其他与糖尿病相关的遗传综合征

（二）临床表现 ☆☆

项目	内容
基本临床表现	①“三多一少”：多尿、多饮、多食和体重减轻 ②可有皮肤瘙痒，尤其外阴瘙痒 ③血糖升高较快时可使眼房水、晶体渗透压改变而导致屈光改变致视力模糊 ④部分患者无任何症状，于健康体检或其他疾病就诊时发现高血糖
1型糖尿病	①1A型：可以是轻度非特异性症状、典型“三多一少”症状或昏迷。当胰岛素严重缺乏或者病情进展较快时，可出现DKA ②1B型：起病急，胰岛β细胞功能明显减退甚至衰竭，表现为糖尿病酮症甚至酸中毒，胰岛β细胞自身抗体检查阴性
2型糖尿病	①多发病缓慢，症状较轻，半数以上无任何症状 ②多数由于慢性并发症、伴发病或仅于健康检查时发现 ③很少自发性发生DKA
青年人中的成年发病型糖尿病（MODY）	①有三代或以上家族发病史，且符合常染色体显性遗传规律 ②发病年龄小于25岁 ③无酮症倾向，至少5年内不需用胰岛素治疗
线粒体基因突变糖尿病	①母系遗传 ②身材多消瘦 ③发病早，自身抗体阴性 ④常伴神经性耳聋或者其他神经肌肉表现
妊娠期糖尿病	①GDM妇女分娩后血糖可恢复正常，但也有若干年后发生T2DM的高度危险性 ②GDM患者在产后6周应复查，确认其归属和分型，长期追踪观察

（三）并发症 ☆☆

项目	内容
急性严重代谢紊乱	糖尿病酮症酸中毒（DKA）和高血糖高渗状态
感染性并发症	①常发生疖、痈等皮肤化脓性感染 ②皮肤真菌感染如足癣、体癣也常见 ③女性患者常见真菌性阴道炎及巴氏腺炎
慢性并发症	①大血管病变：动脉粥样硬化可引起冠心病、缺血性或出血性脑血管病、肾动脉硬化、肢体动脉硬化等 ②微血管病变：糖尿病肾病，T1DM患者的主要死亡原因；糖尿病性视网膜病变、糖尿病性神经病变、糖尿病足等 ③其他：糖尿病心肌病

 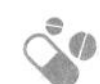

（四）诊断标准 ☆☆☆

糖尿病症状+任意时间血浆葡萄糖≥11.1mmol/L（200mg/dL）；或无糖尿病症状，仅FPG≥7.0mmol/L（126mg/dL），或OGTT 2h PG≥11.1mmol/L（200mg/dL），需另一天重复一次确认，诊断才能成立。

（五）治疗 ☆☆☆

项目	内容
病情监测	①定期监测血糖，建议应用便携式血糖计进行自我监测血糖（SMBG） ②每3～6个月定期复查HbA1c，了解总体控制情况，及时调整治疗方案
口服药物	促胰岛素分泌剂（磺脲类、格列奈类）、双胍类、噻唑烷二酮类胰岛素增敏剂、α－糖苷酶抑制剂、二基肽酶－Ⅳ（DPP－Ⅳ）抑制剂、钠－葡萄糖共转运蛋白（SGLT－2）抑制剂
胰岛素	TIDM；DKA、高血糖高渗状态和乳酸性酸中毒伴高血糖；各种严重的糖尿病急性或慢性并发症；手术、妊娠和分娩；新诊断的T2DM伴明显高血糖者；T2DM β细胞功能明显减退者；某些特殊类型糖尿病
其他	①胰升糖素样多肽1类似物或受体激动剂 ②胰腺移植和胰岛细胞移植 ③代谢手术治疗

（六）糖尿病酮症酸中毒

1. 临床表现 ☆☆

项目	内容
早期表现	"三多一少"症状加重
酸中毒失代偿后	疲乏、食欲减退、恶心、呕吐、多尿、口干、头痛、嗜睡、呼吸深快、呼气中有烂苹果味（丙酮）
后期	失水严重、尿量减少、眼眶下陷、皮肤黏膜干燥、血压下降、心率加快、四肢厥冷
晚期	不同程度的意识障碍，反射迟钝、消失、昏迷

2. 处理 ☆☆☆

项目	内容
补液	关键环节，基本原则"先快后慢、先盐后糖"
胰岛素治疗	常用小剂量（短效）胰岛素治疗方案
纠正电解质及酸碱平衡失调	①输液和胰岛素治疗后，酮体水平下降，酸中毒可自行纠正，通常不必补碱 ②补碱指征：血pH＜7.1，HCO_3^-＜5mmol/L，采用等渗碳酸氢钠（1.25%～1.4%）溶液 ③DKA患者有不同程度的失钾，补钾应根据血钾和尿量
处理诱发病和防治并发症	控制感染，纠正休克，预防心力衰竭和心律失常，防治脑水肿、肺水肿、肾衰竭
护理	①加强护理 ②密切关注病情变化，生命体征、出入水量等 ③每1～2h测血糖，4～6h复查血酮体、电解质等指标

（七）糖尿病高渗性昏迷

1. 临床表现 ☆☆

项目	内容
病史	①老年2型糖尿病患者多见 ②发病前2/3的患者无糖尿病病史或仅有轻度糖尿病 ③患者多有肾功能不全
血液检查	血浆渗透压超过320mmol/L，血钠增高或正常，血糖常大于33.3mmol/L
神经系统症状	不同程度意识障碍，局限性抽搐、偏瘫、失语、Babinski征阳性等

2. 抢救措施 ☆☆

项目	内容
胰岛素	①每小时给予0.1U/kg胰岛素，每1～2小时测血糖1次，根据血糖水平调节用量 ②可先静脉注射10～20U短效胰岛素，之后给予小剂量持续静脉滴注或静脉泵入，血糖每小时下降3.9～6.1mmol/L为宜
补液	①每日输液量6000～8000ml ②若血浆渗透压或血钠过高，无休克，可输0.45%半渗量盐水 ③若有休克，则仍然输等渗生理盐水 ④在24～48小时内应将失水纠正
补钾	原则同酮症酸中毒
其他	①对症治疗 ②加强护理，密切观察病情变化 ③去除诱因

四、血脂异常

血脂异常指血浆中脂质量和质的异常，通常指血浆中胆固醇和/或甘油三酯（TG）升高，也包括高密度脂蛋白胆固醇降低。血脂异常实际上表现为脂蛋白异常血症。

（一）临床表现 ☆☆

项目	内容
黄色瘤、早发性角膜环和脂血症眼底改变	①黄色瘤：局限性皮肤隆起，颜色可为黄色、橘黄色或棕红色，多呈结节、斑块或丘疹形状，质地一般柔软，最常见的是眼睑周围扁平黄色瘤 ②早发性角膜环：出现于40岁以下，多伴血脂异常 ③严重的高TG血症可产生脂血症眼底改变
动脉粥样硬化	①引起早发性和进展迅速的心脑血管和周围血管病变 ②某些家族性血脂异常可于青春期发生冠心病，甚至心肌梗死 ③严重的高胆固醇血症有时可出现游走性多关节炎 ④严重的高TG血症（尤其超过10mmol/L）可导致急性胰腺炎

（二）治疗 ☆☆

项目	内容
病因治疗	①继发性血脂异常应以治疗原发病为主 ②原发性与继发性血脂异常可能同时存在，若原发病经过治疗正常一段时期后，血脂仍然异常，考虑同时有原发性血脂异常

续表

项目	内容
生活方式干预	①医学营养治疗：饮食中减少饱和脂肪酸摄入（＜总热量的7%）和胆固醇摄入＜300mg/d），补充植物固醇（2～3g/d）和可溶性纤维（10～25g/d） ②增加有规律的体力活动，控制体重，保持合适的体重指数（BMI） ③戒烟、限盐、限制饮酒，禁烈性酒
药物治疗	调脂药物有他汀类药物、贝特类药物、烟酸类药物、树脂类药物，以及肠道胆固醇吸收抑制药、普罗布考、n-3脂肪酸制剂等，根据血脂异常的类型选择使用

五、肾上腺疾病

（一）肾上腺危象的急救 ☆☆

项目	内容
补充液体	前两日内应迅速补充生理盐水每日2000～3000ml，补充葡萄糖液，避免低血糖
糖皮质激素	立即静注氢化可的松或琥珀酸氢化可的松
其他	积极治疗感染和其他诱因

（二）嗜铬细胞瘤的临床表现 ☆☆

典型的高血压症状是阵发性高血压，也可为持续性，或持续性高血压阵发性加剧。

（三）嗜铬细胞瘤的治疗 ☆☆

项目	内容
手术治疗	①一旦确诊并定位，应及时切除 ②术前准备：用α受体阻断药使血压下降，减轻心脏负担 ③常用的α受体阻断药：酚苄明，不良反应为直立性低血压，鼻黏膜充血。也可用选择性的α受体阻断药哌唑嗪、多沙唑嗪；可选用β受体阻断药普萘洛尔治疗α受体阻断药导致的心动过速，不可单独使用
不能手术者	可选用酚苄明、哌唑嗪等药物治疗
失去手术机会者	可选用大剂量碘 ^{131}I—MIBG或链佐星等化疗

六、甲状旁腺功能亢进症

（一）临床表现 ☆☆

项目	内容
高钙血症	①中枢神经系统：记忆力减退，情绪不稳定，个性轻度改变，嗜睡，抑郁，有时可被误诊为神经症 ②神经肌肉系统：倦怠、四肢无力，出现肌萎缩，常伴肌电图异常 ③消化系统：食欲减退、腹胀、消化不良、便秘、恶心、呕吐；少数可有急性或慢性胰腺炎发作；也可引起顽固性消化性溃疡 ④软组织钙化：肌腱、软骨等处非特异性关节痛 ⑤皮肤钙盐沉积：皮肤瘙痒

续表

项目	内容
骨骼系统	早期可有骨痛，后期为纤维囊性骨炎，出现骨骼畸形与病理性骨折，部分可出现骨囊肿，局部骨质隆起
泌尿系统	长期高血钙可出现多尿、夜尿等，还可有肾结石及肾实质钙化，表现为反复发作的肾绞痛与血尿。最终可导致肾功能不全
其他	可有家族史，常为MEN的一部分
高钙危象	血清钙＞3.75mmol/L时称为高钙危象，伴明显脱水，严重威胁生命，应紧急处理

（二）高钙危象的急救处理 ☆☆☆

项目	内容
生理盐水	大量滴注，根据失水情况每天给4～6L
二膦酸盐	①如帕米膦酸钠60mg，静脉滴注 ②以10ml注射用水稀释，加1000ml液体（生理盐水或5%葡萄糖液）中静脉滴注 ③不可用含钙的液体，如林格注射液
呋塞米	呋塞米40～60mg静脉注射，同时应适当补充镁和钾
降钙素	皮下或肌内注射，可抑制骨质吸收
血液透析或腹膜透析	①降低血钙 ②血清钙降至3.25mmol/L以下时，相对安全
糖皮质激素	氢化可的松或地塞米松静滴或静注

七、糖皮质激素

（一）禁忌证 ☆☆

项目	内容
相对禁忌证	过去有溃疡病史，目前无活动性；活动性肺结核或肺外结核；有未控制的慢性感染性疾病
绝对禁忌证	重大精神病病史；骨质疏松；青光眼；显性糖尿病；妊娠T1期；未控制的严重感染；重度高血压；严重低钾血症；皮质醇增多症

（二）给药方法 ☆

替代疗法；抑制替代疗法；冲击疗法；短程治疗（1个月以内）、中程治疗（2～3个月）及长程治疗（6个月以上）；间歇给药法；隔日给药法。

（三）长期使用药理剂量的不良反应 ☆☆

糖耐量减低和诱发糖尿病病变为显性；向心性肥胖；骨质疏松和无菌性骨坏死；高血压；精神失常或诱发精神病；溃疡病和胰腺炎；白内障和青光眼；水肿（天然的糖皮质激素）；低钾和低钙；出血倾向和血栓形成；并发细菌和真菌感染；闭经和阳痿；良性颅内压增高（儿童多见）；儿童生长受抑制。

 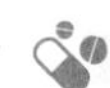

第七节　风湿内科学

一、概述

1. 概念 ☆☆

泛指影响骨、关节及其周围软组织（如肌肉、肌腱、滑膜、滑囊、韧带和软骨等）及其他相关组织和器官的一组慢性疾病。

2. 分类 ☆☆

分类	包括疾病
弥漫性结缔组织病	类风湿关节炎（RA）、系统性红斑狼疮（SLE）、原发性干燥综合征（pSS）、系统性硬化症（SSc）、多发性肌炎（PM）、皮肌炎（DM）、混合性结缔组织病（MCTD）、血管炎等
脊柱关节炎	强直性脊柱炎（AS）、Reiter综合征、银屑病关节炎、炎症性肠病关节炎等
退行性变	骨性关节炎（OA）
代谢、内分泌疾病相关风湿病	痛风、假性痛风；甲减、甲旁亢相关关节病等
感染相关风湿病	反应性关节炎、风湿热等
其他	纤维肌痛，周期性风湿，骨质疏松症，继发于其他系统疾病的关节、骨病等

二、类风湿性关节炎

（一）诊断标准 ☆☆

ACR 1987年修订的RA分类标准：

项目	内容
标准	①晨僵至少1小时，病程＞6周 ②3个或3个以上关节区关节肿胀或积液，病程＞6周 ③腕、掌指、近端指间关节肿，病程＞6周 ④对称性关节肿，病程＞6周 ⑤皮下有类风湿结节 ⑥手X线征象改变，必须包括骨侵蚀或受累关节及其邻近部位有明显的骨质脱钙 ⑦血清类风湿因子阳性
评定	①上述条件中有4项符合者可诊断。不利于RA的早期诊断 ②早期不典型病例则需做更多的检查

2010年ACR/EULAR的RA分类标准

项目		评分
关节受累情况		（0～5分）
中大关节炎	1个	0
	2～10个	1
小关节	1～3个	2
	4～10个	3
至少一个为小关节	＞10个	5
血清学指标		（0～3分）
RF和抗CCP抗体均阴性		0
RF或抗CCP抗体第滴度阳性		2
RF或抗CCP抗体高滴度阳性（正常上限3倍）		3
滑膜炎持续时间		（0～1分）
＜6周		0
≥6周		1
急性时相反应物		（0～1分）
CRP和ESR均正常		0
CRP或ESR异常		1
评定		总得分≥6分，诊断RA。有利于RA早期诊断。

（二）治疗 ☆☆

1. 药物治疗 ☆☆☆

项目	内容
非甾体抗炎药（NSAIDs）	①具有镇痛消肿作用，不能控制病情，须与改善病情抗风湿药同服 ②常用塞来昔布、美洛昔康、双氯芬酸、吲哚美辛、萘普生、布洛芬等 ③避免两种或两种以上NSAIDs同时服用，疗效不叠加，而不良反应增多
改善病情抗风湿药（DMARD）	①传统DMARDs：首选：甲氨蝶呤（MTX），联合治疗的基本药物。另外还有柳氮磺吡啶、来氟米特、硫酸羟氯喹等 ②小分子靶向DMARDs：JAK拮抗剂，如托法替布、巴瑞替尼、乌帕替尼等 ③生物DMARDs：TNF拮抗剂（如阿达木单抗、依那西普等）、IL-6拮抗剂、CTLA4抗体、CD20单克隆抗体等
糖皮质激素	有强大的抗炎作用，小剂量、短疗程应用，可关节局部应用
植物药	①常用雷公藤多苷，有抑制淋巴、单核细胞及抗炎作用 ②其他如青藤碱、白芍总苷等

2. 外科手术治疗 ☆☆

手术方式包括关节置换和滑膜切除手术。

三、系统性红斑狼疮（SLE）

（一）临床特点 ☆☆

项目	内容
好发人群	20～40岁的女性

续表

项目	内容
全身表现	大多数有发热，一般为低热，急性期可高热；乏力；食欲减退等
皮肤黏膜病变	典型为面部蝶形红斑，盘状红斑；口腔溃疡；脱发等
浆膜炎	胸腔积液、心包积液
关节、肌肉	关节、肌肉痛，多数有关节受累，呈对称性关节炎，也可有肌肉痛或压痛
肾脏	半数患者出现不同程度的蛋白尿、血尿、管型尿，部分呈肾病综合征，晚期可出现高血压、肾衰竭
心脏	如心包炎、心肌炎、心内膜炎等
肺	表现为间质性肺炎、胸膜炎
神经系统	主要有头痛、周围神经病变、癫痫、抽搐、精神异常等19种表现
其他系统受累及表现	①消化系统改变，除一般胃肠症状外，常有腹痛、肝脾大 ②血红蛋白下降、白细胞和（或）血小板减少常见 ③抗磷脂综合征 ④干燥综合征等

（二）免疫学检查 ☆☆

项目	内容
抗核抗体（ANA）	见于几乎所有的SLE患者，特异性低
抗双链DNA（dsDNA）抗体	①诊断SLE的标记性抗体之一 ②多出现于SLE的活动期，抗体的含量与疾病活动性密切相关
抗ENA抗体	①抗Sm抗体：诊断SLE的标记性抗体之一。特异性高（99%），敏感性低 ②抗RNP抗体：阳性率40%，诊断特异性不高 ③抗SSA（Ro）抗体：与光过敏相关，SLE合并干燥综合征时有诊断意义，与新生儿狼疮等相关 ④抗SSB（La）抗体：与抗SSA抗体关联，与继发干燥综合征相关 ⑤抗rRNP抗体：与神经精神狼疮或其他重要内脏的损害相关

（三）诊断标准 ☆☆☆

美国风湿病协会（ACR）1997年推荐的SLE分类标准

项目	内容
标准	①颊部红斑：平的或高于皮肤的固定性红斑，在两颧突出部位，蝴蝶状分布 ②盘状红斑：片状高起于皮肤的红斑，粘附有角质脱屑和毛囊栓 ③光过敏：日晒后皮肤过敏 ④口鼻部溃疡：医生检查证实 ⑤关节炎：非侵蚀性关节炎，≥2个外周关节 ⑥浆膜炎：胸膜炎或心包炎 ⑦肾脏病变：蛋白尿＞0.5g/24h或+++或管型尿 ⑧神经系统病变：癫痫发作或者精神症状 ⑨血液系统异常：溶血性贫血，或血白细胞减少症，或淋巴细胞绝对值减少，或血小板减少 ⑩免疫学异常：抗双链DNA，或抗Sm抗体阳性，或抗磷脂抗体阳性（包括抗心磷脂抗体、或狼疮抗凝物、或至少6个月的梅毒血清试验假阳性三者中具备一项阳性） ⑪抗核抗体阳性
评定	以上11项中，符合4项或4项以上者，在排除感染、肿瘤以及其他结缔组织病后，可诊断SLE

2012年SLICC SLE分类标准

项目	内容
皮肤系统	急性皮肤狼疮和亚急性皮肤狼疮
	慢性皮肤狼疮
	口腔溃疡
	非瘢痕性脱发
关节表现	≥2个外周关节的滑膜炎，表现为疼痛、压痛、肿胀或晨僵≥30min
浆膜炎	胸膜炎；或典型胸膜疼痛>1天；或胸膜摩擦音；或胸腔积液证据；或心包炎；或典型心包疼痛>1天；或心电图表现提示心包炎
肾脏	尿蛋白>0.5g/d或尿蛋白/肌酐比>0.5g/d；或红细胞管型
血液系统	溶血性贫血；或≥1次的白细胞减少（$<4\times10^9/L$）；或≥1次的淋巴细胞减少（$<1.0\times10^9/L$）；或≥1次的血小板减少（$<100\times10^9/L$）
神经系统	癫痫发作、神经病、多发性单神经炎、外周或脑神经病变、脑炎（急性神经混乱状态）
免疫学	ANA高于实验室参考范围
	抗dsDNA抗体高于实验室参考范围（酶联免疫吸附法检测需要2次高于实验室参考范围）
	抗Sm抗体阳性
	抗磷脂抗体：或梅毒血清实验假阳性；或抗心磷脂抗体至少2倍正常中高滴度；或β_2糖蛋白抗体1阳性
	低补体：低C3；或低C4；或低CH50
	在无溶血性贫血者，直接Coombs试验阳性
评定	符合4项诊断标准（至少1项临床+1项免疫学异常）或者患者经肾脏活检证实为狼疮肾炎伴抗核抗体或抗ds-DNA抗体阳性，诊断SLE

2019年EULAR/ACR SLE分类标准

项目	权重
①全身系统	
发热≥38.3℃	2
②皮肤系统	
非瘢痕性脱发	2
口腔溃疡	2
亚急性皮疹或盘状红斑	4
急性皮肤型红斑狼疮	6
③关节炎	
≥2个关节滑膜炎（关节肿胀或积液）/≥2个压痛关节+≥30分钟的晨僵	6
④神经系统	
谵妄	2
精神症状	3
癫痫	5

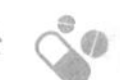

续表

项目	权重
⑤浆膜炎	
胸膜炎或心包积液	5
急性心包炎	6
⑥血液系统	
白细胞减少（$<4\times10^9$/L）	3
血小板减少（$<100\times10^9$/L）	4
免疫性溶血	4
⑦肾脏	
蛋白尿＞0.5g/24h	4
肾穿病理Ⅱ或Ⅴ型狼疮肾炎	8
肾穿病理Ⅲ或Ⅳ型狼疮肾炎	10
⑧抗磷脂抗体	
抗心磷脂抗体IgG＞40单位或抗β_2GPⅠIgG＞40单位或狼疮抗凝物阳性	2
⑨补体	
低C3/低C4	3
低C3+低C4	4
⑩高度特异性抗体	
anti-dsDNA阳性	6
anti-Sm阳性	6
评定	入选患者满足ANA阳性，每个领域计最高权重标准的得分，至少符合一条临床标准。排除感染、肿瘤、药物影响。各领域最高权重相加≥10分的患者可以分类诊断为SLE

（四）判断SLE活动性的标准 ☆

项目	内容
标准	癫痫发作、精神异常；器质性脑病综合征、视觉障碍、脑神经病变、狼疮性头痛、脑血管意外、血管炎；肌炎；管型尿，血尿，蛋白尿，脓尿；皮疹，脱发，黏膜溃疡；浆膜炎；溶血性贫血、血小板、白细胞减少；发热；总补体（CH_{50}）、C3、C4水平下降；抗dsDNA抗体增高等
评定	①以上指标要作动态观察 ②以上指标出现或恶化表示SLE活动；若好转表示SLE趋向缓解

（五）治疗 ☆☆

项目	内容
糖皮质激素	①首选，根据病情定剂量，病情稳定后，逐渐递减到维持量 ②激素用量：诱导缓解期，根据病情泼尼松每日0.5～1mg/kg，病情稳定后2周～6周后缓慢减量。病情允许，＜10mg/d小剂量长期维持。出现狼疮危象应进行激素冲击治疗，甲泼尼龙500～1000g/d，连用3日 ③暴发性或难治性狼疮性肾炎及有中枢神经系统病变者：甲泼尼龙1000mg或者地塞米松100mg冲击疗法，静脉滴注，每日1次，3次1个疗程，可用2～3个疗程

续表

项目	内容
免疫抑制药	①病情活动时，需联合免疫抑制剂治疗，保护重要脏器功能，减少复发，帮助激素减量 ②常用环磷酰胺冲击疗法，0.5～1g/m^{2}体表面积，静脉滴注，每月1次，共6次。好转后，每3个月1次
环孢素	用量3～5mg/kg分2次服
霉酚酸酯	用量1.0～1.5g/d分2次口服
其他	雷公滕多苷等

四、干燥综合征

（一）概念 ☆

一种以侵犯泪腺、唾液腺等外分泌腺体，具有高度淋巴细胞浸润为特征的弥漫性结缔组织病。免疫性炎症反应主要在外分泌腺体的上皮细胞。

（二）临床表现 ☆☆

项目	内容
口腔干燥症	口干、猖獗性龋齿、舌痛、舌面干裂、舌乳头萎缩而光滑、口腔黏膜出现溃疡或继发感染
干燥性角结膜炎	眼干涩、异物感、泪少等症状，严重者欲哭无泪
其他浅表部位	鼻、硬腭、气管及其分支、消化道黏膜、阴道黏膜的外分泌腺体均可受累，分泌减少

考点精练

一、选择题

（一）A型题

1. 心肌梗死时最先出现的症状为

A. 发热　　B. 心动过速　　C. 胃肠道症状

D. 心律失常　　E. 心绞痛

2. 肺炎链球菌肺炎炎症消散后常见的结果为

A. 肺部遗留纤维化　　B. 肺泡受损产生局部肺气肿或肺大疱

C. 肺组织完全恢复正常　　D. 造成胸膜粘连增厚

E. 支气管扩张

3. 纠正呼吸性酸中毒，最主要的措施为

A. 纠正电解质紊乱　　B. 输碱性溶液，使pH值恢复正常

C. 改善通气　　D. 使用脱水药减轻脑水肿

E. 给予呼吸兴奋剂

4. 诊断消化性溃疡最可靠的依据为

A. 胃酸增高
B. 节律性上腹痛
C. 钡餐试验十二指肠球部激惹变形
D. 大便隐血试验阳性
E. 胃镜检查

5. 原发性肝癌的早期诊断最有意义的为

A. γ谷氨酰转移酶增高
B. 碱性磷酸酶增高
C. 甲胎蛋白增高
D. 乳酸脱氢酶增高
E. 单胺氧化酶增高

6. 再生障碍性贫血与阵发性睡眠性血红蛋白尿最主要的鉴别点为

A. 前者有全血细胞减少，后者无
B. 前者骨髓增生低下，后者无
C. 前者有血小板减少，后者无
D. 后者Ham试验阳性
E. 前者骨髓或外周血可发现CD55⁻

7. 甲状腺功能亢进症用抗甲状腺药治疗后的停药指标中以哪项最好

A. 血浆TSH水平（放免法）
B. 血清总T_3、总T_4
C. 血浆TSAb测定
D. TRH兴奋试验
E. T_3抑制试验

8. 缺铁性贫血常见病因为

A. 慢性胃炎
B. 慢性肠炎
C. 慢性失血
D. 慢性肝炎
E. 慢性溶血

9. 特发性血小板减少性紫癜治疗首选

A. 免疫抑制药
B. 糖皮质激素
C. 输血及血小板悬液
D. 血浆置换
E. 脾切除

10. 在抢救甲状腺危象时应首选以下哪种药物

A. 复方碘液
B. 丙硫氧嘧啶
C. 糖皮质激素
D. 甲巯咪唑
E. 大剂量普萘洛尔

11. 糖尿病神经病变中以何种神经受累最常见

A. 脊髓神经根
B. 第Ⅲ对脑神经
C. 自主神经
D. 周围神经
E. 脊髓前角

12. 尿中出现何种管型对诊断肾盂肾炎有帮助

A. 上皮细胞管型
B. 红细胞管型
C. 白细胞管型
D. 颗粒管型
E. 混合管型

13. 患者，男，65岁，近3个月以来夜间频发胸骨后疼痛，24小时动态心电图示胸痛发作时胸导联ST段上移。选用以下何种药物治疗最为恰当

A. 毛花苷C
B. 双嘧达莫
C. 普萘洛尔
D. 维拉帕米
E. 布桂嗪

14. 某高血压心脏病患者，突发呼吸困难，咳吐粉红色泡沫痰，血压为180/120mmHg

（24.0/16.0kPa）。以下哪种药物可作为首选治疗用药

A. 利血平　　B. 哌唑嗪　　C. 硫甲丙脯酸

D. 硝普钠　　E. 尼群地平

15. 患者，男，68岁。发生尖端扭转型室性心动过速，宜选用以下哪种药物治疗

A. 奎尼丁　　B. 胺碘酮　　C. 普罗帕酮

D. 利多卡因　　E. 丙吡胺

16. 某肺心病患者，测血气：pH 7.25，PaO_2 5.3kPa，$PaCO_2$ 9kPa，HCO_3^- 19mmol/L，BE-6mmol/L。应诊断为

A. 代偿性呼吸性酸中毒　　B. 呼吸性酸中毒合并代谢性酸中毒

C. 代谢性酸中毒　　D. 呼吸性酸中毒合并代谢性碱中毒

E. 失代偿性呼吸性酸中毒

17. 患者，男，35岁。间歇性右下腹痛半年伴腹泻，粪呈糊状，无脓血便。右下腹隐约可扪及边缘欠清的肿块。钡餐发现回肠末端及盲肠有多段肠曲肠腔狭窄，边缘不齐，病变之间肠曲黏膜形态正常。PPD-IgG（±），最可能的诊断为

A. 克罗恩病　　B. 右侧结肠癌　　C. 肠结核

D. 阿米巴肉芽肿　　E. 溃疡性结肠炎

18. 患者，女，38岁。反复水肿3年，BP21/13kPa，Hb80g/L，尿蛋白（++），镜检RBC 2~4个/HP，BUN 10mmol/L。该患者哪种疾病可能性大

A. 隐匿性肾炎　　B. 慢性肾盂肾炎　　C. 慢性肾炎

D. 肾病综合征　　E. 高血压肾小动脉硬化

19. 患者，男，29岁。高度水肿，尿蛋白（++++），血清白蛋白14g/L，血胆固醇12mmol/L，应用泼尼松50mg/d治疗4周，尿量增加，水肿消退，尿蛋白（-）。下一步应如何治疗

A. 停用泼尼松　　B. 泼尼松开始减量　　C. 加用环磷酰胺

D. 泼尼松原剂量维持使用　　E. 加用苯丁酸氮芥

（二）X型题

1. 较常见的高血压急性并发症有

A. 肾衰竭　　B. 脑出血　　C. 脑梗死

D. 急性冠脉综合征　　E. 急性左心室衰竭

2. 能引起心绞痛的疾病有

A. 严重的主动脉瓣狭窄或关闭不全　　B. 冠心病

C. 肥厚型心肌病　　D. X综合征

E. 高血压病

3. 以下哪些项目可作为诊断慢性肺心病的条件

A. 肺动脉高压表现　　B. 左心室肥大或左心衰

C. 慢性肺、胸疾病史　　D. 右心室肥大或右心衰

E. 心律失常

4. 溶血性贫血红细胞破坏过多的实验室根据为

A. 尿胆原排出增多
B. 血浆结合珠蛋白增高
C. 血红蛋白血症
D. 血清中以直接胆红素增高为主
E. 网织红细胞计数增高

5. 有关原发性甲状旁腺功能亢进症正确的描述为

A. 多见于20～50岁成年人
B. 女性多见
C. 血钙升高
D. 起病缓慢，临床表现多种多样
E. 血磷升高

6. 以下哪些药物具有舒张支气管作用

A. 胆碱能受体激动药
B. β受体阻断药
C. 茶碱
D. β_1受体激动药
E. β_2受体激动药

7. 电复律的禁忌证有

A. 持续室性心动过速
B. 心房颤动伴完全性房室阻滞
C. 心室扑动
D. 病态窦房结综合征伴快速心房颤动
E. 心室颤动

8. 幽门螺杆菌（Hp）感染相关性疾病有

A. 溃疡病
B. 平滑肌瘤
C. 慢性胃炎
D. 血管瘤
E. 胃癌

9. 胃癌的X线表现包括以下

A. 可示半月征
B. 充盈缺损
C. 可有环堤征
D. 龛影位于胃轮廓之内
E. 黏膜皱襞中断

10. 关于静脉血栓形成，以下哪些正确

A. 常见于深静脉
B. 多为红细胞血栓或纤维蛋白血栓
C. 血栓局部肿胀、疼痛
D. 血栓脱落引起肺梗死等
E. 早期多为血小板血栓

11. 糖尿病酮症酸中毒治疗中如果补碱过多过快，会出现哪些严重并发症

A. 加重组织缺氧
B. 脑水肿
C. 碱中毒
D. 缺钾
E. 低血糖

12. 有关铁的吸收，以下哪几项正确

A. 维生素B_{12}有利于铁吸收
B. 动物食物铁易吸收
C. 低铁比高铁易吸收
D. 维生素C有利于铁吸收
E. 各段小肠对铁均有很好的吸收力

13. 急进性肾炎与急性肾炎的鉴别是前者具有

A. 显著高血压
B. 持续性少尿或无尿
C. 大量蛋白尿
D. 迅速发生并加重的肾功能损害

E. 水肿

14. 糖皮质激素治疗原发性肾病综合征的原则和方案通常包括

A. 长期维持：以每天10mg的剂量维持6～12个月或更长

B. 缓慢减药：足量治疗后每1～2周减原用量的10%，当每天20mg时减量更应缓慢

C. 起始足量：波尼松每天1mg/kg，持续8～12周

D. 地塞米松比强的松的疗效更好

E. 有肝功能损害或泼尼松疗效不佳时可改为泼尼松龙口服或静脉注射

二、填空题

1. 按组织病理学分类，原发支气管肺癌可分为________和________两大类。

2. 急性心肌梗死患者，发病后7小时所做的酶学检查，以________出现阳性结果最早也最敏感。

3. 急性心肌炎的死亡原因多为________和________。

4. 支气管哮喘是呼吸道________疾病。控制哮喘的根本措施是________，首选药物是________。

5. 血小板的功能有________、________、________、________、________。

6. PaO_2正常值是________，$PaCO_2$正常值是________，正常人血pH值是________。

7. 肝硬化腹水患者的基本治疗是________及________。

8. 出血时间延长可见于________、________、________、________、________。

9. 溃疡病患者上腹痛的特征有________、________、________。

10. 生长激素过多在________引起巨人症，在________导致肢端肥大症。

11. 急性白血病的主要临床表现有________、________、________及________。

12. 肝性脑病的临床分期是________、________、________、________。

13. 用胰岛素治疗的糖尿病患者，如果白天尿糖全部阴性，而空腹血糖增高，应考虑为________效应、________现象和________分泌不足3种可能。

14. 肾病综合征的临床特点为________、________、________和/或________。

15. ^{131}I治疗甲亢的机制是^{131}I能释放出________射线破坏甲状腺滤泡上皮细胞。服药后常见的急性并发症为________，常见的慢性并发症为________。

三、判断题

1. 血性胸腔积液可排除结核性渗出性胸膜炎。

2. 急性呼吸窘迫综合征是一种非心源性肺水肿。

3. 缺铁性贫血患者口服铁剂时应忌茶。

4. 心房颤动患者，心室率为42次/min，QRS波群波形宽大畸形，但节律整齐，可以诊断为心房颤动合并三度房室阻滞。

5. 缺氧不一定有发绀，发绀不一定有缺氧。

6. 上消化道出血最常见的病因是胃癌。

7. 血清总T_3和总T_4出现分离现象（即其中一个正常、一个升高或降低）只见于甲亢复发

的早期。

8. 慢性粒细胞白血病周围血中性粒细胞碱性磷酸酶活性是增高的。

9. 口服糖耐量试验异常加上尿糖阳性即可诊断为原发性糖尿病。

10. 白细胞管型对肾盂肾炎的诊断有重要价值。

11. 慢性肾小球肾炎简称慢性肾炎，以蛋白尿、血尿、高血压和水肿为基本临床表现。

四、名词解释

1. 黄疸
2. 心肌病
3. 渗出液与漏出液
4. 血尿
5. 人工心脏起搏
6. 张力性气胸
7. 隐匿性肾小球肾炎
8. 再生障碍性贫血
9. 应激性溃疡
10. 粒细胞缺乏症

五、简答题

1. 简述急性上呼吸道感染常见病原体和主要临床表现。
2. 试述洋地黄的主要适应证与禁忌证。
3. 简述肺性脑病的定义及如何处理。
4. 简述急性胰腺炎的诊断标准。
5. 试述风湿性心脏病二尖瓣狭窄的并发症。
6. 简述血友病临床出血特点。
7. 试述缺铁性贫血的治疗。
8. 试述原发性醛固酮增多症临床表现的发展阶段。
9. 试述急性肾衰竭应用透析疗法的适应证。
10. 试述地方性甲状腺肿及其病因和发病机制。
11. 尿毒症患者并发感染时，应如何选择使用抗生素？
12. 简述类风湿关节炎的诊断标准

参考答案

一、选择题

（一）A型题

1. E　2. C　3. C　4. E　5. C　6. D　7. C　8. C　9. B　10. B

11. D　12. C　13. D　14. D　15. D　16. B　17. A　18. C　19. D

（二）X型题

1. ABCE　2. ABCD　3. ACD　4. AC　5. ABCD　6. CE
7. BD　8. ACE　9. ABCDE　10. ABCD　11. ABCD　12. BCD
13. BD　14. ABCE

二、填空题

1. 非小细胞肺癌　小细胞肺癌
2. 肌酸磷酸激酶（CPK）
3. 严重心律失常　心功能不全
4. 炎症性　消除呼吸道炎症　糖皮质激素
5. 黏附功能　聚集功能　分泌功能　促凝功能　血块收缩功能
6. 12.7～13.3 kPa　4.7～6 kPa　7.35～7.45（平均7.40）
7. 限水　限钠
8. 血小板数量减少　血小板功能异常　血管异常　严重缺乏血浆凝血因子　药物影响
9. 慢性　周期性　节律性
10. 骨骺闭合之前　骨骺闭合之后
11. 贫血　发热　出血　器官和组织浸润
12. 前驱期　昏迷前期　昏睡期　昏迷期
13. Somoygi　黎明　夜间胰岛素
14. 大量蛋白尿　明显低蛋白血症　高度水肿　高脂血症
15. β　放射性甲状腺炎　甲状腺功能减退症

三、判断题

1. ×　2. √　3. √　4. √　5. √　6. ×　7. ×　8. ×　9. ×　10. √
11. √

四、名词解释

1. 黄疸：任何原因导致高胆红素血症，染黄巩膜、黏膜、皮肤、体液及其他组织，临床上叫做黄疸。正常血清胆红素为1.7～17.1μmol/L，当血中胆红素大于34.2μmol/L时即可出现临床黄疸。

2. 心肌病：系指除风湿性、冠状动脉性、高血压性、肺源性和先天性心脏病以外的以心肌病变为主的一组疾病，临床可分为原发性心肌病和特异性心肌病两大类。

3. 渗出液与漏出液：渗出液是炎症性积液，可以由感染性（如结核性、化脓性胸膜炎）或非感染性（如肿瘤、结缔组织病）疾病引起。漏出液为非炎症性积液，多为全身性疾病所致，如心力衰竭时毛细血管内静水压升高，肾病、营养不良时低蛋白血症胶体渗透压下降引起胸腔内液体积聚。

4. 血尿：离心后尿沉渣镜检每高倍视野红细胞数超过3个为血尿，1L尿含1mg血即呈现肉眼血尿。

5. 人工心脏起搏：是通过人工心脏起搏器发送人造的脉冲电流刺激心脏，以带动心搏的治疗方法，主要用于治疗快速和/或缓慢的心律失常及电生理检查。

6. 张力性气胸：是指胸膜的破裂口呈单向活瓣或活塞作用，吸气时瓣口张开，气体进入胸腔；呼气时瓣口关闭，气体只进不出，胸腔内气体越积越多，压力持续上升，可达10～20cmH_2O，肺脏压缩，纵隔移位，心脏血液回流受阻，患者常有极度呼吸困难、血压下降、虚脱、昏迷，可因呼吸循环衰竭死亡。

7. 隐匿性肾小球肾炎：表现为无水肿、高血压及肾功能损害，而仅表现为蛋白尿和/或肾小球性血尿的一组肾小球病。

8. 再生障碍性贫血：是一组由于化学、物理、生物因素及不明原因引起的骨髓造血功能衰竭，以造血干细胞损伤、外周血全血细胞减少为特征，临床上常表现为较严重的贫血、出血和感染。

9. 应激性溃疡：是指以胃黏膜糜烂和急性溃疡为特征，引起急性上消化道出血的黏膜病变。可见于严重烧伤、创伤、脑血管意外、颅内病变、败血症、肺气肿、肺源性心脏病、重症心力衰竭、休克、大手术后、恶性肿瘤和长期使用某些对胃有刺激性的药物及肾上腺糖皮质激素治疗等。

10. 粒细胞缺乏症：指外周血中性粒细胞绝对数低于0.5×10^9/L。

五、简答题

1. 急性上呼吸道感染指鼻、咽喉部急性感染性炎症。70%～80%病原体是病毒，少数为细菌（以溶血链球菌多见）。临床主要表现为急性鼻炎及上呼吸道其他症状，如鼻塞、流涕、打喷嚏、咽干、咽喉痛、声嘶、咳嗽，可伴有畏冷、发热。

2. 洋地黄的主要适应证与禁忌证：（1）适应证：①以心肌收缩功能不全为主的急性或慢性充血性心力衰竭。②阵发性室上性心动过速。③心房颤动尤其是快速性心房颤动。④心房扑动。（2）禁忌证：①洋地黄中毒或过量及其引起的心力衰竭加重与心律失常。②预激综合征伴心房颤动或扑动。③二度或高度房室阻滞。④梗阻性肥厚型心肌病而无心房颤动或明显心力衰竭者。

3. 肺性脑病是指由于呼吸衰竭导致机体严重缺氧及二氧化碳潴留出现的精神、神经症状综合征。早期有失眠、烦躁或躁动。患者夜间失眠，白天嗜睡，表情淡漠，肌肉震颤，可出现扑翼样震颤及间歇抽搐，严重者昏睡甚至昏迷。腱反射减弱或消失，锥体束征阳性。治疗肺性脑病主要是加强通气措施，改善缺氧及二氧化碳潴留。可以适当应用脱水药减轻脑水肿。忌用镇静药、催眠药和抑制呼吸的药物。

4. 急性胰腺炎常根据典型的临床表现和实验室检查可做出诊断：（1）水肿型患者有剧烈而持续的上腹部疼痛，恶心，呕吐，轻度发热，上腹部压痛，但无腹肌紧张，同时有血清和/或尿淀粉酶显著升高及Cam/Ccr百分比比值增高，据此可以诊断。（2）出血坏死型胰腺炎早期诊断有困难，有以下表现应拟诊：①全腹剧痛及出现腹肌强直、腹膜刺激征时。②烦躁不安、四肢厥冷、皮肤呈斑点状等休克症状时。③血钙显著下降到2mmol/L以下。④腹腔诊断性穿刺有高淀粉酶活性腹水。⑤与病情不相适应的血尿淀粉酶突然下降。⑥肠鸣音显著降低、肠胀气等麻痹性肠梗阻。⑦Grey–Turner征或Cullen征。⑧正铁血红蛋白阳性。⑨肢体出现脂肪坏死。⑩消化道大量出血。⑪低氧血症。⑫白细胞升高及血尿素氮＞14.3mmol，血糖＞11.2mmol/L（无糖尿病史）。

5. 风湿性心脏病二尖瓣狭窄的并发症：（1）充血性心力衰竭：以右心衰为主，是本病最常见的并发症和死因。（2）急性肺水肿：是重度二尖瓣狭窄的严重而紧急的并发症，病死率较高。多发生于剧烈体力活动、情绪激动或心动过速时，妊娠期血容量增大更易诱发。（3）心律失常：以心房颤动较常见，常由房性早搏发展为房性心动过速、心房扑动、阵发性心房颤动，最后转为持久性心房颤动。（4）栓塞：以脑栓塞较常见，为体循环栓塞的2/3，其次为外周动脉栓塞和内脏。（5）亚急性感染性心内膜炎：较少见。（6）肺部感染：常见，往往诱发或加重心力衰竭。

6. 血友病出血的特点为：①多为自发性或轻度外伤后出血不止。②出生即有，伴随终身。③常表现为软组织或深部肌肉血肿。④负重关节反复出血最为突出，最终可致关节畸形，可伴骨质疏松、关节骨化及相应肌肉萎缩（血友病关节）。⑤重症患者可发生呕血、便血，甚至颅内出血。

7. 缺铁性贫血的治疗要点：（1）病因治疗：应尽可能去除导致缺铁的病因。（2）补充铁剂治疗：口服铁剂首选，如琥珀酸亚铁与富马酸亚铁等，元素铁150～200mg/d，餐后服用，忌与茶同服。网织红细胞在服用后逐渐上升，7天左右达高峰，血红蛋白2周后上升，1～2个月恢复正常。此时继续补铁3～6个月，或血清铁蛋白＞50μg/L后停药。对口服剂不能耐受者于胃肠外给药。用右旋糖酐铁或山梨醇铁肌内注射。总剂量计算法：所需补充铁（mg）=［150-患者Hb（g/L）］×体重（kg）×0.33，首次50mg，如无不良反应第2次100mg，以后每周2～3次，直到总量注射完。

8. 原发性醛固醇增多症临床发展阶段：（1）早期：仅有高血压，无低血钾症状，醛固醇分泌增多及肾素系统受抑制，造成血浆醛固醇/肾素比值上升。（2）高血压、轻度钾缺乏期：血钾轻度下降或呈间歇性低血钾或在某种诱因下出现低血钾。（3）高血压、严重钾缺乏：出现肌麻痹。

9. 急性肾衰竭经保守疗法无效，出现以下情况者应进行透析治疗：①急性肺水肿。②血钾在6.5mmol/L以上。③血尿素氮21.4mmol/L以上或血肌酐442μmol/L以上。④高分解代谢状态，血肌酐每天升高超过176.8μmol/L或血尿素氮每天超过8.9mmol/L，血钾每天上升1mmol/L以上。⑤无明显高分解代谢，无尿2天以上或少尿4天以上。⑥酸中毒，二氧化碳结合力低于13mmol/L，pH＜7.25。⑦少尿2天以上，伴有以下任一情况者：体液潴留，如结膜水肿、心音呈奔马律、中心静脉压增高；尿毒症症状，如持续呕吐、烦躁、嗜睡；高血钾，血钾大于6.0mmol/L，心电图有高钾改变。

10. 甲状腺肿是指良性甲状腺上皮细胞增生形成的甲状腺肿大。单纯性甲状腺肿又称非毒性甲状腺肿，是指非炎症和非肿瘤原因，不伴有临床甲状腺功能异常的甲状腺肿。单纯性甲状腺肿患者约占人群5%，女性发病率是男性的3～5倍。如果一个地区儿童中单纯性甲状腺肿的患病率超过10%，叫做地方性甲状腺肿。本病多见于山区和远离海洋的地区。地方性甲状腺肿最常见的原因是碘缺乏病（IDD）。碘是甲状腺合成甲状腺激素的重要原料之一，碘缺乏时合成甲状腺激素不足，反馈引起垂体分泌过量的TSH，刺激甲状腺增生肥大，形成甲状腺肿。

11. 尿毒症并发感染时选用抗生素的原则：(1)可按正常剂量使用的药物：青霉素G、氨苄西林、林可霉素、红霉素等。(2)须按肌酐清除率减量使用的药物：羧苄西林、头孢菌素类。(3)不宜使用的药物：多黏菌素、黏菌素、氨基苷类、磺胺、呋喃吡啶等。

12. 类风湿关节炎的诊断标准如下：(1)持续6周关节内或周围晨僵持续至少1h。(2)至少同时有3个关节区软组织肿胀或积液，病程至少持续6周。(3)腕、掌指、近端指间关节区中，至少1个关节区肿胀，病程至少持续6周。(4)对称性关节炎，病程至少持续6周。(5)有类风湿结节。(6)血清类风湿因子阳性。(7)X线片改变，必须包括骨侵蚀或受累关节及其邻近部位有明显的骨质脱钙。符合以上7项中4项者可诊断为RA。

第三章　外科学

考点精讲

第一节　外科总论

一、无菌术

（一）灭菌法和消毒法 ☆

项目	概念	常用方法
灭菌	指杀灭一切活的微生物	高压蒸汽法；煮沸灭菌法；电离辐射法；药液浸泡法
消毒	杀灭病原微生物及其他有害微生物，但并不要求清除或杀灭所有微生物（如芽孢等）	甲醛蒸汽熏蒸法；药液浸泡消毒法

（二）常用的化学灭菌剂和消毒剂 ☆☆

灭菌剂和消毒剂	使用方法	其他
2%中性戊二醛水溶液	浸泡时间为30min可消毒，灭菌时间为10h	—
甲醛溶液	10%甲醛溶液浸泡时间为30min	用于输尿管导管等树脂类、塑料类以及有机玻璃制品的消毒
70%酒精	70%酒精浸泡30min，效果同戊二醛	多用于消毒状态的维持
1∶1000苯扎溴铵（新洁尔灭）溶液	1∶1000苯扎溴铵（新洁尔灭）浸泡30min	常用于已消毒的持物钳的浸泡
1∶1000氯己定（洗必泰）溶液	浸泡30min	抗菌作用较苯扎溴铵（新洁尔灭）强

（三）患者手术区皮肤消毒的方法及注意事项 ☆☆

项目	内容
消毒方法	①2.5%～5%碘酊及70%酒精消毒 ②0.1%苯扎溴铵或0.1%氯己定 ③0.5%聚维酮碘消毒
注意事项	①药物由手术区中心部位向四周涂擦 ②感染伤口或肛门处由外周向伤口或肛门处涂擦 ③婴儿、面部及会阴部一般应用0.1%苯扎溴铵消毒 ④消毒范围应包括手术切口外周15cm的区域

（四）手术过程中的无菌原则 ☆☆☆

项目	内容
接触	手术人员手不能接触背部、腰部以下和肩部上部位，这些属于有菌地带；也不能接触手术台边缘以下区域
切口	边缘应以无菌大纱布垫或手术巾遮盖，并用巾钳或缝线固定，仅显露手术切口。或者术前手术区粘贴无菌塑料薄膜
传递	①不可在手术人员的背后传递手术器械及用品 ②不准拾回再用坠落到无菌巾或手术台以外的器械物品
更换	手术中如手套破损或接触到有菌地方，应更换无菌手套
调换	①同侧手术人员如需调换位置，一人应先退后一步，背对背地转身到达另一位置 ②如需调换到对侧，则需自器械台侧走向对侧位置
清点	手术前应清点器械、敷料，手术结束时，检查胸、腹等体腔，待核对器械、敷料数无误后才能关闭切口
消毒	皮肤切口以及缝合皮肤之前，需用70%酒精再涂擦消毒皮肤一次
保护	切开空腔脏器前，要先用纱布垫保护周围组织
参观	不可太靠近手术人员或站得太高，也不可经常在室内走动
其他	手术进行时不应开窗通风或用电扇，室内空调机风口也不能吹向手术台，以免扬起尘埃，污染手术室内空气

二、体液失调

（一）体液平衡及渗透压的调节 ☆☆

体液正常渗透压通过下丘脑－垂体－抗利尿激素系统来恢复和维持，血容量的恢复和维持则是通过肾素－醛固酮系统。

项目	内容
体内丧失水分时	①细胞外液渗透压增高，刺激下丘脑－垂体－抗利尿激素系统，产生口渴，机体主动增加饮水 ②抗利尿激素的分泌增加使远曲小管的集合管上皮细胞对水分的再吸收加强，尿量减少，使已升高的细胞外液渗透压降至正常
体内水分增多时	细胞外液渗透压降低，口渴反应被抑制，抗利尿激素的分泌减少，导致远曲小管与集合管上皮细胞对水分的重吸收减少，排出体内多余的水分，使细胞外液渗透压增至正常

（二）水钠代谢紊乱

1. 类型 ☆☆☆

类型	丢失成分	典型病因	临床表现	实验室检查
等渗性缺水	失水＝失钠	肠瘘、大量呕吐	舌干、不渴	血钠正常
低渗性缺水	失水＜失钠	慢性肠梗阻、长期胃肠减压	神志差、不渴	血钠降低
高渗性缺水	失水＞失钠	食管癌梗阻、高热出汗	口渴	血钠增高

2. 分度 ☆☆☆

（1）低渗性缺水（血钠水平）

分度	血钠水平	症状	其他
轻度	130～135mmol/L	有头晕，疲乏，手足麻木，口渴不明显	尿Na^+减少，每千克体重缺氯化钠0.5g
中度	120～130mmol/L	有恶心呕吐，脉搏细数，血压下降，站立性晕倒	尿少，每千克体重缺氯化钠0.5～0.75g
重度	120mmol/L以下	①多已昏睡或昏迷状态，肌肉抽搐，腱反射减弱或消失 ②血压明显下降或休克（缺钠性休克）	每千克体重缺氯化钠0.75～1.25g

（2）高渗性缺水的分度

分度	缺水量占体重	症状
轻度	2%～4%	口渴
中度	4%～6%	极度口渴，尿少、尿比重增高，乏力，唇舌干燥，皮肤弹性差，眼窝凹陷，烦躁
重度	6%	除以上症状外，可出现狂躁、幻觉、谵妄和昏迷，血压下降甚至休克

3. 治疗 ☆☆

项目		等渗性缺水	低渗性缺水	高渗性缺水
治疗原则		①针对病因 ②平衡盐溶液或等渗盐水尽快补充血容量 ③注意低钾血症，尿量达40ml/h后补充氯化钾	①针对病因 ②输给含盐溶液或高渗盐水	①尽早除去病因 ②0.45%氯化钠液或5%葡萄糖液
补液方法	按轻重程度	①脉搏细数和血压下降等症状：静脉快速滴注3000ml液体（按体重60kg计算） ②无血容量不足的表现：先补上述量的1/2～2/3	按轻中重度缺钠计算出总缺钠量	按轻中重度估计丧失体重的百分比
	公式法	补等渗盐水量（L）=血细胞比容上升值/血细胞比容正常值×体重（kg）×0.25	补充的钠盐量（mmol）=（血钠的正常值−血钠测得值）（mmol/L）×体重（kg）×0.6（女性×0.5）	补水量（ml）=（血钠测得值−血钠正常值）（mmol/L）×体重（kg）×4
	其他	还应补给日需要量水2000ml及氯化钠4.5g	两种方法计算出的量，当日只补给一半	—
注意事项		①肾功能不好：输大量等渗盐水，注意防止高氯性酸中毒 ②多用平衡盐溶液 ③先用盐水，后用糖水 ④及早纠正酸中毒 ⑤缺水纠正后，及时补钾	①休克者：晶体液与胶体液同时并用 ②重度缺钠者：补钠量中2/3宜用5%氯化钠溶液，其余量以等渗盐水补给 ③纠正酸中毒 ④尿量达40ml/h后，应补钾 ⑤测血清Na^+、K^+、Cl^-和做血气分析，作为进一步的参考	①补低渗盐溶液 ②同时应适当补钠 ③当日仅补计算量的一半及正常日需要量 ④纠正酸中毒 ⑤若缺钾，尿量达到40ml/h后再予补钾

（三）电解质代谢紊乱

1. 低钾血症与高钾血症 ☆☆☆

（1）临床表现

项目	低钾血症	高钾血症
血钾浓度	＜3.5mmol/L	＞5.5mmol/L
症状	①最早为肌无力，先是四肢软弱无力 ②可延及躯干和呼吸肌 ③还可有软瘫、腱反射减退或消失	①无特异性 ②可有神志模糊、感觉异常及肢体软弱无力等 ③严重者有微循环障碍，表现为皮肤苍白、发冷、青紫、低血压等
检查	①心脏受累：传导阻滞和节律异常 ②典型的心电图改变为早期出现T波降低、变平或倒置，随后出现ST段降低、QT间期延长和U波 ③低钾性碱中毒时患者的尿却呈酸性（反常性酸性尿）	①常有心动过缓或心律不齐 ②最危险的是可致心室颤动和心搏骤停 ③特别是血钾浓度超过7mmol/L时，会有心电图的异常变化，早期可有高而尖的T波，P波波幅下降，随后出现QRS增宽

（2）治疗

项目	低钾血症	高钾血症
治疗	①补钾量：参考血钾浓度降低程度，每天补氯化钾3～6g ②静脉补钾：每升输液中含钾量不宜超过40mmol（相当于氯化钾3g），不宜超过20mmol/h ③待尿量超过40ml/h后，再静脉补充钾	①停用一切含钾的药物或溶液 ②促使K^+转入细胞内：输注碳酸氢钠溶液、葡萄糖溶液及胰岛素等，肾功能不全者，用10%葡萄糖酸钙100ml或11.2%乳酸钠溶液50ml或25%葡萄糖溶液400ml，加入胰岛素20U，作24h缓慢静脉滴入 ③阳离子交换树脂：可同时口服山梨醇或甘露醇以导泻 ④透析疗法：腹膜透析和血液透析
注意事项	①严禁静脉推注补钾 ②补钾浓度过高，补钾过快，有致命危险 ③补钾量通常分次给予，要纠正体内的缺钾，常需3～5天的治疗 ④酸中毒及肝功能损害者可用谷氨酸钾	①注意补充血容量，纠正水和其他电解质失衡 ②纠正酸中毒 ③促进利尿，改善肾功能

2. 低钙血症 ☆☆

项目	内容
临床表现	①与血清钙浓度降低后神经肌肉兴奋性增强有关 ②口周和指（趾）尖麻木及针刺感、手足抽搐、腱反射亢进、Chvostek征阳性 ③血钙浓度低于2mmol/L时有诊断价值
治疗	①治疗原发病 ②静脉注射10%葡萄糖酸钙10～20ml或5%氯化钙10ml缓解症状，必要时重复给药 ③长期治疗者，逐渐以口服钙剂及维生素D替代

（四）酸碱平衡紊乱

1. 代谢性酸中毒与代谢性碱中毒 ☆☆

项目	代谢性酸中毒	代谢性碱中毒
病因	碱性物质丢失过多、酸性物质过多、肾功能不全	胃液丧失过多、碱性物质摄入过多、缺钾、利尿剂的作用
诊断	①导致代谢性酸中毒病因的病史 ②深快呼吸，可伴有尿少、缺水、尿酸性等 ③实验室检查：CO_2潴留或HCO_3^-＜22mmol/L，失代偿时pH和HCO_3^-明显下降，PCO_2正常	①呼吸变浅变慢，或精神神经方面的异常等 ②严重时可发生昏迷 ③结合血气分析可确定诊断及其严重程度 ④失代偿时：血液pH和HCO_3^-明显增高，$PaCO_2$正常 ⑤代偿期：血液pH可正常，HCO_3^-与BE（剩余碱）有增高 ⑥可伴有低氯血症及低钾血症
治疗	①病因治疗 ②纠正脱水及其他电解质紊乱 ③较轻者（血浆HCO_3^-为16～18mmol/L）可自行纠正，不必用碱性药物 ④重症者（血浆HCO_3^-低于10mmol/L）的，立即输液及碱剂治疗。常用药物为碳酸氢钠溶液	①治疗原发病 ②对丧失胃液引起者：输注等渗盐水或葡萄糖盐水，必要时补盐酸精氨酸 ③几乎都同时存在低钾血症，应同时补给氯化钾

2. 呼吸性酸中毒与呼吸性碱中毒 ☆☆

项目	呼吸性酸中毒	呼吸性碱中毒
诊断	①呼吸功能受影响的病史，出现胸闷、呼吸困难、躁动不安等临床表现 ②动脉血血气分析：pH明显下降，$PaCO_2$增高，血浆HCO_3^-可正常 ③慢性：血pH下降不明显，$PaCO_2$增高，血HCO_3^-亦有增高	①呼吸急促、快而浅，头晕，手足麻木感，搐搦，视力模糊等 ②$PaCO_2$降低，血pH上升，H_2CO_3减少，CO_2CP降低
治疗	①急性：清理呼吸道；应用呼吸兴奋药；吸氧；应用人工呼吸机；处理高血钾；适当应用三羟甲基氨基甲烷；若为麻醉过程中发生，降低麻醉深度 ②慢性：针对性地采取控制感染、扩张小支气管、促进排痰等措施，改善换气功能和减轻酸中毒程度	①治疗原发疾病 ②纸袋罩住口鼻，增加呼吸道死腔，可减少CO_2的呼出，提高血$PaCO_2$ ③吸入含有5%CO_2的气体

三、输血

（一）适应证与并发症 ☆☆

项目	内容
适应证	大量失血；贫血或低蛋白血症；重症感染；凝血异常
并发症	发热反应（早期最常见）；过敏反应；溶血反应（最严重）；细菌污染反应；循环超负荷；输血相关的急性肺损伤；输血相关性移植物抗宿主病；疾病传播；免疫抑制；及大量输血后可出现：低体温、碱中毒、暂时性低血钙、高血钾及凝血异常等

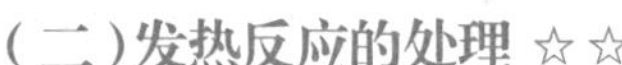

（二）发热反应的处理 ☆☆

- 分析病因，做相应处理
- 轻者减轻输血速度，重者停止输血
- 畏寒者注意保暖
- 发热时可给予阿司匹林，还可肌内注射异丙嗪或哌替啶

（三）溶血反应的治疗和预防 ☆☆

项目	内容
治疗	①抗休克：用晶体、胶体液及血浆扩容，纠正低血容量性休克，输入新鲜同型血液或输浓缩血小板或凝血因子和糖皮质激素，控制溶血性贫血 ②保护肾功能：给予5%碳酸氢钠250ml，碱化尿液。若尿少、无尿，或氮质血症、高钾血症时，则考虑行血液透析治疗 ③DIC明显，应考虑肝素治疗 ④血浆交换治疗
预防	①加强输血、配血过程中的核查工作 ②严格按照输血的规程操作，不输有缺陷的红细胞，严格把握血液预热的温度 ③尽量同型输血

（四）自体输血

1. 方法 ☆☆

项目	内容
回收式	适用外伤性脾破裂、异位妊娠破裂等导致的腹腔内出血、大血管、心内直视手术及门静脉高压症等手术时的失血回输和术后6h内所引流血液的回输等
预存式	适用择期手术患者估计术中出血量较大需要输血者
稀释式	麻醉前从患者一侧静脉采血，同时从另一侧静脉输入为采血量3～4倍的电解质溶液，或适量血浆代用品等以补充血容量

2. 禁忌证 ☆☆☆

- 血液已受胃肠道内容物、消化液或尿液等污染
- 血液可能受肿瘤细胞污染
- 肝肾功能不全的患者
- 有脓毒症或菌血症者
- 已有严重贫血的患者，不宜在术前采血或血液稀释法
- 胸、腹腔开放性损伤超过4h或血液在体腔中存留过久者

四、外科休克

（一）分类 ☆☆

按病因可将休克分为低血容量性休克、感染性休克、心源性休克、神经源性休克、过

敏性休克五类。

（二）临床表现 ☆☆

根据发展过程，可分为休克代偿期（轻度）和休克抑制期（中、重度）休克。

休克程度	轻度休克	中度休克	重度休克
神志	神志清楚、表情痛苦	神志尚清楚、表情淡漠	意识模糊、甚至昏迷
口渴程度	口渴	很口渴	非常口渴、可能无主诉
皮肤色泽	开始苍白	苍白	显著苍白、肢端青紫
皮肤温度	正常，湿冷	发冷	厥冷，肢端更明显
脉搏	＜100次/min，尚有力	100～120次/min	脉速而细弱、摸不清
血压	收缩压正常或稍升高，舒张压增高，脉压差降低	收缩压70～90mmHg，脉压差降低	收缩压＜70mmHg或测不到
体表血管	正常	浅静脉塌陷，毛细血管充盈延迟	毛细血管充盈非常迟缓，表浅静脉塌陷
尿量	正常	尿少	尿少或无尿
失血量	＜20%（＜800ml）	20%～40%（800～1600ml）	＞40%（＞1600ml）

（三）诊断要点 ☆☆☆

对于有出汗、兴奋、心率加快、脉压差小或尿少等症状者，应疑有休克。如果收缩压降至90mmHg以下，脉压差＜20mmHg，即可诊断为休克。

（四）监测 ☆☆☆

项目	内容
一般监测	①精神状态：提示脑组织灌流情况 ②皮肤温度、色泽：提示体表灌流情况 ③血压：收缩压＜90mmHg、脉压＜20mmHg是休克存在的表现；血压回升、脉压增大则是休克好转的征象 ④脉率：用脉率/收缩压（mmHg）计算休克指数，0.5多提示无休克，1.0～1.5提示有休克，＞2.0为严重休克 ⑤尿量：＜25ml/h、比重增加提示仍存在肾血管收缩和供血量不足，尿量维持在30ml/h以上时，休克已纠正
特殊监测	①中心静脉压（CVP）：正常值为0.49～0.98kPa（5～10cmH_2O） ②肺毛细血管楔压（PCWP） ③心排出量（CO）和心脏指数（CI） ④动脉血气分析 ⑤动脉血乳酸盐测定：有助于估计休克及复苏的变化趋势。正常值为1～1.5mmol/L，危重患者允许到2mmol/L

（五）治疗原则 ☆☆

尽早去除休克病因；尽快恢复有效循环血容量；改善心脏功能；恢复正常代谢。

（六）治疗 ☆☆

项目	内容
一般紧急治疗	头与躯干抬高20°～30°，下肢抬高15°～20°的体位，增加回心血量
补充血容量	纠正休克引起的组织低灌注和缺氧的关键
处理原发病	在积极抗休克的同时进行手术，以免延误时机
纠正酸碱平衡失调	①酸性内环境对心肌、血管平滑肌及肾功能均有抑制作用 ②休克早期，又可能因过度换气，引起低碳酸血症、呼吸性碱中毒
血管活性药物的应用	应能迅速提高血压，改善心脏和脑血流灌注，又能改善肾和肠道等内脏器官血流灌注
血管收缩剂	多巴胺、去甲肾上腺素和间羟胺等
治疗DIC	可用肝素抗凝，还使用抗纤溶药如氨甲苯酸、氨基己酸，抗血小板黏附和聚集的阿司匹林、潘生丁和小分子右旋糖酐
皮质类固醇和其他药物	①皮质类固醇可用于感染性休克和其他较严重的休克 ②皮质类固醇的作用：阻断α受体兴奋作用；保护细胞内溶酶体；增强心肌收缩力，增加心排血量；增进线粒体功能和防止白细胞凝集；促进糖原异生；降低患者对内毒素的敏感性 ③皮质类固醇一般主张应用大剂量，但只用1～2次

（七）感染性休克 ☆☆

1. 病因 ☆☆

（1）G^-杆菌：急性腹膜炎、胆道感染、绞窄性肠梗阻、泌尿系感染等。

（2）全身炎症反应综合征SIRS。

2. 治疗 ☆☆☆

项目	内容
补充血容量	①平衡盐溶液为主，适当补以胶体液、血浆、全血 ②CVP要全程监测
控制感染	应用抗生素，处理原发病灶
纠正酸碱平衡失调	早期就有严重的酸中毒
心血管活性药物	扩容之后，适当使用山莨菪碱、多巴胺等以兴奋α为主，兼有轻度兴奋β受体作用的血管扩张剂
皮质激素治疗	抑制炎症介质释放，稳定溶酶体，缓解SIRS，应用限于早期，用量宜大，维持不宜超过48h
其他	营养支持、DIC处理、MODS的防治

（八）损伤性休克的治疗 ☆☆

项目	内容
急救措施	①镇痛，骨折固定，受伤部位填塞、加压包扎或用止血带暂时止血 ②严重的开放性气胸或张力性气胸、连枷胸的紧急处理等
补充血容量	主要矛盾是失血，应及时加以补充，有时需要比估计失血量大得多的液体量才能纠正休克

续表

项目	内容
纠正酸碱平衡失调	①损伤后早期常出现碱中毒 ②休克导致组织缺氧或继发感染时，主要是代谢性酸中毒
手术疗法	①非紧急手术可待休克纠正后进行 ②紧急手术（如肝、脾破裂等）应一面纠正休克，一面手术
药物	必要时可用血管扩张药，用大量抗生素预防感染
其他	密切注意并积极预防急性肾衰竭

五、多器官功能障碍综合征（MODS）

是指急性疾病过程中两个或两个以上的器官或系统同时或序贯发生功能障碍。

（一）常见的外科病因 ☆

- 外科感染导致的脓毒症
- 严重的创伤、烧伤或大手术致失血、缺水
- 各种原因的休克，心跳、呼吸骤停复苏后
- 各种原因导致肢体、大面积的组织或器官缺血-再灌注损伤
- 合并脏器坏死或感染的急腹症
- 输血、输液、药物或机械通气
- 心脏、肝、肾的慢性疾病，糖尿病，免疫功能低下等疾病的患者更易发生MODS

（二）临床分型 ☆

项目	内容
速发型	原发急症在发病24h后有两个或更多的器官系统同时发生功能障碍，原发病为急症且甚为严重
迟发型	先发生一个重要器官或系统的功能障碍，如心血管、肺或肾的功能障碍，经过一段较稳定的维持时间，继而发生更多的器官、系统功能障碍。多见于继发感染或存在持续的毒素或抗原

（三）急性肾衰竭（ARF）

1. 概述 ☆☆

项目	内容
定义	由各种原因引起的肾功能损害，在短时间（几小时至几日）内出现血中氮质代谢产物积聚，水电解质和酸碱平衡失调及全身并发症，是一种严重的临床综合病征
突出表现	①尿量明显减少，观察ARF患者的24h尿量非常重要 ②成年人尿量若少于400ml/d称为少尿，少于100ml/d称为无尿

 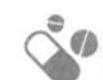

2. 临床分型 ☆☆

分型	特点
少尿型ARF	临床病程分为少尿（或无尿）期和多尿期，与ARF在病理上有肾小管坏死和修复两个阶段相关
非少尿型ARF	24小时尿量为800ml以上，临床表现轻，进程缓慢，预后较好

3. 急性肾衰竭少尿期的临床表现 ☆☆☆

分型	特点
水、电解质和酸碱平衡失调	水中毒、高钾血症、高镁血症、高磷血症和低钙血症、低钠血症、低氯血症、代谢性酸中毒等
蛋白质代谢产物积聚	①**氮质血症**：蛋白质的代谢产物不能经肾排泄，含氮物质积聚于血中 ②**尿毒症**：氮质血症时，血内其他毒性物质如酚、肌等亦增加，最终形成 ③**表现**：恶心、呕吐、头痛、烦躁、倦怠无力、意识模糊，甚至昏迷
全身并发症	①高血压、心力衰竭、肺水肿、脑水肿 ②各种心律紊乱和心肌病变 ③尿毒症肺炎、脑病 ④出血倾向，皮下、口腔黏膜、牙龈及胃肠道出血及DIC

（四）急性呼吸窘迫综合征（ARDS）

因肺实质发生急性弥漫性损伤而导致的急性缺氧性呼吸衰竭，临床以进行性呼吸困难和顽固性低氧血症为特征。

1. 急性肺损伤（ALI）与急性呼吸窘迫综合征的诊断标准 ☆☆☆

疾病	诊断标准
急性肺损伤（ALI）	①急性起病 ②氧合指数：≤40kPa（300mmHg）（无论$PaCO_2$是否正常或是否应用呼气末正压通气，PEEP） ③肺部X线片：双肺弥漫性浸润 ④肺动脉楔压：≤18mmHg或无心源性肺水肿的临床证据 ⑤存在ARDS的危险诱因
急性呼吸窘迫综合征	以上ALI的诊断基础上，只要PaO_2/FiO_2≤26.7kPa（200mmHg）（无论$PaCO_2$是否正常或是否应用PEEP）即可诊断为ARDS，反映肺损伤的程度更为严重

2. 诱发ARDS的病因 ☆☆

疾病	诊断标准
直接原因	误吸综合征、溺水（淡水、海水）、吸入毒气或烟雾、肺挫伤、肺炎及机械通气引起的肺损伤
间接原因	①各类休克、脓毒症（sepsis）、急性胰腺炎、大量输库存血、脂肪栓塞及体外循环 ②以全身性感染、全身炎性反应综合征（SIRS）、脓毒症时，ARDS的发生率最高

（四）急性肝衰竭（AHF）的发病基础 ☆☆

疾病	诊断标准
病毒性肝炎	①多见 ②甲、乙、丙型肝炎均可发生，我国以乙型肝炎最常见 ③急性发病时，肝细胞大量坏死，肝功能不能维持
化学物中毒	①药物的毒性损害较常见：对乙酰氨基酚、甲基多巴、麻醉剂氟烷、非类固醇类抗炎药等 ②肝毒性物质：四氯化碳、黄磷等 ③误食毒菌
外科疾病	①肝巨大或弥漫性恶性肿瘤、严重肝外伤、大范围肝被手术切除或有肝血供的损害等 ②治疗门静脉高压症的门体静脉分流，胆道长时间阻塞，肝胆管结石反复炎症导致肝损害，Budd-Chiari综合征
其他	脓毒症、肝豆状核变性、妊娠期急性脂肪肝等

（五）应激性溃疡 ☆☆

一种急性胃黏膜病变，泛指休克、烧伤、创伤、手术后和严重全身性感染时发生的急性胃炎，多伴有出血症状。

六、麻醉

（一）麻醉前用药 ☆☆

1. 目的 ☆☆

项目	内容
镇静	减轻患者的精神负担，稳定患者情绪，产生遗忘效果，减少术中麻醉剂的用量
镇痛	提高痛觉阈值，加强镇痛药的作用
抑制	抑制呼吸道腺体分泌，预防局麻药的毒性反应，提高患者对局麻药的耐受性
调整	调整自主神经功能，消除或减弱一些不利的神经反射活动
维持	减少儿茶酚胺释放，维持心血管系统的稳定性

2. 注意事项 ☆☆

项目	内容
镇静催眠药及镇痛药	肺活量显著降低，呼吸代偿不全，呼吸抑制的患者，应避免应用
抗胆碱药	呼吸道炎症未得到控制、痰液未能彻底排除或大量咯血者慎用或减量应用
休克或低血容量患者	麻醉前用药宜采用静脉给药，避免使用吗啡和吩噻嗪类药物
颅脑外科患者	除术前并存躁动、谵妄或癫痫发作外，慎用中枢抑制药
颅压高、产妇、两周岁以内小儿	①禁用吗啡 ②东莨菪碱、阿托品类亦应减量
甲亢	宜加大镇静药剂量，禁用阿托品类药
甲减	应减少镇静镇痛类药物剂量

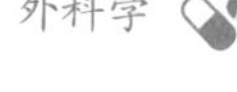

续表

项目	内容
窄角性青光眼	在未使用缩瞳药滴眼之前，禁用阿托品
未严格禁食的患者	术前常规加用抑酸药

（二）局麻药的毒性反应 ☆☆

项目	轻度	中度	重度
中枢神经系统毒性	眩晕、多言、无理智及定向障碍，同时血压升高，脉压变窄	惊恐、烦躁不安，血压明显升高，但脉搏趋于缓慢，并有缺氧和脊髓刺激症状	神志丧失，面部及四肢肌震颤发展为阵挛性惊厥、抽搐，若不处理，因呼吸困难缺氧导致呼吸和循环衰竭而死
心血管系统毒性	血压升高、心率增快	—	心血管虚脱、心肌收缩力减弱、心输出量减少、血压下降、心律失常、心率缓慢甚至心搏骤停

（三）吸入麻醉 ☆☆

项目	内容
概念	通过呼吸道吸入麻醉气体或麻醉蒸气而产生全身麻醉的方法
特点	药在体内代谢过程中分解少，大部分以原形从肺排出，所以吸入麻醉易于控制，比较安全，临床常用的麻醉方法
方法	开放式、半开放式、半紧闭式、紧闭式
麻醉药	氟烷、甲氧氟烷、安氟醚、异氟醚、七氟醚、地氟醚、氧化亚氮、乙醚等
理想的麻醉药的特点	①不燃烧、不爆炸 ②在CO_2吸收剂中稳定 ③麻醉效价高，能同时使用高浓度氧 ④血/气分配系数小，麻醉加深和减浅迅速 ⑤体内代谢低，代谢产物不导致肺、肾功能损害 ⑥不刺激呼吸，适用于吸入麻醉诱导 ⑦不抑制循环功能 ⑧不增加心肌对儿茶酚胺的敏感性，不导致心律失常 ⑨能降低中枢神经系统耗氧量，不增加颅内压，不诱发癫痫 ⑩不致畸、不致癌
气管插管麻醉的优点	①能在任何手术体位下保持呼吸道通畅 ②可避免异物进入呼吸道，同时方便清除气管和支气管内的分泌物 ③便于进行呼吸管理和进行辅助呼吸及控制呼吸，确保给氧，对于开胸手术尤为要。同时便于吸入麻醉药的应用

（四）静脉麻醉

1. 基础知识 ☆☆

项目	内容
概念	经静脉注入人体后，可使患者镇静、催眠、遗忘，直至神志完全消失的药物

续表

项目	内容
优点	对呼吸道无刺激性，诱导迅速，苏醒较快，患者舒适，不燃烧爆炸和操作比较简单等
缺点	麻醉药镇痛不强，无法用人工法排除，一旦过量，只能依靠机体缓慢解毒
常用麻醉药物	硫喷妥钠、依托咪酯，普鲁泊福（丙泊酚）、普鲁卡因、羟丁酸钠、氯胺酮、芬太尼、吗啡、氟芬合剂等

2. 氯胺酮、硫喷妥钠、丙泊酚 ☆☆

项目	内容
氯胺酮麻醉对心血管系统的影响	①非巴比妥类静脉麻醉药，临床称“分离麻醉药” ②诱导迅速，无兴奋期，几乎立即产生深度镇痛 ③具有兴奋交感神经的作用，静脉注射后可使血压升高、脉搏增快，心排血量增加，中心静脉压上升。通常注药后5分钟达高峰，15分钟后恢复原来 ④对低血容量休克及交感神经呈高度兴奋者，氯胺酮可呈现心肌抑制作用
硫喷妥钠静脉麻醉的常见并发症	①呼吸抑制或停止：常为注药过快而引起 ②喉痉挛：常为麻醉较浅、手术刺激较大而引起 ③循环抑制：多为药量过大过快引起
丙泊酚的特点	①小剂量产生镇静作用 ②诱导剂量产生意识消失，无镇痛作用 ③主要通过肝脏代谢 ④静脉注射起效快，停药后患者苏醒快 ⑤可产生心血管抑制，导致剂量依赖性低血压，心输出量减少 ⑥对呼吸也能产生剂量依赖性

（五）全身麻醉

1. 适应证 ☆☆

- 对生命功能（尤其自主呼吸）有较大干扰的手术或有创检查
- 不合作的患者（小儿、精神患者）
- 清醒患者不能耐受的特殊医疗干预（如低温、控制性降压）
- 必须保持患者难以耐受的特殊体位或长时间的固定体位时
- 必须机械通气的手术及检查
- 同时在全身多部位的手术
- 伤害性刺激强烈又很短暂的检查和治疗（如肠镜检查、电休克、心房纤颤电复律等）
- 不方便实施局部麻醉的区域手术（如颅内手术）
- 患者要求术中完全无知晓
- ICU中为危重患者降低全身或重要器官的耗氧量

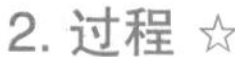

2. 过程 ☆

项目	内容
麻醉诱导	①在接受全麻药后，由清醒状态到神志消失的这段时间 ②气管插管全身麻醉，一般指从开始全身麻醉到气管插管完成的这段时间
麻醉维持	患者从意识消失到手术或者检查结束或基本结束，停止追加麻醉药的时期
麻醉苏醒	从停止追加麻醉药到患者意识完全恢复正常的时间

3. 呼吸系统的并发症 ☆☆

项目	内容
反流与误吸	①饱食后的急症者，全身麻醉时可能发生反流和误吸 ②可发生在诱导期，也可发生在手术中或麻醉苏醒期 ③尤其是儿科与产科患者
呼吸道梗阻	①上呼吸道梗阻以舌后坠及咽喉部积存分泌物为最常见的原因。喉痉挛也是梗阻原因 ②下呼吸道梗阻可因气管、支气管内分泌物所引起；呕吐物的误吸，支气管痉挛也是常见的原因 ③严重时可致缺氧，甚至窒息
通气量不足	①麻醉过深或哌替啶、吗啡、硫喷妥钠用量太大而引起 ②主要表现是CO_2潴留
肺部并发症	肺炎、肺不张

（六）硬膜外阻滞

1. 适应证与禁忌证 ☆☆

- 适应证：颈到足的手术（除开胸手术）
- 禁忌证：同脊麻的禁忌证

2. 严重并发症 ☆☆

项目	内容
全脊椎麻醉	硬膜外阻滞所用的麻醉药全部或绝大部分注入蛛网膜下隙，就可导致全脊椎麻醉
神经损伤	穿刺针刺入蛛网膜下隙，不仅可损伤脊神经根，还可损伤脊髓
硬膜外血肿	在硬膜外腔有丰富的静脉丛，穿刺及插管时难免损伤血管，有凝血机制障碍的患者，可能会形成血肿
硬膜外腔感染和脓肿	未执行严格无菌操作所致，后果十分严重
脊髓前动脉综合征	脊髓前动脉如长时间供血不足，可导致脊髓缺血性改变，甚至坏死（局部麻醉药中加入肾上腺素浓度过高是主要原因之一）

3. 失败的原因 ☆

项目	内容
阻滞范围达不到手术要求	常因穿刺点离手术部位太远，内脏神经阻滞不全，牵拉内脏时出现疼痛，曾多次硬膜外阻滞造成硬膜外间隙出现粘连，局部麻醉药扩散受阻等

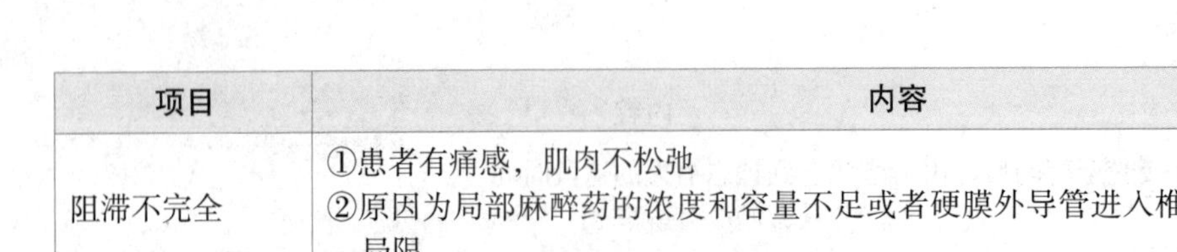

续表

项目	内容
阻滞不完全	①患者有痛感，肌肉不松弛 ②原因为局部麻醉药的浓度和容量不足或者硬膜外导管进入椎间孔，致阻滞范围受局限
完全无效	①导管脱出或误入静脉 ②导管扭折或被血块堵塞，无法注入局部麻醉药 ③硬膜外穿刺失败等

（七）麻醉恢复期间的呼吸系统并发症 ☆☆

项目	内容
术后呼吸道梗阻	①患者舌根后坠致咽后阻塞（最常见）：头部后仰同时托起下颌骨，若不能很快缓解则需要放入口咽通气管或鼻咽通气管 ②喉痉挛引起：面罩加氧可缓解 ③手术切口血肿引起：应立即手术
缺氧	①术后常见并且有潜在危险的并发症 ②术后低氧血症主要原因：吸入氧浓度过低、低通气量呼吸、部分肺组织通气/血流比值降低、右向左的肺内分流增加（最主要）、术后肺水肿及肺栓塞 ③肺不张又是引起分流的主要原因
通气不足	①原因有呼吸中枢损害、呼吸肌功能受损，一些肺部原发性疾病及麻醉因素 ②中枢性呼吸抑制，能够发生在各种麻醉苏醒期 ③肥胖、胃扩张、包扎带过紧、身体的搬动、败血症或寒颤均可导致CO_2潴留，尤其当患者不能增加分钟通气量 ④诊断最直接的有效方法是测定$PaCO_2$，同时监测SpO_2

七、重症监测与心肺脑复苏

（一）重症监测治疗室（ICU）

1. 概念与主要工作内容 ☆☆

项目	内容
概念	①集中各有关专业的知识和技术，先进的监测和治疗设备，对重症病例的生理功能进行严密监测和及时有效治疗的专门单位 ②感染、应激等多种病因都可导致患者发生器官或系统的功能不全或衰竭、代谢障碍、内环境紊乱等 ③患者的病理生理变化非常迅速，需要对患者的生理功能进行系统、实时和动态的监测，并进行及时或有预见性的治疗
主要工作内容	①对重症患者的生理功能进行严密监测，收集临床资料 ②对临床资料进行综合分析以作出正确诊断 ③及时发现和预测重症患者的病情变化和发展趋势 ④针对病情采取积极有效的治疗措施，防止严重病情的发展，改善及促进器官功能的恢复，或者进行生命支持治疗以便争取时间治疗原发病 ⑤经过适当治疗之后，应及时对病情进行分析和判断，衡量治疗效果及其预后

2. 病情评估 ☆☆

项目	内容
病情四级分类	①Ⅰ级：无须经常观察病情，无须做有创性监测者 ②Ⅱ级：生理功能尚未稳定，为防止意外需要严密监测者 ③Ⅲ级：生理功能虽基本稳定，但随时可能发生突发性危险，需进行有创性监测者 ④Ⅳ级：病情严重必须进行复杂的监测和特殊治疗者 ⑤Ⅲ～Ⅳ级病例应收入ICU治疗
治疗干预评分系统	①根据患者所需采取的监测、治疗、护理和诊断性措施进行评分的方法 ②措施越多，评分越高，积分在40分以上者属高危患者
急性生理及慢性健康评估系统	①目前广泛采用的评估方法 ②由急性生理改变和慢性健康状况两部分组成，积分越高病情越重，预后也越差 ③评分＞24者死亡率在90%以上，小于10者的死亡率几乎为0

（二）心脑肺复苏（CPR）

1. 概念 ☆☆

对心脏骤停/猝死的急救过程，是抢救生命最基本的医疗技术和方法。包括开放气道、人工通气、胸外按压、电除颤纠正VF/VT及药物治疗等。又叫做心脑肺复苏（CPCR）。

2. 阶段 ☆☆☆

通常将心肺脑复苏分为3个阶段，即初期复苏、后期复苏和复苏后治疗。

心肺脑复苏成功的关键是时间。在心脏停搏4分钟内开始初期复苏，8分钟内开始后期复苏者的恢复出院率最高。

项目	含义	主要措施
初期复苏	①心肺复苏 ②是呼吸、循环骤停时的现场急救措施 ③主要任务是迅速有效地恢复生命器官的血液灌流和供氧	①初期复苏的任务和步骤可归纳为CAB： a. C指建立有效的人工循环 b. A指保持呼吸道顺畅 c. B指进行有效的人工呼吸 ②人工呼吸与心脏按压是初期复苏时的主要措施
后期复苏	①初期复苏的继续 ②借助器械和设备、先进的复苏技术和知识争取最佳疗效的复苏阶段	①继续初期复苏 ②通过专用设备和专门技术建立和维持有效的肺泡通气和循环功能；监测心电图，识别和治疗心律失常；建立和维持静脉输液，调整体液、电解质和酸碱平衡失衡；维持循环功能稳定 ③接诊时应首先明确患者的自主呼吸与循环是否已经恢复，否则继续心肺复苏 ④进行必要的生理功能监测 ⑤根据监测结果进行更具有针对性的处理
复苏后	①心脏缺氧损害：是否可逆，决定患者是否能存活 ②脑缺氧损伤的程度：决定中枢神经功能的恢复程度 ③肺、肾和肝功能的损害程度：决定整个复苏及恢复过程是否平顺	①病情较轻，初期复苏及时（4分钟内）和非常有效者，须加强监测以防再发生呼吸循环骤停 ②防治多器官功能衰竭及缺氧性脑损伤是复苏后治疗的主要内容 ③在防治多器官功能衰竭时，首先应保持呼吸和循环功能的良好和稳定

3. 胸外心脏按压的操作要点 ☆☆☆

项目	内容
患者体位	平卧，背部垫木板或平卧于地板上
按压位置	胸骨下1/2处
按压手法	一手掌根部置于按压点，另一手掌根部覆于前者之上，手指翘起，两臂伸直
按压要求	胸骨下陷4～5cm
按压频率	至少100次/min
其他	按压与放松的时间比为1∶1

八、疼痛治疗

（一）疼痛的分类 ☆

分类依据	种类
疼痛程度	轻微疼痛、中度疼痛和剧烈疼痛
起病缓急	急性疼痛和慢性疼痛（如慢性腰腿痛、晚期癌症痛等）
疼痛部位	浅表痛和深部痛，亦可按解剖部位分为头痛、上肢痛胸痛等

（二）疼痛程度评估方法 ☆☆

方法	描述
视觉模拟评分法（VAS）	①临床上最常用的疼痛程度的定量方法 ②在纸上画一条10cm长的直线，两端分别标明“0”和“10”的字样 ③“0”代表无痛，“10”代表最剧烈的疼痛 ④让患者根据自己所感受的疼痛程度，在直线上标出相应位置，起点至记号点的距离（以cm表示）即为评分值 ⑤分值越高，表示疼痛程度越重
语言描述评分法（VRS）	①患者描述自身感受的疼痛状态，一般将疼痛分为：无痛；轻微疼痛；中度疼痛；剧烈疼痛 ②每级1分，若为“剧烈疼痛”，其评分为4分 ③很简单，容易理解，但不够精确

（三）慢性疼痛常用治疗方法 ☆☆

方法	描述
药物止痛	解热消炎镇痛药、麻醉性镇痛药、催眠镇痛药、抗癫痫药和抗抑郁药等
神经阻滞	①常用常效局部麻醉药，对癌症疼痛、三叉神经痛等进行治疗 ②常用的方法还有星状神经节阻滞与腰交感神经阻滞
椎管内注药	①注入糖皮质激素、鸦片类药物和局部麻醉药等 ②常用于癌症疼痛、椎间盘突出症和颈椎病等
痛点注射	①可用1%利多卡因1～4ml，加泼尼松龙混悬液0.5ml，每周1～2次，3～5次为1个疗程 ②常用于腱鞘炎、肩周炎、肱骨外上髁炎、腰肌劳损等
其他治疗方法	针灸疗法、推拿疗法、护理疗法和心理疗法等

（四）术后疼痛对机体的影响 ☆

系统	影响
心血管系统	交感-肾上腺兴奋性增加，导致HR快，外周阻力增加，CO增加，BP升高，导致耗氧增加、心肌缺血，AMI等
呼吸系统	坠积性肺炎、肺不张、肺感染、呼吸衰竭
中枢神经系统	兴奋或抑制
消化系统	抑制胃肠功能，出现胃肠绞痛、腹胀、恶心、呕吐
泌尿系统	少尿、尿潴留、泌尿系感染
免疫功能	抑制免疫功能，导致感染、肿瘤细胞扩散
内分泌功能	ACTH、生长激素、胰高血糖素分泌增加，导致高血糖
凝血功能	血小板黏附功能增强，纤溶活性降低，导致高凝状态，血栓形成

（五）癌痛的治疗

1. 药物治疗癌痛的基本原则 ☆☆

- 尽可能口服给药
- 按阶梯给药
- 根据药代动力学，定时定量给药
- 根据患者耐受性，制定个体化用药方案
- 配合使用辅助镇痛药

2. 癌痛三阶梯止痛模式 ☆☆☆

项目	内容
第一阶梯	轻度疼痛，选择非阿片类镇痛药
第二阶梯	中度疼痛或对第一阶梯药物治疗无效者，选用弱阿片类药物（可卡因、可待因、盐酸曲马多）
第三阶梯	重度疼痛或对第二阶梯药物治疗无效者，选用强阿片类药物（吗啡、芬太尼等），或配合阿片类药物使用
辅助药物	抗精神病药、抗抑郁药、安定类药、肾上腺皮质激素、胃肠动力药、通便缓泻药、止吐药、治疗骨转移药物

九、围手术期的处理

（一）术前患者的生理准备 ☆☆

项目	内容
为手术后变化的适应性锻炼	①术前练习在床上大小便，教会正确的咳嗽和咳痰的方法 ②术前2周应停止吸烟
输血和补液	①施行大中手术者，应作好血型和交叉配血试验，备好一定数量的血制品 ②有水、电解质及酸碱平衡失调和贫血应在术前予以纠正

续表

项目	内容
预防感染	①手术前应采取多种措施提高患者的体质，预防感染 ②严格遵循无菌技术原则，手术操作轻柔，减少组织损伤等 ③预防性应用抗生素的情况：涉及感染病灶或切口接近感染区域的手术；肠道手术；操作时间长、创伤大的手术；开放性创伤，创面已污染或有广泛软组织损伤，创伤至实施清创的间隔时间较长，或清创所需时间较长以及难以彻底清创者；癌肿手术；涉及大血管的手术；需要植入人工制品的手术；脏器移植术
热量、蛋白质和维生素	术前应补充足够的热量、蛋白质和维生素
胃肠道准备	①术前8～12h开始禁食，术前4h开始禁水，必要时可行胃肠减压 ②涉及胃肠道手术者，术前1～2日开始进流质饮食，存在幽门梗阻者，需在术前进行洗胃 ③一般性手术，酌情在术前1日作肥皂水灌肠 ④结肠或直肠手术，可在术前1日及手术当天清晨行清洁灌肠或结肠灌洗，并在术前2～3天开始口服肠道制菌药物
其他	①手术前夜，可给予镇静剂，保证良好的睡眠 ②发现与疾病无关的体温升高，或妇女月经来潮等情况，应延迟手术日期 ③进手术室前，应排尽尿液；估计手术时间长，或是盆腔手术，应留置导尿管，使膀胱处于空虚状态 ④术前应取下患者的活动义齿

（二）心血管患者的术前准备 ☆☆

心血管病、高血压者应继续服用降压药物，避免戒断综合征。

项目	内容
血压＜160/100mmHg	可不必作特殊准备
血压＞180/100mmHg	术前应选用合适的降血压药物，使血压平稳在一定水平，不要求降至正常后才做手术

（三）术后疼痛的处理 ☆☆

项目	内容
常用药物	常用的麻醉类镇痛药有吗啡、哌替啶和芬太尼
用法	①剂量：在达到有效镇痛作用的前提下，剂量宜小 ②间隔时间：应逐渐延长，及早停用镇痛剂有利于胃肠动力的恢复
镇痛泵	①硬膜外阻滞可以留置导管数日，连接镇痛泵缓解疼痛 ②尤其适合于下腹部手术和下肢手术的患者

（四）术后常见的并发症 ☆☆☆

并发症	原因及特点
术后出血	术中止血不完善，创面渗血未完全控制，原痉挛的小动脉断端舒张，结扎线脱落，凝血障碍等

续表

并发症	原因及特点
发热	①术后最常见的症状 ②非感染性发热通常比感染性发热来得早 ③术后第一个24h出现高热（＞39℃），若能排除输血反应，多考虑链球菌或梭菌感染、吸入性肺炎，或原已存在的感染 ④非感染性发热的原因：手术时间长（＞2h），广泛组织损伤，术中输血，药物过敏，麻醉剂（氟烷或安氟醚）引起的肝中毒等
低体温	①麻醉药阻断了机体的调节过程，开腹或开胸手术热量散失，输注冷的液体和库存血液等引起 ②明显的低体温会导致周围血管阻力明显增加、心脏收缩力减弱、心排出量减少、神经系统受抑制、凝血障碍等并发症
术后感染	①腹腔脓肿和腹膜炎：发热、腹痛、腹部触痛及白细胞增加 ②真菌感染：常发生在长期应用广谱抗生素的患者，如果持续发热，又未找出病原菌，考虑真菌感染的可能性。治疗可选用两性霉素B或氟康唑等
切口并发症	①血肿、积血和血凝块：最常见，多因止血技术缺陷引起。甲状腺、甲状旁腺或颈动脉术后引起的颈部血肿特别危险 ②血清肿：为伤口的液体积聚而非血或脓液，同手术切断较多的淋巴管有关。血清肿会导致伤口愈合延迟，增加感染的危险 ③伤口裂开：营养不良，组织愈合能力差；切口缝合技术有缺陷；腹腔内压力突然增高的动作。完全裂开时，立即用无菌敷料覆盖切口，在良好的麻醉条件下重予缝合，同时加用减张缝线 ④切口感染：伤口局部红、肿、热、疼痛和触痛，有分泌物（浅表伤口感染），伴有或不伴有发热和白细胞增加

十、外科感染

（一）分类 ☆☆

项目	内容
是否特异	①非特异性感染：包括疖、痈、丹毒、急性淋巴结炎等，主要致病菌有金葡菌、溶血性链球菌、大肠杆菌、变形杆菌、铜绿假单胞菌 ②特异性感染：结核杆菌、破伤风梭菌、产气荚膜梭菌、炭疽杆菌、白念珠菌
急性与慢性	①急性感染3周以内发生的 ②慢性感染：病程＞2月者 ③亚急性感染：3周～2月
其他分类	①按时间：原发性、继发性感染 ②按来源：外源性、内源性感染 ③按条件：条件性感染、二重感染、医院内感染

（二）特异性外科感染的特点 ☆☆

项目	内容
结核病	①致病物质：结核杆菌的磷脂、糖脂、结核菌素 ②形成浸润、结节、肉芽肿、干酪样坏死 ③结核菌素引发变态反应 ④液化为局部无痛性冷脓肿

续表

项目	内容
破伤风	破伤风杆菌可合成痉挛毒素，导致肌强直性痉挛
气性坏疽	细菌释放多种毒素，溶解血细胞及肌细胞，产生气泡，发展迅速，波及全身
真菌感染	①多为二重感染、机会感染 ②多侵及深部组织、黏膜 ③有局部炎症、肉芽肿、溃疡、脓肿、空洞多种形态

（三）常见外科感染 ☆☆

项目	内容
急性蜂窝织炎	①疏松结缔组织的急性感染，可发生在皮下、筋膜下、肌间隙或是深部蜂窝组织，为皮下疏松结缔组织的急性细菌性感染 ②致病菌：溶血性链球菌、金黄葡萄球菌以及大肠杆菌或其他型链球菌等 ③扩展较快，病变附近淋巴结常受侵及，可有明显的毒血症
丹毒	①皮肤淋巴管网的急性炎症感染，为乙型溶血性链球菌侵袭所致 ②好发于下肢与面部 ③常先出现皮肤或黏膜的某种病损，如皮肤损伤、口腔溃疡、鼻窦炎等，发病后出现炎症反应，常累及引流区淋巴结，蔓延较快，常有全身反应 ④经治疗好转后，可因病变复发而造成淋巴管阻塞、淋巴淤滞 ⑤下肢丹毒反复发作导致淋巴水肿，在含高蛋白淋巴液刺激下，肢体肿胀，甚至发展成“象皮肿”
脓毒症	全身性炎症反应，体温、循环、呼吸、神志有明显的改变者，用以区别一般非侵入性的局部感染
菌血症	血培养检出病原菌者。多指临床有明显感染症状的菌血症

（四）全身性感染的常见致病菌 ☆☆☆

项目	常见致病菌	感染特点
革兰阴性杆菌	大肠埃希菌、绿脓杆菌、变形杆菌、克雷伯菌、肠杆菌等	所致的脓毒症一般较严重，可出现低温、低白细胞、低血压的三低现象，发生感染性休克者也较多
革兰阳性球菌	金黄色葡萄球菌	①出现多重耐药性的菌株 ②倾向于血液播散，可在体内形成转移性脓肿 ③有些局部感染也可引起高热、皮疹，甚而休克
	表皮葡萄球菌	①易黏附在医用塑料制品如静脉导管、气管导管等 ②细菌包埋于黏质中，可逃避机体的防御与抗生素的作用
	肠球菌	人体肠道中的常驻菌，有的肠球菌脓毒症不易找到原发灶，耐药性较强，可能来自肠道
无芽孢厌氧菌	拟杆菌、梭状杆菌、厌氧葡萄球菌和厌氧链球菌	①在普通细菌培养基上无法检出，常导致腹腔脓肿、阑尾脓肿、肛旁脓肿、脓胸、脑脓肿、吸入性肺炎、口腔颌面部坏死性炎症、会阴部感染等 ②厌氧菌感染有2/3同时有需氧菌，相互协同，可使坏死组织增多，易形成脓肿

续表

项目	常见致病菌	感染特点
真菌	常见的有白色念珠菌、曲霉菌、毛霉菌、新型隐球菌等感染	①属于条件性感染 ②持续应用抗生素时，尤其是应用广谱抗生素，真菌过度生长，成为一般细菌感染后的二重感染 ③基础疾病重，加上应用免疫抑制剂、激素等，导致免疫功能进一步削弱 ④长期留置静脉导管

（五）外科感染的治疗 ☆☆☆

项目	内容
局部处理	①保护感染部位：制动、防止挤压损伤 ②理疗、外用药物：早期局部热敷、超短波红外线辐射来改善局部血液循环；明显肿胀可用50%硫酸镁热敷；未形成脓肿可用鱼石脂软膏、金黄膏敷贴 ③手术治疗：脓肿形成及时切开引流；深部脓肿则在定位下穿刺引流
抗感染药物应用	范围大且有扩大趋势者，应给予全身用药
全身支持治疗	①保证睡眠，维持良好精神，维持体液及电解质平衡 ②加强营养支持，优先肠内营养，纠正贫血、低蛋白血症 ③发热者适当物理降温 ④纠正基础疾病

十一、创伤和战伤

（一）创伤

1. 创伤常见的并发症 ☆☆

项目	内容
感染开放性创伤	一般都有污染，若污染严重，处理不及时或不当，加之免疫功能降低，易发生感染
休克	早期常为失血性休克，晚期可导致脓毒症，甚至感染性休克
脂肪栓塞综合征	多见于多发性骨折，主要病变部位为肺，可导致肺通气功能障碍甚至呼吸功能不全
应激性溃疡	①多见于胃、十二指肠，小肠和食管也可发生 ②可为多发性，有的面积较大，且可深至浆膜层，可发生大出血或穿孔
凝血功能障碍	主要是由凝血物质消耗、缺乏，抗凝系统活跃导致，易造成出血倾向
器官功能障碍	创伤时，多存在大量的坏死组织，进而引发机体强烈而持久的炎症反应，加之休克、应激、免疫功能紊乱及全身因素的作用，容易并发急性肾功能衰竭、急性呼吸窘迫综合征等严重的内脏并发症

2. 创伤急救的原则 ☆☆☆

- 抢救生命第一，确保伤员安全
- 预防和及时治疗并发症
- 用最简便和可靠的方法进行抢救
- 避免因进行抢救而引起新的创伤

3. 清创术的要求 ☆☆☆

- 清除伤口内的污物和异物
- 彻底止血
- 切除失去活力的坏死组织

4. 创伤治疗的主要原则和注意事项 ☆☆

项目	内容
抢救生命	千方百计地抢救伤员生命，在保证伤员安全的前提下，为修复损伤的组织器官和恢复其生理功能积极创造条件
紧急问题	在处理危重而复杂的创伤时，优先解决危及生命安全的紧急问题，如心跳、呼吸骤停，大出血、窒息、休克、开放性气胸及腹内脏器损伤和脱出等
局部处理	应在改善全身情况后，或者至少在全身治疗的同时进行必要的局部处理
分清主次	对多发性创伤与复合伤应分清主次，并按轻重缓急进行相应地处理
危急创伤	应尽量采用最简单有效的手段及方法，避免过多地增加伤员的负担，对不需急于处理的问题，可留待适当的时机进行解决
其他	①尽力防治并发症 ②尽力修复损伤组织，促使恢复功能，重视并实施康复医疗

（二）战伤

1. 战伤救治的基本原则 ☆

项目	内容
后勤组织	①定点保障与机动保障结合，立足于机动保障 ②分级救治，治送结合，以现场急救与紧急医疗救治为重点 ③救治与医学防护及安全防卫结合，优先预防 ④军民结合，协同救治
救治技术	①先抢后救；全面检伤，科学分类 ②连续监护与医疗后送相结合 ③早期清创，延期缝合 ④先重后轻，防治结合 ⑤局部处理与整体功能调整相结合

2. 火器伤初期外科处理原则 ☆☆

项目	内容
优先处理	呼吸循环不稳定、出血不止和已上止血带的伤员，积极抗休克，争取尽早手术
早期清创	争取伤后6～8小时内
充分显露伤道	探查深部伤情，避免误诊、漏诊
严禁初期缝合	只能在伤口引流3～5日后根据情况延期缝合
防治感染	早期彻底清创，尽早给予抗生素及破伤风抗毒素
其他	注意隐匿损伤

 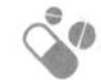

3. 常用的止血方法 ☆☆☆

- 加压包扎止血法
- 填塞压迫包扎法
- 手指压迫止血法
- 止血带止血法
- 手术止血法

4. 战伤包扎时应注意的问题 ☆☆☆

项目	内容
选用合理的包扎材料	应尽可能使用无菌材料，如现场无此条件，可用清洁布料代替
包扎技术	掌握包扎技术的要领，包扎范围一般应超出创缘5～10cm
操作手法	部位准确，操作敏捷轻巧，包扎牢固可靠，但不能过紧
特殊处理	出血和骨、关节损伤的伤口，应剪开衣物然后包扎，若衣服与创面紧贴，只需将尚未粘着的部分解除，暂时直接包扎
伤口异物	伤口内的异物不可勉强取出
脱出组织	脱出创口外的脏器组织和骨骼断端不可随意送回
观察和检查	包扎后要经常观察和检查伤肢

5. 战伤固定的原则 ☆☆☆

- 固定前给予伤员镇痛、止血及包扎等必要的处理
- 避免不必要的检查和复杂的诊疗操作
- 骨折不要勉强整复
- 固定前在伤肢与夹板间，尤其是骨突处要妥善衬垫
- 固定应包括伤肢的上、下两个关节，要露出指、趾尖端
- 固定后，加适当的标志及说明

十二、烧伤

（一）烧伤面积的计算 ☆☆☆

可按照新中国九分法计算：头颈部9%，双上肢（2×9）%，躯干（3×9）%，双下肢［（5×9）+1］%。成年人并指掌面占自身1%。儿童头颈部［9+（12−年龄）］%，双下肢［46−（12−年龄）］%。

（二）烧伤的深度 ☆☆☆

分度	伤及深度	特点	愈合
Ⅰ度	仅表皮浅层，生发层存在	表面红斑状、干燥，烧灼感，表皮完整，温度稍高	3～7天脱屑痊愈，短期内可有色素沉着

续表

分度	伤及深度	特点	愈合
浅Ⅱ度	表皮生发层、真皮乳头层	①局部红肿，薄皮水疱，内含黄色清亮液 ②剥脱后红润潮湿、疼痛明显	1～2周愈合，一般无瘢痕，有色素沉着
深Ⅱ度	真皮层，深浅不一	厚皮水疱脱痂后红白相间，痛觉迟钝	若不感染3～4周可愈合，瘢痕形成
Ⅲ度	全皮层甚至皮下、肌、骨骼	①无水疱，呈蜡白或焦黄，甚至炭化 ②无痛觉，局部低温 ③痂下可见树枝状栓塞的血管	需植皮修复；只有小面积烧伤才能靠周围爬行修复而收缩愈合

（三）烧伤的严重程度 ☆☆☆

项目	内容
轻度	Ⅱ度烧伤面积＜10%
中度	Ⅱ度烧伤面积11%～30%；Ⅲ度烧伤＜10%。
重度	Ⅲ度烧伤11%～20%；面积达31%～50%；面积不大，但发生休克、呼吸道烧伤、重复合伤
特重烧伤	总面积＞50%；Ⅲ度烧伤＞20%；存在重呼吸道损伤、复合伤

（四）烧伤的临床经过 ☆☆

项目	内容
急性体液渗出期	①持续36～48h，大面积者导致休克 ②早期为低血容量性休克，但不同于大出血，呈逐步，2～3h最急剧，8h达高峰，随后减缓，48h恢复 ③补液应先快后慢
感染期	①从水肿回收期开始，创周炎症，可继发于休克 ②热力损伤首先凝固性坏死，随之组织溶解，2～3周广泛溶解，为感染高峰
修复期	炎症反应的同时开始组织修复，深Ⅱ度靠上皮岛融合修复，Ⅲ度只能依靠皮肤移植修复

（五）烧伤创面的处理 ☆☆☆

分度	处理方法
Ⅰ度	为红斑性炎症反应，无需特殊处理，可自行消退
小面积浅Ⅱ度	①保留水疱皮，抽取液体，消毒包扎 ②如果水疱破裂，以无菌油性敷料包扎，不必经常换药 ③如果化脓感染，则应经常更换清除分泌物
深度	①应在清创后外用1%磺胺嘧啶银霜剂、碘伏 ②早期切痂（达深筋膜）、削痂，且立即皮肤移植（头皮移植多用：头皮厚，血运好，取薄层断面皮片5～7天愈合，可反复切取）

 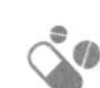

十三、肿瘤

(一)肿瘤的常见病因 ☆

项目	内容
化学因素	烷化剂（肺癌、造血器官肿瘤）、多环芳香类化合物（皮肤癌、肺癌）、氨基偶氮类（膀胱癌、肝癌）、亚硝胺类（食管癌、肝癌、胃癌）、真菌毒素（肝癌、肾胃肠腺癌）
物理因素	射线（皮肤癌、白血病、骨肉瘤、甲状腺肿瘤）、紫外线（皮肤癌）、滑石粉（胃癌）、深层创伤（皮肤鳞癌）
生物因素	EB病毒（鼻咽癌、淋巴瘤）、单纯疱疹病毒、乳头瘤病毒（宫颈癌）、C型RNA病毒（白血病、霍奇金病）、HBV（肝癌）、HP（胃癌）

(二)肿瘤的TNM分期法 ☆☆

T为原发肿瘤，N为淋巴结，M为远处转移。再根据肿块程度在字母后标以0至4的数字，表示肿瘤发展程度。1代表小，4代表大，0为无。以此三项决定其分期，不同TNM的组合，诊断为不同的期别。

乳癌国际TNM临床分期：

分期	TNM分期
0期	Tis N_0M_0
Ⅰ期	$T_1N_0M_0$
Ⅱa期	$T_{0\sim2}N_1M_0$
Ⅱb期	$T_2N_1M_0$、$T_3N_0M_0$
Ⅲa期	$T_{1\sim2}N_2M_0$或$T_3N_{0\sim2}M_0$
Ⅲb期	T_4，任何N，M_0；任何T，N_3M_0
Ⅳ期	任何T，任何N，M_1

(三)癌症的三级预防 ☆☆☆

项目	内容
一级预防	消除或减少可能致癌的因素，防止癌症的发生，减少癌症的发病率
二级预防	如何在癌症早期阶段发现它，予以及时治疗。二级预防的目的则是降低癌症的死亡率
三级预防	诊断与治疗后的康复，提高生存质量及减轻痛苦、延长生命

(四)肿瘤的转移方式 ☆☆

转移方式	描述	举例
直接蔓延	肿瘤细胞向与原发灶相连续的组织扩散生长	直肠癌、子宫颈癌侵及骨盆壁
淋巴道转移	多数情况为区域性淋巴结转移，也可出现“跳跃式”，不经区域淋巴结而转移至“第二、第三站”淋巴结	①乳腺癌：“猪皮（橘皮）样”改变 ②毛细淋巴管内的癌栓：可呈炎症表现如炎性乳癌 ③皮肤淋巴管转移：局部呈卫星结节

续表

转移方式	描述	举例
种植性转移	为肿瘤细胞脱落后在体腔或空腔脏器内的转移	最常见于胃癌种植到盆腔
血道转移	—	①腹内肿瘤转移到肝 ②四肢肉瘤转移到肺 ③肺癌可全身性播散至骨、脑，以及经椎旁静脉系统的转移等

第二节 甲状腺、乳腺外科

一、甲状腺功能亢进症

（一）诊断要点 ☆☆☆

项目	内容
临床表现	甲状腺弥漫性肿大，心悸，怕热，多汗，急躁，易怒，食欲亢进，消瘦，脉率快，每分钟达100次以上，听诊可闻及收缩期杂音
基础代谢率	①基础代谢率%=（脉率+脉压）-111 ②要在完全安静、空腹时进行 ③正常值为±10%；增高至+20%~30%为轻度甲亢，+30%~60%为中度，+60%以上为重度
甲状腺摄^{131}I率测定	24h内甲状腺摄取^{131}I量超过人体总量的50%或2h摄取超过人体总量的25%
血清中T_3、T_4含量测定	甲亢时T_3可高于正常4倍，T_4可高于正常2倍多

（二）外科手术治疗的指征 ☆☆☆

常用的手术治疗方法是甲状腺大部分切除术。

- 继发性甲亢或高功能腺瘤
- 中度以上的原发性甲亢
- 腺体较大，伴有压迫症状，或胸骨后甲状腺肿等类型的甲亢
- 抗甲状腺药物或^{131}I治疗后复发者或坚持长期用药有困难者
- 妊娠早、中期的甲亢患者凡具有上述指征者，应考虑手术

（三）手术治疗的禁忌证 ☆

- 青少年患者
- 症状较轻者
- 老年患者或有严重器质性疾病不能耐受手术者

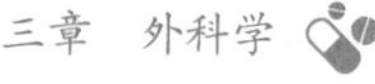

（四）手术治疗的术前准备 ☆☆☆

项目	内容
一般准备	①消除恐惧心情 ②心率过快：可口服普萘洛尔 ③心力衰竭：应予以洋地黄制剂
术前检查	①颈部透视或摄片，了解有无气管受压或移位 ②详细检查心脏有无扩大、杂音或心律不齐等，并作心电图检查 ③喉镜检查，以确定声带功能 ④测定基础代谢率，了解甲亢程度，选择手术时机
药物准备	①应用硫脲类药物直至症状基本控制，待基础代谢率、脉搏均正常后，改服碘剂2周，然后再行手术 ②单用碘剂适合症状不重及继发性甲亢和高功能腺瘤的病人，但不准备手术者不要服用碘剂 ③个别患者服用硫脲类药物及碘剂不能控制症状时，可改服普萘洛尔，每6小时1次，每次20～60mg，应用4～7日后脉率正常则可手术，此外术前不用阿托品，避免心动过速

（五）术后常见的并发症 ☆☆

项目	内容
呼吸困难和窒息	①术后最危急的并发症 ②必须立即行床旁抢救，及时剪开缝线，敞开切口，迅速消除血肿，好转后，再送手术室作进一步的检查、止血和其他处理
喉返神经损伤	喉返神经含支配声带的运动神经纤维，一侧喉返神经损伤，大都导致声嘶，双侧喉返神经损伤，视其损伤全支、前支抑或者后支等不同的平面，可造成失音或严重的呼吸困难，甚至窒息，需立即作气管切开
喉上神经损伤	①损伤外支：环甲肌瘫痪，引起声带松弛、音调降低 ②损伤内支：喉部黏膜感觉丧失，进食及饮水时，容易误咽发生呛咳
手足抽搐	①多在术后1～3天出现 ②严重者可发生喉和膈肌痉挛，导致窒息死亡 ③切除甲状腺时，应保持腺体背膜完整 ④避免：切下甲状腺标本后立即仔细检查其背侧的甲状旁腺有无误切，如有发现时设法移植到胸锁乳突肌中部 ⑤发生手足抽搐后：限制肉类、乳品和蛋类等食品 ⑥发作时，立即静脉注射10%葡萄糖酸钙或氯化钙10～20ml ⑦轻者可口服葡萄糖酸钙或乳酸钙 ⑧永久性甲状旁腺功能减退者，可用同种异体甲状旁腺移植
甲状腺危象	①甲亢的严重合并症 ②因甲状腺素过量释放导致的暴发性肾上腺素能兴奋现象，若不及时处理，可迅速发展至昏迷、虚脱、休克甚至死亡

（六）甲状腺危象的治疗 ☆☆☆

项目	内容
碘剂	应用10%碘化钠5～10ml加入10%葡萄糖注射液500ml中静脉滴注
氢化可的松	200～400mg分次静脉滴注

续表

项目	内容
镇静药	常用苯巴比妥钠100mg，或冬眠合剂Ⅱ号半量，肌肉注射6～8小时1次
给氧	吸氧，以减轻组织缺氧
退热	应用退热药物及物理降温，保持患者体温在37℃左右
葡萄糖	静脉输入大量葡萄糖注射液
洋地黄	心力衰竭者，加用洋地黄制剂

二、乳腺炎 ☆☆

临床最常见为哺乳期乳腺炎。

项目	内容
临床表现	①可自觉乳房疼痛、局部红肿、发热 ②患者可有寒战、高热、脉搏加快，常有患侧腋窝淋巴结肿大、压痛，白细胞计数明显增高 ③局部表现，一般起初呈蜂窝织炎样表现，数天后可形成脓肿，脓肿可以是单房或多房性 ④脓肿可向外溃破，深部脓肿还可传至乳房与胸肌间的疏松组织中
治疗	①早期呈蜂窝织炎表现时不宜手术，应用抗菌药。应用青霉素治疗，若患者对青霉素过敏，则应用红霉素 ②脓肿形成后在压痛最明显的炎症区进行穿刺，抽到脓液表示脓肿已形成，应作细菌培养及药物敏感试验，并及时脓肿切开引流

三、乳腺癌

（一）临床表现 ☆☆

项目	内容
早期	①患侧乳房出现肿块，多为无痛性，肿块质硬，表面不光滑，同周围组织分界不很清楚，活动性差 ②随着肿瘤增大，可引起乳房局部隆起
累及Cooper韧带	可使其缩短而致肿瘤表面皮肤凹陷，即所谓“酒窝征”
邻近乳头或乳晕的癌肿	可把乳头牵向癌肿一侧，进而可使乳头扁平、回缩、内陷
皮下淋巴管癌细胞堵塞	导致皮下淋巴回流障碍，出现真皮水肿，皮肤呈“橘皮样”改变
晚期	①可侵入乳房后间隙、胸肌，以至癌块固定于胸壁而不易推动 ②癌细胞侵入皮肤：周围见小结节，甚至彼此融合 ③有时皮肤可溃破而形成溃疡，常有恶臭，容易出血 ④晚期转移至全身其他脏器，如肺、肝、骨等，失去手术机会

（二）手术方法 ☆☆

项目	内容
乳腺癌根治术	整个乳房、胸大肌、胸小肌、腋窝Ⅰ、Ⅱ、Ⅲ组淋巴结的整块切除

续表

项目	内容
乳腺癌扩大根治术	在上述清除腋下、腋中、腋上三组淋巴结的基础上，同时切除胸廓内动、静脉及其周围的淋巴结（即胸骨旁淋巴结）
乳腺癌改良根治术	①保留胸大肌，切除胸小肌，淋巴结清除范围与根治术相仿 ②保留胸大、小肌，不能清除腋上组淋巴结
全乳房切除术	①必须切除整个乳腺，包括腋尾部及胸大肌筋膜 ②适用于原位癌、微小癌及年迈体弱不宜作根治术者
保留乳房的乳腺癌切除术	①手术包括完整切除肿块及腋淋巴结清扫 ②适合于临床Ⅰ期、Ⅱ期的乳腺癌患者，并且乳房有适当体积，术后能保持外观效果者，且术后必须加做放疗 ③多中心或多灶性病灶、肿瘤切除后切缘阳性，再次切除后切缘仍阳性者禁忌施行该手术 ④原发灶切除范围应包括肿瘤、肿瘤周围1～2cm的组织及胸大肌筋膜，保证标本的边缘无肿瘤细胞浸润

第三节　胃肠外科学

一、腹外疝的类型 ☆

类型	概念
易复性疝	疝内容很容易回纳入腹腔
难复性疝	①疝内容不能回纳或不能完全回纳入腹腔者 ②内容物多数是大网膜 ③当盲肠（包括阑尾）、乙状结肠或膀胱随之下移而成为疝囊壁的一部分时，称为滑动疝，也属难复性疝
嵌顿性疝	①疝内容物不能回纳 ②若嵌顿的内容物仅为部分肠壁，这种疝称为肠管壁疝或Richter疝 ③嵌顿的小肠是小肠憩室（通常是Meckel憩室），则称Littre疝
绞窄性疝	嵌顿如不及时解除，肠管及其系膜受压情况不断加重可使动脉血流减少，最后导致完全阻断

二、腹股沟疝

（一）腹股沟斜疝和腹股沟直疝的鉴别 ☆☆

鉴别点	斜疝	直疝
发病年龄	儿童及青少年	老年
疝突出途径	经腹股沟管突出，可进阴囊	由直疝三角突出，不进阴囊
疝块外形	椭圆或梨形，上部呈蒂柄状	半球形，基底较宽
回纳疝块后压住深环	疝块不再出现	疝块仍然突出

续表

鉴别点	斜疝	直疝
精索与疝囊的关系	精索在疝囊后方	精索在疝囊前外方
疝囊颈与腹壁下动脉关系	疝囊颈在腹壁下动脉外侧	疝囊颈在腹壁下动脉内侧
嵌顿机会	较多	极少

（二）治疗 ☆☆☆

1岁以下婴幼儿可暂不手术，可采用棉线束带或绷带压住腹股沟管深环。成人多采用手术治疗，主要有单纯疝囊高位结扎术和疝修补术两种术式。

类型	概念
单纯疝囊高位结扎术	①婴幼儿：单纯疝囊高位结扎常能获得满意的疗效，无需施行修补术 ②绞窄性斜疝：通常也采取单纯疝囊高位结扎避免施行修补术，因感染常使修补失败
疝修补术	①加强腹股沟管前壁：Ferguson法 ②加强腹股沟管后壁：Bassini（巴西尼）法，可用于股疝的治疗的McVay（麦克凡）法、Halsted法、Shouldice法
无张力疝修补术	用邻近组织或人工材料加强腹股沟管后壁薄弱部位，称为无张力疝修补术

三、腹部损伤

（一）考虑内脏损伤的情况 ☆☆

- 早期出现休克征象者（特别是出血性休克）
- 气腹
- 持续性甚至进行性腹部剧痛伴恶心、呕吐等消化道症状者
- 明显腹膜刺激征者
- 腹部出现移动性浊音者
- 便血、呕血或尿血者
- 直肠指检发现前壁有压痛或波动感，或指套染血者
- 腹部损伤患者如发生顽固性休克，一般都是腹腔内损伤所致

（二）腹部损伤剖腹探查的指征 ☆

- 腹痛和腹膜刺激征有进行性加重或范围扩大者
- 肠蠕动音逐渐减弱、消失或出现明显腹胀者
- 红细胞计数进行性下降者
- 胃肠出血者
- 血压由稳定转为不稳定甚至下降者
- 全身情况有恶化趋势，出现口渴、烦躁、脉率增快或体温及白细胞计数上升者
- 积极救治休克而情况不见好转或继续恶化者

 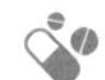

（三）脾破裂的临床表现 ☆☆☆

- 腹痛，左上腹为主逐渐延及下腹，持续性痛，部分伤员伴左肩部疼痛
- 腹膜刺激征，压痛以左上腹为主，有轻度肌紧张和明显的反跳痛
- 可有移动性浊音
- 内出血或出血性休克的症状和体征

四、胃、十二指肠疾病

（一）胃、十二指肠溃疡手术治疗的适应证 ☆☆

项目	内容
胃溃疡	①包括抗HP措施在内的严格内科治疗无效的顽固性溃疡，如溃疡不愈合或者短期内复发者 ②溃疡出血、瘢痕性幽门梗阻、溃疡穿孔及溃疡穿透至胃壁外 ③溃疡巨大（直径＞2.5cm）或高位溃疡 ④胃十二指肠复合性溃疡 ⑤溃疡不能排除恶变或者已经恶变
十二指肠溃疡	出现急性穿孔、大出血和瘢痕性幽门梗阻等严重的并发症，以及经正规内科治疗无效的顽固性溃疡

（二）急性穿孔

1. 临床表现 ☆☆

项目	内容
症状	①多在夜间空腹或饱食后突然发生 ②骤起上腹部刀割样剧痛 ③胃内容物沿右结肠旁沟向下流注时，可出现右下腹痛，疼痛也可放射到肩部
体检	①腹式呼吸减弱或消失 ②全腹压痛、反跳痛，腹肌紧张呈“板样”强直，右上腹最明显 ③叩诊肝浊音界缩小或消失，可有移动性浊音 ④听诊肠鸣音消失或明显减弱，血清淀粉酶轻度升高 ⑤在站立位X线检查时，多数患者可见膈下新月状游离气体影

2. 胃、十二指肠溃疡急性穿孔的治疗 ☆☆

项目	非手术治疗	手术治疗
适应证	空腹穿孔，就诊时间快，症状轻，腹膜炎局限者	饱餐后穿孔，弥漫性腹膜炎严重，同时伴有幽门梗阻或大出血者
方法	①持续胃肠减压 ②维持水、电解质平衡并给予营养支持 ③全身应用抗生素控制感染 ④经静脉给予H_2受体阻断剂或质子泵拮抗剂等抑酸药物	①胃大部切除术：穿孔在12小时内：一般情况好，腹腔内炎症不严重，胃、十二指肠穿孔处周壁炎症水肿较轻者 ②穿孔修补术及腹腔引流术：穿孔超过12小时且腹膜炎严重者

（三）胃大部切除术治疗溃疡病的原理

项目	内容
切除大部分胃	使壁细胞和主细胞数量减少，胃酸和胃蛋白酶分泌大为减少
切除胃窦部	减少G细胞分泌胃泌素所引起的胃酸分泌
切除溃疡	切除溃疡本身及溃疡的好发部位

五、小肠疾病

（一）肠梗阻的全身性病理生理改变 ☆

项目	内容
体液丧失	体液丧失及其引起的水、电解质紊乱和酸碱失衡
休克	严重缺水、感染中毒可引起休克
呼吸循环障碍	由于肠腔膨胀使腹腔内压增高，膈肌上升，影响肺内气体交换，阻碍下腔静脉回流，而致呼吸循环功能障碍
其他	感染及毒血症

（二）绞窄性肠梗阻的临床表现特点 ☆☆

项目	内容
腹痛	发作急骤，持续性痛，或在阵发性加重间仍有持续性疼痛
肠鸣音	可不亢进
休克	早期出现休克，抗休克治疗改善不明显
明显的腹膜刺激征	体温上升、脉率增快、白细胞计数增高
腹胀	不对称
出血	呕吐物、胃肠减压抽出液、肛门排出物为血性，腹腔穿抽出血性液体
腹部X片	孤立突出胀大的肠袢，不因时间而改变位置或假肿瘤征
其他	积极非手术治疗无改善

（三）肠梗阻的治疗 ☆☆

项目	内容
基础疗法	①胃肠减压是治疗肠梗阻的重要方法之一 ②矫正水、电解质紊乱和酸碱失衡
解除梗阻	①手术治疗：各种类型的绞窄性肠梗阻、肿瘤及先天性肠道畸形导致的肠梗阻 ②非手术治疗：单纯性粘连性（特别是不完全性）肠梗阻、麻痹性或痉挛性肠梗阻、蛔虫或粪块堵塞导致的肠梗阻、肠结核等炎症引起的不完全性肠梗阻、肠套叠早期等

（四）小儿肠套叠 ☆☆

项目	内容
典型症状	腹痛、便血和腹部肿块

续表

项目	内容
手术指征	①复位失败 ②病程超过48小时或疑有肠坏死 ③空气灌肠后出现腹膜刺激征或全身情况恶化

六、阑尾炎

（一）急性阑尾炎的并发症 ☆☆

项目	内容
腹膜炎	常见并发症的是局限性或弥漫性腹膜炎
脓肿	阑尾炎未经及时治疗的后果，在阑尾周围形成的阑尾脓肿最常见
内、外瘘	阑尾周围脓肿如未及时引流，则可向肠道、膀胱或者腹壁突破，形成各种内瘘或外瘘
化脓性门静脉炎	阑尾静脉内的感染性血栓可沿肠系膜上静脉至门静脉，造成门静脉炎，进而可形成肝脓肿

（二）阑尾炎手术切除后的并发症 ☆☆

项目	内容
出血	①阑尾系膜的结扎线松脱，引起系膜血管出血 ②表现为腹痛、腹胀和失血性休克等症状
切口感染	最常见。在化脓或穿孔性急性阑尾炎中多见
粘连性肠梗阻	较常见。与局部炎症、手术损伤、切口异物、术后卧床等多种原因有关
阑尾残株炎	阑尾残端保留过长超过1cm时，或粪石残留，术后残株可炎症复发，仍表现为阑尾炎的症状

七、结、直肠肛管疾病

（一）直肠肛管周围间隙 ☆

项目	内容
肛提肌上间隙	①骨盆直肠间隙：直肠两侧，左右各一，提肛肌之上，盆腔腹膜之下 ②直肠后间隙：直肠与骶骨间，与两侧骨盆直肠间隙相通
肛提肌下间隙	①坐骨肛管间隙（亦称坐骨直肠间隙）：提肛肌以下，坐骨肛管横隔以上，相互经肛管后相通（此处亦称深部肛管后间隙） ②肛门周围间隙：坐骨肛管横隔以下至皮肤之间，左右两侧也于肛管后相通（亦称浅部肛管后间隙）

（二）直肠癌

1. 直肠癌改良的 Dukes 分期法 ☆☆

项目	内容
A期	癌肿局限于黏膜。无淋巴转移

续表

项目	内容
B期	①B_1期：癌肿侵入肌层而无淋巴结转移 ②B_2期：癌肿穿透浆膜层而无淋巴结转移
C期	①C_1期：癌肿在肠壁内，有系膜淋巴结转移 ②C_2期：癌肿已穿透肠壁，系膜动脉根部淋巴结有转移
D期	提示肿瘤已由远处转移至肝、肺、脊柱等

2. 诊断 ☆☆

项目	内容
直肠指检	①75%以上均可作直肠指检触及 ②查清癌肿部位、与肛缘距离、癌肿大小、固定程度等
内镜检查	直肠镜、乙状结肠镜及纤维结肠镜
钡剂灌肠	排除直肠、结肠多发癌和息肉病
CT检查	了解直肠癌盆腔扩散情况，如有无侵犯膀胱、子宫及盆腔，有无肝转移
肿瘤标记物测定	①有价值者为CEA（癌胚抗原），其水平与Dukes分期成正相关 ②CEA主要用于监测复发和判断预后

3. 手术方式 ☆☆

项目	内容
局部切除术	①适用于早期瘤体小、局限于黏膜或黏膜下层、分化程度高的直肠癌 ②手术方式主要有经肛局部切除术和骶后入路局部切除术
腹会阴联合直肠癌根治术（Miles手术）	①适用于腹膜返折以下的直肠癌 ②切除范围包括乙状结肠远端、全部直肠、肠系膜下动脉及其区域淋巴结、全直肠系膜、肛提肌、坐骨直肠窝内脂肪、肛管及肛门周围3～5cm的皮肤、皮下组织及全部肛门括约肌、于左下腹行永久性乙状结肠单腔造口
经腹直肠癌切除术（Dixon手术）	①目前应用最多的根治术，适用于距齿状线5cm以上的直肠癌 ②以根治性切除为前提，要求远端切缘距癌肿下缘2cm以上
经腹直肠癌切除、近端造口、远端封闭手术（Hartmann手术）	全身一般情况很差，不能耐受Miles手术或急性梗阻不宜行Dixon手术者

（三）结肠癌的诊断要点 ☆☆

项目	内容
症状	①近期内出现排便习惯改变或持续性腹部不适，如隐痛、腹胀等 ②粪便带血、脓或黏液 ③进行性贫血、体重减轻和乏力等 ④腹部肿块
检查确诊	①乙状结肠镜检查 ②结肠X线气钡双重对比造影 ③纤维结肠镜检及活检

（四）痔的临床表现 ☆☆

项目	内容
内痔	①出血和脱出 ②无痛性间歇性便后出鲜血是内痔的常见症状
外痔	①肛门不适、潮湿不洁，有时有瘙痒 ②如发生血栓形成及皮下血肿则有剧痛 ③血栓性外痔最常见
混合痔	①内痔和外痔的症状同时存在 ②逐渐加重，呈环状脱出肛门外，脱出的痔块在肛周呈梅花状时，称为环状痔

第四节　肝胆外科学

一、原发性肝癌

（一）肝癌的血清标志物 ☆☆

项目	内容
血清甲胎蛋白（AFP）测定	①对诊断肝细胞癌有相对的专一性 ②放射免疫法测定持续血清 AFP＞400μg/L，并能排除妊娠、活动性肝病、生殖腺胎胚源性肿瘤等，即可考虑肝癌的诊断
血液酶学及其他肿瘤标记物	①检查肝癌患者血清中 γ-谷氨酰转肽酶及其同工酶、异常凝血酶原、碱性磷酸酶、乳酸脱氢酶同工酶等可高于正常 ②缺乏特异性，多与AFP、AFP异质体等联合检测

（二）肝癌手术治疗的适应证

1. 一般情况与可作根治性肝切除的情况 ☆☆

项目	内容
患者一般情况	①较好，无明显心、肺、肾等重要脏器器质性病变 ②肝功能正常，或仅有轻度损害，按肝功能分级属A级 ③肝外无广泛转移性肿瘤
可作根治性肝切除的情况	①单发的微小肝癌 ②单发的小肝癌 ③单发的向肝外生长的大肝癌或巨大肝癌，周围界限较清楚，表面较光滑，受肿瘤破坏的肝组织少于30% ④多发性肿瘤，肿瘤结节少于3个，且局限在肝的一段或一叶内

2. 仅可作姑息性肝切除的情况 ☆☆

项目	内容
多发性肿瘤	①3～5个，局限于相邻2～3个肝段或半肝内 ②影像学显示无瘤肝组织明显代偿性增大，达全肝的50%以上

续表

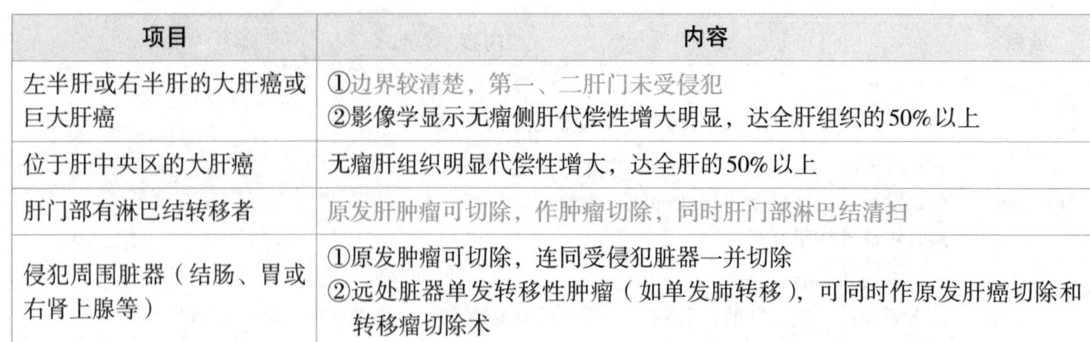

项目	内容
左半肝或右半肝的大肝癌或巨大肝癌	①边界较清楚，第一、二肝门未受侵犯 ②影像学显示无瘤侧肝代偿性增大明显，达全肝组织的50%以上
位于肝中央区的大肝癌	无瘤肝组织明显代偿性增大，达全肝的50%以上
肝门部有淋巴结转移者	原发肝肿瘤可切除，作肿瘤切除，同时肝门部淋巴结清扫
侵犯周围脏器（结肠、胃或右肾上腺等）	①原发肿瘤可切除，连同受侵犯脏器一并切除 ②远处脏器单发转移性肿瘤（如单发肺转移），可同时作原发肝癌切除和转移瘤切除术

二、胆道疾病

（一）胆囊三角 ☆☆

解剖学上将胆囊管、肝总管及肝脏脏面三者构成的三角形区域称为胆囊三角，内有胆囊动脉和副肝管通过。

（二）急性胆囊炎的病因 ☆☆☆

项目	内容
梗阻因素	胆囊结石、蛔虫、扭转
细菌感染	①致病菌多从胆道逆行入胆囊，或循血循环或经淋巴途径进入胆囊，在胆汁流出不畅时造成感染 ②革兰阴性杆菌，以大肠杆菌最常见，其他有克雷伯菌、粪肠球菌、铜绿假单胞菌等
化学刺激	严重创伤后、大手术后、胰液反流等

（三）急性梗阻性化脓性胆管炎 ☆☆☆

项目	内容
临床表现	还可出现休克、神经中枢系统受抑制表现，即Reynolds五联征：上腹部胀痛或绞痛；寒战、高热，体温可达39℃～40℃；黄疸；神志淡漠、嗜睡、昏迷；休克
治疗原则	①立即解除胆道梗阻并引流 ②胆管内压降低后，情况常常能暂时改善，有利于争取时间继续进一步治疗

三、胰腺疾病

（一）重症胰腺炎的发病机制 ☆☆

当胰管梗阻无法及时解除时，胰蛋白酶原会被激活成为活性很强的胰蛋白酶，并继而激活其他多种胰酶。这些胰酶的激活可能会导致一系列病理生理反应，如激活磷脂酶A可能导致溶血卵磷脂的产生，激活弹力纤维酶可能导致血管壁受损，激活胶原酶可能使胶原纤维溶解，激活脂肪酶可能使中性脂肪分解，最终可能导致胰腺坏死。

 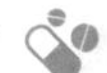

（二）急性胰腺炎的治疗

1. 非手术疗法 ☆☆

适用于轻型胰腺炎及尚无感染者。

项目	内容
禁食、胃肠减压	持续胃肠减压可防止呕吐、减轻腹胀、降低腹内压
补液、防治休克	静脉输液，补充电解质，纠正酸中毒，预防治疗低血压，维持循环稳定，改善微循环
镇痛解痉	①诊断明确的情况下给予止痛药，同时给予解痉药（山莨菪碱、阿托品） ②禁用吗啡，以免引起Oddi括约肌痉挛
抑制胰腺分泌	抑酸和抑胰酶制剂以及胰蛋白酶抑制剂等具有一定的疗效
营养支持	禁食期主要靠完全肠外营养
抗生素的应用	①重症急性胰腺炎，应经静脉使用致病菌敏感的广谱抗生素 ②常见致病菌有大肠埃希菌、铜绿假单胞菌、克雷伯菌和鲍曼不动杆菌等
中药治疗	呕吐基本控制后，经胃管注入中药，常用复方清胰汤

2. 手术疗法 ☆☆

项目	内容
适应证	①不能排除其他急腹症时 ②胰腺和胰周坏死组织继发感染 ③经非手术治疗，病情继续恶化 ④暴发性胰腺炎短期非手术治疗多器官功能障碍仍不能得到纠正 ⑤伴胆总管下端梗阻或胆道感染者 ⑥合并肠穿孔、大出血或胰腺假性囊肿
手术治疗方法	①将胰腺被膜以及周围的后腹膜切开，清除胰腺及周围坏死组织，在必要时可行胰部分切除 ②充分引流，放置多条引流管，用于引流及灌洗 ③术中注意胆道病变处理，取出结石或胆道蛔虫等 ④置T管做胆总管引流 ⑤在必要时作胃造口术以便术后作胃减压。行空肠造口术以便输入营养要素

第五节　血管外科学

一、血栓闭塞性脉管炎

（一）临床分期 ☆☆

分期	表现
第一期（局部缺血期）	患肢麻木、发凉、怕冷，间歇性跛行，休息后缓解，足背动脉或胫后动脉搏动减弱
第二期（营养障碍期）	①除上述症状加剧外，疼痛转为持续性静息痛，夜间更剧 ②足背皮肤、趾（指）及小腿肌肉营养障碍，足背动脉搏动消失
第三期（坏疽期）	患肢趾（指）端发黑、干瘪、干性坏疽、溃疡形成，继发感染时变为湿性坏疽

（二）血栓闭塞性脉管炎的诊断要点 ☆☆

- 多数为青壮年男性，有吸烟嗜好
- 患肢有不同程度的缺血症状
- 有游走性浅静脉炎病史
- 患肢足背动脉或胫后动脉搏动减弱或消失
- 一般无高血压、高脂血症、糖尿病等易致动脉硬化的

二、单纯下肢静脉曲张

（一）诊断需排除的疾病 ☆☆

- 原发性下肢深静脉瓣功能不全
- 下肢深静脉血栓形成后遗综合征
- 下肢动静脉瘘

（二）治疗 ☆☆☆

项目	内容
非手术治疗	①适用：症状轻微又不愿手术者、妊娠期发病、手术耐受力极差者 ②避免站立过久，卧床时抬高患肢 ③穿弹力袜或使用弹力绷带
硬化剂注射治疗	①适用：手术辅助治疗，或处理残留曲张静脉 ②常用的硬化剂：聚多卡醇、聚桂醇、鱼肝油酸钠
手术疗法	①适应：诊断明确且下肢深静脉通畅 ②手术方法：高位结扎大隐或小隐静脉；剥脱大隐或小隐静脉；结扎功能不全的交通支

三、下肢静脉曲张

（一）治疗原则 ☆☆

治疗方法	适用
弹力袜或弹力绷带压迫	妊娠期，病情轻，年龄过大或全身情况差不能耐受手术者
硬化剂注射	手术后残留曲张静脉的治疗
手术治疗	①单纯浅静脉病变行大隐静脉或小隐静脉高位结扎，剥脱主干，剥脱扩张属支，结扎功能不全的交通支 ②深静脉瓣功能不全者，应行深静脉瓣手术

（二）并发症 ☆☆

- 血栓性静脉炎
- 湿疹和溃疡形成，可并发感染，且经久不愈
- 曲张静脉破裂产生急性出血

第六节 神经外科学

一、颅脑损伤

（一）原发性脑损伤和继发性脑损伤 ☆☆

项目	内容
原发性脑损伤	①暴力作用于头部时立即发生的脑损伤 ②主要有脑震荡、脑挫裂伤及原发性脑干损伤等
继发性脑损伤	①受伤一定时间后出现的脑受损病变，主要有脑水肿和颅内血肿 ②脑水肿继发于脑挫裂伤 ③颅内血肿因颅骨、硬脑膜或脑的出血而形成，与原发性脑损伤可相伴发生，也可单独发生

（二）脑震荡

1. 概念及临床表现 ☆☆☆

项目	内容
概念	①头部遭受外力打击后，即刻发生短暂的脑功能障碍 ②病理改变无明显变化，是最轻的一种脑损伤，治疗后大多可治愈
临床表现	①意识障碍：程度较轻而时间短暂，短至数秒钟或数分钟，不超过半小时 ②近事遗忘：清醒后对受伤当时情况和受伤经过不能回忆，但对受伤前的事情能清楚地回忆 ③其他症状：常有头痛、头晕、恶心、厌食、呕吐、耳鸣、失眠、畏光、注意力不集中和反应迟钝等症状 ④神经系统检查无阳性体征

2. 提示一侧额颞部急性硬膜外血肿的临床表现 ☆☆

项目	内容
意识障碍有中间清醒期	①急性硬膜外血肿的典型症状 ②伤后有短暂的原发性昏迷，清醒一段时间后，随着血肿的增大，出现继发性昏迷且逐渐加深
瞳孔变化	①血肿侧瞳孔先缩小继之逐渐散大，光反应迟钝至消失 ②而后发展为双侧瞳孔散大固定
其他症状	①血肿对侧出现锥体束征、偏瘫或失语 ②颅内压增高与生命体征变化明显 ③着力部位头皮肿胀，多有线形颅骨骨折
脑血管造影与CT扫描	显示额颞部颅骨内板与硬脑膜之间的双凸镜形或弓形高密度影

（三）颅底骨折

1. 临床表现 ☆☆☆

项目	内容
颅前窝骨折	前额部头皮挫伤肿胀、眼睑和球结膜下瘀血斑、鼻出血和脑脊液鼻漏、嗅觉丧失或视力减退，严重者造成失明
颅中窝骨折	颞部软组织挫伤和肿胀、耳出血或脑脊液耳漏、面神经或听神经损伤、眶上裂综合征、颈内动脉-海绵窦瘘
颅后窝骨折	①枕部或乳突区皮下瘀斑，多在伤后数小时出现 ②舌咽、迷走和舌下神经功能障碍或延髓损伤症状

2. 处理 ☆☆☆

项目	内容
一般治疗	①脑脊液漏者，鼻部或外耳道局部消毒，严禁填塞、冲洗，不要擤鼻，保持于脑脊液不漏体位 ②全身抗感染治疗
着重治疗	脑损伤、颅神经损伤和其他并发伤
开颅手术修补漏孔	脑脊液漏持续4周以上或伴颅内积气导致脑受压者
神经管减压术	合并视神经、面神经损伤，应早期行神经管减压术
抗生素治疗	预防颅内感染

（四）脑挫裂伤 ☆

项目	内容
概念	是指头部外伤后脑组织发生的器质性损伤。损伤的脑组织呈不同的点片状出血、破裂、水肿和坏死，常合并有邻近部位局灶性脑水肿或弥散性脑肿胀以及不同程度的颅内血肿
主要表现	昏迷的时间较长、有神经系统定位体征和壁脑膜刺激征。伤情严重或处理不及时，致残率和死亡率均很高

二、颅内压增高

（一）概念及原因 ☆

项目	内容
概念	颅内压增高是颅脑损伤、脑肿瘤、脑出血、脑积水和颅内炎症等所共有的征象，因上述疾病使颅腔内容物体积增加，导致颅内压持续在2.0kPa（200mmH_2O）以上，从而引起的相应综合征，称为颅内压增高
原因	颅腔内容物的体积增大；颅内占位性病变；脑脊液循环或吸收障碍；脑血流过度灌注或静脉回流受阻；先天性畸形

（二）临床表现 ☆☆☆

项目	内容
头痛	①最常见的症状之一 ②早晨或晚间较重，部位多在额部及颞部，可从颈枕部向前方放射至眼眶 ③头痛程度随颅内压的增高而进行性加重

续表

项目	内容
呕吐	当头痛剧烈时，可伴有恶心和呕吐，呕吐呈喷射性
视神经乳头水肿	①重要客观体征之一 ②视神经乳头充血，边缘模糊不清，中央凹陷消失，视盘隆起，静脉怒张 ③若视神经乳头水肿长期存在，则视盘颜色苍白，视力减退，视野向心性缩小，称为视神经继发性萎缩 ④头痛、呕吐及视神经乳头水肿是颅内压增高的典型表现，称之为颅内压增高"三主征"
意识障碍及生命体征变化	①初期：嗜睡、反应迟钝 ②严重者：昏睡、昏迷、伴有瞳孔散大、对光反应消失、发生脑疝、去大脑强直等 ③生命体征变化：血压升高、脉搏徐缓、呼吸不规则、体温升高等病危状态甚至呼吸停止，终因呼吸循环衰竭而死亡
其他症状和体征	①头晕、头皮静脉怒张 ②头颅叩诊时呈破罐声及头皮和额眶部浅静脉扩张

（三）治疗 ☆☆☆

项目	内容
一般处理	①密切观察：神志、瞳孔、血压、呼吸、脉搏及体温的变化 ②频繁呕吐者：暂禁食，以防吸入性肺炎 ③不能进食者：予补液，注意补充电解质，调整酸碱平衡 ④轻泻剂来疏通大便，不能让患者用力排便，不可作高位灌肠
病因治疗	颅内占位性病变，应考虑作病变切除术
降低颅内压	①适用于颅内压增高但暂时尚未查明原因或虽已查明原因但仍需要非手术治疗者 ②高渗利尿剂应用原则：意识清楚、颅内压增高程度较轻者，先选用口服药物；有意识障碍或颅内压增高症状较重者，宜选用静脉或肌肉注射药物 ③常用口服药物：氢氯噻嗪、乙酰唑胺、氨苯蝶啶、呋塞米（速尿）等，常用的可供注射的制剂有甘露醇、呋塞米等
激素应用	①地塞米松5～10mg静脉或肌肉注射，每日2～3次 ②氢化可的松100mg静脉注射，每日1～2次 ③泼尼松5～10mg口服，每日1～3次 ④可减轻脑水肿，有助于缓解颅内压增高
冬眠低温疗法或亚低温疗法	①利于降低脑的新陈代谢率，减少脑组织的耗氧量 ②防止脑水肿的发生与发展，对降低颅内压也有一定作用
脑脊液体外引流	经脑室缓慢放出少许脑脊液，以缓解颅内压增高
巴比妥治疗	大剂量异戊巴比妥钠或硫喷妥钠注射可降低脑的代谢，减少耗氧及增加脑对缺氧的耐受力，最终使颅内压降低
辅助过度换气	①使体内CO_2排出 ②当动脉血CO_2分压每下降1mmHg时，可使脑血流量递减2%，从而使颅内压相应下降
抗生素治疗	控制颅内感染或预防感染
症状治疗	①疼痛者：给予镇痛剂，忌用吗啡等类药物，防止对呼吸中枢的抑制 ②有抽搐发作者：给予抗癫痫药物治疗 ③烦躁者：给予镇静剂

三、脑疝

（一）小脑幕切迹疝的临床表现 ☆☆

项目	内容
颅内压增高的症状	①剧烈头痛，频繁的喷射性呕吐 ②急性脑疝患者视神经乳头水肿可有可无
瞳孔改变	①病初可有患侧瞳孔变小，对光反射迟钝 ②随病情进展患侧动眼神经麻痹，患侧瞳孔逐渐散大，直接与间接对光反射均消失，并有患侧上睑下垂、眼球外斜
运动障碍	①病变对侧肢体的肌力减弱或麻痹，病理征阳性 ②进展时可致双侧肢体自主活动消失 ③严重时可出现去大脑强直发作
意识改变	脑干内网状上行激动系统受累，随脑病进展可出现嗜睡、浅昏迷甚至深昏迷
生命体征紊乱	心率减慢或不规则，血压忽高忽低，呼吸不规则，大汗淋漓或汗闭，面色潮红或苍白等。体温可高达41℃以上或体温不升

（二）枕骨大孔疝 ☆☆

项目	内容
原因	脑脊液循环通路被堵塞
临床表现	①颅内压增高，剧烈头痛，频繁呕吐，颈项强直，强迫头位 ②生命体征紊乱出现较早，意识障碍出现较晚 ③因脑干缺氧，瞳孔可忽大忽小 ④位于延髓的呼吸中枢受损严重，早期可突发呼吸骤停而死亡

四、格拉斯哥昏迷评分 ☆☆☆

项目	内容
睁眼反应	①4分：自然睁眼 ②3分：呼唤能睁眼 ③2分：有刺激或痛楚会睁眼 ④1分：无反应 ⑤C分：如因眼肿、骨折等不能睁眼，应以“C”（closed）表示
语言反应	①5分：说话有条理，定向能力正确 ②4分：可应答，但出现答非所问的情形或定向能力障碍、有答错情况 ③3分：可说出单字，完全不能进行对话，只能说简短句或单个字 ④2分：可发出声音，对疼痛刺激仅能发出无意义叫声 ⑤1分：无反应 ⑥T分：因气管插管或切开而无法正常发声，以“T”表示 ⑦D分：平素有言语障碍史，以“D”表示

续表

项目	内容
肢体运动	①6分：可依指令动作，按指令完成2次不同的动作 ②5分：施以刺激时，可定位出疼痛位置，予疼痛刺激时，患者能移动肢体尝试去除刺激。疼痛刺激以压眶上神经为标准 ③4分：对疼痛刺激有反应，肢体会回缩 ④3分：对疼痛刺激有反应，肢体会弯曲，呈“去皮质强直”姿势 ⑤2分：对疼痛刺激有反应，肢体会伸直，呈“去大脑强直”姿势 ⑥1分：无反应

三者分数相加来评估昏迷程度，得分值越高，提示意识状态越好，格拉斯哥昏迷评分法最高分为15分：表示意识清楚；12～14分为轻度意识障碍；9～11分为中度意识障碍；8分以下为昏迷。分数越低则意识障碍越重。

第七节 泌尿外科学

一、泌尿结石

（一）肾结石的治疗 ☆☆

项目	内容	
肾绞痛	吲哚美辛、阿托品或山莨菪碱、吗啡、哌替啶等解痉止痛	
控制感染	根据细菌培养结果选择抗生素控制感染	
药物排石或抑制结石形成	应用枸橼酸钾、小苏打碱化尿液，服用别嘌呤醇、苯溴马隆等降低尿酸水平	
手术治疗	适应证	①反复发作肾绞痛，药物治疗不能排出 ②合并严重梗阻、感染危及肾实质 ③急性梗阻性无尿或少尿 ④无功能的脓肾 ⑤结石引起癌变或癌合并结石
	方法	①体外冲击波碎石术：治疗泌尿系结石的重要手段 ②经皮肾镜碎石术：适用于复杂性肾结石 ③输尿管硬镜或软镜碎石术：适用于输尿管结石及部分肾结石 ④开放性手术：适用于ESWL或PCNL治疗失败者或合并肾内解剖异常，需要同时处理者

（二）尿道结石的治疗要点 ☆☆

项目	内容
尿道外口和舟状窝结石	①可用细钳夹出或用弯探针钩出结石 ②必要时可把尿道外口切开少许，以取出结石
前尿道结石	尿道内注入润滑油，将结石推向尿道外口后，取出结石

续表

项目	内容
后尿道结石	麻醉下用金属探子、导尿管或用水冲将结石送回膀胱，留置导尿管，以后按膀胱结石处理
尿道憩室并结石	手术取石同时切除憩室
其他	有条件时，尽可能采用腔内弹道碎石治疗尿道结石

（三）膀胱结石的诊断要点 ☆☆

项目	内容
病史和体查	①排尿困难，尿流中断，伴向阴茎部位放射性疼痛 ②小儿排尿时哭闹，牵拉阴茎 ③婴幼儿原发性膀胱结石，可于直肠指诊时触及
金属探子与膀胱镜检	①金属探子经尿道插入膀胱，碰及结石时有摩擦感，只适用于成年人 ②膀胱镜检可窥视到结石
腹部平片检查	包括肾、输尿管、膀胱及后尿道范围
寻找结石发生的原因	①确诊后应寻找原因，如下尿路机械性或功能性梗阻、膀胱憩室和异物等 ②了解是否上尿路结石下行至膀胱

（四）体外冲击波碎石 ☆☆

项目	内容
适应证	①直径≤2cm的肾盂或肾盏单发结石或总体积与之相当的多发性结石 ②直径2～4cm的肾结石，仍可以选择ESWL治疗，但术前常需放置输尿管导管或支架管，且往往需要多次碎石 ③直径＞4cm的巨大结石或者难碎结石（胱氨酸结石），应根据具体情况选择配合经皮肾镜取石（PCNL）或者PCNL联合ESWL治疗
禁忌证	结石以下尿路梗阻因素未解除；出血性疾病患者；结石部位尿路感染未有效控制；严重的心律失常，心力衰竭；肾功能不全者；过度肥胖，影响聚焦定位；驼背；妊娠等
并发症	血尿；肾绞痛；皮肤损伤；结石导致尿路梗阻；发热；心脏合并症，如心搏骤停等；肾实质受损或肾周围血肿；肾性高血压；消化道出血；截瘫

二、肾结核

（一）诊断 ☆☆

项目	内容
症状	逐渐加重的尿频、尿急、尿痛，或伴有终末血尿、脓尿、腰痛及全身症状
尿检查	可见白细胞，尿常规多无特异性
尿结核杆菌检查	对肾结核诊断有决定意义，尿沉渣涂片抗酸染色，阳性率50%～70%，结核杆菌培养阳性率90%

 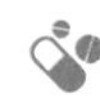

（二）治疗 ☆☆

项目	内容
非手术治疗	①临床前期肾结核，单侧或双侧肾结核属小病灶者 ②身体其他部位有活动性结核暂不宜手术者 ③双侧或独肾结核属晚期不宜手术者 ④同时患有其他严重疾病暂不宜手术者 ⑤配合手术治疗，在手术前后应用 ⑥常用药物有异烟肼、利福平、吡嗪酰胺、乙胺丁醇、环丝氨酸、链霉素等
手术治疗	可选用肾切除术、肾部分切除术、肾病灶清除术、整形手术等

三、泌尿系损伤

（一）闭合性肾损伤的病理分类 ☆☆☆

项目	内容
肾挫伤	①肾实质轻度受损，肾包膜及肾盂肾盏黏膜完整 ②临床上有镜下血尿
肾部分裂伤	①肾实质局限性的部分裂伤，伴包膜破裂时有肾周血肿 ②伴肾盂肾盏黏膜破裂时，有明显血尿
肾全层裂伤	①肾实质全层裂伤，可外至包膜，内达肾盂肾盏黏膜的全层裂伤，也可以是多发性，甚至是粉碎性损伤 ②常有严重血尿、肾周血肿、尿外渗
肾蒂血管损伤	①肾动脉、静脉主干或分支的撕裂或离断 ②常引起大出血、休克，甚至来不及诊治而死亡

（二）闭合性肾损伤的检查 ☆

项目	内容
B超	①了解肾损伤情况及肾周血肿、尿外渗情况 ②无创、方便，可在床边作检查，便于动态观察 ③同时可发现合并的腹腔脏器损伤，可作为首选检查
X线平片	见肾影增大，腰大肌阴影模糊，同侧膈肌升高
静脉尿路造影	基本被增强CT所取代
CT	①可准确地提示肾损伤的程度，腹部增强CT是肾损伤诊断的“金标准” ②显示肾皮质裂伤、肾周血肿、尿外渗及血管损伤情况
肾动脉造影	①对怀疑肾蒂损伤者，有利于明确诊断 ②必要时可同时行肾动脉栓塞，控制出血
尿常规	对无明显肉眼血尿者，如发现镜下血尿有助于诊断

（三）膀胱损伤的诊断 ☆☆

项目	内容
外伤史	下腹部外伤、骨盆骨折或有经尿道膀胱的器械操作史
排尿	轻度挫伤可无症状，严重裂伤可有血尿、尿量减少、腹痛、腹胀、尿瘘、休克等症状

续表

项目	内容
插导尿管试验	导尿管顺利插入膀胱但无尿液流出或者流出少许血尿
注水平衡试验	经导尿管向膀胱注入200ml生理盐水，回抽的量明显少于或多于注入的量
膀胱造影	造影剂流入膀胱周围间隙或腹腔内
膈下气体	膀胱内注氧气，X片可见膈下气体

（四）后尿道损伤的治疗 ☆☆

项目	内容
盆腔出血严重合并休克者	①先作抗休克、膀胱造瘘处理 ②3个月后作尿道瘢痕切除及尿道端端吻合术
患者一般情况允许	可行尿道会师术，留置导尿管3～4周
患者情况较稳定	可行急诊尿道修补、端端吻合术

（五）后尿道损伤不同的早期手术方法 ☆☆

方法	优点	缺点
高位耻骨上膀胱造瘘	①操作简单，损伤小 ②条件不具备的医疗单位或危重患者及小儿病例较为合适	如果尿道断裂，两断端错位较多或断端分离回缩，仅做膀胱造瘘，将遗留较长段尿道狭窄或闭锁，势必增加二期修复上的难度
尿道“会师”及气囊导尿管牵引	在导尿管牵引下，尿道两断端逐渐得到复位，部分病例可就此恢复尿道连续性，至少可使尿道狭窄段较短，以利二期修复	可能因膀胱颈部长期受压而致内括约肌功能丧失，引起尿失禁
尿道端端吻合	可清除局部血肿及外渗尿液，尿道断裂处能达到解剖复位，疗效亦较满意	①手术时取截石位，可使骨折移位加重，失血量增多，对患者打击过大 ②手术视野小而深，手术难度大，并可致阳痿等并发症

四、泌尿系肿瘤

（一）肾癌

1. 临床表现 ☆☆☆

项目	内容
典型的局部症状	①“肾癌三联征”：血尿、腰痛及腹部肿块 ②多数患者只出现其中的一个或两个症状
全身表现	①10%～40%可出现副癌综合征，表现为高血压、高血糖、贫血、体重减轻、恶病质、发热、肝功能异常、神经肌肉病变、高钙血症、血沉增快、淀粉样变性、溢乳症、红细胞增多症、凝血机制异常等 ②2%～3%出现精索静脉曲张或腹壁静脉扩张
转移症状	部分患者可由于肿瘤转移所致的骨痛、骨折、咳嗽、咯血等症状就诊

 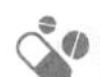

2. 诊断要点 ☆☆

项目	内容
“肾癌三联征”	出现三联症时，肾癌不难诊断，但已属晚期
B超	可发现无任何病象的早期肾癌
X线检查	①平片、排泄性或逆行尿路造影 ②可见到肾轮廓改变、肾区钙化、肾盂肾盏变形或不显影
CT检查	①可发现未引起肾盂肾盏改变的隐性肾癌 ②还可以了解肿瘤局部扩展、淋巴结转移和附近脏器受累等情况
肾动脉造影	可发现异常的肿瘤血管，并根据肿瘤血管的特征初步确定肿瘤的性质
腔静脉及肾静脉造影	可明确静脉癌栓的大小和范围，有利于手术摘除方式的确定

3. 临床分期 ☆☆

项目	内容
T_1期	肿瘤局限于肾脏，最大径≤7cm
T_2期	肿瘤局限于肾脏，最大径＞7cm
T_3期	肿瘤侵及肾段静脉或肾静脉或下腔静脉，或侵及肾周围组织，但未侵犯同侧肾上腺、未超过肾周筋膜
T_4期	肿瘤侵透肾周筋膜，包括侵犯同侧肾上腺

（二）膀胱癌的临床表现 ☆

项目	内容
血尿	①间歇无痛性肉眼血尿是最常见的症状 ②血尿多为全程，间歇性发作，也可表现为初始血尿或终末血尿 ③部分患者可排出血块或腐肉样组织
膀胱刺激症状	尿频、尿急、尿痛，与广泛分布的原位癌和浸润性膀胱癌有关
尿流梗阻症状	肿瘤较大、膀胱颈部位的肿瘤及血块堵塞均可引起排尿不畅甚至尿潴留。肿瘤浸润输尿管口可导致上尿路梗阻，出现腰痛、肾积水和肾功能损害
晚期肿瘤表现	侵犯膀胱周围组织、器官或有盆腔淋巴结转移时，可有膀胱区疼痛、尿道阴道瘘、下肢水肿等

五、前列腺疾病

（一）前列腺增生

1. 临床表现 ☆☆

项目	内容
膀胱刺激症状	尿频、尿急、夜尿增多及急迫性尿失禁
血尿	前列腺血管在压力增高的情况下，会发生破裂，使得尿液中带血
排尿	无力、尿线变细和尿滴沥

续表

项目	内容
尿潴留	较重的晚期患者，梗阻严重时可因受凉、饮酒、憋尿时间过长或感染等原因导致尿液无法排出，发生急性尿潴留

2. 诊断要点 ☆☆

项目	内容
临床表现	①多见于50岁以上的老年男性 ②尿频、尿急、夜尿增多、排尿等待、尿流无力变细、尿滴沥、间断排尿等
直肠指诊	前列腺增大，质地较韧，表面光滑，中央沟消失
超声检查	示增生的前列腺，残余尿增加
尿流率检查	尿流率降低

3. 手术治疗指征 ☆☆

- 下尿路梗阻症状明显，影响生活质量
- 药物治疗后无明显改善，或拒绝药物治疗的患者
- 反复尿潴留
- 反复泌尿系感染
- 充盈性尿失禁或继发引起上尿路积水，肾功能损害
- 多次反复肉眼血尿
- 并发膀胱结石，合并膀胱憩室

（二）急性细菌性前列腺炎的临床表现 ☆

寒战、高热，伴有持续和明显的下尿路感染症状，如尿频、尿急、尿痛、排尿烧灼感、排尿困难、尿潴留，后尿道、肛门以及会阴区坠胀不适等。血液及尿液中白细胞数量升高，细菌培养阳性。

六、精索静脉曲张

（一）青少年手术治疗适应证 ☆

- 合并男性不育者，除外其他引起不育的疾病
- 重度患者伴有明显局部疼痛不适症状者，体检发现睾丸明显缩小者
- 合并前列腺炎、精囊炎久治不愈者
- 伴有非梗阻性少精症者

 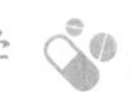

（二）手术治疗的并发症 ☆

项目	内容
水肿	①精索静脉结扎术后最常见的并发症 ②淋巴管损伤或被误扎是引起水肿的主要原因
睾丸动脉损伤	可导致术后睾丸萎缩
精索静脉曲张持续存在或复发	可能因漏扎精索内静脉的分支、精索外静脉以及引带静脉等引起
其他	腹腔镜手术可导致盆腔、腹腔脏器及血管损伤等

七、尿道下裂 ☆

项目	内容
概念	①前尿道发育不全而导致尿道开口达不到正常位置的泌尿系统常见畸形 ②尿道口可能出现在正常尿道口近端至会阴部之间，如异位于阴茎腹侧、阴囊或会阴部，多并发阴茎下弯
治疗	手术修复尿道下裂的解剖缺陷，使阴茎伸直，尿道开口移至正常位置

第八节　心胸外科学

一、胸部损伤

（一）胸部损伤的分类 ☆☆

项目	内容
闭合性损伤	①轻者：只有胸壁软组织挫伤和（或）单纯肋骨骨折 ②重者：多破坏骨性胸廓的完整性，可引起多根多处肋骨骨折或胸骨骨折，引起胸腔内的器官或血管损伤，导致连枷胸、气胸、血胸、血气胸，也可造成肺损伤，如肺裂伤、创伤性窒息、肺爆震伤等；心脏损伤，如心肌挫伤、心脏破裂等；气管、膈肌及食管损伤等
开放性损伤	为锐器或者火器等穿透胸壁全层所造成，导致胸膜腔与大气相通，可导致开放性气胸或血胸，甚至伤及胸腔内的器官或血管，伤情较严重

（二）反常呼吸运动的处理 ☆☆

项目	内容
原则	有效镇痛、呼吸道管理、固定胸廓和防治并发症
镇痛	①可酌情使用肠内或肠外给药的镇痛剂和镇静剂 ②使用患者自控止痛装置、肋间神经阻滞，甚至硬膜外置管镇痛
活动	鼓励患者咳嗽排痰，早期下床活动，减少呼吸系统的并发症
固定胸廓	①主要为减少肋骨断端活动、减轻疼痛；纠正反常呼吸 ②可采用内固定和外固定方式，内固定包括手术使用克氏针等固定肋骨断端。外固定包括张多头胸带或弹性胸带固定胸廓

（三）开放性气胸

1. 病理生理 ☆☆

项目	内容
负压消失	患侧胸膜腔负压消失，患侧肺完全萎陷，影响呼吸功能。伤侧胸膜腔压力高于健侧，纵隔移向健侧，健侧肺扩张受限
纵隔扑动	呼、吸气时两侧胸膜腔压力周期性变化，使纵隔在吸气时移向健侧，呼气时移向伤侧
血流与气流	影响静脉回心血流，循环障碍；影响气体分流，呼吸功能障碍
胸部吮吸伤口	患侧胸壁可见伴有气体进出胸腔发出的吸吮样声音的伤口

2. 急救处理 ☆☆

项目	内容
现场急救	立即将开放性气胸变成闭合性气胸。可使用无菌敷料如凡士林纱布、棉垫或者清洁器材如塑料袋、衣物、碗杯等制作不透气敷料及压迫物，在伤员用力呼气末封盖吸吮伤口，并加压包扎，变为闭合性气胸，赢得挽救生命的时间，并迅速转送至医院
转运	途中如伤员呼吸困难加重或有张力性气胸表现，开放密闭敷料，排出高压气体
到院后治疗	吸氧，补充血容量，纠正休克；清创、缝合胸壁伤口，作闭式胸腔引流；给予抗生素，鼓励咳嗽排痰，预防感染。若疑有胸腔内脏器损伤或进行性出血，则需行开胸探查手术

（四）张力性气胸

1. 概念及病理生理改变 ☆☆

项目	内容
概念	气管、支气管或肺损伤处形成活瓣，气体随吸气进入胸膜腔并积累增多，导致胸膜腔压力高于大气压，又叫做高压性气胸
病理生理改变	①伤侧肺严重萎陷，纵隔显著向健侧移位，健侧肺受压，腔静脉回流障碍 ②高于大气压的胸内压，可使气体经支气管、气管周围疏松结缔组织或壁胸膜裂伤处，进入纵隔或胸壁软组织，形成纵隔气肿或面、颈、胸部的皮下气肿

2. 治疗处理 ☆☆

项目	内容
急救处理	①迅速使用粗针头穿刺胸膜腔减压，并外接单向活瓣装置 ②紧急时可在针柄部外接剪有小口的柔软塑料袋、气球或避孕套等，使胸腔内高压气体易于排出，而外界空气不能进入胸腔
进一步处理	应行闭式胸腔引流术，使用抗生素预防感染

（五）创伤性窒息 ☆☆

项目	内容
概念	钝性暴力作用于胸部所致的上半身广泛皮肤、黏膜、末梢毛细血管破裂及出血性损害
临床表现	①面、颈、上胸部皮肤出现针尖大小的紫蓝色瘀斑，面部与眼眶部最为明显 ②口腔、球结膜、鼻腔黏膜瘀斑，甚至出血 ③视网膜或视神经出血可导致暂时性或永久性视力障碍

续表

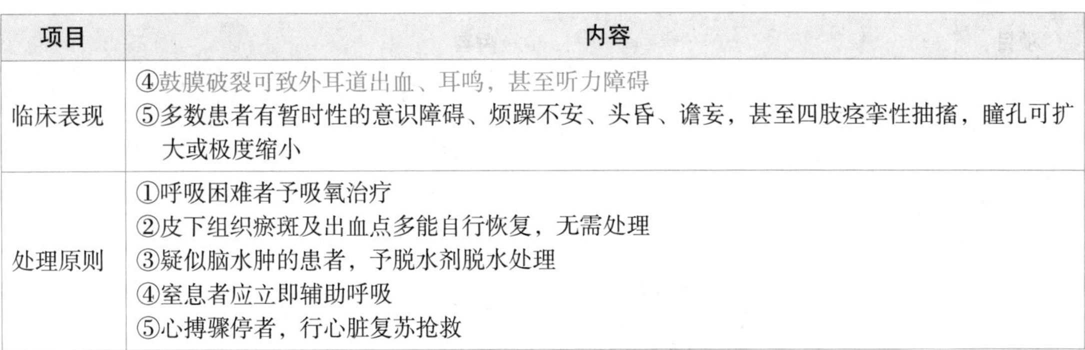

项目	内容
临床表现	④鼓膜破裂可致外耳道出血、耳鸣，甚至听力障碍 ⑤多数患者有暂时性的意识障碍、烦躁不安、头昏、谵妄，甚至四肢痉挛性抽搐，瞳孔可扩大或极度缩小
处理原则	①呼吸困难者予吸氧治疗 ②皮下组织瘀斑及出血点多能自行恢复，无需处理 ③疑似脑水肿的患者，予脱水剂脱水处理 ④窒息者应立即辅助呼吸 ⑤心搏骤停者，行心脏复苏抢救

（六）肺爆震伤 ☆☆

项目	内容
病理生理	①胸部受到冲击时可使胸壁撞击肺组织，紧随高压后的负压波也可使肺脏碰撞胸壁，造成肺挫伤，肺毛细血管出血，小支气管及肺泡破裂，肺组织广泛渗出而产生肺水肿 ②严重者并有肺裂伤，导致血胸或气胸 ③气体尚可进入肺血循环引起气栓，如果气栓进入脑动脉和冠状动脉，可立即造成死亡
临床表现	①咳血、吐泡沫痰及气促，严重者出现呼吸衰竭 ②脑气栓者：可有神经症状、昏睡甚至昏迷，肺听诊充满湿啰音 ③X线检查：肺野显示斑点状或片状阴影等浸润性改变，常有气胸、血胸征兆
治疗	鼻导管给氧；吸除呼吸道分泌物，保持呼吸道通畅；应用抗生素防止肺部感染；如有肺功能不全，行辅助呼吸；合并血胸、气胸者应予引流

（七）血胸

1. 胸腔积血的来源 ☆☆

胸腔积血主要来源于心脏、胸内大血管及其分支、胸壁、肺组织、膈肌和心包血管出血。

2. 血胸的病理生理改变 ☆☆

项目	内容
推移纵隔	①血胸发生后可因血容量丢失影响循环功能，还可压迫肺，减少呼吸面积 ②血胸推移纵隔，使健侧肺也受压，并影响腔静脉回流
凝固性血胸	胸腔内迅速积聚大量血液，超过肺、心包及膈肌运动所起的去纤维蛋白作用时，胸腔内积血发生凝固，形成凝固性血胸
脓血胸	①凝血块机化后形成纤维板，限制肺与胸廓活动，损害呼吸功能 ②血液是良好的培养基，经伤口或者肺破裂口侵入的细菌，会在积血中迅速滋生繁殖，导致感染性血胸，最终导致脓血胸

3. 进行性血胸的征象 ☆☆

- 脉搏持续加快、血压降低，或虽经补充血容量血压仍不稳定
- 闭式胸腔引流量每小时超过200ml，持续3h
- 血红蛋白量、红细胞计数和红细胞压积进行性降低，引流胸腔积血的血红蛋白量和红细胞计数与周围血相接近，且迅速凝固
- 穿刺抽不出血液：但胸片示阴影继续增大

（八）闭合性气胸的处理 ☆

项目	内容
小量气胸	肺萎陷在20%以下者，影响呼吸和循环功能较小，不需治疗，可于1~2周内自行吸收
中、大量气胸	需进行胸膜腔穿刺抽尽积气，或者行胸膜腔闭式引流术，促使肺膨胀，同时应用抗生素预防感染

（九）胸腔闭式引流术的适应证 ☆☆

- 中、大量气胸、开放性气胸、张力性气胸
- 胸腔穿刺术治疗下肺无法复张者
- 需使用机械通气或人工通气的气胸或血气胸者
- 拔除胸腔引流管后气胸或血胸复发者
- 剖胸手术

二、心脏损伤

（一）心脏损伤的诊断 ☆☆

项目	内容
钝性心脏损伤	轻者为无症状的心肌挫伤，重者可发生心脏破裂
穿透性心脏损伤	①失血性休克，大量血胸 ②心脏压塞出现Beck三联征：静脉压升高；心搏微弱，心音遥远；动脉压降低 ③疑为心脏压塞时，可在剑突下左肋弓旁行心包腔刺，如抽出血液，即可确诊 ④二维超声心动图亦可确定心包积血的诊断

（二）心脏破裂的抢救 ☆☆

心脏破裂应立即施行手术抢救。

项目	内容
心包穿刺	可先作心包腔穿刺减压缓解，同时输血补液，为争取剖胸抢救时间
开胸手术	一般通过左前胸第4肋间进胸，切开心包，清除积血，探查到出血点或裂口，手指按压止血，然后行间断缝合修补

三、胸部感染性疾病

（一）急性脓胸 ☆☆

项目	内容
临床表现	①常高热、脉快、呼吸急促、食欲不振、胸痛、全身乏力、白细胞增高等征象 ②积脓较多：可有胸闷、咳嗽、咳痰 ③体检：患侧语颤减弱，叩诊呈浊音，听诊呼吸音减弱或消失
治疗原则	①根据致病菌对药物的敏感性，选用有效抗生素 ②彻底排净脓液，使肺早日复张 ③控制原发感染，全身支持治疗，补充营养和维生素、注意水及电解质的平衡、纠正贫血等

（二）慢性脓胸 ☆☆

项目	内容
病因	①急性未及时治疗，逐渐进入慢性期 ②急性处理不当 ③脓腔内有异物存留 ④合并支气管或食管瘘而未及时处理，或胸膜腔毗邻的慢性感染病灶 ⑤有特殊病原菌存在
治疗原则	①改善全身情况，消除中毒症状和营养不良 ②消灭致病原因和脓腔 ③尽力使受压的肺复张，恢复肺的功能
常用的手术方式	改进引流；胸膜纤维板剥除术；胸廓成形术；胸膜肺切除术

四、肺部疾病

（一）支气管扩张

1. 手术方式的选择 ☆

项目	内容
肺段或肺叶切除术	病变局限于一段、一叶或多段者
多叶甚至一侧全肺切除术	病变侵犯一侧多叶甚至全肺，而对侧肺功能良好者
单侧肺段或肺叶切除术	双侧病变，一侧肺的肺段或肺叶病变显著，另侧病变轻微，估计痰或血主要来自病重的一侧者
一期或分期双侧手术	双侧病变，切除后不致严重影响呼吸功能者，可根据患者情况选择一期或分期双侧手术，一般先进行病重的一侧
切除出血的病肺	①双侧病变范围广泛，通常不宜作手术治疗 ②若反复大咯血不止，积极内科治疗无效，能明确出血部位，可考虑切除出血的病肺以抢救生命

2. 手术治疗的禁忌证 ☆☆

- 一般情况差，心、肺、肝肾功能不全，不能耐受手术者
- 病变范围广泛，切除病肺后可能严重影响呼吸功能者
- 合并肺气肿、哮喘或肺源性心脏病者

（二）肺结核

1. 肺切除手术治疗的禁忌证 ☆☆

项目	内容
正处扩展或活动期	全身症状重，血沉等基本指标不正常，或肺内其他部位出现新的浸润性病灶
检查	临床检查和肺功能示病肺切除后将严重影响患者呼吸功能者
其他	①一般情况和心肺代偿能力差 ②合并肺外其他脏器结核病，经过系统的抗结核治疗，病情仍在进展或恶化者

2. 肺切除术并发症的预防 ☆☆

- 术前有效的抗结核药治疗3～6个月，控制结核病变进展，加强支持治疗
- 正确掌握手术适应证和手术时机
- 严格无菌操作和提高手术水平，防止胸膜腔污染或出血
- 保证术后胸膜腔引流通畅，促使余肺复张
- 术后加强抗生素和抗结核药治疗

（三）胸廓成形术 ☆☆

项目	内容
适应证	①上叶空洞，一般情况差不能耐受肺切除术者 ②上叶空洞，中下叶亦有结核病灶 ③一侧广泛肺结核灶，痰菌阳性，药物治疗无效，一般情况差，不能耐受全肺切除术，支气管变化不严重者 ④肺结核合并脓胸或支气管胸膜，不能耐受肺切除术者
禁忌证	①张力空洞、厚壁空洞及位于中下叶或近纵隔处的空洞 ②结核性球形病灶或结核性支气管扩张 ③青少年患者，因术后可引起胸廓或脊柱明显畸形，应尽量避免施行

（四）肺癌手术治疗范围的确定 ☆☆

肺切除术的范围，取决于病变的部位和大小。

项目	内容
周围型肺癌	一般施行亚肺叶切除术或肺叶切除术
中心型肺癌	一般施行肺叶切除术，或气管、血管成型或者袖式切除，或一侧全肺切除术

五、心脏疾病

（一）动脉导管未闭

1. 病理生理 ☆☆

项目	内容
左向右分流	出生以后主动脉压升高，使主动脉收缩压与舒张压始终超过肺动脉压，动脉导管未闭使主动脉血持续流向肺动脉，形成左向右分流
左心衰竭	左向右分流血量增加肺循环血量，导致左心室容量负荷增加，造成左心室肥大，甚至左心衰竭
右心阻力负荷加重和右心室肥大	肺循环血量增加使肺动脉压力升高，并引发肺小动脉反应性痉挛，造成肺小动脉管壁增厚和纤维化，造成右心阻力负荷加重和右心室肥大
艾森曼格综合征	随着肺循环阻力的进行性增高，肺动脉压力接近或者超过主动脉压力时，呈现双向或右向左分流，可出现发绀，形成艾森曼格综合征，最终导致右心衰竭而死亡

 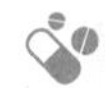

2. 动脉导管未闭的检查 ☆☆

项目	内容
心电图	正常或左心室肥大；肺动脉高压时则左、右心室肥大
X线检查	①心影增大，左心缘向左下延长 ②主动脉结突出，呈漏斗状 ③肺动脉圆锥平直或隆出，肺血管影增粗
超声心动图	左心房与左心室内径增大，二维切面可显示未闭的动脉导管，多普勒超声能发现异常血液信号

（二）房间隔缺损介入治疗适应证 ☆☆

- 年龄≥3岁，体重≥10kg，ASD≥4mm而≤36mm的二孔型左向右分流ASD
- 缺损边缘至冠状窦、上下腔静脉及肺静脉的距离≥5mm，至房室瓣≥7mm
- 房间隔的直径小于所选用封堵器左房盘的直径
- 不合并必须经外科手术治疗的其他心血管畸形

（三）法洛四联症 ☆☆

法洛四联症是右心室漏斗部或圆锥发育不全所致的一种具有特征性肺动脉口狭窄和室间隔缺损的心脏畸形，主要包括四种解剖畸形：肺动脉口狭窄、室间隔缺损、主动脉骑跨以及右心室肥厚。

1. 病理生理 ☆☆

肺动脉口狭窄→右心排血受到阻碍→右心负荷增加，压力上升→部分血流通过室间隔缺损进入右跨的主动脉→产生右向左分流→动脉血氧饱和度下降→发绀。肺循环血流量减少。为了代偿缺氧，红细胞及血红蛋白都显著增多。

2. 诊断 ☆☆

右心导管检查和选择性右心造影术可明确诊断。其主要特点是右心室压力等于或略高于主动脉，肺动脉压力低，有时导管可通过缺损进入左心室或升主动脉。

项目	内容
鉴别	需与法洛三联征、大动脉转位等其他发绀型鉴别
右心造影	①肺动脉口显示不同程度狭窄，可呈现第三心室和/或肺动脉狭窄后扩张 ②主动脉和肺动脉同时显影 ③主动脉增粗，位置偏右
超声心动图	对诊断及鉴别诊断亦具有重要意义

3. 手术治疗 ☆☆

手术方法	目的	描述
姑息手术	增加肺动脉血流，改善动脉血氧饱和度，促进左心室和肺动脉发育，为矫治手术创造条件	①体循环-肺循环分流术 ②右心室流出道疏通术

续表

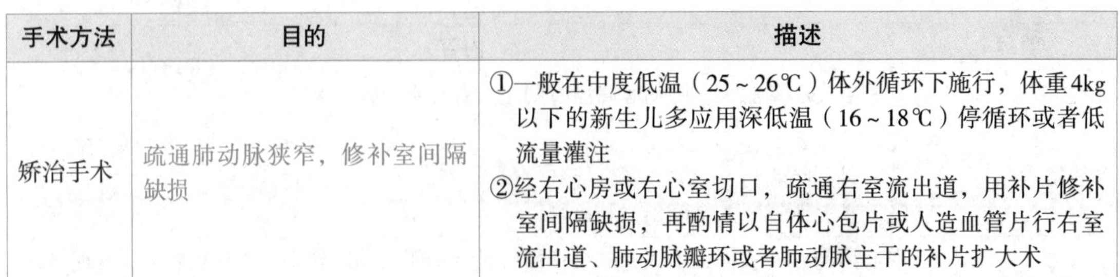

手术方法	目的	描述
矫治手术	疏通肺动脉狭窄，修补室间隔缺损	①一般在中度低温（25~26℃）体外循环下施行，体重4kg以下的新生儿多应用深低温（16~18℃）停循环或者低流量灌注 ②经右心房或右心室切口，疏通右室流出道，用补片修补室间隔缺损，再酌情以自体心包片或人造血管片行右室流出道、肺动脉瓣环或者肺动脉主干的补片扩大术

（四）风湿性二尖瓣狭窄

1. 分型 ☆☆

项目	内容
隔膜型	前瓣病变较轻，活动限制较少，主要是交界增厚粘连
漏斗型	前瓣与后瓣均增厚、挛缩或有钙化，病变波及腱索和乳头肌，把瓣叶向下牵拉，瓣口狭窄呈鱼口状，常伴有关闭不全

2. 手术适应证 ☆☆

无症状或心脏功能属于Ⅰ级者，不主张施行手术。有症状且心功能Ⅱ级以上者均应手术治疗。

项目	内容
隔膜型	尤其是瓣叶活动好，没有钙化，听诊心尖部第一心音较脆，有开瓣音，无房颤，左房内无血栓者，可进行经皮穿刺球囊导管二尖瓣交界扩张分离术，或者在全身麻醉下开胸闭式二尖瓣交界分离术
伴有其他心脏疾病	伴有关闭不全或明显的主动脉瓣病变，或有心房纤颤、漏斗型狭窄、瓣叶病变严重，有钙化或左房内有血栓，或二尖瓣术后再狭窄的病例，不宜行球囊扩张术及闭式二尖瓣交界分离术，应在体外循环直视下行人工瓣膜二尖瓣替换术
瓣膜及瓣下结构病变	病变严重，已有重度纤维化、挛缩及钙化等，应切除瓣膜，作人工瓣膜二尖瓣替换术

（五）心脏黏液瘤的临床表现 ☆☆

项目	内容
血流阻塞现象	①最常见的是房室瓣血流受阻引起的心悸、气急等 ②体检可在心尖区听到舒张期或收缩期杂音，肺动脉瓣区第二心音增强
全身反应	发热、消瘦、贫血、食欲不振、关节痛、荨麻疹、无力、血沉增快、血清蛋白的电泳改变等
动脉栓塞	少数可出现栓塞现象，如偏瘫、失语、昏迷、急性腹痛（肠系膜动脉栓塞）、肢体疼痛、缺血（肢体动脉栓塞）等
其他	胸部X线检查示左心房和右心室增大、肺部淤血等与二尖瓣病变相类似的征象

 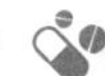

（六）胸主动脉瘤 ☆☆

1. 病因 ☆☆

项目	内容
动脉硬化	主动脉壁内皮细胞变性或者脱落形成粥样硬化斑块，或老年性动脉硬化，发生弹力纤维层变性，导致主动脉壁受到破坏，逐渐膨出扩张形成动脉瘤
主动脉囊性中层坏死	于青年患者多见，如Marfan综合征等
创伤性动脉瘤	因胸部挤压伤、汽车高速行驶突然减速碰撞胸部或从高处坠下，导致胸主动脉破裂
细菌性感染	继发于感染性心内膜炎的基础上
梅毒	①主动脉壁弹性纤维被梅毒螺旋体所破坏，形成主动脉瘤 ②多见于升主动脉和主动脉弓，呈梭形

2. 根据病理形态的分类 ☆

囊性动脉瘤、梭形动脉瘤、混合性动脉瘤、夹层动脉瘤。

第九节 骨外科学

一、骨折概述

骨折是指骨的完整性破坏或连续性中断。

（一）临床表现 ☆☆

项目	内容
全身表现	休克、感染
一般局部表现	疼痛与压痛，局部肿胀与瘀斑，功能障碍
特有体征	①畸形：短缩、成角、旋转畸形等 ②异常活动：骨折后，没有关节的部位出现异常活动 ③骨擦音及骨擦感

（二）急救 ☆☆☆

项目	内容
一般处理	抢救生命，抢救休克
伤口	止血，包扎伤口
适宜固定	用妥善的方法固定患肢，注意避免压迫造成损伤
转移	尽快转移至医院

（三）治疗原则 ☆☆

项目	意义	做法
复位	①治疗骨折的首要步骤，也是骨折固定和功能锻炼的基础 ②早期正确的复位，是骨折愈合过程顺利进行的必要条件	将移位的骨折端恢复正常或近乎正常的解剖关系，重建骨的支架作用
固定	骨折愈合的关键	将骨折维持在复位后的位置，使其在良好对位的情况下达到牢固愈合
功能锻炼	可促进患肢血液循环、消除肿胀、减少肌萎缩、保持肌肉力量、防止骨质疏松、关节僵硬，促进骨折愈合	在不影响固定的情况下，尽快地恢复患肢活动

（四）并发症 ☆☆

项目	内容
早期	休克、脂肪栓塞综合征、骨筋膜室综合征、重要内脏器官、重要血管损伤、重要周围神经、脊髓损伤
晚期	坠积性肺炎、压疮、下肢深静脉血栓形成、感染、损伤性骨化、创伤性关节炎、关节僵硬、急性骨萎缩、缺血性骨坏死、缺血性肌挛缩

（五）骨筋膜室综合征的临床表现 ☆☆

项目	内容
疼痛	①肢体持续性剧烈疼痛，且进行性加剧 ②最早期的症状，是骨筋膜室内神经受压和缺血的重要表现
指或趾	指或趾呈屈曲状态，肌力减弱。被动牵引指或趾时，可引起剧烈疼痛
患肢	患肢表面皮肤略红，温度稍高，肿胀，有严重压痛，触诊可感到室内张力增高
其他	远侧脉搏和毛细血管充盈时间正常

二、上肢骨折

（一）肱骨干骨折的手术适应证 ☆

- 骨折端嵌入软组织，手法复位失败
- 开放性骨折
- 同一肢体有多处骨和关节损伤
- 骨折合并血管或桡神经损伤

（二）桡骨远端骨折的临床分型 ☆☆

分型	表现
Colles's fracture	①伸直型骨折 ②腕关节处于背伸位、手掌着地、前臂旋前时受伤，应力通过手掌传导到桡骨下端发生骨折 ③典型表现为侧面呈“银叉”畸形，正面呈“刺刀样”畸形

续表

分型	表现
Smith's fracture	①屈曲型骨折 ②跌倒时，腕关节屈曲、手背着地受伤引起，或手掌着地，前臂处于旋后位受伤引起；也可因腕背部受到直接暴力打击发生
Barton's fracture	①桡骨远端关节面骨折 ②在腕背伸、前臂旋前位跌倒，手掌着地，暴力通过腕骨传道，撞击桡骨远端关节面背侧发生骨折，腕关节也随之而向背侧移位
桡骨茎突骨折	骨折线为横行通过关节面，很少移位
儿童桡骨下端骨折	桡骨下端骨折及骨骺线分离，骨骺移位的同时，常有一三角形骨块一同移位

（三）手外伤的处理原则 ☆☆☆

- 早期正确的伤口止血及减少创口污染
- 详细了解手部伤情
- 早期彻底清创：力争在伤后6～8h内进行清创，清创时手部皮肤不宜切除过多
- 尽可能一期修复所有深部组织
- 力争一期闭合创口
- 妥善的术后处理：伤手应固定于功能位

三、股骨颈骨折 ☆☆

项目	内容
Garden分型	①Ⅰ型：不完全骨折，为外翻位嵌插型骨折 ②Ⅱ型：完全骨折，但无移位 ③Ⅲ型：完全骨折，部分移位 ④Ⅳ型：完全骨折，完全移位
X线表现	①内收骨折：Pauwel角大于50°，不稳定骨折，易变位，常需内固定治疗 ②外展骨折：Pauwel角小于30°，稳定性骨折，常可用持续牵引治疗，处理不当可发生移位，转变为不稳定性骨折
并发症	股骨头坏死；骨折不愈合

四、关节脱位

（一）关节脱位的特征与复位成功的标志 ☆

项目	内容
关节脱位的特征	畸形、弹性固定、关节空虚、功能障碍
复位成功的标志	被动活动恢复正常、骨性标志复原、X线检查显示已复位

（二）肩关节脱位 ☆☆

项目	内容
临床表现	①受伤后肩关节剧烈疼痛 ②肩关节活动严重受限 ③肩关节向下、向前下垂，肩峰下有一个大的凹陷 ④肱骨头在肩前或腋窝可见。
并发症	Bankart损伤、肩胛下肌止点肌腱损伤、Hill-Sachs损伤、肱骨大结节撕脱骨折、腋神经损伤

五、腰椎间盘突出症

（一）分型 ☆

项目	内容
膨隆型	①纤维环部分破裂，表层尚完整 ②髓核因压力而向椎管内局限性隆起，但表面光滑
突出型	①纤维环完全破裂，髓核突向椎管 ②仅有后纵韧带或一层纤维膜覆盖，表面高低不平或呈菜花状
脱出型	①纤维环发生破裂，髓核从破裂处挤出来，游离到椎管 ②是很严重的现象，大部分患者需要进行手术 ③不仅会感觉到剧痛，还会出现马尾神经症状，表现为排便障碍、会阴部异常等
Schmorl结节型	髓核经上下终板软骨的裂隙进入椎体松质骨内，通常仅有腰痛，无神经根症状

（二）体征 ☆☆

项目	内容
脊柱外形	①突出间盘在神经根内侧（腋部），脊柱侧凸凸向健侧 ②突出间盘在神经根外侧（肩部），脊柱侧凸凸向患侧
疼痛	病变间隙有深压痛，可有放射痛
活动度	腰椎向各方向活动度都减低
肌萎缩、肌力减退	L4～L5椎间盘突出，拇背伸、踝背伸无力，L5～S1椎间盘突出，小腿三头肌萎缩
感觉	减退
腱反射改变	①L3～L4椎间盘突出，膝反射减弱或消失 ②L5～S1椎间盘突出，踝反射减弱或消失
特殊体征	直腿抬高试验及直腿抬高加强试验（Bragard征）阳性

六、急性血源性骨髓炎

（一）诊断依据 ☆☆

项目	内容
症状	①全身中毒症状、高烧、寒战 ②局部持续性剧痛、干骺端深压痛、患肢呈因疼痛不愿活动，局部有深压痛

续表

项目	内容
血液检查	白细胞总数增高、中性白细胞增高、血培养阳性
分层穿刺	脓液和炎性分泌物
X线	两周左右方有变化

（二）治疗 ☆☆

治疗的目的是尽早控制感染，使病变在急性期治愈，防止演变为慢性骨髓炎。

项目	内容
全身治疗	支持疗法和对症疗法
早期联合应用大剂量有效抗生素	①最好能根据细菌培养和药敏试验结果选用 ②体温下降后须继续使用抗生素2～3周
局部减压和引流	明确诊断后，如大剂量抗生素不能控制症状时，必须尽早切开，钻孔引流或者开窗减压
局部固定	①早期应用持续牵引或者石膏托固定于功能位，以利患肢休息，防止畸形和病理性骨折发生 ②急性炎症消退后应根据病情变化及治疗需要继续固定患肢

七、骨与关节结核

（一）治疗 ☆☆

项目	内容
一般治疗	①休息、营养、疗养、标准化药物和病灶清除治疗 ②抗结核药物治疗贯穿于整个治疗过程
全身治疗	支持治疗、抗结核药物治疗（早期，联合，适量，规律，全程）
局部治疗	局部制动（固定于功能位），局部注射，手术治疗（可采用脓肿切开引流，病灶清除术等）

（二）病灶清除术的适应证和禁忌证 ☆☆

项目	内容
适应证	骨与关节结核有明显的死骨和大脓肿形成；窦道流脓经久不愈；脊柱结核引起脊髓受压；滑膜炎、滑膜结核
禁忌证	伴有其他脏器活动期结核者；病情危重，全身情况差；合并其他疾病而不能耐受手术者

八、骨肿瘤的治疗原则

截肢应极其慎重。不应做的截肢比担心骨肿瘤切除不彻底更严重，不能对没有确诊的恶性骨肿瘤做截肢或使用化疗及放疗治疗。

项目	内容
良性肿瘤	局部切除或刮除和植骨，通常不宜做放疗
恶性肿瘤	①一般均采用以手术治疗为主的联合治疗 ②目前主要的治疗措施是截肢或关节离断，并辅以化疗、放疗等措施 ③尽量做到既切除肿瘤又保全肢体

考点精练

一、选择题

（一）A型题

1. 休克指数指
   A. 脉率/收缩压　　B. 脉率/脉压　　C. 脉率/舒张压
   D. 收缩压/脉率　　E. 舒张压/脉率
2. 抗休克治疗首要且基本的措施为
   A. 补充血容量　　B. 纠正酸中毒　　C. 改善心功能
   D. 改善周围血管张力　　E. 防治急性肾衰竭
3. 治疗高钾血症最有效的方法
   A. 静脉注射10%葡萄糖酸钙　　B. 静脉滴注4%苏打
   C. 静脉滴注葡萄糖溶液+胰岛素　　D. 血液透析
   E. 静脉滴注胰岛素
4. 中心静脉压（CVP）的正常值为
   A. 3～5cmH_2O　　B. 5～10cmH_2O　　C. 10～15cmH_2O
   D. 10～20cmH_2O　　E. 5～8cmH_2O
5. 以下哪项属于特异性感染
   A. 金黄色葡萄球菌感染　　B. 链球菌感染　　C. 铜绿假单胞菌感染
   D. 变形杆菌感染　　E. 念珠菌病
6. 治疗下肢急性丹毒，首选抗生素为
   A. 庆大霉素　　B. 红霉素　　C. 四环素
   D. 氯霉素　　E. 青霉素
7. 深部脓肿的特点为
   A. 局部波动感明显　　B. 局部仅有红肿现象，但无压痛
   C. 全身中毒症状不明显　　D. 局部红肿，压痛明显，穿刺可抽到脓液
   E. 局部红、肿、热、痛明显
8. 以下哪种体征是骨折的专有体征
   A. 肿胀与瘀斑　　B. 功能障碍　　C. 局部疼痛
   D. 反常活动　　E. 局部压痛

9. 上肢出血应用止血带时不应缚在

A. 上臂中上1/3　B. 上臂上1/3　C. 上臂中1/3

D. 上臂中下1/3　E. 上臂下1/3

10. 我国男性患者中最常见的恶性肿瘤为

A. 肺癌　B. 肝癌　C. 前列腺癌

D. 胃癌　E. 大肠癌

11. 目前根治原发性肝癌的最好方法为

A. 肝动脉栓塞化疗　B. 基因治疗　C. 阿霉素的应用

D. ^{60}Co局部照射　E. 手术切除

12. 宫颈癌普查最常用的方法为

A. 子宫颈刮片细胞学检查　B. 氦激光肿瘤荧光检查

C. 宫颈碘试验　D. 阴道镜检查

E. 子宫颈及子宫颈管活组织检查

13. 用物理方法杀灭细菌称

A. 抗菌术　B. 消毒法　C. 灭菌术

D. 无菌术　E. 隔离术

14. 高渗性缺水的治疗一般选用

A. 等渗盐水和氯化钾　B. 单用等渗盐水

C. 5%葡萄糖注射液　D. 5%葡萄糖氯化钠注射液

E. 复方氯化钠注射液

15. 低渗性缺水的症状以下哪项是错误的

A. 疲乏、头晕　B. 直立性晕倒　C. 血压下降

D. 手足麻木　E. 常有口渴

16. 术前注射阿托品主要目的为

A. 减少消化道分泌　B. 减少呼吸道分泌　C. 抑制胃肠道蠕动

D. 对抗麻醉药不良反应　E. 协助止痛

17. 以下有关疝的叙述，哪项是正确的

A. 疝囊在精索前外方的疝为腹股沟直疝

B. 未进入阴囊的疝为腹股沟直疝

C. 极易嵌顿的疝为腹股沟斜疝

D. 腹股沟周围呈半球状的腹外疝为直疝

E. 压住内环让患者站立咳嗽，疝块复现的疝为直疝

18. 脾切除的绝对适应证为

A. 脾肿瘤　B. 脾亢

C. 外伤性脾破裂　D. 遗传性球形红细胞增多症

E. 自体免疫性溶血性贫血

19. 颅内压增高的三主征为
A. 头痛、呕吐、癫痫
B. 头痛、呕吐、眩晕
C. 头痛、呕吐、视神经盘水肿
D. 头痛、呕吐、复视
E. 头痛、呕吐、精神症状

20. 中央型肺癌最常见的症状为
A. 刺激性咳嗽
B. 胸痛
C. 反复大咯血
D. 发热
E. 气短

21. 抢救枕骨大孔疝（脑室系统扩大者）最有效的急救措施首选
A. 尽快行去骨瓣减压术
B. 20%甘露醇250ml快速静脉滴注
C. 快速椎颅钻孔穿刺脑室额角行脑脊液外引流术
D. 快速静脉滴注地塞米松20mg
E. 气管切开，保持呼吸道通畅

22. 开放性气胸的现场急救为
A. 给氧、补液
B. 清创术
C. 做胸穿抽气
D. 立即用清洁物品填塞伤口
E. 镇静、止痛

23. 关于食管癌描述，以下哪项是正确的
A. 早期出现吞咽困难
B. 中段食管癌切除率低
C. 下段食管癌多见
D. 压迫颈交感神经节产生Horner综合征
E. 食管镜对中晚期食管癌，确诊率可达100%

24. 法洛四联症常见的症状为
A. 呼吸困难
B. 杵状指趾
`C. 心悸气促
D. 发绀
E. 蹲踞

25. 缺血性骨坏死最易发生于
A. 股骨颈骨折
B. 胫骨下段骨折
C. 髋臼骨折
D. 髌骨骨折
E. 肱骨上段骨折

26. 膀胱结石的典型症状为
A. 脓尿
B. 血尿、伴腰部绞痛
C. 夜尿增多，排尿困难进行性加重
D. 排尿困难，尿流中断改变体位又可排尿
E. 尿频、尿急及尿痛

27. 冠心病心肌梗死最常发生在
A. 左主干分布的区域
B. 右冠状动脉分布区域
C. 左前降支分布的区域
D. 左旋支分布的区域
E. 室间隔支分布的区域

28. 石膏绷带包扎完毕后，应用红色铅笔在石膏上标明
A. 包石膏和预计拆石膏的日期
B. 石膏的层次和石膏大小

C. 受伤日期 D. 石膏的出厂地址
E. 石膏的出厂日期和失效期

29. 在事故现场应将完全离断的断肢（指）
A. 用清洁布包好放入塑料袋后置加盖容器中，四周放冰块
B. 浸泡在冰水中
C. 直接放入有冰块的容器中
D. 冲洗后置塑料袋内，放入有冰块的容器中
E. 用乙醇消毒后浸泡于冰水中

30. 小儿急性血源性骨髓炎最常见的致病菌为
A. 金黄色葡萄球菌 B. 大肠埃希菌 C. 白色葡萄球菌
D. 乙型链球菌 E. 肺炎链球菌

31. 关节脱位的专有体征为
A. 畸形、反常活动、骨擦感 B. 畸形、反常活动、关节空虚
C. 关节空虚、畸形、弹性固定 D. 反常活动、弹性固定
E. 弹性固定、畸形

32. 烧伤后患者出现休克症状时，最早的治疗措施中，以下哪项是错误的
A. 立即转往有条件的医院治疗 B. 立即静脉输液
C. 镇静止痛 D. 保护创面，防止再损伤
E. 注意合并伤的诊断及处理

33. 有尿频、尿急症状，尿普通培养无菌生长，尿常规检查pH 5，镜检大量脓细胞。该患者可能为
A. 急性膀胱炎 B. 急性肾盂肾炎 C. 泌尿系结核
D. 急性前列腺炎 E. 急性尿道炎

34. 某患者外伤后出血、烦躁、肢端湿冷、脉搏105次/min、脉压低。应考虑为
A. 休克中期 B. 休克早期 C. 无休克
D. 休克晚期 E. DIC形成

35. 患者，男，28岁。烧伤面积50%，入院后经注射吗啡、头孢菌素类抗生素和补充生理盐水800ml后仍有休克，应考虑为何种休克
A. 心源性休克 B. 感染性休克 C. 神经性休克
D. 低血容量性休克 E. 中毒性休克

36. 患者，女，28岁。患糖尿病6年，一直用胰岛素治疗。1小时前昏迷，检查皮肤湿冷，血压120/80mmHg，血糖4.3mmol/L，CO_2 CP 22.0mmol/L。最可能的诊断是
A. 糖尿病酮症酸中毒昏迷 B. 乳酸性酸中毒昏迷 C. 高渗性高血糖状态
D. 低血糖昏迷 E. 脑血管疾病

37. 患者，男，35岁。3小时前劳动中无诱因突发上腹刀割样疼痛，迅速波及全腹。体格检查：舟状腹，呼吸运动受限，全腹有明显腹膜刺激征，肝浊音界消失，肠鸣音消失。初

步诊断是

A. 胆囊穿孔腹膜炎
B. 胃和十二指肠溃疡穿孔腹膜炎
C. 阑尾穿孔腹膜炎
D. 绞窄性肠梗阻
E. 急性出血性胰腺炎

38. 患者，男，25岁。右侧颞部被石块击伤后昏迷30分钟，清醒5小时后又转入昏迷，伴右侧瞳孔逐渐散大、左侧肢体瘫痪和生命体征变化。临床诊断首先考虑是

A. 脑水肿
B. 脑内血肿
C. 脑挫伤
D. 急性硬膜下积液
E. 急性硬膜外血肿

39. 头部外伤后昏迷1小时即发现右侧肢体轻瘫，腰穿呈血性脑脊液，以后逐渐好转恢复。应考虑为

A. 脑内血肿
B. 脑挫裂伤
C. 脑震荡
D. 急性硬膜外血肿
E. 急性硬膜下血肿

40. 患者，男，47岁。突发右肾区绞痛2小时，疼痛向右下腹放射，难以忍受，伴恶心、呕吐。查：右下腹部深压痛，尿常规红细胞10～15个/HP。首先处理措施应该为

A. 中药排石治疗
B. 输液抗炎治疗
C. 止痛解痉
D. CT检查
E. 磁共振检查

41. 患儿，男，8岁。烧伤总面积为30%（Ⅱ度），其烧伤严重程度为

A. 轻度
B. 中度
C. 重度
D. 特重度
E. 深度

42. 患者，男，35岁。体重70kg，被汽油火焰烧伤全身多处，50%TBSA（深Ⅱ度），第1个8小时的胶体、晶体输液量为

A. 2625ml
B. 2650ml
C. 3292ml
D. 3625ml
E. 5250ml

（二）B型题

（1～3题共用备选选项）

A. 中心静脉压很低，尿量多
B. 中心静脉压偏低，尿量少
C. 中心静脉压偏低，尿量多
D. 中心静脉压偏高，尿量多
E. 中心静脉压很高，尿量少

1. 提示血容量不足的是
2. 提示心功能不全的是
3. 提示血容量已补足的是

（4～5题共用备选选项）

A. 绝对卧床休息
B. 注意尿颜色的变化
C. 两者均是
D. 两者均否

4. 膀胱肿瘤电切术后
5. 肾实质手术后

（6~7题共用备选选项）

A. 失血性休克　B. 低血容量性休克　C. 感染性休克
D. 神经源性休克　E. 心源性休克

6. 烧伤并发感染时可发生
7. 烧伤早期多为

（三）X型题

1. 休克可能发生的并发症包括
A. 急性肾衰竭　B. 急性呼吸衰竭　C. 心力衰竭
D. 脑功能障碍　E. 急性肝衰竭

2. 气性坏疽的处理原则为
A. 高压氧治疗
B. 应用大量抗生素，首选为青霉素
C. 彻底清创，广泛多处切开
D. 支持疗法，包括输血及营养支持
E. 中药治疗

3. 创伤早期清创的原则为
A. 彻底清除伤口内污物及异物
B. 切除失活组织
C. 彻底止血
D. 伤口内置引流物
E. 一期缝合

4. 可供休克患者扩容治疗选用的液体包括
A. 全血　B. 右旋糖酐　C. 血浆
D. 离子平衡盐溶液　E. 高渗葡萄糖

5. 有关手外伤的处理原则，以下哪些是正确的
A. 早期彻底清创
B. 早期正确的急救处理
C. 早期修复一切深部组织损伤
D. 早期闭合伤口
E. 正确的术后处理

6. 有关骨折合并神经血管损伤，以下哪项是正确的
A. 腓骨颈骨折可合并腓总神经损伤
B. 肱骨中段骨折可合并桡神经损伤
C. 股骨下段骨折可合并坐骨神经
D. 胫骨上段骨折可合并腓动脉损伤
E. 股骨颈骨折可合并坐骨神经损伤

7. 正常成人动脉血血气指标为
A. pH7.35~7.45
B. BE（0±3.0）mmol/L
C. $PaCO_2$35~45mmHg
D. CO_2CP16~20mmol/L
E. SB22~26mmol/L

8. 骨折早期并发症可能出现以下哪种情况
A. 休克
B. 重要内脏器官损伤
C. 脂肪栓塞综合征
D. 重要周围组织损伤
E. 骨筋膜室综合征

9. 关于烧伤急救措施正确的有
A. 迅速脱离致热原
B. 减少创面污染
C. 镇静止痛
D. 衣服着火应用手立即将火扑灭
E. 避免再损伤创面

10. 必须优先抢救的创伤急症包括
A. 心搏、呼吸骤停
B. 窒息
C. 张力性气胸
D. 大出血
E. 休克

11. 肿瘤患者行化疗后常见的不良反应有
A. 便血
B. 毛发脱落
C. 血尿
D. 免疫能力降低
E. 皮肤黏膜改变

12. 有关肿瘤的预防，以下哪些描述是正确的
A. Ⅰ级预防是减少发生率
B. Ⅱ级预防是降低死亡率
C. Ⅲ级预防是提高生存质量
D. 癌症可用免疫预防，但不宜使用化学预防
E. 有1/3的癌是可以预防的

13. 常见的手术后并发症有
A. 切口感染
B. 术后出血
C. 肺部感染和肺不张
D. 尿路感染
E. 呃逆

14. 目前临床上常用的肾功能检查方法有
A. 血肌酐、血尿素氮测定
B. 尿浓缩稀释联合检查
C. 内生肌酐清除率测定
D. 肾小球滤过率和有效血液量测定
E. 排泄性尿路造影

15. 结肠手术前肠道准备包括
A. 术前2～3天进食流质
B. 术前2～3天服用抗生素
C. 术前2天服用泻剂
D. 术前1天禁食
E. 术前晚清洁灌肠

16. 急性颅内压增高常见于
A. 急性颅内血肿
B. 颅内肿瘤
C. 慢性硬膜下血肿
D. 蛛网膜下腔出血
E. 高血压脑出血

17. 颅内肿瘤应与以下哪些疾病鉴别
A. 脑脓肿
B. 假性脑瘤
C. 慢性硬膜下血肿
D. 脑结核瘤
E. 先天性脑积水

18. 急性化脓性腹膜炎手术治疗的指征
A. 腹膜炎严重，无局限趋势而病因不明者
B. 盆腔器官感染引起的腹膜炎

C. 腹腔内病变严重

D. 患者一般情况差，中毒症状严重，有休克表现

E. 经12小时保守治疗，腹膜炎症状加重者

19. 确诊肺癌的依据包括

A. 咳嗽、痰中带血　　B. 胸部CT检查　　C. 胸部X线平片

D. 痰细胞学检查　　E. 纤维支气管镜检查及活检

20. 符合中国新九分法计算方法的为

A. 头面颈合计9%　　B. 双下肢46%　　C. 躯体部27%

D. 双臀9%　　E. 双上臂9%

21. Ⅲ度烧伤面积达80%的患者，创面处理建议采取

A. 暴露疗法　　B. 功能部位力争恢复功能

C. 分次实施切痂植皮手术　　D. 肢体部位采取包扎疗法

E. 采取蚕食脱痂植皮疗法

二、填空题

1. 休克患者急救措施有________、________、________、________、________等。

2. 胸膜腔积血的3个来源是________、________、________。

3. 手部急性化脓性感染如甲沟炎、腱鞘炎等，致病菌主要是________。

4. 人体主要通过________来维持体液平衡。一般先通过________系统维持体液的正常渗透压，然后通过________系统维持血容量。

5. 常见的异常呼吸包括呼吸增快、________、________和________。

6. 常用的止血方法有________、________、________、________、________等。

7. 创伤修复过程基本上可分________、________和________3个阶段。

8. 骨折愈合过程分为________期、________期和________期3个阶段。

9. 良性肿瘤一般叫做________。恶性肿瘤来自上皮组织者叫做________，来源于间叶组织者叫做________。

10. 恶性肿瘤的转移方式分为________、________以及________三大类。

11. 在癌痛治疗中，弱阿片类的代表药物是________，强阿片类的代表药物是________。

12. 甲状腺次全切除术后发现患者发音音调低沉的原因多数是由于________。

13. 肠壁动、静脉血流障碍的疝称________疝。

14. 局部麻醉药的不良反应有毒性反应和过敏反应之分，毒性反应又可分为________反应和________反应。

15. 颅内压增高最危险的结局是________。

16. 风湿性二尖瓣狭窄的典型杂音是________，二尖瓣狭窄典型的症状是________。

17. 头皮裂伤后活动性出血的急救措施是________。

18. 成年男性尿道长________，可分为________尿道、________尿道和________尿道。

19. 无痛性肉眼血尿，特别是中年以上者，应首先考虑为________。

20. 化脓性关节炎多见于________，好发于________关节。

21. 计算烧伤体表面积的常用方法是________法和________法，临床上常将以上两种方法配合应用。

22. 据小儿头面部占体表面积大，腿短占体表面积小的特点，估计小儿烧伤面积为：头颈部为体表面积的________%，双下肢及臀部为体表面积的________%。

三、判断题

1. 多巴胺是一种血管扩张药。

2. 休克患者微循环扩张期相当于临床的休克期。

3. 在抗休克治疗时，必须在充分扩容的前提下使用扩血管药物。

4. 患者使用机械通气设备时，医务人员决不能离开现场。

5. 脓毒症系指病原体毒素进入人体者。

6. 一般代谢性碱中毒主要依赖输注等渗盐水纠正。

7. 气性坏疽最重要的治疗方法是早期使用气性坏疽抗毒血清。

8. 颅脑损伤后一侧瞳孔进行性散大，光反射迟钝或消失，伴对侧偏瘫与昏迷，是脑疝形成的临床征象。

9. 伴有严重组织损伤的患者容易发生急性肾衰竭、急性呼吸窘迫综合征等并发症。

10. 恶性肿瘤的病因消除后，肿瘤即可停止增生。

11. 致癌病毒可分为DNA肿瘤病毒和RNA肿瘤病毒两大类。

12. 大量出汗而引起的缺水应属等渗性缺水。

13. 创伤后预防破伤风最有效的方法是注射破伤风类毒素。

14. 胃和十二指肠溃疡穿孔患者，症状轻、腹膜炎局限者可行非手术治疗。

15. 闭合性锁骨骨折复位后，一般应予石膏固定。

16. 外伤性肝破裂临床症状可有呕血和便血的表现。

17. 脑震荡指的是头部外伤后引起短暂的脑功能障碍而无确定的脑器质改变。

18. 缺氧性晕厥常见于法洛四联症。

19. 急性血源性骨髓炎于起病2周内X线检查，一般无异常发现。

20. 最易发生肋骨骨折的部位是第4～7肋。

21. 烧伤休克期，患者口渴明显，可予饮用大量白开水。

22. Ⅱ度烧伤创面如采用包扎疗法，如果未见敷料湿透或感染，浅烧伤可在7～10天、Ⅲ度烧伤可在3～4天更换第一次敷料。

23. 正常前列腺液检查，每高倍视野白细胞数应该少于25个。

四、名词解释

1. 血管活性药物

2. 弥散性血管内凝血（DIC）

3. 缺血/再灌注损伤

4. 条件性感染
5. 急性肾衰竭（ARF）
6. 多器官功能障碍综合征（MODS）
7. 挤压综合征
8. 肿瘤标志物
9. 闭合伤
10. 水中毒
11. 蛛网膜下腔出血
12. 反常呼吸
13. 深静脉血栓形成
14. 深度烧伤
15. 膀胱刺激征
16. 法洛四联症
17. 骨髓瘤
18. 重度烧伤

五、简答题

1. 简述休克的诊断标准。
2. 简述胃癌与大肠癌的癌前病变。
3. 简述创伤急救的原则。
4. 试述休克按病情的临床分类及其特点。
5. 简述临床常见的意识障碍及其特点。
6. 简述胸部外伤剖胸探查的指征。
7. 简述腰椎间盘突出的体征。
8. 简述小儿急性阑尾炎的特点。
9. 简述重型颅脑外伤患者瞳孔变化的临床意义。
10. 试述血管活性药使用注意事项。
11. 简述血液透析的主要适应证。
12. 试述破伤风的预防措施。
13. 试述胃大部切除术后可发生的主要并发症。
14. 简述瞳孔的观察要点及其临床意义。
15. 试述肾损伤的紧急处理措施。
16. 试述烧伤深度的识别方法。
17. 简述电烧伤的特点。

参考答案

一、选择题

（一）A型题

1. A　2. A　3. D　4. B　5. E　6. E　7. D　8. D　9. C　10. A
11. E　12. A　13. C　14. C　15. E　16. B　17. E　18. C　19. C　20. A
21. C　22. D　23. E　24. D　25. A　26. D　27. C　28. A　29. A　30. A
31. C　32. A　33. C　34. B　35. D　36. D　37. B　38. E　39. B　40. C
41. D　42. A

（二）B型题

1. B　2. E　3. D　4. B　5. C　6. C　7. B

（三）X型题

1. ABCDE　2. ABCD　3. ABCE　4. ABCD　5. ABDE　6. ABC
7. ABCE　8. ABCDE　9. ABCE　10. ABCDE　11. BCD　12. ABCE
13. ABCD　14. ABCDE　15. ABCE　16. AE　17. ABCDE　18. ACDE
19. DE　20. ABC　21. ABC

二、填空题

1. 处理原发病因　保持呼吸道通畅　仰卧中凹位　注意保暖　吸氧
2. 肺组织裂伤出血　肋间血管或胸廓内血管破裂　心脏和大血管破裂出血
3. 金黄色葡萄球菌
4. 肾脏　下丘脑-神经垂体-抗利尿激素　肾素-醛固酮
5. 呼吸困难　潮式呼吸　间停呼吸
6. 加压包扎　填塞压迫　止血带　手指压迫　手术止血
7. 炎症期　增生期　塑形期
8. 血肿炎症机化　原始骨痂形成　骨痂改造塑形
9. 瘤　癌　肉瘤
10. 直接蔓延　淋巴或血行转移　种植
11. 可待因　吗啡
12. 喉上神经外侧支损伤
13. 绞窄性
14. 逾量毒性　高敏
15. 脑疝形成
16. 心尖可闻第一心音亢进和舒张中期隆隆样杂音　劳力性呼吸困难
17. 加压包扎止血
18. 18～22cm　前列腺部　海绵体部　膜部
19. 肾脏恶性肿瘤
20. 儿童　髋、膝

21. 新九分　手掌

22.【9+（12−年龄）】【9×5+1−（12−年龄）】

三、判断题

1. ×　2. √　3. √　4. √　5. ×　6. ×　7. ×　8. √　9. √　10. ×
11. √　12. ×　13. ×　14. √　15. ×　16. √　17. √　18. √　19. √　20. √
21. ×　22. √　23. ×

四、名词解释

1. 血管活性药物：包括两种类型，即血管收缩药和血管扩张药。血管活性药是临床上常用的输注药物，能够通过对血管舒张和收缩状态进行调节而促进血管功能改善，并进一步促使微循环血流灌注改善，对于抢救重症患者具有至关重要的作用。

2. 弥散性血管内凝血（DIC）：指的是在某些致病因子作用下，凝血因子或血小板被激活，大量促凝物质入血，凝血酶增加，广泛的微血栓形成，从而引起一个以凝血功能失常为主要特征的病理过程。主要临床表现为出血、休克、器官功能障碍和溶血性贫血。

3. 缺血/再灌注损伤：遭受一定时间缺血的组织细胞恢复血流（再灌注）后，组织损伤程度迅速增剧的情况被叫做缺血/再灌注损伤。缺血/再灌注后有大量钙离子内流，并生成大量氧自由基，是造成组织细胞广泛损伤的主要机制。与缺血/再灌注损伤有关的疾病包括脑梗死、急性心肌梗死、心肺复苏术后脑无再流现象、应激性溃疡、胰腺炎、烧伤、离体器官的保存和移植、肠缺血、坏死性小肠结肠炎、急性肾小管坏死、休克后肝衰竭及多系统器官功能衰竭等。

4. 条件性感染：在人体局部和/或全身的抗感染能力降低的条件下，本来栖居于人体但未致病的菌群可以变成致病微生物，所引起的感染叫做条件性或机会性感染。

5. 急性肾衰竭（ARF）：指的是肾小球滤过率突然或持续下降，引起氮质废物体内潴留、水电解质和酸碱平衡紊乱以及由此导致各系统的并发症，临床表现为血肌酐绝对值增加≥26.5μmol/L（0.3mg/dL），或者尿量＜0.5ml/（kg·h）持续超过6小时。急性肾衰竭的病因多种多样，可分为肾前性、肾性和肾后性3类。肾前性常见病因包括各种原因导致的血容量减少和肾动脉机械性阻塞等；肾后性急性肾衰竭的病因主要是急性尿路梗阻；肾性急性肾衰竭指的是肾实质损伤，常见的是肾缺血或肾毒性物质损伤肾小管上皮细胞，也包括肾小球疾病、肾血管病和间质病变所伴有的肾功能急剧下降。

6. 多器官功能障碍综合征（MODS）：指的是机体在遭受严重创伤、休克、感染及外科大手术等急性疾病过程中，有两个或两个以上的器官或系统同时或序贯发生功能障碍，以至不能维持内环境稳定的临床综合征。

7. 挤压综合征：指的是人体四肢或躯干等肌肉丰富的部位遭受重物（如石块、土方等）长时间的挤压，在挤压解除后出现身体一系列的病理生理改变，主要表现为以肢体肿胀、肌红蛋白尿、高血钾为特点的急性肾衰竭。

8. 肿瘤标志物：指的是表达或表达水平与肿瘤相关的分子。包括：①理化致癌物导致细胞癌变后的细胞产物。②病毒介导在正常细胞产生的表达特异的分子标记。③体细胞或生殖细胞突变的表达产物（分子标记）。肿瘤标志的分子多种多样，诸如蛋白质、酶、糖类、DNA、RNA、神经节苷脂、免疫球蛋白或糖蛋白等。

9. 闭合伤：皮肤保持完整无开放性伤口者称闭合伤，如挫伤、挤压伤、扭伤、震荡伤、关节脱位和半脱位、闭合性骨折和闭合性内脏伤等。

10. 水中毒：又称稀释性低血钠，系指机体的摄入总量超过排出水量，以致水分在体内潴留，引起血浆渗透压下降和循环血量增多。

11. 蛛网膜下腔出血：是各种原因引起的脑血管突然破裂，血液流至蛛网膜下隙的统称。它并非一种疾病，而是某些疾病的临床表现，其中70%～80%属于外科范畴。临床将蛛网膜下腔出血分为自发性和外伤性两类，自发性蛛网膜下腔出血常见的病因为颅内动脉瘤和脑（脊髓）血管畸形。

12. 反常呼吸：多根多处肋骨骨折后，局部胸壁，尤其在前侧因失去肋骨的支撑而软化。吸气时，软化区的胸壁内陷，而不随同其余胸廓向外扩展。相反，呼气时，软化区向外膨出，是为反常呼吸。

13. 深静脉血栓形成：深静脉血栓形成（DVT）指的是血液在深静脉腔内不正常凝结，阻塞静脉腔，导致静脉回流障碍，如未予及时治疗，将造成慢性深静脉功能不全，影响生活和工作能力，甚至致残。全身主干静脉均可发病，尤其多见于下肢。

14. 深度烧伤：指的是创面自行愈合需要21天以上的烧伤，包括较深或伴感染的深Ⅱ度烧伤、Ⅲ度烧伤和Ⅳ度烧伤，通常需要手术治疗。深Ⅱ度烧伤表皮发白或棕黄，去除坏死皮后，创面微湿或红白相间，感觉迟钝，可见粟粒大小的红色小点，一般需3～4周愈合，Ⅲ度烧伤局部表现可为苍白、黄褐色、焦黄，严重者呈焦灼状或炭化，皮肤失去弹性，触之硬如皮革，干燥无渗液，感觉差，需要手术植皮治疗，愈合后有瘢痕。

15. 膀胱刺激征：指的是尿频、尿急、尿痛。正常人白天平均排尿4～6次，夜间0～2次，如果每天排尿次数＞8次叫做尿频。尿急指的是尿意一来就有要立即排尿的感觉。尿痛指的是排尿时膀胱区及尿道口产生的疼痛，疼痛性质为烧灼感或刺痛。

16. 法洛四联症：指的是肺动脉口狭窄、室间隔缺损、主动脉骑跨和右心室肥大等联合心脏畸形。

17. 骨髓瘤：是起源于骨髓造血组织，以浆细胞为主的恶性肿瘤，可以是孤立性，由于其产生多发性骨损害，故称多发性骨髓瘤。常见于40岁以上男性，好发部位依次为脊椎、骨盆、肋骨、颅骨和胸骨等。

18. 重度烧伤：指的是成人烧伤面积为31%～50%（小儿为16%～25%）或Ⅲ度烧伤面积为10%～20%（小儿10%以下），或成人烧伤面积不足31%（小儿不足16%），但有以下情况之一者：①全身情况严重或有休克。②复合伤（严重创伤、冲击伤、放射伤、化学中毒等）。③中、重度吸入性损伤。④婴儿头面部烧伤超过5%。

五、简答题

1. 休克的诊断标准：凡符合以下第（1）项以及第（2）、第（3）、第（4）项中的两项和第（5）、第（6）、第（7）项中的一项者，可诊断为休克。（1）有发生休克的原因。（2）有意识障碍。(3)脉搏细速，超过100次/min或不能触知。(4)四肢湿冷，胸骨部位皮肤指压阳性(压迫后再充盈时间超过2秒)，皮肤有花纹，黏膜苍白或发绀，尿量少于30ml/h或尿闭。(5)收缩血压低于80mmHg(10.7kPa)。(6)脉压小于20mmHg(2.7kPa)。(7)原有高血压者，收缩血压较原水平下降30%以上。

2. 胃癌的癌前病变有萎缩性胃炎、慢性胃溃疡、胃息肉。大肠癌的癌前病变有肠道腺瘤性息肉等。

3. 创伤急救的原则：(1)抢救生命第一，确保伤员安全。(2)预防和及时治疗并发症。(3)用最简便和可靠的方法进行抢救，尽可能争取时间；避免因进行抢救而引起新的创伤。

4. 休克按病情严重程度可分为早期、中期和晚期：(1)休克早期：原发症状体征为主的情况下可见轻度兴奋征象，如意识尚清，但烦躁焦虑，精神紧张，面色及皮肤苍白，口唇甲床轻度发绀，心率加快，呼吸频率增加，出冷汗，脉搏细速，血压可骤降，也可略降，甚至正常或稍高，脉压缩小，尿量减少。(2)休克中期：患者烦躁，意识不清，呼吸表浅，四肢温度下降，心音低钝，脉细数而弱，血压进行性降低，可低于50mmHg或测不到，脉压小于20mmHg，皮肤湿冷发花，尿少或无尿。(3)休克晚期：DIC和多器官功能衰竭。①DIC表现：顽固性低血压，皮肤发绀或广泛出血，甲床微循环淤血，血管活性药物疗效不佳，常与器官衰竭并存。②急性呼吸衰竭表现：吸氧难以纠正的进行性呼吸困难，进行性低氧血症，呼吸促，发绀，肺水肿和肺顺应性降低等表现。③急性心力衰竭表现：呼吸急促，心率加快，发绀，心音低钝，可有奔马律、心律失常。如出现心律缓慢，面色灰暗，肢端发凉，也属心力衰竭征象，中心静脉压及肺动脉楔压升高，严重者可有肺水肿表现。④急性肾衰竭表现：少尿或无尿、氮质血症、高血钾等水、电解质和酸碱平衡紊乱。⑤其他表现：意识障碍程度反映脑供血情况。肝衰竭可出现黄疸，血胆红素增加，因为肝脏具有强大的代偿功能，肝性脑病发病率并不高。胃肠道功能紊乱常表现为腹痛、消化不良、呕血以及黑便等。

5. 临床常见的意识障碍及其特点：(1)嗜睡：处于持续睡眠状态，能被言语或刺激唤醒，醒后能正确、简单而缓慢地回答问题，但反应迟钝，刺激停止又很快入睡，是轻度意识障碍。(2)意识障碍：定向力障碍，语言、思维不连续，可有错觉、幻觉、躁动不安、谵妄或精神错乱。(3)昏睡：处于熟睡状态，不易唤醒，接近不省人事状态，强烈刺激可唤醒。但答非所问，且很快又入睡。(4)昏迷：病危的信号，为最重的一种意识障碍，其程度可分为浅昏迷、深昏迷。(5)谵妄状态：在意识清晰度降低的同时，常出现大量的错觉、幻觉，有的内容具有恐怖性，常产生紧张、恐惧情绪反应，出现不协调性精神运动性兴奋。思维不连贯，理解困难，有时出现片断妄想。定向力全部或部分丧失，多数患者表现自我定向力保存而周围环境定向丧失。谵妄状态往往夜间加重，昼轻夜重。

6. 胸部外伤剖胸探查的指征：①胸膜腔进行性出血。②经胸膜腔引流后，持续大量漏气，呼吸仍很困难，提示有广泛肺裂伤或支气管断裂。③心脏损伤。④胸腹联合伤。⑤胸内异物存留。

7. 腰椎间盘突出的体征：突出间隙的棘上韧带及椎旁有压痛；一侧椎旁肌痉挛，脊柱侧弯；椎旁叩击征阳性；俯卧时，循坐骨神经行程有压痛；直腿抬高试验和加强试验阳性；早期为痛觉过敏，稍后为减退。踝反射异常表示骶神经受压；其他：中央型椎间盘突出压迫马尾神经者，马鞍区感觉消失或减退。

8. 小儿急性阑尾炎特点：（1）病情发展较快而且严重，早期即出现高热和呕吐。（2）右下腹体征不明显，但有局部明显压痛和肌紧张。（3）穿孔率高，并发症和死亡率也较高。

9. 重型颅脑损伤后瞳孔变化的意义：（1）伤后一侧瞳孔进行性散大，光反射迟钝或消失，伴对侧偏瘫与昏迷，这是小脑幕切迹疝的表现。（2）伤后一侧瞳孔立即散大，直接间接光反射消失，多为原发性动眼神经损伤或中脑损伤。前者伴有颅底骨折，后者伴深昏迷与对侧偏瘫。（3）伤后双瞳孔不等大，时大时小，伴去皮质强直，见于脑干伤；晚期双瞳孔散大固定，伴深昏迷，表示脑疝所致继发性脑干损伤。（4）双瞳孔缩小，多为蛛网膜下腔出血刺激动眼神经；双瞳孔极度缩小伴昏迷，见于桥脑损伤。（5）伤后一侧瞳孔立即散大，直接光反射消失，间接光反射存在伴视力障碍，多为原发性视神经损伤。

10. 血管活性药使用注意事项：（1）除非患者血压极低，难以迅速补充血容量，可先使用血管收缩药暂时提高血压以确保重要脏器供血外，无论何种类型休克首先必须补足血容量，否则会加剧血压下降，甚至加重休克。（2）必须及时纠正酸中毒，由于一切血管活性药在酸性环境下（pH $<$ 7.3）均不能发挥应有作用。（3）使用血管收缩药用量不宜过大，防止血管剧烈收缩，加剧微循环障碍及肾缺血，诱发或加剧急性肾衰竭。（4）使用升压药时切忌盲目加大剂量，并应密切观察静脉滴注速度和药物浓度，以免导致血压骤升骤降和剧烈波动现象。（5）应用抗高血压药时应注意老年、长期高血压、心功能不全、有脑血管意外史及心率缓慢患者，降压宜缓慢进行，以免导致脑缺血等不良反应。（6）应用血管扩张药的初期可能有血压下降（常降低100～20mmHg），若症状并无加重，可密切观察，通常微循环改善后血压多可逐渐回升，若经观察0.5～1小时血压仍偏低，应适当加用血管收缩药如多巴胺、间羟胺等提升血压。

11. 血液透析的主要适应证：（1）急性肾衰竭。（2）容量负荷过重导致的急性心力衰竭或药物难以控制的高血压。（3）严重的代谢性酸中毒及不易纠正的高钾血症。（4）高钙血症、低钙血症及高磷血症。（5）慢性肾衰竭。（6）药物或毒物中毒。

12. 破伤风的预防措施：（1）主动免疫：注射破伤风类毒素。①基础注射：3次。第1次0.5ml，以后2次各为1ml。两次之间，间隔4～6周。②强化注射：第2年再注射1ml，以后每5～10年再重复强化注射1次。（2）被动免疫：伤员过去若未曾做过主动免疫，应予被动免疫。注射破伤风抗毒素（TAT）1500U，或注射人体破伤风免疫球蛋白250～500U。

13. 胃大部切除后的主要并发症：（1）上消化道出血：通常发生在术后24小时内。如系少量渗血，应用止血药物即可止血，大量出血则需手术止血。（2）十二指肠残端破裂：发生在术后3～6天，诊断明确后应及时手术治疗。（3）梗阻性并发症：吻合口梗阻、近端空肠襻梗阻或远端空肠襻梗阻均需手术治疗。（4）倾倒综合征。（5）碱性反流性胃炎。（6）营养缺乏性并发症：如贫血、体重减轻等。（7）残胃癌：多发生在术后20～25年。

14. 当患者患有颅内疾病，处于药物中毒、昏迷等状态时，其病情变化的一个重要指征就是瞳孔的变化。观察瞳孔的要点：（1）观察瞳孔的形状、大小和对称性：正常情况下，瞳孔呈圆形，位置居中，边缘整齐，两侧等大等圆。在自然光线下，瞳孔的直径一般为2～5mm，调节反射两侧相等，如果瞳孔直径小于1mm叫做针尖样瞳孔。①瞳孔缩小：单侧瞳孔缩小常可提示同侧小脑幕裂孔疝早期。双侧瞳孔缩小，见于有机磷农药、氯丙嗪、吗啡等中毒。②瞳孔散大：瞳孔直径大于5mm叫做瞳孔散大。一侧瞳孔扩大、固定，常提示同侧颅内血肿或脑肿瘤等颅内病变所致的小脑幕裂孔疝的发生。双侧瞳孔散大，常见于颅内压增高、颅脑损伤、颠茄类药物中毒及濒死状态。（2）观察对光反应：正常情况下，瞳孔对光反应灵敏，在光亮处瞳孔收缩，昏暗处瞳孔扩大。如果瞳孔大小不随光线刺激的变化而变化时，称瞳孔对光反应消失，一般见于危险或深昏迷患者。

15. 肾损伤的紧急处理措施：有大出血、休克者须迅速建立静脉通路，观察生命体征变化、吸氧、进行输血及各种抢救措施，同时明确有无合并其他器官损伤以及肾损伤程度，做好手术探查前准备。

16. 烧伤深度的识别采用三度四分法，即分为Ⅰ度、浅Ⅱ度、深Ⅱ度和Ⅲ度。Ⅰ度、浅Ⅱ度烧伤一般称浅度烧伤；深Ⅱ度和Ⅲ度烧伤则属深度烧伤。

（1）Ⅰ度烧伤：仅伤及表皮浅层，表面红斑状、干燥，烧灼感，3～7天脱屑痊愈。

（2）浅Ⅱ度烧伤：伤及表皮的生发层、真皮乳头层。局部红肿明显，大小不一的水疱形成，水疱皮如剥脱，创面红润，潮湿、疼痛明显。如不感染，1～2周内愈合，一般不留瘢痕，多数有色素沉着。

（3）深Ⅱ度烧伤：伤及真皮层，可有水疱，但去疱皮后，创面微湿，红白相间，痛觉较迟钝。如不感染，可融合修复，需时3～4周。但常有瘢痕增生。

（4）Ⅲ度烧伤：是全皮层烧伤甚至达到皮下、肌肉或骨骼。创面无水疱，呈蜡白或焦黄色甚至炭化，痛觉消失，局部温度低，皮层凝固性坏死后形成焦痂，触之如皮革，痂下可显树枝状栓塞的血管。因皮肤及其附件已全部烧毁，无上皮再生的来源，必须靠植皮而愈合。只有很局限的小面积Ⅲ度烧伤，才有可能靠周围健康皮肤的上皮爬行而收缩愈合。

17. 电烧伤的特点：当电流通过人体时，可产生热电效应、电生理效应、电化学效应和电弧以及电火花等，导致人体皮肤、皮下组织、肌肉、血管、神经、骨关节以及内部脏器的广泛损伤。触电、雷击均可造成电烧伤。皮肤角质电阻高，触电时产热而造成出、入口的电烧伤。电击伤轻者仅有一过性神志丧失、头晕、恶心、心悸、耳鸣以及乏力等，不留后遗症；重者可发生电休克或呼吸、心搏骤停。此外，电火花或电弧使衣服燃烧，热力烧伤面积较大。一般来说，电压愈高、通电时间愈长，损伤愈严重；若电压相同，交流电要比直流电的危害大。

第四章　妇产科学

考点精讲

第一节　女性生殖系统解剖与生理

一、生殖系统解剖特点

（一）骨盆 ☆

项目	内容
三个想象的平面	①入口平面：以真结合径最短，平均长11cm ②中骨盆平面：以坐骨棘间径最短，平均长10cm ③出口平面：以坐骨结节间径最短，平均长9cm
女性骨盆的特点	①骨盆上口近似圆形，下口较宽大 ②骨盆腔短而宽，呈圆桶型 ③骶骨岬前突不明显，耻骨下角为80°～100°

（二）子宫

1. 形态结构 ☆

项目	内容
正常位置	子宫的正常位置呈轻度前倾前屈位
大小重量	重约50～70g，长7～8cm，宽4～5cm，厚2～3cm，宫腔容量约5ml
结构	①分为宫底、宫体、宫颈 ②子宫体与子宫颈之间最狭窄的部分称为子宫峡部，其上端为解剖学内口，下端为组织学内口 ③子宫壁由三层组织构成，由内向外依次是子宫内膜层、子宫肌层、浆膜层 ④在子宫前面有膀胱子宫陷凹，在子宫后面有直肠子宫陷凹，也称道格拉斯陷凹

2. 子宫的韧带 ☆☆

韧带	作用
圆韧带	起于子宫角，使子宫保持前倾位置
阔韧带	起于子宫两侧，限制子宫向两侧倾斜
主韧带	起于子宫颈两侧，固定宫颈位置、防止子宫下垂
骶韧带	起于子宫体和子宫颈交界处后上侧方，维持子宫处于前倾位置

（三）邻近器官 ☆

项目	内容
尿道	位于阴道前面，耻骨联合后面，长约4～5cm
膀胱	位于子宫前方，耻骨联合后方，膀胱底即三角区，与宫颈及阴道前壁紧邻
输尿管	①起自肾盂，终于膀胱，长约30cm，于临近子宫颈内口水平约2cm处 ②在子宫动脉的后方与之交叉，又经阴道侧穹隆顶端绕向前方，而入膀胱壁
直肠	前为子宫及阴道后壁，后为骶骨
阑尾	上端接盲肠，下端游离，下端可达右侧输卵管及卵巢部位

二、生殖系统生理特点

（一）月经

1. 临床表现 ☆

项目	内容
周期	正常月经周期为28天，但因人而异，范围为21～35天
经期	平均为4～6天，范围为2～8天
失血量	每次月经平均失血量为35ml，范围为20～60ml，超过80ml为月经过多

2. 月经周期的神经内分泌调节及子宫内膜的变化 ☆☆

项目	内容
下丘脑促性腺激素释放激素	①在下丘脑促性腺激素释放激素（GnRH）的控制下，垂体前叶分泌促卵泡成熟素（FSH）与少量黄体生成素（LH）促使卵巢内卵泡发育成熟，并开始分泌雌激素 ②在雌激素的作用下，子宫内膜发生增生性变化
雌激素	①卵泡渐趋成熟，雌激素的分泌也逐渐增加 ②当达到一定浓度时，又通过对下丘脑垂体的正反馈作用，促进垂体前叶增加促性腺激素的分泌 ③增加LH分泌更为明显，形成黄体生成素释放高峰，使成熟的卵泡排卵
黄体生成素	①在黄体生成素的作用下，排卵后的卵泡形成黄体，并分泌雌激素与孕激素 ②子宫内膜，主要在孕激素的作用下，加速生长且机能分化，转变为分泌期内膜
黄体	①黄体分泌大量雌激素与孕激素，血中这两种激素浓度增加，通过负反馈作用抑制下丘脑和垂体，使垂体分泌的卵泡刺激与黄体生成素减少，黄体随之萎缩因而孕激素和雌激素也迅速减少 ②子宫内膜骤然失去这两种性激素的支持，便崩溃出血，内膜剥脱，即为月经来潮

（二）雌激素的生理作用

项目	内容
子宫	①促使子宫发育，导致肌细胞的增生和肥大，使肌层变厚，血运增加，并使子宫收缩力增强及增加子宫平滑肌对缩宫素的敏感性 ②使子宫内膜增生 ③使宫颈口松弛，宫颈黏液分泌增加，质变稀薄，易拉成丝状

续表

项目	内容
输卵管	促进输卵管发育，加强输卵管节律性收缩的振幅
阴道上皮和外生殖器	使阴道上皮细胞增生和角化，使黏膜变厚并增加细胞内糖原含量，使阴道维持酸性环境，使阴唇发育、丰满、色素加深
乳腺	使乳腺腺管增生，乳头、乳晕着色，促进其他第二性征的发育
卵巢	对卵巢的卵泡发育是必需的，由原始卵泡发育到成熟卵泡，均起一定的作用，有助于卵巢积储胆固醇
激素的分泌	通过对下丘脑的正负反馈调节，控制脑垂体促性腺激素的分泌
钠与水	①促进钠与水的潴留，降低脂蛋白，降低胆固醇与磷脂的比例 ②减少胆固醇在动脉管壁的沉积，有利于防止冠状动脉硬化
钙盐及磷盐	①足够量存在时，钙盐及磷盐方能在骨质中沉积，以维持正常骨质 ②青春期在雌激素影响下可使骨骺闭合，绝经期后因雌激素缺乏而发生骨质疏松

第二节　妊娠生理与妊娠诊断

一、妊娠生理

（一）胎盘和羊水

胎儿的附属物是指胎儿以外的组织，包括胎盘、胎膜、脐带和羊水。

1. 胎盘的生理功能 ☆☆

项目	内容
免疫耐受功能	妊娠被认为是同种异体移植，但母体因有免疫耐受功能，不排斥胎儿的移植抗原，使胎儿能存活
代谢功能	通过简单扩散与主动运输等机制，在绒毛间隙进行气体交换、营养吸收及排泄代谢产物等
防御功能	①对某些病原体，如结核分枝杆菌、疟原虫等起到屏障的作用 ②母血中的某些免疫抗体可通过胎盘进入胎体，使胎儿出生时获得被动免疫
内分泌功能	胎盘绒毛的合体细胞可分泌绒毛膜促性腺激素、胎盘生乳素及雌孕激素

2. 羊水的生理功能 ☆☆

项目	内容
保护胎儿	防止胎儿肢体畸形和粘连，缓冲外界压力
保护母体	减轻胎动造成的母体不适
其他	临产后扩张产道、冲刷阴道、防止产后感染

（二）胎儿循环系统的解剖特点 ☆

项目	内容
脐静脉	①自胎盘沿脐带进入腹前壁，再分为三支 ②一支直入肝脏，一支与门静脉会合后入肝脏，一支通过静脉导管入下腔静脉
脐动脉	由胎儿双侧髂内动脉发出，沿腹壁至脐孔，经脐带至胎盘
卵圆孔	①位于左、右心房之间 ②含氧分高的下腔静脉血可直接经卵圆孔而至左心房、左心室
动脉导管	在肺动脉与主动脉之间，肺动脉内2/3的血直接经动脉导管入主动脉

二、妊娠诊断

（一）早期妊娠的临床表现 ☆☆

主要有停经、早孕反应、尿频、乳房变化、妇科检查阳性体征等。

（二）早期妊娠的辅助诊断方法 ☆☆☆

项目	内容
B型超声显像法	①检查早期妊娠快速准确的方法 ②B型断层显像法，在孕6周时可见到妊娠环及胎心搏动 ③超声多普勒法，最早在孕7周时听到胎心音
妊娠试验	孕妇尿液含有hCG，用免疫学方法（临床多用试纸法）检测，若为阳性，表明受检者尿中含hCG，可协助诊断早期妊娠
黄体酮试验	对月经过期可疑早孕妇女，每日肌注黄体酮注射液20mg，连用3日，如果停药后超过7日仍未出现阴道流血，则早期妊娠的可能性很大
基础体温测定	①双相型体温的妇女，高温相持续日数不见下降，早期妊娠的可能性大 ②高温相持续3周以上，早孕的可能性更大

（三）产科四步触诊法 ☆☆☆

项目	内容
第1步手法	双手置于宫底部，了解子宫外形并测得宫底高度，估计胎儿大小与妊娠周数是否相符。然后以手指腹相对轻推，判断宫底部的胎儿部分
第2步手法	左右手分别置于腹部左右侧，一手固定，另手轻轻深按检查，两手交替，仔细分辨胎背和胎儿四肢的位置
第3步手法	右手拇指与其余4指分开，放在耻骨联合上方握住胎先露部，进一步查清是胎头或胎臀，左右推动以确定是否衔接
第4步手法	左右手分别置于胎先露部的两侧，向骨盆入口方向向下深按，再次核对胎先露部的诊断是否正确，并确定胎先露部入盆的程度

第三节 正常分娩与正常产褥

一、分娩

（一）影响分娩的因素 ☆☆

项目	内容
产力	子宫收缩力，腹肌及膈肌收缩力，肛提肌收缩力
产道	胎儿娩出的通道
胎儿	胎儿大小、胎位及胎儿是否有畸形都可影响胎儿能否顺利通过产道
精神心理因素	产妇精神心理因素可影响机体内部的平衡及适应力，直接影响产力

（二）先兆临产 ☆☆

项目	内容
假临产	①宫缩持续时间短且不恒定，间歇时间长且不规律，宫缩强度不增加 ②常在夜间出现、清晨消失，给予镇静剂能抑制假临产 ③宫缩时宫颈管不缩短，宫口不扩张
胎儿下降感	①多数初孕妇感到上腹部较前舒适，进食量增多，呼吸较轻快 ②因压迫膀胱常有尿频症状
见红	①分娩前24～48h内，宫颈内口附近的胎膜分离，毛细血管破裂经阴道排出少量血液，与宫颈管内的黏液相混排出，称见红 ②分娩即将开始比较可靠的征象

（三）临产标志 ☆☆☆

子宫收缩有规律并逐渐增强，每次宫缩持续30s以上，间隙5～6min，同时伴随进行性子宫颈展平和宫口扩张及先露下降。

（四）产程 ☆☆

产程	过程	时间
第一产程（宫颈扩张期）	从开始出现间歇5～6min的规律宫缩到宫口开全	①初产妇：11～12h ②经产妇：6～8h
第二产程（胎儿娩出期）	从宫口开全到胎儿娩出	①初产妇需1～2h ②经产妇通常数分钟即可完成，但也有长达1h者
第三产程（胎盘娩出期）	胎儿娩出到胎盘胎膜娩出	需5～15min，不应超过30min

（五）阿普加评分及其意义 ☆☆

用来判断有无新生儿窒息及窒息严重程度，以新生儿出生后1min内的心率、呼吸、肌张力、喉反射及皮肤颜色5项体征为依据，每项为0～2分。以呼吸为基础，皮肤颜色最灵敏，心率是最终消失的指标。

分数	意义及采取措施
8~10分	属正常新生儿
4~7分	缺氧较严重，需清理呼吸道、人工呼吸、吸氧、用药等措施才能恢复
4分以下	缺氧严重，需紧急抢救，在直视下行喉镜气管内插管并给氧

缺氧较严重和严重的新生儿，应在出生后5min、10min时分别评分，直到连续两次均≥8分为止。5min及以后评分可反映复苏效果，与预后关系密切。

二、正常产褥

（一）产褥期 ☆

从胎盘娩出至产妇全身各器官（除乳腺外）恢复或接近正常未孕状态所需的一段时期，称产褥期，一般规定为6周。

（二）恶露 ☆

产后随子宫蜕膜的脱落，含有血液、坏死蜕膜等组织经阴道排出，称恶露。

正常恶露有血腥味，但无臭味，持续4~6周。血性恶露约持续3~4日，逐渐转为浆液恶露约10日后变为白色恶露，约持续3周干净。

第四节　妊娠病理

一、早产 ☆☆

项目	内容
概念	①妊娠满28周至不满37足周间分娩者称早产 ②娩出的新生儿称早产儿，出生体重为1000~2499g，各器官发育尚不够成熟，患病率及死亡率高
预防	①定期产前检查，指导孕期卫生，重视可能引起早产的因素 ②切实加强对高危妊娠的管理，积极治疗妊娠合并症，预防胎膜早破，预防亚临床感染 ③宫颈内口松弛者应于妊娠12~14周作宫颈内口环扎术

二、流产

（一）临床分型 ☆

临床分型	症状	妇科检查
先兆流产	指妊娠28周前，先出现少量阴道流血，常为暗红色或血性白带，无妊娠物排出，继之常出现阵发性下腹痛或者腰背痛	宫颈口未开，胎膜未破，妊娠产物未排出，子宫大小与孕周相符，妊娠有希望继续

续表

临床分型	症状	妇科检查
难免流产	流产已不可避免，由先兆流产发展而来，此时阴道流血量增多，阵发性下腹痛加重或出现阴道流水（胎膜破裂）	宫颈口已扩张，有时可见胚胎组织或孕囊堵塞于宫颈口内，子宫大小与孕周相符或略小
不全流产	妊娠产物已部分排出体外，尚有部分残留于宫腔内，由难免流产发展而来，导致子宫出血持续不止，甚至可因流血过多而发生失血性休克	①宫颈口已扩张，不断有血液流出，有时可见胎盘组织堵塞于宫颈口或部分妊娠产物已排出于阴道内，而部分仍留在宫内 ②子宫大小小于孕周
完全流产	妊娠产物已全部排出，阴道流血逐渐停止，腹痛逐渐消失	宫颈口已关闭，子宫接近正常大小

（二）特殊类型的流产 ☆

类型	症状	其他
稽留流产	指胚胎或胎儿已死亡，滞留在宫腔内尚未自然排出者。胚胎或胎儿死亡后子宫不再增大反而缩小，早孕反应消失	妇科检查宫颈口未开，子宫较孕周小，质地不软，未闻及胎心
习惯性流产	①指与同一性伴侣自然流产连续发生3次或以上者 ②每次流产多发生于同一妊娠月份，其临床经过与一般流产相同	①早期原因：黄体功能不全、甲状腺功能低下、胚胎染色体异常、免疫功能异常等 ②晚期原因：子宫解剖异常、自身免疫异常、血栓前状态等
流产合并感染	流产过程中，阴道流血时间过长、有组织残留于宫腔内或非法堕胎等，可能导致宫腔内感染，严重时感染可扩展到盆腔、腹腔乃至全身，并发盆腔炎、腹膜炎、败血症及感染性休克等，称流产感染	—

三、异位妊娠

（一）输卵管妊娠的诊断 ☆☆

项目	内容
停经	除输卵管间质部妊娠停经时间较长外，多有6～8周停经
腹痛	就诊的主要症状
阴道流血	胚胎死亡后，常有不规则阴道流血
晕厥与休克	腹腔急性内出血及剧烈腹痛，轻者出现晕厥，严重者可出现失血性休克
腹部包块	当输卵管妊娠流产或破裂所形成的血肿时间较久者，可形成包块，包块较大或位置较高者，可于腹部扪及

（二）异位妊娠的诊断 ☆☆☆

项目	内容
妊娠试验	β-hCG放免测定，阳性率高，每48h连续测定，常显示β-hCG不如宫内妊娠成倍增长
B超	子宫增大而宫腔空虚，宫旁有一低回声区或见妊娠囊及胎心搏动

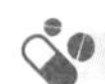

续表

项目	内容
腹腔镜检	早期病理可见一侧输卵管局限性肿大
后穹窿穿刺	早期病例伴有内出血者，常可通过后穹窿穿刺抽出不凝血液

四、治疗中、重度妊娠高血压疾病的常用药物 ☆

作用	常用药
解痉	25%硫酸镁、安米妥钠、东莨菪碱及山莨菪碱等
镇静	冬眠合剂（哌替啶、乙酰丙嗪、氯丙嗪或双氢麦角碱）及地西泮等
降压	拉贝洛尔、硝苯地平、肼屈嗪、卡托普利及甲基多巴等
利尿	呋塞米、甘露醇及高渗葡萄糖等
扩容	25%人体白蛋白、平衡液、右旋糖酐40及全血等

五、前置胎盘和胎盘早剥

（一）概念及表现 ☆

项目	概念	主要表现
前置胎盘	孕28周后若胎盘附着于子宫下段，甚至胎盘下缘达到或覆盖宫颈内口处，其位置低于胎儿先露部，称为前置胎盘	妊娠晚期或临产时，发生无诱因、无痛性的反复阴道流血
胎盘早剥	妊娠20周后或分娩期，正常位置的胎盘在胎儿娩出前，部分或全部从子宫壁剥离称为胎盘早剥	妊娠晚期突然发生的腹部持续性疼痛，伴有或不伴有阴道出血

（二）前置胎盘的影响 ☆☆

项目	内容
产后出血	分娩后子宫下段肌组织薄，收缩力较差，胎盘剥离后血窦不易缩紧闭合，常导致产后出血
植入性胎盘	子宫下段蜕膜发育不良等原因可导致植入性胎盘
产褥感染	前置胎盘的胎盘剥离面接近宫颈外口，细菌易从阴道侵入胎盘剥离面，发生感染
羊水栓塞	前置胎盘是羊水栓塞的诱因之一
早产及围生儿死亡率高	出血多发生于妊娠晚期，被迫早产；出血量多可致胎儿窘迫，甚至缺氧死亡

六、双胎妊娠

（一）并发症 ☆☆

项目	内容
孕妇并发症	妊娠高血压综合征、妊娠肝内胆汁淤积症、贫血、羊水过多、胎膜早破、宫缩乏力、胎盘早剥、产后出血、流产等

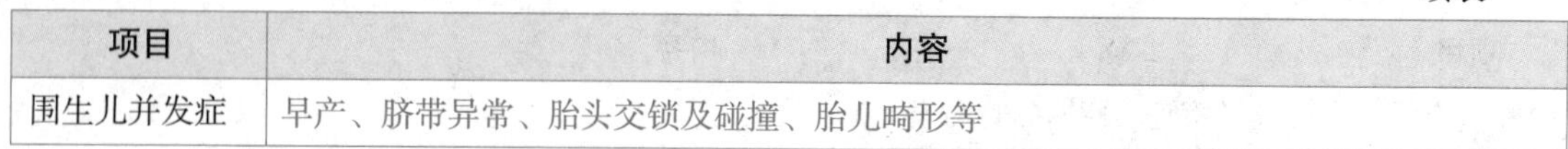

续表

项目	内容
围生儿并发症	早产、脐带异常、胎头交锁及碰撞、胎儿畸形等

（二）剖宫产的指征 ☆

项目	内容
异常胎先露	第一胎儿肩先露、臂先露，或易发生胎头交锁和碰撞的胎位及单羊膜囊胎、联体双胎等
其他	①脐带脱垂、前置胎盘、先兆子痫、胎膜早破、继发性宫缩乏力等，经处理无效者 ②第一个胎儿娩出后发现先兆子宫破裂，或宫颈痉挛 ③胎儿窘迫，短时间不能经阴道分娩者

七、过期妊娠 ☆

项目	内容
概念	①凡平时月经周期规则，妊娠达到或超过42周尚未临产，称过期妊娠 ②过期妊娠的围生儿患病率和死亡率增高，并随妊娠期延长而增加
剖宫产的指征	①引产失败 ②产程长，胎先露部下降不满意 ③产程中出现胎儿窘迫征象 ④头盆不称 ⑤巨大儿 ⑥臀先露伴骨盆轻度狭窄 ⑦高龄初产妇 ⑧胎盘功能不良，胎儿储备能力差，不能耐受宫缩者 ⑨破膜后羊水少、黏稠、粪染

八、羊水过多和过少 ☆☆

项目	概念	病因
羊水过多	凡在妊娠任何时期羊水量超过2000ml者	胎儿畸形；多胎妊娠；母婴血型不合；孕妇糖尿病；原因不明
羊水过少	妊娠晚期羊水量少于300ml者	①胎儿畸形：胎儿先天肾缺如、肾小管发育不全、输尿管或尿道狭窄等 ②过期妊娠：过期妊娠时，胎盘功能减退，灌注量不足，胎儿脱水，导致羊水少 ③胎儿宫内发育迟缓：羊水过少是胎儿宫内发育迟缓的特征之一 ④羊膜病变

九、胎儿宫内窘迫的诊断 ☆☆

项目	内容
胎心率的变化	腹部听诊胎心率160次/min以上或110次/min以下
胎心电子监测	持续性减速110次/min以下；晚期减速；重度可变减速；基线胎心率波动消失
羊水胎粪污染	①头先露羊水胎粪污染为胎儿窘迫的表现之一 ②破水者可直接肉眼观察，未破水者可用羊膜镜观察

 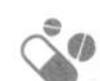

续表

项目	内容
胎动	①急性胎儿窘迫初期，表现为胎动频繁，继而转弱及次数减少，进而消失 ②近足月时，胎动≥10次/12h
头皮血pH血气测定	pH＜7.20，PO_2＜133 kPa，PCO_2＞7.98 kPa，可作为诊断胎儿窘迫的指标之一

十、高危妊娠的因素 ☆☆

项目	内容
年龄	孕妇年龄小于16岁或大于35岁
异常生育史	过去有习惯性流产、早产、死胎、死产与畸形等
孕期异常	孕期有前置胎盘、胎盘早剥、羊水过多或过少、胎位不正、过期妊娠、胎儿发育异常、巨大胎儿、妊娠高血压综合征、骨盆狭小或畸形等异常情况
存在合并症	合并心脏病、慢性肾炎、糖尿病、急性传染性肝炎、肺结核、重度贫血等妊娠合并症
药物与环境	孕期曾服用对胎儿有影响的药物，接触过有害物质或放射线及病毒感染等不利因素
其他	胎盘功能不全、盆腔肿瘤或手术史

第五节　妊娠合并症

一、妊娠合并肝炎

（一）妊娠合并急性病毒性肝炎对母婴的影响 ☆

对母婴可产生不良后果，流产、早产、妊娠期高血压综合征、产后出血、胎儿畸形、胎儿窘迫、胎儿生长发育受限、死胎、死产等的发生率均明显增高。

（二）妊娠合并病毒性肝炎的产科处理 ☆☆

项目	内容
妊娠早期	①妊娠早期急性轻症，应积极治疗，可继续妊娠 ②慢性活动性肝炎，适当治疗后终止妊娠
妊娠中、晚期	①尽量避免终止妊娠，避免手术、药物对肝脏的损害 ②加强胎儿监护，防止妊娠期高血压疾病，避免妊娠延期或过期
分娩期	备血、防止滞产，缩短产程，避免产道损伤及胎盘残留
产褥期	①应用对肝脏损害较小的广谱抗生素控制感染 ②哺乳期不能使用对肝脏有损害的药物

二、妊娠合并糖尿病 ☆

对胎儿的影响包括以下方面。

项目	内容
先天性畸形	胎儿先天性畸形较一般孕妇高，以心血管畸形多见（如室间隔缺损）
胎儿发育异常	巨大儿的发生率增加，可造成宫内（胎儿）生长迟缓
其他	①死产、死胎率增加 ②新生儿患病率、死亡率增加 ③低血钙症
远期影响	儿童期肥胖、2型糖尿病发生率增加，智力、精神行为的发育受影响等

第六节　异常分娩与分娩期并发症

一、难产的主要原因 ☆☆

项目	内容
产力异常	子宫收缩乏力，子宫病理缩复环及强直性收缩，高张型子宫收缩功能紊乱及子宫痉挛性狭窄环
产道异常	①骨产道异常：骨盆狭窄、骨盆畸形等 ②软产道异常：子宫阴道先天发育异常、宫颈阴道陈旧性手术损伤或外伤，以及妊娠合并子宫肌瘤，卵巢肿瘤及子宫颈癌等
胎儿异常	①胎先露及胎位异常，如臀先露、肩先露、面先露、复合先露及头先露中高直位、前不均倾位及持续性枕后位和枕横位等 ②胎儿发育异常如巨大胎儿及脑积水等亦常构成难产

二、子宫收缩乏力常见的原因 ☆☆

项目	内容
子宫收缩乏力的分类	根据宫缩的极性、对称性和节律性是否正常，通常将其分为协调性宫缩乏力和不协调性宫缩乏力
常见原因	头盆不称或胎位异常；子宫因素；精神因素；内分泌失调；药物影响等
处理原则	①有头盆不称或胎儿窘迫，及早行手术 ②若无则加强子宫收缩 ③对于不协调性宫缩乏力的处理原则是调节子宫收缩，恢复正常节律性和极性，在此之前，严禁使用缩宫素

三、宫缩乏力致产后出血的处理 ☆☆

项目	内容
按摩子宫	①均匀有节律地按摩宫底，以刺激子宫收缩 ②可一手握拳置于阴道前穹窿，顶住子宫前壁，另一手自腹壁按压子宫后壁

续表

项目	内容
注射宫缩剂	①肌内注射或静脉缓慢注射缩宫素10U（加入20ml 10%～25%葡萄糖注射液内），继之肌内注射或静脉注射麦角新碱0.2mg（有心脏病者慎用） ②随后将缩宫素10～20U加入10%葡萄糖注射液500ml内静脉滴注，维持子宫收缩，或用前列腺素 $F_{2\alpha}$ 0.5～1mg，经腹直接注入子宫肌壁
填塞子宫	①用长6m宽3～4cm之消毒长纱布条，自宫底开始填塞子宫 ②24小时后缓慢抽出
结扎髂内动脉	于髂内动脉起始点，以7号丝线结扎双侧髂内动脉
子宫切除	各种治疗方法无效时，应行次全子宫切除术

第七节　产褥感染

一、临床表现 ☆☆

发热、疼痛、异常恶露是三大主要症状。

感染类型	表现
急性外阴、阴道、宫颈炎	①局部灼热、疼痛、下坠，伤口红肿、发硬、伤口裂开、脓液流出 ②阴道裂伤及挫伤感染表现为黏膜充血、溃疡、脓性分泌物增多等
急性子宫内膜炎、子宫肌炎	发热、恶露增多有臭味、下腹疼痛及压痛、白细胞增高
急性盆腔结缔组织炎、急性输卵管炎	寒战、高热、下腹痛，严重者侵及整个盆腔形成“冰冻骨盆”
急性盆腔腹膜炎及弥漫性腹膜炎	全身中毒症状明显，如高热、恶心、呕吐、腹胀，检查时下腹部有明显压痛、反跳痛
血栓性静脉炎	寒战、高热并反复发作
脓毒血症及败血症	持续高热、寒战、全身明显中毒症状等，可危及生命

二、处理 ☆

项目	内容
支持疗法	加强营养，增强全身抵抗力，纠正水、电解质失衡等
清除	清除宫腔残留物，脓肿切开引流
抗生素的应用	①药敏试验选用广谱高效抗生素 ②中毒症状严重者，可短期选用肾上腺皮质激素，提高机体应激能力
血栓性静脉炎	应用大量抗生素的同时，加用肝素

第八节　妇科病史及检查与常见妇科疾病

一、女性生殖系统炎症

（一）滴虫阴道炎

1. 病因及临床表现 ☆

项目	内容
病因	阴道毛滴虫引起
临床表现	①稀薄的泡沫状白带明显增多及外阴瘙痒，若有其他细菌混合感染则分泌物呈脓性，可有臭味 ②瘙痒部位主要为阴道口及外阴，间或有灼热、疼痛、性交痛等

2. 治疗 ☆☆

项目	内容
全身用药	首选甲硝唑或替硝唑，用药期间禁止哺乳
局部用药	可以单独局部给药，也可全身及局部联合用药，首选甲硝唑
治愈标准	治疗后检查滴虫阴性，每次月经后复查白带，若经3次检查均阴性
注意事项	治疗后检查滴虫阴性时，应于下次月经后继续治疗一疗程，以巩固疗效

（二）细菌性阴道病 ☆

项目	内容
临床表现	①10%～40%患者临床无症状 ②阴道分泌物增多，有鱼腥臭味，可伴有轻度外阴瘙痒或烧灼感 ③分泌物呈灰白色，均匀一致，稀薄，黏度低，容易将分泌物从阴道壁拭去 ④阴道黏膜无充血的炎症表现 ⑤细菌学检查无滴虫、真菌或淋病奈氏菌
治疗	①全身用药：甲硝唑、替硝唑或克林霉素 ②阴道用药：甲硝唑或克林霉素软膏，可用过氧化氢溶液或乳酸液、醋酸液冲洗阴道

（三）急性盆腔炎 ☆

项目	内容
诊断	①最低标准：子宫颈举痛或子宫压痛或附件区压痛 ②附加标准：体温超过38℃ 子宫颈异常黏液，脓性分泌物或脆性增加 阴道分泌物湿片出现大量白细胞 红细胞沉降率升高 血C-反应蛋白升高 实验室证实的子宫颈淋病奈瑟菌或衣原体阳性 ③特异标准：子宫内膜活检组织学证实子宫内膜炎 阴道超声或磁共振检查显示输卵管增粗，输卵管积液，伴或不伴有盆腔积液、输卵管卵巢肿块，腹腔镜检查发现盆腔炎性疾病征象

续表

项目	内容
手术指征	①药物治疗无效：盆腔脓肿形成经药物治疗48 ~ 72h，体温持续不降，患者中毒症状加重或包块增大者 ②输卵管积脓或输卵管卵巢脓肿持续存在：药物治疗后好转，继续控制炎症数日，肿块仍未消失但已局限化，应行手术切除，以免日后再次急性发作仍需手术 ③脓肿破裂：突然腹痛加剧，寒战、高热、恶心、呕吐、腹胀，检查腹部拒按或有中毒性休克表现，应怀疑为脓肿破裂，需立即剖腹探查

二、女性生殖系统肿瘤

（一）宫颈癌

妇科最常见恶性肿瘤。目前已知与宫颈癌高度相关的危险因素是人乳头病毒（HPV）感染。

1. 临床表现 ☆☆

项目	内容
阴道流血	早期常表现为接触性出血，发生在性生活后或妇科检查后出血，后期则为不规则阴道流血
阴道排液	①常诉阴道排液增多，白色或血性，稀薄如水样或米泔状，有腥臭味的阴道排液 ②晚期可有大量米绀样或脓性样恶臭白带
晚期症状	①波及盆腔结缔组织、骨盆壁、压迫输尿管或直肠、坐骨神经时，患者可有尿频、尿急、肛门坠胀、大便秘结、里急后重、下肢肿痛等 ②严重时导致输尿管梗阻、肾盂积水，最后导致尿毒症 ③疾病末期，患者出现贫血、恶病质

2. 辅助检查 ☆☆☆

项目	内容
碘试验	正常宫颈阴道部鳞状上皮含丰富糖原，碘溶液涂染后呈棕色或深褐色，不染色区说明该处上皮缺乏糖原，可能有病变
宫颈刮片细胞学检查	宫颈癌筛查的主要方法
宫颈活组织病理检查	CIN及宫颈癌诊断的金标准
子宫颈锥形切除术	多次涂片阳性而活检阴性，或活检为原位癌者，可行子宫颈锥形切除术，其是早期诊断宫颈癌最精确方法

3. 手术治疗的适应证 ☆☆☆

ⅠA–ⅡA期早期患者。

4. 宫颈癌疫苗 ☆☆☆

宫颈癌疫苗，又称HPV疫苗，可以防止人乳头状瘤病毒（HPV）感染。HPV疫苗对9 ~ 45岁的女性都有预防效果，如果女性能在首次性行为之前注射HPV疫苗，会降低80% ~ 90%的宫颈癌及癌前病变发生率。

（二）卵巢恶性肿瘤

1. 诊断方法 ☆☆

项目	内容
临床诊断	①盆腔肿块迅速长大，伴有腹胀、腹痛，一般情况差，腹部叩诊有腹水征 ②妇科检查：卵巢肿瘤呈实质性或囊实性，双侧，表面凹凸不平，活动差，常伴有腹腔积液。三合诊检查可在直肠子宫陷凹处触及质硬结节或肿块
超声诊断	准确率约90%
肿瘤标志物诊断	①血清CA125测定诊断卵巢上皮性癌的敏感性达80%以上 ②癌胚抗原（CEA）测定可辅助诊断卵巢黏液性囊腺癌，甲胎蛋白（AFP）测定辅助诊断卵巢内胚窦瘤，β-hCG测定可辅助诊断卵巢绒癌
细胞学诊断	①阴道涂片测雌激素水平，可辅助诊断卵巢性索间质瘤 ②腹水离心找癌细胞及微针吸引找癌细胞，后者准确率可达90%
腹腔镜诊断	可直视肿瘤并可进行活检确诊
剖腹探查	凡静止期卵巢肿大，生育年龄妇女卵巢肿块＞5cm，或≤5cm观察3～6个月无缩小，卵巢实质性肿块及腹水原因不明者，均可剖腹探查

2. 卵巢良性与恶性肿瘤的鉴别诊断 ☆☆

鉴别要点	卵巢良性肿瘤	卵巢恶性肿瘤
病史	病程长，肿瘤逐渐长大	病程短，肿瘤常迅速长大
一般情况	良好	迅速恶化，消瘦
妇科检查	单侧，活动，囊性，表面光滑，活动好，无腹水	多为双侧，固定，实性或囊实性，表面不平，结节状，常有腹腔积液，多为血性，可查到癌细胞。双侧实质性或半实质性，表面结节状，固定，常伴血性腹水，阴道穹后部有无痛结节
B超	液性暗区或混合性，可有间隔光带，包膜完整	液性暗区内有杂乱光团、光点，或囊实性，肿块边界不清 液性暗区内有杂乱光团、光点，肿块边界不清，伴腹水

第九节　妊娠滋养细胞肿瘤

一、侵蚀性葡萄胎及绒毛膜癌的诊断 ☆☆

项目	内容
前次妊娠史	葡萄胎或流产、足月产史
症状	①阴道流血 ②子宫复旧不全或不均匀性增大 ③卵巢黄素化囊肿 ④腹痛 ⑤假孕症状 ⑥肺、阴道、肝及脑转移

续表

项目	内容
妇科检查	子宫增大变软，阴道紫蓝色结节，或有盆腔转移灶
妊娠试验	葡萄胎清除后8周，流产后2周，足月产后1周，排除胎盘残留，β-hCG持续阳性
胸片	如有肺转移，可见片状、棉球状或结节状阴影
超声检查	子宫增大，宫内或肌壁内有界限不规则的低回声区
组织学检查	①侵蚀性葡萄胎：子宫肌层内或子宫外转移灶内见到绒毛或退化的绒毛阴影 ②绒毛膜癌：仅见成片滋养细胞浸润及坏死出血，未见绒毛结构

二、治疗 ☆☆

（一）葡萄胎的治疗 ☆

项目	内容
清除	确诊葡萄胎，应立即清除宫腔内容物
预防性化疗	①有高危因素者应行预防性化疗 ②高危因素：年龄＞40岁，子宫体积明显大于停经月份，hCG值异常高，合并妊高症或者甲亢，存在滋养细胞肺栓塞史，无条件随访者，清宫后hCG仍不下降，第二次刮宫还有生长活跃的滋养细胞等

（二）绒毛膜癌的治疗 ☆

项目	内容
化疗	①常用药物：氟尿嘧啶、放线菌素D、甲氨蝶呤及其解救药亚叶酸钙、环磷酰胺、长春新碱、依托泊苷、顺铂等 ②用药原则：Ⅰ期通常用单药治疗；Ⅱ～Ⅲ期宜用联合化疗；Ⅳ期或耐药病例则用EMA/CO方案，完全缓解率高，副反应小
手术	①病变在子宫、化疗无效者可切除子宫 ②年轻未育者尽可能不切子宫，以保留生育功能 ③必须切除子宫时，仍应保留卵巢

第十节　计划生育

一、药物避孕

（一）激素避孕 ☆

项目	内容
概念	女性使用甾体激素达到避孕的目的
主要成分	雌激素与孕激素
机制	通过抑制排卵、改变宫颈黏液性状、改变子宫内膜的形态和功能及改变输卵管功能而达到避孕的目的

（二）复方口服短效避孕药 ☆

项目	内容
禁忌证	①严重心血管疾病 ②急、慢性肝炎或肾炎 ③血液病或血栓性疾病 ④内分泌疾病如糖尿病需用胰岛素控制者、甲状腺功能亢进者 ⑤恶性肿瘤、癌前病变、子宫或乳房肿块患者 ⑥哺乳期 ⑦产后未满半年或月经未来潮者 ⑧月经稀少或年龄＞45岁者 ⑨年龄＞35岁的吸烟妇女不宜长期服用 ⑩精神病生活不能自理者
副作用	①类早孕反应 ②阴道流血 ③体重增加 ④色素沉着，少数妇女颜面部皮肤可出现淡褐色色素沉着
其他	①长期服用，药物对胎儿没有影响，没有必要停药3～6个月后再妊娠 ②长期服用甾体避孕药不增加生殖器官恶性肿瘤的发生率，可减少子宫内膜癌、卵巢上皮癌的发生 ③不影响日后生育，不影响子代发育

二、输卵管绝育术

（一）经腹输卵管结扎术的适应证与禁忌证 ☆☆

项目	内容
适应证	①自愿接受绝育手术且无禁忌证者 ②患有严重全身疾病不宜生育者
禁忌证	①各种疾病急性期 ②全身情况不良不能耐受手术者，如心力衰竭、血液病等 ③腹部皮肤有感染灶或患急、慢性盆腔炎者 ④患严重的神经官能症者 ⑤24h内两次体温在37.5℃或以上者

（二）经腹输卵管结扎术的术后并发症 ☆

项目	内容
出血、血肿	①由过度牵拉、钳夹而损伤输卵管或其系膜引起出血 ②因创面血管结扎不紧引起腹腔内积血或血肿
感染	包括局部感染和全身感染。由体内原有感染尚未控制，消毒不严或手术操作无菌观念不强等引起
脏器损伤	膀胱、肠管损伤，多因解剖关系辨认不清或操作粗暴引起
输卵管再通	绝育有1%～2%再通率

 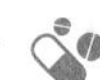

考点精练

一、选择题

（一）A型题

1. 以下哪项不是卵巢功能检查方法
   A. 宫颈黏液检查　　B. 阴道涂片检查　　C. 基础体温测定
   D. 血中雌孕激素测定　　E. 测定血清FSH、LH及PRL
2. 维持子宫前倾的最主要韧带为
   A. 阔韧带　　B. 圆韧带　　C. 宫骶韧带
   D. 主韧带　　E. 卵巢固有韧带
3. 有关早产，以下哪项叙述是错误的
   A. 其中15%在新生儿期死亡
   B. 新生儿体重在2500g以下者
   C. 妊娠满28周至不足37周终止者
   D. 其中8%留有智力障碍或神经系统后遗症
   E. 围生儿死亡中，与早产有关者少见
4. 处理宫缩乏力所致产后出血措施中，何者最迅速有效
   A. 注射宫缩剂　　B. 按揉子宫　　C. 填塞子宫
   D. 结扎髂内动脉　　E. 子宫切除
5. 以下何项系检查胎儿肺脏成熟度
   A. 羊水肌酐测定　　B. 羊水卵磷脂鞘磷脂比值（L/S）测定
   C. B超测量胎儿双顶径　　D. 羊水胆红素类物质测定
   E. 羊水中脂肪细胞出现率
6. 除正常月经外，引起阴道出血最多见的原因为
   A. 卵巢内分泌功能失调　　B. 生殖器炎症
   C. 与妊娠有关的子宫出血　　D. 生殖器肿瘤
   E. 损伤、异物和药物

（二）X型题

1. 正常情况下妇女的白带为
   A. 少量白色，稀糊状的液体　　B. 排卵期白带增多
   C. 经期前白带增多属病理现象　　D. 一般无气味
   E. 妊娠期白带增多
2. 诊断葡萄胎的方法有
   A. hCG测定　　B. 病史、体征　　C. AFP测定
   D. 超声波检查　　E. CA125测定
3. 关于高危妊娠的描述，以下哪些是正确的

A. 以往有异常妊娠史或不良分娩史

B. 年龄＞16岁，＜35岁

C. 各种妊娠并发症，胎位异常及骨盆狭窄

D. 孕妇有严重并发症，如心脏病、糖尿病

E. 早孕期间用过对胎儿有影响的药物或接触放射线

4. 有关子宫，正确的描述为

A. 成年妇女宫颈管长2.5～3.0cm

B. 未产妇的宫颈外口呈圆形

C. 子宫内膜基底层无周期性变化

D. 宫颈管黏膜层有许多腺体分泌酸性黏液

E. 子宫浆膜层为覆盖宫体底部及前后面的腹膜

5. 急性盆腔炎诊断需同时具备以下哪几项

A. 发热，体温＞38℃

B. B超发现盆腔脓肿或炎性包块

C. 下腹压痛，伴或不伴反跳痛

D. 子宫腔或子宫体举痛或摇摆痛

E. 附件区压痛

6. 以下哪些是新生儿窒息的常见原因

A. 颅内出血

B. 胎儿宫内窘迫

C. 胎儿宫内肺炎

D. 吸入羊水

E. 分娩前使用过多镇静药

7. 有排卵型功血可能有下列哪几种情况

A. 多发生在接近绝经期妇女

B. 用孕激素治疗有效

C. 在月经中期可以出现LH高峰

D. 是育龄妇女容易发生的功血类型

E. 大出血时可以用雌激素止血

二、填空题

1. 临产后的主要产力为________，第二产程中的重要辅助产力为________，协助胎头内旋转及仰伸的产力是________。

2. 胎盘的生理功能包括________、________、________及________。

3. 常见5种孕妇应禁用或慎用的药物为__________、__________、__________、________及________。

4. 甾体避孕药的作用机制为________，________及________。

5. 绒毛膜癌的诊断依据是_________、_________、_________、_________、_________、________及________。

6. 预防乙型病毒性肝炎在围生期传播的主要措施为________、________、_________、________。

三、判断题

1. 自然流产最常见的原因为遗传因素。

2. 为了从母体获得足够氧气、营养物质和排泄代谢产物，胎儿有一条脐动脉与两条脐静脉。

3. 妇科病普查应每1～2年1次，以普查生殖道癌为重点。

4. 妊娠晚期无痛性出血是胎盘早剥的特征。

四、名词解释

1. 羊水栓塞

2. 产褥感染

3. 胎位异常

五、简答题

1. 简述子宫肌瘤的手术指征。

2. 简述子宫肌瘤摘除术指征。

3. 试述新生儿窒息的常见原因。

4. 试述10种孕妇应禁用或慎用的药物及其危害性。

参考答案

一、选择题

（一）A型题

1. E　2. B　3. E　4. A　5. B　6. A

（二）X型题

1. ABDE　2. ABD　3. ACDE　4. ABCE　5. ABCDE　6. ABDE　7. BCD

二、填空题

1. 子宫收缩力　腹肌及膈肌收缩力　肛提肌收缩力

2. 代谢功能　免疫耐受功能　防御功能　内分泌功能

3. 反应停（肽胺哌啶酮）　抗肿瘤药　四环素　肾上腺皮质激素　链霉素

4. 抑制排卵　改变宫颈黏液性质　干扰子宫内膜

5. 有妊娠史　阴道流血及转移症状　子宫增大变软　阴道紫蓝色结节　妊娠试验（+）　胸片见转移灶　滋养细胞高度增生异形无绒毛结构

6. 加强营养　患乙型肝炎育龄妇女避孕2年　分娩期严格消毒隔离　主动及被动免疫

三、判断题

1. √　2. ×　3. √　4. ×

四、名词解释

1. 羊水栓塞：指的是在分娩过程中羊水突然进入母体血循环引起急性肺栓塞、休克、弥散性血管内凝血（DIC）、肾衰竭或突发死亡的分娩严重并发症。发生于足月妊娠时产妇死亡率高达70%～80%；妊娠早、中期流产亦可发生，但病情较轻，死亡少见。近年研究认为，羊水栓塞的核心问题是过敏反应，建议命名为“妊娠过敏反应综合征”。

2. 产褥感染：系指分娩及产褥期生殖道受病原体侵袭，引起局部或全身的感染。发病率为6%。

3. 胎位异常：胎位异常是造成难产的常见因素之一。分娩时枕前位（正常胎位）约占

90%，而胎位异常约占10%，其中胎头位置异常居多，占6%～7%。胎产式异常的臀先露占3%～4%，肩先露已极少见。此外还有复合先露。

五、简答题

1. 子宫肌瘤的手术治疗指征：①子宫增大在3个月妊娠以上。②症状明显，继发性贫血者。③黏膜下子宫肌瘤。④肌瘤导致不孕或流产、死产者。⑤有肉瘤样变或红色变性，保守治疗无效。⑥浆膜小肌瘤并发蒂扭转。

2. 子宫肌瘤摘除术指征：①年龄40岁以下。②尚未生育，要求保留生育功能者。③浆膜下或黏膜下子宫肌瘤或个数不多的壁间肌瘤。

3. 新生儿窒息的常见原因：（1）胎儿宫内窘迫：出生前胎儿缺氧未得到纠正，如母血含氧量不足，胎盘脐带输氧功能障碍。（2）呼吸中枢受抑制或损害：胎儿颅内出血及脑部长时间缺氧，可使呼吸中枢受到损害。此外，麻醉药乙醚、镇静药吗啡等均可经胎盘进入胎儿体内，抑制呼吸中枢。（3）呼吸道阻塞：胎儿通过产道时，吸入大量羊水、黏液等，引起呼吸道阻塞。（4）其他：如新生儿溶血症、胎儿宫内肺炎、肺发育不良、肺膨胀不全、膈疝及心脏发育畸形等均可致新生儿窒息。

4. 孕妇应禁用或慎用的药物：（1）反应停（肽胺哌啶酮）：可导致无肢症、短肢畸形、无耳症、无眼症、缺肾、肛门闭锁及心脏畸形。（2）抗肿瘤药：烷化剂、抗代谢药、抗癌药、抗生素等均可导致流产、死胎或胎儿畸形。（3）己烯雌酚：可致阴道腺病或生殖器先天畸形。（4）雄激素：可导致女性胎儿男性化，如阴蒂肥大及阴唇融合等。（5）肾上腺皮质激素：可导致腭裂畸形。（6）四环素：对钙盐有亲和力，可抑制骨骼生长，导致乳齿黄染。（7）链霉素：可引起新生儿听力障碍。（8）氯霉素：导致新生儿“灰色综合征”，并抑制新生儿造血功能。（9）硫氧嘧啶或甲巯咪唑：抑制胎儿甲状腺素的合成，导致新生儿甲状腺功能减退。（10）双香豆素及华法林：可导致胎儿死亡和脑出血。

第五章　儿科学

考点精讲

第一节　总论与生长发育

一、儿童年龄分期及各期特点 ☆

分期	年龄范围	特点
胎儿期	从受精卵形成到胎儿出生为止，共38周	母亲妊娠期间如受外界不利因素影响都可能影响胎儿的正常生长发育，导致流产、畸形或宫内发育不良等
新生儿期	胎儿娩出脐带结扎至28天之前	①发病率高，死亡率也高 ②小儿脱离母体转而独立生存，所处的内外环境发生根本的变化，但其适应能力尚不完善
婴儿期	自出生到1周岁之前为婴儿期	①生长发育极其迅速的阶段，对营养的需求量相对较高 ②各系统器官的生长发育虽然也在继续进行，但不够成熟完善，特别是消化系统常常难以适应对大量食物的消化吸收，容易发生营养和消化紊乱 ③婴儿体内来自母体的抗体逐渐减少，自身的免疫功能尚未成熟，抗感染能力较弱
幼儿期	自1岁至满3周岁之前为幼儿期	①消化系统功能仍不完善，营养的需求量仍然相对较高，而断乳和其他食物添加需在此时完成 ②小儿对危险的识别和自我保护能力都有限，所以意外伤害发生率非常高，应格外注意防护
学龄前期	自3周岁至6～7岁入小学前为学龄前期	①体格生长发育速度已经减慢，处于稳步增长状态 ②智能发育更加迅速，与同龄儿童和社会事物有了广泛的接触，知识面能够得以扩大，自理能力与初步社交能力能够得到锻炼
学龄期	自入小学始（6～7岁）至青春期前为学龄期	①体格生长速度相对缓慢，除生殖系统外，各系统器官外形均已接近成人 ②智能发育更加成熟，可接受系统的科学文化教育，可适当安排体力劳动，磨炼意志
青春期	一般从10岁～20岁，女孩的青春期开始年龄和结束年龄都比男孩早2年左右	①青春期的进入和结束年龄存在较大的个体差异，可相差2～4岁 ②体格生长发育再次加速，出现第二次高峰，同时生殖系统的发育也加速并渐趋成熟

二、小儿生长发育 ☆☆☆

生长是指儿童身体各器官、系统的长大，可有相应的测量值来表示其量的变化。发育是指细胞、组织、器官的分化与功能的成熟。

规律	内容
连续与阶段性	生长发育是连续的过程，且具有阶段性
各系统器官的发育不平衡	神经系统发育较早，生殖系统发育较晚，淋巴系统先快后慢
一般规律	由上到下、由近到远、由粗到细、由低级到高级、由简单到复杂
差异	生长发育存在个体差异

三、体格生长的指标

（一）体重 ☆☆

年龄（月龄）	体重（kg）
出生	3.25
3～12个月	［年龄（月）+9］/2
1～6岁	年龄（岁）×2+8
7～12岁	［年龄（岁）×7−5］/2

（二）身高（长）☆☆☆

3岁以下儿童仰卧位测量称为身长。也出现婴儿期与青春期两个生长高峰。出生时身长平均为50cm，生后第1年身长增长最快，约为25cm；前3个月增长11～13cm，约等于后9个月的增长值。1岁时身长约75cm。第2年身长增长10～12cm，即2岁时身长约87cm。2岁以后身高每年增长6～7cm。

年龄（月龄）	身长或身高（cm）
出生	50
3～12月龄	75
2～6岁	年龄（岁）×7+75
7～10岁	年龄（岁）×6+80

（三）头围与胸围 ☆

指标	生长规律
头围	新生儿头围平均34cm，3个月40cm，1岁时46cm，2岁48cm，15岁54cm
胸围	新生儿胸围比头围小1～2cm，约32cm；1岁时与头围相等，约46cm

 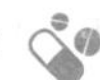

四、骨骼和牙齿的发育 ☆

项目	内容
头颅骨	①正常小儿后囟门最迟6～8周龄闭合 ②前囟门1～1.5周岁闭合，最迟2周岁闭合
脊柱	①出生时脊柱无弯曲 ②第一个生理弯曲：3个月，颈椎前凸——抬头 ③第二个生理弯曲：6个月，胸椎后凸——能坐，挺胸 ④第三个生理弯曲：12个月，腰椎前凸——站立行走
长骨	判断生长，婴儿早期应拍摄膝部X线骨片，年长儿应拍摄左手及腕部X线骨片
乳牙	出生时乳牙已骨化，如果13个月后仍未萌出称乳牙萌出延迟
恒牙	恒牙的骨化是从新生儿期开始的，共28～32颗

第二节　儿童保健与营养

一、我国儿童接种计划（五苗防七病）☆☆

项目	内容
乙肝疫苗	0、1、6个月接种
卡介苗	出生至2个月内接种
脊髓灰质炎	2、3、4个月接种
百日破	3、4、5个月接种
麻疹	8个月接种

二、预防接种的注意事项与禁忌证 ☆☆

项目	内容
注意事项	①接种前了解接种对象，说明预防的意义和接种后的反应，填好接种卡 ②接种前检查好标签，过期变质或者标签不清楚者不用 ③严格按照规定的剂量、途径、次数、间隔时间进行接种 ④严格掌握禁忌证 ⑤严格消毒技术，防止交叉感染
禁忌证	①有急性传染病接触史而未过检疫期者 ②急性传染病及其恢复期 ③发热或严重的慢性病，如心、肝、肾疾病或活动期肺结核者 ④有过敏史、变态反应性疾病或免疫缺陷病者

三、婴儿的喂养

（一）母乳喂养的优点 ☆☆☆

项目	内容
营养丰富	乳清蛋白多，易于消化吸收，白蛋白多，不饱和脂肪酸多，乳糖多，微量元素较多，铁吸收率高，钙磷比例适宜
缓冲力小	对胃酸中和作用弱，有利于消化
利于婴儿脑的发育	含优质蛋白、必需氨基酸、不饱和脂肪酸及乳糖较多，有利于婴儿脑的发育
免疫力	具有增进婴儿免疫力的作用
其他	①乳量、温度及泌乳速度也较适宜，无菌食品，简便、省时、经济 ②有利于促进母子感情，密切观察小儿变化，随时照顾护理 ③可刺激子宫收缩，促使母亲早日恢复；推迟月经复潮，不易怀孕

（二）小儿添加辅食的原则 ☆☆☆

从少到多，由软到硬，从细到粗，从一种到多种，应在婴儿健康、消化功能正常时添加。

四、蛋白质-能量营养不良的饮食调整 ☆

项目	内容
轻度	热量自120kcal/（kg·d），蛋白质自3g/（kg·d）开始
中度	热量自80kcal/（kg·d），蛋白质自2g/（kg·d），脂肪自1g/（kg·d）开始，逐渐增加
重度	热量自40kcal/（kg·d），蛋白质自1.5g/（kg·d），脂肪自1g/（kg·d）开始，首先满足患儿基础代谢需要，以后逐渐增加

五、维生素D缺乏性佝偻病

（一）诊断 ☆☆☆

血清25-（OH）D_3水平在佝偻病初期就已明显降低，是最可靠的早期诊断指标。

（二）治疗 ☆☆

项目	内容
一般治疗	营养支持，坚持经常晒太阳
维生素D制剂（口服为主）	①口服法：每日给维生素D0.2万～0.4万IU，或1，25-（OH）$_2D_3$（罗钙全）0.5～2μg，2～4周后改为预防量 ②突击疗法：肌注维生素D15万～30万IU，1个月后随访，如果明显好转，改预防量口服

六、维生素D缺乏性手足搐搦症

（一）临床表现

1. 典型发作 ☆☆

项目	内容
惊厥	①婴儿时期最常见的显性症状，一般为无热惊厥，突然发作 ②肢体抽动，双眼上翻，面肌颤动，意识暂时丧失，大小便失禁等 ③每日发作次数不定，每次持续数秒至数分钟或更长 ④轻者仅有惊跳或短暂的眼球上窜，意识清楚，婴儿期多见 ⑤新生儿可只有屏气，面肌抽动或双眼凝视等
手足搐搦	①此病的特殊症状，以幼儿及儿童多见 ②双手腕屈曲，手指伸直，拇指内收贴近掌心，足踝关节伸直，足趾强直下曲，足底呈弓状
喉痉挛	①主要见于婴儿 ②声门及喉突发痉挛引起呼吸困难，严重者可发生窒息而死亡 ③6个月以内的小儿有时可表现为无热阵发性青紫，应高度警惕

2. 隐匿性发作 ☆☆

项目	检查方法	结果判定
面神经征（Chvostek征）	用指尖或叩诊锤叩颧弓和口角间的面颊部	①出现眼睑和口角抽动为阳性 ②正常新生儿可呈假阳性
腓反射	用叩诊锤叩击膝部下外侧腓骨小头处的腓神经	阳性者足部向外侧收缩
陶瑟征（Troussean征）	用血压计的袖带包裹上臂，打气使血压维持在收缩压与舒张压之间	阳性者在5min内被试侧的手出现痉挛症状

（二）治疗 ☆☆☆

项目	内容
急救处理	立即肌内注射或静脉注射地西泮，或肌内注射苯巴比妥，或水合氯醛溶液保留灌肠，同时予氧气吸入，迅速控制惊厥或喉痉挛，必要时气管插管
钙剂	①缓慢静脉注射或者滴注葡萄糖酸钙 ②不可皮下或肌内注射钙剂，以免造成局部坏死
维生素D	补充足量的维生素D

第三节 新生儿与新生儿疾病

一、新生儿

（一）分类（根据胎龄）☆☆☆

分类	胎龄（GA）
足月儿	37周≤GA＜42周的新生儿

续表

分类	胎龄（GA）
早产儿	GA＜37周的新生儿
极早早产儿	GA＜28周的新生儿
过期产儿	GA≥42周的新生儿

（二）足月新生儿的能量和体液量 ☆☆

项目	内容
基础热能消耗	新生儿基础热能消耗为50kcal/kg，每日共需热量为100～120kcal/g
每日钠需要量	足月儿每日钠需要量1～2mmol/kg，＜32周早产儿需3～4mmol/kg
每日需钾量	新生儿生后10天内不需要补充钾，以后每日需钾量1～2mmol/kg
症	早产儿常有低钙血症

二、新生儿疾病

（一）足月新生儿生理性黄疸与病理性黄疸的鉴别 ☆☆☆

鉴别要点	生理性黄疸	病理性黄疸
出现时间	生后2～3天	生后24小时内
高峰时间	4～5天	不定
程度	轻，未达到光疗干预标准	重或较重，达到光疗干预标准
持续时间	2周左右	较长，或退而复现
血清总胆红素	每日总胆红素升高＜85μmol/（5mg/dl）或每小时＜0.5mg/dl	每日总胆红素升高超过85μmol/L（5mg/dl）或每小时＞0.5mg/dl
血清结合胆红素	＜26μmol/L	＞34μmol/L
其他临床表现	一般情况好	较差，有原发病症状

（二）新生儿窒息的Apgar评分 ☆☆

项目	评估内容	分数
皮肤颜色	评估新生儿肺部血氧交换的情况	①全身皮肤呈粉红色：2分 ②手脚末梢呈青紫色：1分 ③全身呈青紫色或苍白：0分
心搏速率	评估新生儿心脏跳动的强度和节律性	①心搏有力大于100次/min：2分 ②心搏微弱小于100次/min：1分 ③听不到心音：0分
呼吸	评估新生儿中枢和肺脏的成熟度	①呼吸规律：2分 ②呼吸节律不齐（如浅而不规则或急促费力）：1分 ③无呼吸：0分
肌张力及运动	评估新生儿中枢反射及肌肉强健度	①肌张力正常：2分 ②肌张力异常亢进或低下：1分 ③肌张力松弛：0分

续表

项目	评估内容	分数
反射	评估新生儿对外界刺激的反应能力	①对弹足底或其他刺激大声啼哭：2分 ②低声抽泣或皱眉：1分 ③毫无反应：0分

以这五项体征为依据，8～10分者为正常新生儿，评分4～7分的新生儿考虑有轻度窒息，评分在0～3分考虑有重度窒息。

（三）新生儿溶血

1. 临床表现 ☆☆

项目	内容
胎儿水肿	全身水肿、苍白、皮肤瘀斑、胸腔积液、腹水等
黄疸	溶血病患儿黄疸出现早，一般在出生后24h内出现，发展很快，以未结合胆红素为主
贫血	有不同程度的贫血，以Rh溶血性贫血较为明显
肝脾大	严重者可因髓外造血，出现肝脾大
胆红素脑病	严重溶血病易发生

2. 治疗 ☆☆

项目	内容
光照疗法	积极光疗，降低血清未结合胆红素，同时进行各项检查，确定诊断
药物治疗	静脉用免疫球蛋白，供给白蛋白，肝酶诱导剂，纠正代谢性酸中毒
换血疗法	若病情继续发展，需进行换血，防止胆红素脑病，换血量通常为患儿血量的2倍

（四）新生儿败血症的诊断标准 ☆

项目	内容
临床表现	①感染诱因 ②感染中毒症状：反应差、嗜睡，拒食，哭声低，面色不好，体温异常（发热或体温不升） ③体征：呼吸改变（呼吸暂停或急促、呼气时呻吟），皮肤出血点，黄疸，肝脾大，局部（尤其是脐部）病灶或深部脓肿等 ④重者可发生多器官功能障碍
实验室检查	①血常规：白细胞增高或减少，中性粒细胞增多及核左移，出现中毒颗粒或空泡，贫血，血小板减少 ②C反应蛋白升高 ③血培养阳性 ④血标本病原菌抗原或DNA检测阳性

（五）新生儿寒冷损伤综合征的治疗 ☆☆

项目	内容
复温	①治疗的关键 ②肛温＞30℃置于适中温度暖箱，6～12h恢复体温 ③肛温＜30℃置于高于肛温1～2℃暖箱中，待肛温35℃时维持暖箱为适中温度

续表

项目	内容
热量	由每日50kcal/kg渐增至100～120kcal/kg；液体供给60～80ml/kg
控制感染	适当应用抗生素
纠正器官功能紊乱	①有微循环障碍、休克者应进行纠酸、扩容 ②肺出血者应及早气管插管，进行正压通气治疗 ③及时处理DIC及肾功能障碍
其他	对症治疗

第四节　新生儿遗传性疾病

一、唐氏综合征

又叫21-三体综合征，也称先天愚型，人类最早确定的染色体疾病。其母亲年龄越高，发病率高，患儿染色体核型标准型为47，XX，+21或47，XY，+21。

（一）临床表现 ☆☆

项目	内容
中、重度智能落后	最突出、最严重的临床表现
特殊面容	①出生时即有明显的特殊面容，表情呆滞 ②眼裂小，眼距宽，双眼外眦上斜，可有内眦赘皮 ③鼻梁低平，外耳小；硬腭窄小，常张口伸舌，流涎多 ④头小而圆，前囟大且关闭延迟，颈短而宽
生长发育迟缓	体格、运动发育落后
皮纹特点	可有贯通手和特殊皮纹
伴发畸形	约半数患者有先天性心脏病，其余有消化道畸形、腭唇裂等
免疫功能低下	易感染

（二）产前诊断 ☆☆

羊水细胞或绒毛细胞染色体检查进行产前诊断；孕母外周血血清学筛查是目前被普遍接受的孕期筛查方法。

二、苯丙酮尿症（PKU）

项目	内容
临床表现	①出生时正常，通常在3～6个月出现症状，1岁时症状明显 ②智能发育落后最为突出，智商低于正常，有行为异常 ③出生数月后因黑色素合成不足，头发由黑变黄，皮肤白皙，常伴皮肤湿疹 ④尿和汗液可有明显的鼠尿臭味

续表

项目	内容
治疗	①开始治疗的年龄越小，预后越好 ②主要采用低苯丙氨酸饮食治疗，首选母乳，较大婴儿及儿童应以低蛋白≤低苯丙氨酸食物为原则 ③BH_4缺乏型需要饮食与药物共同控制，常用BH_4、5-羟色胺、左旋多巴等

第五节 小儿的免疫系统

一、支气管哮喘

（一）诊断（＜3岁）☆☆

项目	内容
诊断标准	①喘息发作≥3次 ②肺部出现哮鸣音 ③具有特应性体质 ④一级亲属中有哮喘等过敏史 ⑤排除其他疾病
评分标准	具有①②⑤条即可诊断哮喘。若喘息仅2次，又具有②⑤时，先诊断为可疑哮喘，若同时具备③或④时，可进行治疗性诊断，阳性者诊断为哮喘

（二）常用的支气管扩张剂及其代表药 ☆☆

项目	内容
拟肾上腺素类药物	①药物类别：沙丁胺醇（舒喘灵）、特布他林（舒喘宁、喘康速）、克仑特罗（氨哮素） ②吸入治疗为首选
茶碱类药物	氨茶碱、缓释茶碱
抗胆碱药物	异丙托溴铵

二、风湿热

（一）临床表现 ☆☆

游走性多发性关节炎、心脏炎、皮下结节、环形红斑、舞蹈病。

（二）辅助检查 ☆☆

项目	内容
链球菌感染证据	①20%～25%的咽拭子培养可发现A组乙型溶血性链球菌 ②链球菌感染后1周，50%～80%的患儿血清抗链球菌溶血素O（ASO）滴度开始升高，2个月后逐渐下降
风湿热活动指标	①白细胞总数和中性粒细胞增高 ②贫血、血沉增快、CRP阳性、核左移，α2球蛋白增高，黏蛋白增高等

第六节　感染性疾病

一、麻疹

（一）临床表现 ☆☆

项目	内容
潜伏期	接触后6～18天（平均10天左右），最长可达4周
前驱期	①一般为3～4天 ②低-中度发热，体温无一定热型 ③上呼吸道及眼部炎症引起眼睑水肿、眼泪增多及畏光等 ④麻疹黏膜斑（又称Koplik斑）
出疹期	①多在发热后3～4天出现皮疹，出疹时发热更高 ②出疹特点是先上后下、先小后大、先红后暗 ③皮疹开始见于耳后、发际，渐及面颊、前额、颈部、躯干及四肢，最后达手足心，2～5日布及全身 ④出疹为红色斑丘疹
恢复期	①出疹3～4天后，皮疹开始消退，消退顺序与出疹顺序相同 ②疹退后皮肤有糠麸状脱屑及棕色色素沉着，7～10天痊愈

（二）预防 ☆☆

提高人群免疫力，减少麻疹易感人群是消除麻疹的关键。

二、水痘 ☆

项目	内容
皮疹特点	①斑疹、丘疹、新旧水疱及结痂同时存在 ②分布呈向心性 ③黏膜皮疹可出现在口腔、眼结膜、生殖器等处，易破溃形成溃疡
治疗	①一般可在2周内痊愈，主要对症处理，应严密隔离至全部疱疹干燥结痂为止 ②抗病毒治疗：最常用阿昔洛韦 ③并发症治疗：继发细菌感染时可选用适当的抗生素。并发脑炎者应给予对症处理。肺炎应给予相应治疗

三、猩红热

（一）临床表现 ☆

项目	内容
前驱期	①起病急，畏寒、发热、体温38～40℃之间 ②伴头痛、咽痛、咽部及扁桃体充血可见脓性分泌物，草莓舌

续表

项目	内容
出疹期	①起病12～48h内出疹，皮疹由耳后、颈及上胸部开始，24h布满全身 ②皮疹特点是全身皮肤在弥漫性充血发红基础上，广泛存在密集均匀的红色细小丘疹，压之褪色，触之似砂纸感，口周苍白，可见帕氏线
恢复期	一般情况良好，体温降至正常。疹退1周后开始脱皮

（二）治疗 ☆

项目	内容
一般治疗	①发热、咽痛期给予流质、半流质饮食，保持口腔清洁 ②高热者予物理降温或用退热药
抗菌治疗	①首选青霉素治疗，预防急性肾炎和风湿热并发症 ②对青霉素过敏者，可选用红霉素

第七节　结核病

一、概述

（一）结核菌素试验的临床意义 ☆☆

项目	内容
阳性反应	①卡介苗接种史 ②3岁以下，特别是1岁以下小儿，阳性反应多表示体内有新的结核病灶 ③小儿结核菌素试验强阳性者，提示体内有活动性结核病 ④在两年以内由阴性转为阳性反应，或者反应强度从原来＜10mm增大至＞10mm，而且增大的幅度＞6mm，表示新近有感染
阴性反应	未感染过结核分枝杆菌；初次感染4～8周内；假阴性反应；技术误差或所用的结核菌素已失效

（二）结核菌素试验对自然感染与卡介苗接种效应的鉴别 ☆☆

绪核菌素试验	自然感染	卡介苗接种效应
反应强度	较强	较弱
硬结情况	色深红，边缘清楚，质地较硬，直径10～15mm	色浅红，边缘不整，质地较软，直径多在5～9mm
硬结反应持续时间	较长，可达7～10日以上	较短，2～3日即消失
阳性反应的变化	短时间内反应无减弱倾向，可持续若干年，甚至终身	有较明显的逐年减弱倾向，一般于3～5年逐渐消失

二、原发型肺结核 ☆☆

项目	内容
临床表现	①轻者可无症状 ②通常起病缓慢，可有低热、食欲不振、疲乏、盗汗等结核中毒症状 ③婴幼儿及症状较重者可急性起病，高热可达39～40℃，一般情况尚好，持续2～3周后转为低热，伴结核中毒症状，干咳及轻度呼吸困难是最常见的症状
治疗	①一般治疗：注意营养，适当休息，保持环境空气流通 ②活动性原发型肺结核可选用直接督导下短程化疗，常用方案是2HRZ/4HR ③无明显症状的原发型肺结核选用标准疗法，每日服用INH、RFP和（或）EMB，疗程9～12个月

三、结核性脑膜炎

（一）临床表现 ☆☆☆

项目	病程	主要表现
早期（前驱期）	1～2周	小儿性格改变，如少言、懒动、易倦、烦躁、易怒等，可有发热、食欲不振、盗汗、消瘦、呕吐、便秘（婴儿可为腹泻）等
中期（脑膜刺激期）	1～2周	①可因颅内压增高致剧烈头痛、喷射性呕吐、嗜睡或烦躁不安、惊厥等，出现明显的脑膜刺激征 ②婴幼儿表现为前囟膨隆、颅缝裂开 ③出现脑神经障碍，最常见者为面神经瘫痪，其次为动眼神经和外展神经瘫痪
晚期（昏迷期）	1～3周	①症状逐渐加重，由意识朦胧，半昏迷继而昏迷。阵挛性或强直性惊厥频繁发作 ②极度消瘦，常出现水、电解质代谢紊乱 ③最终可因颅内压急剧增高导致脑疝，致使呼吸及心血管运动中枢麻痹而死亡

（二）脑脊液检查 ☆☆

脑脊液检查是结核性脑膜炎重要的诊断性试验方法。

项目	内容
外观	无色透明或呈毛玻璃样，蛛网膜下腔阻塞时，可呈黄色
抗酸染色	静置12～24h后，脑脊液中可有蜘蛛网状薄膜形成，涂片抗酸染色，结核分枝杆菌检出率较高
白细胞	①白细胞数多为（50～500）$\times 10^6$/L ②分类以淋巴细胞为主，但急性进展期 ③急性进展期，脑膜新病灶或结核瘤破溃时，白细胞数可$>1000\times 10^6$/L

第八节　消化系统疾病

一、小儿消化系统的解剖生理特点 ☆☆

器官	特点
口腔	新生儿及婴儿口腔黏膜薄嫩，唾液分泌少，易受损伤与细菌感染

续表

器官	特点
食管	新生儿及婴儿的食管呈漏斗状，黏膜纤弱、腺体缺乏、弹力组织及肌层尚不发达，食管下段括约肌发育不成熟，控制能力差，常发生胃食管反流
胃	①呈水平位，贲门括约肌发育不成熟，幽门括约肌发育良好，易发生溢奶及呕吐 ②容量：出生时30～60ml，1～3个月90～150ml，1岁时达250～300ml
肠管	①小儿相对成人长，婴幼儿肠黏膜肌层发育差，肠系膜柔软而长 ②结肠无明显结肠带与脂肪垂，升结肠与后壁固定差，易发生肠扭转和肠套叠
肝脏	①年龄愈小，肝脏相对愈大，婴儿不易发生肝硬化 ②婴儿时期胆汁分泌较少，因此对脂肪的消化、吸收功能较差
胰	①胰液分泌量随年龄增长而增加，至成人每日可分泌1～2L ②酶类出现的顺序：胰蛋白酶→糜蛋白酶、羧基肽酶、脂肪酶→淀粉酶

二、小儿腹泻

(一)分期、分型、分类

1. 分期（根据病程）☆☆

分期	病程
急性	病程＜2周
迁延性	2周≤病程≤2个月
慢性	病程大于2个月

2. 分型（根据病情）☆☆

分型	病情
轻型	无脱水和中毒症状
中型	轻度或中毒脱水，或有中毒症状
重型	脱水严重或有明显中毒症状，伴情绪烦躁、精神萎靡、高热、意识模糊甚至昏迷休克等

3. 分类（根据病因）☆☆

分类	病因
感染性（又称“肠炎”）	痢疾、霍乱、大肠埃希菌等引起的腹泻
非感染性	饮食性、过敏性、糖原性腹泻等

(二)重型腹泻的临床表现

1. 胃肠道症状 ☆

食欲低下，常有呕吐；每日大便十至数十次，多黄色水样或蛋花样便，含少量黏液，少数也可有少量血便。

2. 水、电解质及酸碱平衡紊乱 ☆☆

(1)脱水：轻、中、重度脱水。

项目	轻度	中度	重度
精神状态	无明显改变	烦躁或萎靡	昏睡或昏迷
失水占体重百分比	5%以下	5%~10%	10%以上
皮肤及黏膜	皮肤弹性尚可，口腔黏膜湿润或稍干燥	皮肤弹性较差，口腔黏膜干燥	皮肤弹性极差，口腔黏膜极干燥
眼窝及前囟凹陷	正常	轻度	极明显
眼泪	有	少	无
尿量	正常	少尿	极少或无尿
周围循环衰竭	无	不明显	明显
酸中毒	无	有	严重

（2）代谢性酸中毒。

（3）低钾血症：血钾低于3.5mmol/L。

（4）低钙和低镁血症：活动性佝偻病及营养不良患儿更多见，脱水、酸中毒纠正后易出现低钙症状（手足搐搦和惊厥）；极少数患儿搐搦或惊厥用钙治疗无效时应考虑有低镁血症可能。

（三）急性腹泻的治疗 ☆☆

项目	内容
防治脱水	①一开始腹泻就应口服足够的液体并继续喂养，防止脱水 ②轻、中度脱水者口服补液疗法纠正，重度脱水者静脉补液
纠正酸中毒	严重酸中毒补液后仍有酸中毒症状者，需用碱性药物纠正
电解质	补充钾、钙、镁等
饮食治疗	继续饮食可促进肠黏膜再生修复，缩短病程
药物治疗	①侵袭性细菌感染：抗生素治疗 ②空肠弯曲菌肠炎：首选红霉素 ③假膜性肠炎：选用甲硝唑、万古霉素等 ④肠黏膜保护剂及微生态制剂，抵御病原菌的侵袭

第九节 呼吸系统疾病和循环系统疾病

一、小儿呼吸系统疾病

（一）小儿呼吸系统的解剖特点 ☆☆

项目	内容
上呼吸道	①鼻腔：狭窄，黏膜柔嫩，血管丰富，易于感染 ②鼻窦：黏膜与鼻腔黏膜相连接，鼻窦口相对大，急性鼻炎常导致鼻窦炎 ③咽鼓管：较宽、直、短，呈水平位，鼻咽炎时易致中耳炎

续表

项目	内容
下呼吸道	①气管、支气管较狭窄，软骨柔软，缺乏弹力组织，黏膜血管丰富，纤毛运动较差，易由于感染而充血、水肿，分泌物增加，导致呼吸道阻塞 ②肺：弹力纤维发育较差，血管丰富，肺泡数量较少，肺的含血量丰富而含气量相对较少，易于感染
胸廓	①胸廓短、呈圆桶状 ②肋骨呈水平位，膈肌位置比较高 ③呼吸肌不发达，呼吸时胸廓活动范围小，肺不能充分扩张进行通气和换气，易因缺氧及二氧化碳潴留而出现青紫 ④小儿纵隔相对较大，纵隔周围组织松软，在胸腔积液或气胸时易致纵隔移位

（二）肺炎支原体肺炎的临床特点 ☆☆

项目	内容
年龄	发病年龄多见于5～14岁小儿，有低龄化趋势
症状	①多数起病缓慢，也有急性起病，热型不定，体温38℃～40℃，热程1～3周 ②全身中毒症状不重，但有刺激性剧咳，呼吸困难不明显（婴儿可喘憋）
体征	①肺部体征常缺如，部分可闻及干、湿性啰音，可合并肺外并发症，如心血管、消化、神经、血管、肌肉、关节、皮肤等均可受累 ②经治疗合并症大多可好转，少后遗症
胸片	支气管肺炎改变、间质性肺炎改变、大叶性肺炎改变或肺门影增浓表现，有时呈云雾状阴影，部分患儿有胸腔积液

（三）肺炎合并心衰的临床表现 ☆☆

- 呼吸突然加快＞60次/min
- 心率突然增快＞180次/min
- 突然极度烦躁不安，明显发绀，面色苍白或发灰
- 心音低钝、奔马律、颈静脉怒张
- 肝脏迅速增大
- 尿少或无尿

（四）支气管肺炎的治疗原则 ☆

控制炎症、改善通气功能、对症治疗，防止和治疗并发症。

二、小儿循环系统疾病

（一）小儿循环系统的特点 ☆☆

项目	内容
心脏	①＜2岁时，心脏的位置为横位，逐渐转为斜位 ②胎儿期右心室负荷大，新生儿右室壁较厚，几乎与左心室相等 ③出生后左心室负荷增加，左心室迅速发育，至6岁时室壁的厚度达10mm（约新生儿时的2倍），此时右心室壁的厚度不及6mm，15岁时左心室壁的厚度增至出生时的2.5倍

续表

项目	内容
血管	动脉相对成人粗，婴儿期肺、肾、肠及皮肤的毛细血管粗大
心率	①新生儿：120～140次/min ②1岁以内：110～130次/min ③1～3岁：100～120次/min ④4～7岁：80～100次/min ⑤8～14岁：70～90次/min
动脉血压	收缩压=（年龄×2）+80mmHg，舒张压=收缩压的2/3

（二）常见的先天性心脏病 ☆☆

各类先天性心脏病的发病情况以室间隔缺损最多，其次为房间隔缺损、动脉导管未闭和肺动脉瓣狭窄。法洛四联症是存活的发绀型先天性心脏病中最常见者。

（三）法洛四联症 ☆☆

法洛四联症发病率约占所有先天性心脏病的12%，占紫绀型先心病的50%。包括室间隔缺损、主动脉骑跨、肺动脉狭窄和右心室肥厚。

（四）先天性心脏病的分类 ☆☆

分类	机制	举例
左向右分流型（潜伏青紫型）	当剧烈哭泣、屏气或任何病理情况下导致肺动脉或右心室压力增高并超过左心压力时，则可使血液自右向左分流而出现暂时性青紫	如室间隔缺损、动脉导管未闭以及房间隔缺损等
右向左分流型（青紫型）	某些原因导致右心压力增高，使血流经常从右向左分流时，或由于大动脉起源异常，导致大量静脉血流入体循环，可出现持续性青紫	如法洛四联症和大动脉转位等
无分流型（无青紫型）	心脏左、右两侧或动、静脉之间无异常通路或分流	肺动脉狭窄和主动脉缩窄等

（五）左→右分流先心病的共同临床表现 ☆☆

项目	内容
症状	①一般情况下无青紫色，并发肺动脉高压时刻出现青紫/差异性青紫 ②有时扩张的肺动脉压迫喉返神经引起声嘶
肺循环	肺循环充血，易患呼吸道疾病
体循环	体循环减少，生长发育落后，周围血管征

（六）房间隔缺损的听诊特点 ☆☆

项目	内容
心音	①第一心音亢进，肺动脉第二心音增强 ②不受呼吸影响的第二心音固定分裂

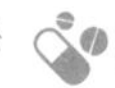

续表

项目	内容
杂音	①左第二肋间近胸骨旁可闻及2～3级喷射性收缩期杂音 ②肺循环血流量超过体循环达1倍以上时，胸骨左下第4～5肋间隙处可出现三尖瓣相对狭窄的短促与低频的舒张早中期杂音，吸气时更响，呼气时减弱 ③随着肺动脉高压的进展，第二心音增强，固定性分裂消失，收缩期杂音缩短，舒张期杂音消失，可出现肺动脉瓣及三尖瓣关闭不全的杂音

（七）室间隔缺损的外科治疗 ☆☆

项目	内容
缺损小	不一定需手术治疗
中型缺损	临床上有症状者，宜于学龄前在体外循环心内直视下作修补手术
大型缺损	①缺损大症状重者可在婴幼儿期手术 ②6个月以内发生难以控制的充血性心力衰竭，包括反复罹患肺炎和生长缓慢者，应予手术治疗 ③6个月至2岁的婴儿，虽可控制心力衰竭，但肺动脉压力持续增高、大于体循环动脉压的1/2 ④2岁以后肺循环量与体循环量之比＞2∶1，亦应及时手术修补缺损

第十节　泌尿系统疾病与造血系统疾病

一、小儿泌尿系统疾病

（一）急性肾炎

1. 急性肾小球肾炎的临床表现 ☆☆

项目	内容
前驱感染	①90%患者有链球菌的前驱感染，以呼吸道及皮肤感染为主 ②咽炎为诱因者，病前6～12天（平均10天）多有发热、颈淋巴结大及咽部渗出 ③皮肤感染见于病前14～28天（平均20天）
典型表现	①非凹陷性水肿、血尿、蛋白尿、血压增高等 ②急性期常有全身不适、乏力、食欲不振、发热、头痛、头晕、咳嗽、气急、恶心、呕吐、腹痛及鼻出血等

2. 急性肾小球肾炎的治疗 ☆☆

项目	内容
一般治疗	注意休息；有氮质血症者应限蛋白；有水肿、高血压者应限食盐及水
抗感染治疗	有感染灶时用青霉素10～14天
对症治疗	利尿、降血压治疗
严重循环充血的治疗	①纠正水、钠潴留，恢复正常血容量，可使用呋塞米注射 ②肺水肿者可加用硝普钠，难治病例可采用腹膜透析或血液滤过治疗

续表

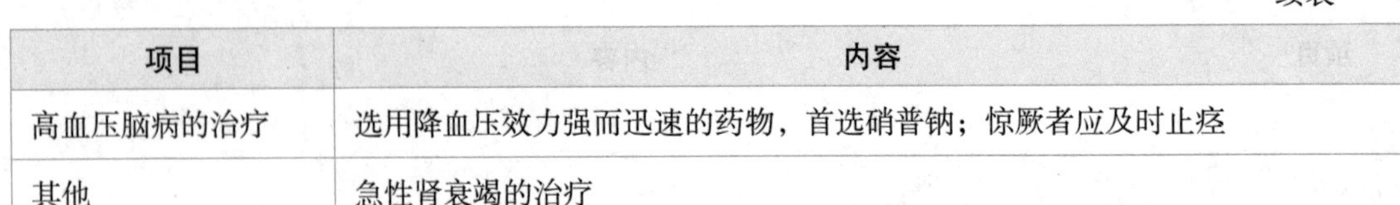

项目	内容
高血压脑病的治疗	选用降血压效力强而迅速的药物，首选硝普钠；惊厥者应及时止痉
其他	急性肾衰竭的治疗

（二）肾病综合征

1. 临床特点 ☆☆☆

- 大量蛋白尿：尿蛋白排泄≥50mg/（kg·d）
- 低蛋白血症：血浆白蛋白≤25g/L
- 高脂血症：胆固醇＞5.7mmol/L
- 明显水肿

大量蛋白尿及低蛋白血症为诊断的必备条件。

2. 治疗 ☆☆

项目	内容
一般治疗	①注意休息，低盐、优质蛋白饮食 ②注意补充高钙食物、VitD制剂及微量元素
利尿剂的应用	水肿较重伴尿少者，需密切监测出入水量，体重变化及电解质紊乱
激素治疗	泼尼松中、长程疗法
细胞毒性药物的使用	常用雷公藤总苷、环磷酰胺等
抗凝、溶栓治疗	常用肝素、双嘧达莫等

二、小儿造血系统疾病

（一）小儿血象特点 ☆☆

项目	内容
红细胞数和血红蛋白量	①出生时红细胞数（5.0～7.0）×10^{12}/L，血红蛋白量150～220g/L，未成熟儿和足肌基本相等，少数可稍低 ②生后2～3个月红细胞数降至3.0×10^{12}/L，血红蛋白量降至100g/L左右，出现轻度贫血，称“生理性贫血” ③3个月后，红细胞数与血红蛋白量又缓慢增加
白细胞数与分类	①生后4～6天时中性粒细胞和淋巴细胞两者比例约相等 ②之后淋巴细胞约占60%，中性粒细胞约占30%，至4～6岁时两者又相等 ③以后白细胞分类与成人相似
血容量	①小儿血容量相对成人多，新生儿血容量约占体重的10%，平均300ml ②儿童占体重的8%～10%

 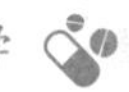

（二）贫血程度的分类 ☆☆

分类	血红蛋白（Hb）水平	
	婴幼儿	新生儿
轻度贫血	从正常下限至90g/L	144～120g/L
中度贫血	90～60g/L	120～90g/L
重度贫血	60～30g/L	90～60g/L
极重度贫血	＜30g/L	＜60g/L

（三）缺铁性贫血 ☆☆

以6个月至2岁儿童发病率最高。

1. 病因 ☆☆

先天储铁不足、铁摄入量不足、生长发育因素、铁的吸收障碍、铁的丢失过多。

2. 治疗 ☆☆☆

项目	内容
治疗原则	去除病因，补充铁剂
去除病因	纠正不合理的饮食习惯及食物组成，治疗慢性失血性疾病
补充口服铁剂	①铁剂是治疗缺铁性贫血的特效药，若无特殊原因，应口服给药 ②常用硫酸亚铁等，同时口服维生素C ③铁剂治疗有效则2～3天后网织红细胞增高，5～7天达高峰，2～3周降到正常 ④铁剂应服用到血红蛋白正常6～8周
补充注射铁剂	容易发生不良反应，故应慎用

第十一节　神经系统疾病与先天性甲状腺功能减退症

一、化脓性脑膜炎 ☆

各种化脓性细菌引起的脑膜炎症，部分患者病变累及脑实质。临床上以急性高热、惊厥、意识障碍、颅内压增高、脑膜刺激征及脑脊液脓性改变为特征。脑脊液检查是本病确诊的依据。

二、热性惊厥的处理

项目	内容
诊断	①热性惊厥是婴幼儿时期最常见的惊厥 ②首次发病通常为3个月至5岁年龄段 ③体温达到38℃以上时突然出现的惊厥，再排除颅内感染和其他导致惊厥的器质性疾病或代谢性疾病，既往无相似症状，一般可确诊

续表

项目	内容
处理	①单纯性热性惊厥：退热药物和其他物理降温措施 ②有复发倾向者：于发热病开始即使用地西泮（安定） ③复杂性热性惊厥或总发作次数已达5次/年以上：一般首选地西泮，如果以地西泮临时口服未能阻止新的发作者，可长期口服丙戊酸或苯巴比妥。新生儿惊厥首选苯巴比妥

三、先天性甲状腺功能减退症

患儿的主要症状包括智能落后、生长发育迟缓和生理功能低下。多数患儿常在出生半年后才出现典型症状。

（一）地方性甲状腺功能减退症的临床表现 ☆☆

项目	内容
"神经性"综合征	共济失调、痉挛性瘫痪、聋哑、智能低下，但身材正常，甲状腺功能正常或轻度减低
"黏液水肿性"综合征	临床上有显著的生长发育和性发育落后、智力低下、黏液性水肿等。血清T_4降低、TSH增高

（二）甲状腺功能减退症的治疗 ☆☆

项目	内容
治疗原则	早期确诊，尽早治疗，以减小对脑发育的损害。一旦诊断确立，应终身服用甲状腺制剂，不能中断：否则前功尽弃。饮食中应富含蛋白质、维生素及矿物质
常用的甲状腺制剂	①L-甲状腺素钠：每日服一次。通常起始剂量是每日8～9μg/kg，大剂量为每日10～15μg/kg ②甲状腺片：含T_3、T_4，长期服用，可使T_3升高，已基本不用

四、脊髓灰质炎

（一）传染源与预防 ☆☆

项目	内容
传染源	①脊髓灰质炎患者、隐性感染者及轻型瘫痪型的患者为本病的传染源 ②后两者为最危险的传染源
预防	①加强宣教，正确地使用脊髓灰质炎减毒活疫苗糖丸是预防本病的重要措施 ②一般首次免疫从2个月开始使用三价疫苗糖丸，每4～6周1次，共3次 ③4岁时再加强免疫一次 ④对密切接触者应严密检疫20日，流行期间，小儿应暂时避免一切不急需的肌内注射及手术；对未服过疫苗糖丸的密切接触者，尤其是婴幼儿，应立即肌内注射丙种球蛋白 ⑤一旦发现患者，应自起病日起至少隔离40日

（二）脊髓灰质炎与急性感染性多发性神经根炎（吉兰-巴雷综合征）的鉴别 ☆☆

鉴别要点	脊髓灰质炎	急性感染性多发性神经根炎
发病早期	多有发热	仅个别患者发热

续表

鉴别要点	脊髓灰质炎	急性感染性多发性神经根炎
瘫痪肢体	不对称性弛缓性瘫痪且近端重于远端	对称性弛缓性瘫痪且远端重于近端
瘫痪的进展	快，热退后不再进展	慢，多于1～2周后不再进展
感觉障碍	无	有
感觉过敏	有	无
早期脑脊液改变	细胞数升高，蛋白正常（细胞蛋白分离）	细胞数正常，蛋白升高（蛋白细胞分高）
遗留后遗症	多有	多无

考点精练

一、选择题

（一）A型题

1. 新生儿败血症最常见的并发症为
   A. 胸膜炎　　B. 肺炎　　C. 化脓性脑膜炎
   D. 骨髓炎　　E. 肝脓肿
2. 营养不良的早期临床表现为
   A. 食欲减退　　B. 精神萎靡　　C. 发育迟缓
   D. 面色苍白　　E. 体重不增或减轻
3. 脊髓灰质炎脑脊液改变最常见于
   A. 瘫痪期　　B. 前驱期　　C. 瘫痪前期
   D. 恢复期　　E. 后遗症期
4. 新生儿寒冷损伤综合征复温至正常的时间是
   A. 1～3小时　　B. 4～6小时　　C. 6～12小时
   D. 12～24小时　　E. 36～48小时
5. 室间隔缺损伴明显肺动脉高压时，有以下表现，但排除选项
   A. 肺动脉瓣第二心音明显亢进　　B. 原有心脏的杂音显著增强
   C. 左心室显著增大　　D. X线显示肺动脉段明显突出
   E. 右心室压力明显增高
6. 分析结核菌素试验的结果，以下说法哪项错误
   A. 对未种过卡介苗者，年龄愈小，阳性反应愈表示体内有活动性结核病灶
   B. 如近数月由阴性转为阳性，提示近期有结核感染，且肯定为活动性结核病
   C. 阴性反应不一定排除
   D. 阳性程度与结核病变严重程度无关
   E. 新近感染或活动性结核病常为强阳性
7. 提示原发型免疫缺陷病的最主要的为

A. 伴先天畸形　　B. 体质弱、消瘦　　C. 体格发育迟缓
D. 经常反复感染　　E. 神经系统异常

8. 右心房、右心室、肺循环、左心房血流量增多，而左心室、体循环血流量减少，这是以下哪种先天性心脏病的血流动力学改变
A. 室间隔缺损　　B. 动脉导管未闭　　C. 肺动脉狭窄
D. 法洛四联症　　E. 房间隔缺损

（二）X型题

1. 百日咳常见并发症有
A. 百日咳脑病　　B. 肺炎　　C. 结核病恶化
D. 感染性休克　　E. 肝脓肿

2. 新生儿期发生惊厥应考虑哪些原因
A. 先天性代谢异常　　B. 新生儿颅内出血　　C. HIE
D. 化脓性脑膜炎　　E. 高热惊厥

3. 小儿腹泻的治疗原则包括
A. 预防及纠正脱水　　B. 应用广谱抗生素积极治疗
C. 调整饮食，合理用药　　D. 禁食至腹泻停止
E. 保护肠黏膜

二、填空题

1. 营养不良脂肪首先消减的部位是________。
2. 1～6岁小儿体重计算公式为________。
3. 麻疹前驱期最有诊断价值的体征是________。
4. ABO血型不合所致新生儿溶血症，较常见于________型血母亲所分娩的新生儿。
5. 结核性脑膜炎最易受累的颅神经为________。

三、判断题

1. 对营养不良伴腹泻患者静脉补液宜按实际体重计算。
2. 对于低渗性脱水患者第1个24小时内静脉输液成分宜用2/3张含钠液。
3. 小儿腹泻病程大于3个月者叫做慢性腹泻。
4. 佝偻病的早期预防措施是及早肌内注射维生素D_3 30万U，每周1次，共3次。
5. 风湿性舞蹈症系风湿活动的主要表现。

四、名词解释

1. 缺氧缺血性脑病
2. 生理性黄疸
3. 计划免疫

五、简答题

1. 简述儿童AIDS的预防措施。
2. 简述液体疗法的基本方法。

参考答案

一、选择题

（一）A型题

1. C　2. E　3. C　4. C　5. B　6. B　7. D　8. E

（二）X型题

1. ABC　2. ABCD　3. ACE

二、填空题

1. 腹部　2. 年龄（岁）×2+8
3. 口腔麻疹黏膜斑　4. O
5. 面神经

三、判断题

1. √　2. ×　3. ×　4. ×　5. √

四、名词解释

1. 缺氧缺血性脑病：指由于围生期各种因素引起的缺氧和脑血流减少或暂停而导致胎儿和新生儿的脑损伤。

2. 生理性黄疸：一般情况良好；足月儿常于出生后2～3天出现，4～5天达高峰，5～7天消退，最迟不超过2周；早产儿常于出生后3～5天出现，5～7天达高峰，7～9天消退，最长可延迟到3～4周；每日血清胆红素升高＜85umol/L（5mg/dl）或每小时＜0.5mg/dl；血清胆红素未超过光疗干预标准。

3. 计划免疫：根据小儿的免疫特点和传染病发生的情况制定免疫程序，有计划地使用生物制品进行预防　接种，以提高人群的免疫水平，达到控制和消灭传染病的目的。

五、简答题

1. 儿童AIDS的预防应特别注意：（1）严禁高危人群献血，在供血员中必须除外HIV抗体阳性者。（2）严格控制血液和各种血制品的质量，不从国外进口Ⅷ因子等血制品。（3）加强宣传教育，普及AIDS知识，特别是对育龄期女性。（4）HIV感染者避免妊娠。（5）HIV抗体阳性母亲及其新生儿应服用AZT，以降低母婴传播。

2. 液体疗法包括：（1）补充累积损失量：轻度脱水约50ml/kg，中度脱水50～100ml/kg，重度脱水100～120ml/kg；先按2/3量给予，学龄前期及学龄期小儿体液组成已接近成人，补液量应酌减1/4～1/3。定输液种类，低渗性脱水应补给2/3张含钠液；等渗性脱水补1/2张含钠液；高渗性脱水补给1/3～1/5张含钠液。临床上判断脱水性质有困难时，可先按等渗脱水补充。定输液速度，补液速度取决于脱水程度，原则上先快后慢。重度脱水病儿开始应快速输入等渗含钠液，按20ml/kg（总量不超过300ml）于30分钟至1小时内静脉输入，其余累积损失量于8～12小时完成。（2）补充继续损失量：一般按10～40ml/kg计算，用1/3～1/2张含钠液均匀地于24小时内静脉滴入。（3）补充生理需要量：供给液量为70～90ml/kg。生理需要量应尽量口服补充，不能口服或口服量不足者可静脉滴注1/4～1/5张含钠液。

第六章　传染病学

考点精讲

第一节　总　论

一、传染病

（一）传染病与感染性疾病的概念 ☆☆

项目	内容
传染病	由病原微生物和寄生虫感染人体后产生的有传染性、在一定条件下可以造成流行的疾病
感染性疾病	由病原体感染所致的疾病，包括传染病和非传染性感染性疾病

（二）感染过程中免疫应答的作用 ☆☆

项目	内容
非特异性免疫应答	①机体对进入体内异物的一种清除机制 ②天然屏障：如皮肤、黏膜及其分泌物的外部屏障，及血－脑屏障、胎盘屏障等内部屏障 ③吞噬作用 ④体液因子：补体、溶菌酶、纤连蛋白、各种细胞因子，如白介素1-6、肿瘤坏死因子、γ－干扰素、粒细胞－吞噬细胞集落刺激因子
特异性免疫应答	①由T淋巴细胞介导的细胞免疫，T淋巴细胞还具有调节体液免疫的功能 ②由B淋巴细胞介导的体液免疫

（三）传染病的基本特征 ☆☆☆

- 有病原体
- 有传染性，与其他感染性疾病的主要区别
- 有流行病学特征
- 有感染后免疫：免疫功能正常的人体经显性或者隐性感染某种病原体后，均能产生针对该病原体及其产物的特异性免疫

（四）传染病常见的症状和体征 ☆☆☆

项目	内容
发热	①可经历体温上升期、极期、体温下降期三个阶段 ②有稽留热、弛张热、间歇热、回归热、不规则热五种热型

续表

项目	内容
发疹	①许多传染病在发热的同时伴有发疹，称为发疹性传染病 ②疹子出现的时间及次序：如水痘、风疹多于病程第一天出皮疹，猩红热多于第二天，麻疹多于第三天，斑疹伤寒多于第五天，伤寒多于第六天等
毒血症状	病原体的各种代谢产物，包括细菌毒素在内，可导致除发热以外的多种症状
单核-吞噬细胞系统反应	充血、增生、肝脾淋巴结肿大

（五）诊断

1. 病原体检查在传染病诊断中的价值 ☆☆

包括病原体的直接检出与病原体分离培养。传染病确诊的依据。

项目	内容
病原体直接检出	①从血液或骨髓涂片中检出疟原虫及利什曼原虫 ②从血液涂片中检出微丝蚴及回归热螺旋体 ③从大便涂片中检出各种寄生虫卵及阿米巴原虫 ④血吸虫毛蚴经孵化法可用肉眼检出 ⑤绦虫节片可在大便中用肉眼检出
病原体分离培养	①细菌、螺旋体和真菌：可用人工培养基分离培养，如伤寒沙门菌、志贺菌属、霍乱弧菌、钩端螺旋体、新型隐球菌等 ②立克次体：需要动物接种或组织培养才能分离出来，如斑疹伤寒、恙虫病等 ③病毒分离一般需用组织培养，如登革热、脊髓灰质炎病毒等 ④用来分离病原体的标本可采自血液、尿液、粪、脑脊液、痰液、骨髓、皮疹吸出液等

2. 免疫学检查对传染病的诊断价值 ☆☆

项目	内容
特异性抗体的检测	①感染性疾病的急性期和恢复期双份血清检测其特异性抗体由阴性转为阳性或滴度升高4倍以上时有诊断价值 ②特异性IgM型抗体的检出有助于现存或近期感染的诊断
特异性抗原的检测	诊断意义比抗体检测更为可靠，可为某些感染提供病原体存在的直接证据
特异性核酸的检测	用分子生物学的检测方法，检测病原体的核酸

（六）传染病的预防 ☆

管理传染源、切断传播途径、保护易感人群。

二、法定传染病的分类 ☆

项目	内容
甲类（2种）	鼠疫、霍乱

续表

项目	内容
乙类（27种）	传染性非典型性肺炎、人感染高致病性禽流感、新型冠状病毒感染、病毒性肝炎、细菌性和阿米巴痢疾、伤寒和副伤寒、艾滋病、淋病、梅毒、脊髓灰质炎、麻疹、百日咳、白喉、新生儿破伤风、流行性脑脊髓膜炎、猩红热、流行性出血热、狂犬病、钩端螺旋体病、布鲁菌病、炭疽、流行性乙型脑炎、肺结核、血吸虫病、疟疾、登革热、人感染H7N9禽流感
丙类（11种）	流行性感冒（含甲型H1N1流感）、流行性腮腺炎、风疹、急性出血性结膜炎、麻风病、流行性和地方性斑疹伤寒、黑热病、棘球蚴病、丝虫病、除霍乱、痢疾、伤寒和副伤寒以外的感染性腹泻病、手足口病

按甲类管理的乙类传染病包括传染性非典型肺炎、炭疽中的肺炭疽、人感染高致病性禽流感和脊髓灰质炎。

第二节 细菌性疾病

一、细菌性痢疾

由志贺菌（痢疾杆菌）引起的肠道传染病，通过消化道传播。

（一）临床表现 ☆☆

潜伏期为1～4日，短者数小时，长者可达7天。

项目	内容
普通型（典型）	①起病急，高烧可伴寒战 ②全身中毒症状：头痛、乏力、食欲减退等 ③肠道：腹痛、腹泻及里急后重。大便每日数十次，量少，开始为稀水便，后呈黏液脓血便，重者（老幼患者）可有脱水和电解质紊乱。左下腹压痛及肠鸣音亢进
轻型（非典型型）	①全身中毒症状轻 ②肠道症状轻，腹泻每日数次，大便有黏液，无脓血便，腹痛及里急后重轻
重型	①多见于老年、体弱、营养不良患者 ②中毒症状重 ③肠道症状：腹泻30次以上，稀水脓血便，里急后重明显
中毒性菌痢	①好发于2～7岁儿童，成人偶发，起病急骤 ②严重中毒症状：高烧、抽搐、昏迷、循环衰竭和呼吸衰竭 ③肠道症状：较轻甚至开始无肠道症状 ④临床分三型：休克型、脑型、混合型

（二）慢性菌痢临床表现 ☆☆

急性菌痢反复发作或迁延不愈病程超过2个月以上者为慢性菌痢。

项目	内容
慢性迁延性	长期反复腹痛、腹泻、黏液脓血便，伴乏力、营养不良及贫血

续表

项目	内容
急性发作型	有慢性菌痢史；有进食生冷食物、劳累或受凉等诱因；腹痛、腹泻、脓血便，毒血症状不明显
慢性隐匿型	有急性菌痢史；临床无明显症状；大便培养阳性

（三）急性菌痢的治疗 ☆☆

项目	内容
一般治疗	隔离，维持饮食及水电解质平衡
病原治疗	喹诺酮类、其他二线用药：如匹美西林和头孢曲松等
对症治疗	对高热、腹痛及严重毒血症做相应处理

二、伤寒

（一）典型伤寒的临床表现

病程4～5周。

1. 初期 ☆☆

第1周，发热，3～7天达高峰，伴有乏力、纳差、恶心等。

2. 极期 ☆☆☆

第2～3周。

项目	内容
发热	持续发热，多数为稽留热
神经系统中毒症状	表情淡漠、反应迟钝、耳鸣耳聋，重者嗜睡谵妄、颈项强直、昏迷
脉搏	相对缓脉
玫瑰疹	主要分布在胸、腹及肩背部
消化系统症状	腹部隐痛，便秘多见，右下腹有深压痛
其他	肝脾肿大，出血，肠穿孔常在本期出现

3. 缓解期 ☆

第4周。

4. 恢复期 ☆

第5周。

（二）肥达反应 ☆☆☆

项目	内容
概念	伤寒杆菌凝集试验，是检查患者是否被伤寒或副伤寒杆菌感染的一种检测
用途	用于伤寒、副伤寒的辅助诊断或者用于流行病学调查的免疫凝集试验
结果评价	多数伤寒患者肥达反应在病程第2周起出现阳性，第3周阳性率大约50%，第4～5周可上升至80%，痊愈后阳性反应可持续几个月

（三）伤寒的并发症 ☆☆

- 肠出血
- 肠穿孔（多在回肠末端，伤寒最严重的并发症）
- 中毒性肝炎
- 中毒性心肌炎
- 其他：如支气管炎及支气管肺炎、溶血性尿毒综合征、脑膜炎等

（四）伤寒的治疗 ☆☆

项目	内容
一般治疗	消毒和隔离，注意休息，加强护理，调整饮食
对症治疗	降温不宜使用发汗的药物，低压灌肠治便秘，腹胀者少食易产气的食物，腹泻者低糖低脂肪饮食，重者在有效足量的抗生素配合下使用肾上腺皮质激素
病因治疗	首选第三代喹诺酮类药物，儿童和孕妇选用第三代头孢菌素

三、霍乱

（一）典型霍乱的临床表现 ☆☆☆

潜伏期1～3天。

项目	内容
泻吐期	先腹泻，后呕吐，无腹痛，无发烧，无里急后重，大便由水样含粪质转为米泔水样，呕吐物由胃内容物转为米泔样，多喷射性，可伴有腓肠肌和腹直肌痉挛
脱水期	脱水，表现为“霍乱面容”，腓肠肌和腹直肌痉挛，循环衰竭；电解质紊乱，低血钾；尿毒症；代谢性酸中毒
反应期	腹泻停止，脱水纠正后因毒素吸收可出现发热

（二）霍乱的治疗 ☆☆

项目	内容
隔离	按照甲类传染病严格隔离，直到症状消失后6日，并隔日粪便培养一次，连续两次阴性方可解除隔离
饮食	根据呕吐情况进食，必要时行静脉或口服补液
补液及纠正电解质紊乱	①补充液体和电解质是治疗霍乱的关键环节 ②补液原则应早期、快速、足量、先盐后糖、先快后慢、纠酸补钙、见尿补钾。液体总量应包括正脱水量与维持量
对症治疗、辅以抗生素及抑制分泌药	抗生素常用药为环丙沙星、诺氟沙星、复方磺胺甲噁唑、多西环素
并发症的治疗	纠正酸中毒、休克、心衰，低钾和抗肠毒素治疗

四、猩红热

由A组β型链球菌引起的急性呼吸道传染病。

（一）临床表现

潜伏期1～7天，一般为2～3天。

1. 普通型 ☆☆

项目	内容
发热	多为持续性，伴有全身中毒症状
咽峡炎	咽痛、吞咽痛、局部充血、脓性渗出，颌下及颈部淋巴结呈非化脓性炎症改变
皮疹	①发热后24h内开始，从耳后、颈部、上胸部开始，迅速蔓及全身 ②典型表现为均匀分布的弥漫充血性针尖大小的丘疹，压之褪色，有痒感，皮肤可见“粟粒疹”、“线状疹”、“口周苍白圈” ③48h后皮疹发展达高峰，后按出疹顺序退去，2至3天全部消退，疹退后皮肤脱屑

2. 其他分型 ☆☆

项目	内容
脓毒型	咽峡炎很严重时，可形成脓性假膜，黏膜坏死、溃疡，炎症扩散可导致化脓性中耳炎、鼻窦炎、乳突炎
中毒型	毒血症状严重，高热、头痛、剧烈呕吐、甚至神志不清、中毒性心肌炎及感染性休克
外科型	从伤口或产道侵入致病，没有咽峡炎，皮疹见于伤口周围，症状轻，预后好

（二）治疗

首选青霉素治疗，过敏者可选用红霉素或复方磺胺甲噁唑。

五、流行性脑脊髓膜炎

是由脑膜炎奈瑟菌经呼吸道传播的一种急性化脓性脑膜炎。

（一）临床表现

潜伏期1～7天，平均2～3天。

1. 普通型 ☆☆

项目	内容
前驱期	低热、咽痛、咳嗽等上感表现
败血症期	表现为发热及全身中毒症状、皮肤黏膜瘀点瘀斑、脾大
脑膜炎期	与败血症期多同时存在。表现为发热及全身中毒症状加重、皮肤黏膜瘀点及瘀斑、颅内高压表现、脑膜刺激症状、意识障碍及抽风表现、口唇疱疹
恢复期	体温逐渐下降，意识及精神状态好转，1～3周内痊愈

2. 暴发型 ☆☆☆

项目	内容
休克型	感染性休克、高热及全身中毒症状严重，皮肤瘀点及瘀斑迅速扩大，感染性休克及DIC症状

续表

项目	内容
脑膜脑炎型	为脑膜及脑实质损害，高热及中毒表现严重，皮肤瘀点、意识障碍、抽搐、呼吸衰竭及脑疝症状
混合型	休克型和脑膜脑炎型表现同时或先后出现

3. 轻型 ☆☆

病变轻，多见于流行后期。表现为低热、头痛、呼吸道症状，出血点及脑膜刺激征轻，脑脊液多正常。

4. 慢性型 ☆☆

少见，成人较多，病程迁延数周甚至数月。间歇性发冷、发热，隔1～4天再次发作。

（二）并发症及后遗症 ☆

早期抗菌药物治疗，并发症及后遗症均极少见。

项目	内容
并发症	中耳炎、关节炎、心内膜炎、心包炎等
后遗症	硬膜下积液、脑积水及神经损害表现

第三节　病毒性疾病

一、肾综合征出血热

又称流行性出血热，是由汉坦病毒引起的一种自然疫源性疾病，鼠为主要传染源，临床上主要表现为发热、休克、充血、出血和急性肾损害。

（一）临床特征 ☆☆☆

潜伏期4～46天，以2周多见。典型病例有发热期、低血压休克期、少尿期、多尿期和恢复期的五期经过，不典型者可以越期或前三期重叠。

（1）发热期

项目	内容
发热	①多为急起，以稽留热和弛张热多见 ②热程3～7日。重症者热退病情反而加重
全身中毒症状	①头痛、腰痛和眼眶痛（三痛） ②胃肠道症状、嗜睡、烦躁、谵妄或抽搐等神经精神症状等
毛细血管损害	充血、出血和渗出水肿征，皮肤、黏膜充血、出血、球结膜水肿，皮肤充血潮红见于颜面、颈、胸部（三红）
肾损害	蛋白尿，呈进行性增多趋势。尿镜检发现管型等

（2）低血压休克期　一般发生病程4～6天，低血压或休克持续时间长短与病情轻重、治疗措施是否及时和正确有关。血容量下降明显时则出现面色苍白、四肢厥冷、脉搏细速等。

（3）少尿期　一般发生于病程的5～8天，一般持续2～5天。主要表现为尿毒症、酸中毒和水、电解质紊乱，严重患者可出现高血容量综合征和肺水肿。

（4）多尿期　一般出现于病程的9～14天，可分为三期，移行期、多尿早期、多尿后期。

（5）恢复期　精神、食欲基本恢复，一般需要1～3个月体力才能完全恢复。

（二）血常规检查 ☆☆

项目	内容
白细胞计数	发病第3病日后逐渐升高，可达（15～30）×10^9/L，少数重症患者可达（50～100）×10^9/L
中性粒细胞	发病初期增多，重症患者可见幼稚细胞呈类白血病反应
淋巴细胞	病程的第4～5日后增多，并出现较多的异型淋巴细胞
血红蛋白和红细胞	发热后期和低血压期，血红蛋白和红细胞明显升高
血小板	从第2病日开始减少，并可见异型血小板

（三）治疗原则 ☆☆☆

分期	治疗原则
发热期	抗病毒、改善中毒症状、减轻外渗、预防DIC
低血压休克期	积极补充血容量，注意纠正酸中毒和改善微循环，预防多脏器功能衰竭
少尿期	稳定机体内环境，促进利尿，导泻和透析治疗
多尿期	维持水和电解质平衡，防治继发感染
恢复期	补充营养，逐步恢复工作

二、典型麻疹的临床表现 ☆☆

是由麻疹病毒引起的急性呼吸道传染病，临床特征为发热、咳嗽、流涕、眼结膜炎，特殊的口腔麻疹黏膜斑及皮肤斑丘疹。

项目	持续时间	主要表现
前驱期（初期）	发热至出疹约3天	①呼吸道及眼结膜发炎的卡他症状 ②双侧第二磨牙对应的颊黏膜上出现麻疹黏膜斑，具有诊断价值 ③一过性的麻疹前驱疹
出疹期（极期）	约1周	①发热和呼吸道症状达高峰，毒血症状加重 ②发疹顺序由耳后发际依次至前额、面颈部、四肢掌足底 ③皮疹特点为淡红色斑丘疹，压之褪色，疹间皮肤正常
恢复期	约3天	迅速好转，按出疹顺序消失，留有色素沉着，细小脱屑

三、病毒性肝炎

（一）各型病毒性肝炎的病原学诊断 ☆☆

目前有甲型肝炎、乙型肝炎、丙型肝炎、丁型肝炎和戊型肝炎。甲、戊型肝炎经粪-口途径传播，多表现为急性肝炎；乙型、丙型、丁型肝炎主要经胃肠道以外途径传播，大部分患者呈慢性感染，并可发展为肝硬化和肝细胞癌。

项目	内容
甲型病毒性肝炎	急性肝炎患者在血清中检出抗HAV IgM，或急性期及恢复期双份血清抗HAV IgG滴度有4倍以上增长
乙型病毒性肝炎	血清HBsAg、血清HBV DNA、血清或肝组织HBcAg和/或HBsAg，或HBV DNA当中任一项阳性时，即可确诊
丙型病毒性肝炎	急、慢性肝炎临床表现，同时抗-HCV IgM阳性和/HCV RNA阳性，可诊断
丁型病毒性肝炎	急、慢性临床表现，血清HBsAg阳性，同时血清HDV Ag、抗-HDV IgM或高滴度抗-HDV IgG或HDV RNA阳性，或肝组织HDV RNA阳性，均可确诊
戊型病毒性肝炎	①急性肝炎临床表现，同时血HEV RNA阳性或粪便HEVRNA阳性或检出HEV颗粒，可确诊 ②抗HEV IgG高滴度，或由阴性转为阳性，或由低滴度升为高滴度，或由高滴度降至低滴度甚至转阴，均可诊断 ③抗HEV IgM阳性，可作为诊断参考，但须排除假阳性

（二）病毒性肝炎的免疫预防措施 ☆☆

项目	内容
甲型病毒性肝炎	①注射甲型肝炎病毒减毒活疫苗和纯化灭火疫苗（主动免疫预防）前者接种后免疫期至少5年，后者接种后免疫期至少20年。抗HAV IgG阴性者均可，主要对象为幼儿、学龄前儿童及其他高危人群 ②接种人丙种球蛋白（被动免疫）：甲型病毒性肝炎患者的密切接触者
乙型病毒性肝炎	①乙型病毒性肝炎易感者均可接种乙型肝炎疫苗 ②接种对象：新生儿应进行普种，与HBV感染者密切接触者、医务工作者、同性恋者、药瘾者等高危人群及从事托幼保育、食品加工、饮食服务等职业人群 ③接种程序：普遍采用0、1、6个月的，每次注射10～20μg（基因工程疫苗） ④被动免疫：乙型肝炎免疫球蛋白HBIG，主要用于新生儿及暴露于HBV的易感者

（三）乙型肝炎 ☆☆

1. 临床分型 ☆

项目	内容
急性肝炎	急性无黄疸型肝炎、急性黄疸型肝炎
慢性肝炎	轻度慢性肝炎、中度慢性肝炎、重度慢性肝炎
重型肝炎	急性肝衰竭、亚急性肝衰竭、慢加急性（亚急性）肝衰竭、慢性肝衰竭
淤胆型肝炎	黄疸持续时间长，症状轻，有肝内梗阻现象
肝炎肝硬化	分为代偿性肝硬化和失代偿性肝硬化

 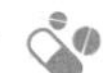

2. 急性乙型肝炎的临床表现 ☆☆

（1）急性黄疸型肝炎

项目	内容
黄疸前期	①血清ALT升高，尿色加深变黄，可呈浓茶色 ②全身中毒症状及食欲下降，恶心腹胀等消化道症状
黄疸期	①全身症状、消化道症状均好转 ②尿色加深，皮肤及巩膜出现黄疸 ③肝大，肝功能检查明显异常
恢复期	症状逐渐消失，尿色变淡，黄疸消退，肝、脾回缩，肝功能恢复正常

（2）急性无黄疸型肝炎　无黄疸，其他临床表现与黄疸型类似，但症状较轻，主要表现全身乏力、食欲下降、恶心、腹胀、肝区痛、肝大、有轻压痛及叩痛等。

3. 核苷（酸）类似物 ☆☆

包括恩替卡韦、富马酸替诺福韦酯、富马酸丙酚替诺福韦、艾米替诺福韦。

4. 干扰素 ☆☆

项目	内容
治疗乙肝的机制	能够刺激单核巨噬系统产生防御性的细胞因子，可提高机体免疫力从而保护肝脏抗纤维化，抗肿瘤的能力，是目前治疗乙型肝炎抗病毒药物之一
治疗乙肝的主要不良反应	①流感样症候群 ②骨髓抑制 ③其他：自身免疫病、精神异常及其他少见不良反应
治疗的禁忌证	①绝对禁忌证：妊娠或短期内有妊娠计划、精神病史、未能控制的癫痫、失代偿期肝硬化、未控制的自身免疫病、及严重感染、视网膜疾病、心力衰竭及慢性阻塞性肺病等基础疾病 ②相对禁忌证：甲状腺疾病，既往有抑郁症史，未控制的糖尿病，高血压，心脏病

四、人感染高致病性禽流感 ☆

人感染高致病性禽流感（简称人禽流感）是由禽甲型流感病毒某些亚型中的一些毒株引起的急性呼吸道传染病。目前报道有H7、H5、H9及H10亚型病毒中的一些毒株。病情随感染亚型不同而异，轻者似普通感冒，严重可引起败血症、休克、多脏器功能衰竭等并发症而致患者死亡。

五、传染性非典型肺炎的传播途径及临床特征 ☆☆

项目	内容
概念	传染性非典型肺炎是由一种新的冠状病毒（SARS相关冠状病毒）引起的急性呼吸系统传染病，又称严重急性呼吸综合征（SARS）
传播途径	主要通过短距离飞沫、接触患者呼吸道分泌物及密切接触传播
临床特征	临床上以发热、头痛、肌肉酸痛、乏力、干咳少痰为特征，严重者出现气促或呼吸窘迫

我国已将传染性非典型肺炎列入《中华人民共和国传染病防治法》法定乙类传染病，并应采用甲类传染病的预防、控制措施。

第四节 艾滋病

艾滋病是获得性免疫缺陷综合征的简称，由人类免疫缺陷病毒（HIV）感染引起的慢性传染病。

一、传播途径 ☆

项目	内容
性传播	性接触传播是主要的传播途径
血液传播	共用针具静脉吸毒，输入被HIV污染的血液或血制品以及介入性医疗操作等均可导致感染
其他	接受HIV感染者的器官移植、人工授精或污染的器械等，医务人员被HIV污染的针头刺伤或破损皮肤受污染可受感染

二、晚期艾滋病的临床表现 ☆☆

主要由于免疫功能缺陷所导致的继发性机会性感染或恶性肿瘤的症状。

项目	内容
体质性疾病	发热、乏力，不适、盗汗、厌食、体重下降、慢性腹泻和易感冒等症状。除全身淋巴结肿大外，还可有肝脾肿大
神经系统症状	出现头痛、癫痫、进行性痴呆、下肢瘫痪等
机会性感染	①机会性感染是艾滋病患者最常见的且往往最初的临床表现 ②卡氏肺囊虫性肺炎（PCP）最为常见
恶性肿瘤	以卡氏肉瘤最为常见
其他疾病	自身免疫性血小板减少性紫癜、儿童慢性淋巴细胞性间质性肺炎等

第五节 狂犬病

一、概念 ☆

又称恐水症，为狂犬病病毒引起的一种人畜共患的中枢神经系统急性传染病。临床表现有躁狂型和麻痹型，躁狂型主要表现为特有的狂躁、恐惧不安、怕风恐水、流涎和咽肌痉挛，终至发生瘫痪而危及生命。至今该疾病无特效药物治疗，一旦发病，病死率达100%。

二、狂犬病的预防 ☆☆

项目	内容
管理传染源	①管理和免疫家犬 ②野犬尽量捕杀 ③实行进出口动物检疫措施 ④病死动物应予焚毁或深埋处理
伤口处理	①立即用20%肥皂水或0.1%苯扎溴铵反复彻底清洗伤口至少30min ②再用75%乙醇或2%碘酒涂擦伤口，如有抗狂犬病免疫球蛋白或免疫血清，皮试后可在创伤处作浸润注射 ③伤口不缝合 ④亦可酌情应用抗生素及破伤风抗毒素
预随接种	对被狼、狐、狗、猫等动物咬伤者，及兽医、动物管理人员、猎手、野外工作者及可能接触狂犬病毒的医务人员应作预防接种

第六节　寄生虫病

一、钩端螺旋体病 ☆☆

项目	内容
传染源	鼠类和猪是主要传染源
传播途径	直接接触传播为主要传播途径，还可通过消化道传播等
易感人群	人群普遍易感
器官损伤期分型	流感伤寒型、黄疸出血型、肺出血型、肾衰竭型、脑膜脑炎型
治疗	①病原治疗：轻症应用多西环素、阿莫西林、氨苄西林或阿奇霉素，重症应用青霉素、头孢曲松或头孢噻肟钠静脉注射 ②对症治疗：赫氏反应应用镇静剂，滴注氢化可的松；肺出血型，尤其是肺弥漫性出血型，应及早应用镇静剂，并给予氢化可的松缓慢静脉注射；黄疸出血型加强护肝、解毒、止血等治疗

二、日本血吸虫病的临床表现特点 ☆☆

日本血吸虫病是由日本血吸虫所引起的一种人畜共患病。人主要经皮肤接触含尾蚴的疫水而感染。

项目	内容
急性期	有发热、肝大和压痛、腹泻或排脓血便，血中嗜酸性粒细胞显著增多
慢性期	分无症状型和有症状型，后者主要表现为血吸虫性肉芽肿肝病和结肠炎
晚期	①以肝脏门静脉周围纤维化为主，可发展为门静脉高压症、脾大与腹水 ②可分为巨脾型、腹水型、结肠肉芽肿型、侏儒型，以巨脾型最常见

续表

项目	内容
异位损害	①指虫卵与（或）成虫迷走和寄生在门静脉系统之外的器官引起病变 ②常见的有肺血吸虫病与脑血吸虫病。

三、疟疾

（一）传播途径 ☆☆

- 通过雌性按蚊叮咬传播
- 输血传播
- 母婴传播

（二）疟疾发作的特点及常用的抗疟治疗方案 ☆☆

项目	内容
疟疾发作的特点	①典型症状为突发的寒战、高热 ②寒战：持续20分钟到1小时，伴体温迅速上升，一般可达40℃以上 ③全身酸痛乏力，神智清楚，无明显中毒症状 ④发热持续2～6小时后，开始大汗，体温骤降，自觉症状明显缓解，但明显乏力。持续1～2小时后进入间歇期 ⑤间日疟与卵形疟间歇期为48小时，三日疟为72小时 ⑥恶性疟发热无规律，一般无明显间歇 ⑦在疟疾初发时，发热可不规则，通常发作数次以后，才呈周期性发作
抗疟治疗方案	①包括控制疟疾症状发作和防止复发 ②对氯喹敏感株：联合应用氯喹与伯氨喹。氯喹对各种疟原虫的滋养体与裂殖体有杀灭作用，能够有效控制症状；伯氨喹可杀灭红细胞内各种疟原虫的配子体和肝细胞内迟发型子孢子的，以防止传播和复发

（三）青蒿素的适应证与用法 ☆☆

青蒿素主要用于间日疟、恶性疟的症状控制，以及耐氯喹虫株的治疗，也可用于治疗凶险型恶性疟，如脑型、黄疸型等，亦可用于治疗系统性红斑狼疮与盘状红斑狼疮。

项目	内容
控制疟疾症状（包括间日疟与耐氯喹恶性疟）	①片剂：首次1.0g，6～8小时后0.5g，第2、第3日各0.5g ②栓剂：首次600mg，4小时后600mg，第2、第3日各400mg
恶性脑型疟	水混悬剂，首剂600mg，肌内注射，第2、第3日各肌内注射150mg
系统性红斑狼疮或盘状红斑狼疮	第1个月每次口服0.1g，每日2次，第2个月每次0.1g，每日3次，第3个月每次0.1g，每日4次

四、肠阿米巴病

（一）并发症 ☆

项目	内容
肠内并发症	肠出血、肠穿孔、结肠病变、阑尾炎、直肠－肛周瘘管

续表

项目	内容
肠外并发症	阿米巴滋养体可自肠道经血液或淋巴播散至远处器官，或者直接弥漫至邻近器官而引起肠外并发症，如肝、肺、胸膜、心包、脑、腹膜、泌尿生殖系统及皮肤等，形成脓肿或溃疡

（二）阿米巴痢疾与菌痢的鉴别 ☆

鉴别要点	急性阿米巴痢疾	急性菌痢
病原体	阿米巴原虫	痢疾杆菌
全身症状	多不发热，少有毒血症状	多有发热及毒血症症状
肠道症状	腹痛轻，无里急后重腹泻，每日数次，多为右下腹痛	腹痛重，里急后重明显，腹泻10次/d以上，多为左下腹痛
粪便检查	量多、暗红色果酱样血便，镜检白细胞少，红细胞多，有夏-雷晶体	量少，黏液脓血便，镜检有大量白细胞，可见吞噬细胞，培养有痢疾杆菌
乙状肠镜	检查溶组织阿米巴原虫、肠黏膜散在较深的溃疡	肠黏膜弥漫性充血、水肿及浅表溃疡

（三）抗阿米巴药 ☆☆

分类	作用	常用药物
肠内抗阿米巴药	对肠腔内阿米巴有作用，主要对包囊有杀灭作用	二氯尼特
硝基咪唑类	对肠内和组织内阿米巴滋养体均有杀灭作用	甲硝唑、替硝唑、奥硝唑、塞克硝咪唑

（四）治疗原则 ☆☆

项目	内容
急性肠阿米巴病	应采用组织内杀阿米巴药，同时加用肠腔内抗阿米巴药
隐性肠阿米巴病及无症状的带虫者	可选用双碘喹啉或喹碘仿，以上两药在肠腔内浓度高，螯合亚铁离子，阻断原虫代谢
阿米巴肝病的抗虫治疗	应选组织内杀阿米巴药物为主，并辅以肠内抗阿米巴药

五、蛲虫病

（一）临床表现 ☆

项目	内容
典型表现	①轻症的蛲虫感染者可完全无症状 ②夜间肛门或阴部瘙痒难忍，可导致肛周糜烂、湿疹样皮疹、出血及继发细菌性感染，局部肿痛 ③有时可出现恶心、呕吐、腹痛、腹泻、脱肛等症状
神经精神症状	儿童患者常有睡眠不安、夜惊、磨牙等表现

续表

项目	内容
其他	①侵入尿道可出现尿频、尿急、尿痛与遗尿 ②侵入生殖道可引起阴道分泌物增多和下腹疼痛不适 ③偶可因蛲虫经子宫与输卵管侵入盆腔，形成肉芽肿，易误诊为肿瘤

（二）护理与治疗 ☆☆

项目	内容
一般治疗及护理	①患儿须穿满裆裤，防止手指接触肛门，每日早晨用肥皂温水清洗肛门周围皮肤 ②换下的内衣内裤应予蒸煮或开水浸泡后日晒杀虫，连续10日
药物治疗	①甲苯达唑：口服，100mg/d单剂治愈率可达95%，连服3日 ②阿苯达唑：100mg或200mg顿服，2周后重复一次，可全部治愈 ③噻嘧啶（抗虫灵）：小儿30mg/kg，成人每次1.2～1.5g，2周重复一次
局部治疗	肛门瘙痒或有湿疹，可每晚睡前洗净局部，蛲虫膏或2%氧化氨基汞软膏涂布，杀虫止痒，直至痊愈为止

考点精练

一、选择题

（一）A型题

1. 以下发疹性感染中，哪项的皮疹出现最早

A. 水痘、风疹　　B. 麻疹　　C. 猩红热
D. 斑疹伤寒　　E. 伤寒

2. 以下哪项是提示乙型肝炎病毒活动性复制的指标

A. HBsAg　　B. 抗HBs　　C. HBeAg
D. 抗HBe　　E. 抗HBc

3. 流行性出血热早期休克的主要原因为

A. 心肌损害
B. 血管透性增加、血浆外渗、血容量锐减
C. 弥散性血管内凝血
D. 肾功能不全
E. 腔道出血、继发感染

4. 保护易感人群采用的各种免疫措施中最重要的为

A. 丙种球蛋白　　B. 高效价免疫球蛋白　　C. 转移因子等免疫激活剂
D. 疫苗或菌苗　　E. 药物预防

5. 确诊伤寒最有力的论据为

A. 玫瑰疹
B. 长程稽留高热、相对缓脉

C. 血常规中白细胞减少，嗜酸性粒细胞消失
D. 肥达反应阳性
E. 血培养阳性

6. 流行性乙型脑炎的治疗重点是积极处理
A. 高热、惊厥、昏迷 B. 高热、惊厥、呼吸衰竭
C. 高热、惊厥、循环衰竭 D. 昏迷、惊厥、呼吸衰竭
E. 高热、昏迷、休克

7. 钩体病最常见的临床类型为
A. 流感伤寒型（感染中毒型） B. 肾衰竭型
C. 肺出血型 D. 黄疸出血型
E. 脑膜炎型

8. 人类免疫缺陷病毒（HIV）不能通过以下哪种途径传播
A. 性接触 B. 母婴 C. 输血
D. 握手 E. 共用注射器注射

9. 以下传染病中，哪种属于甲类传染病
A. 传染性非典型肺炎 B. 鼠疫 C. 艾滋病
D. 肺炭疽 E. 人感染高致病性禽流感

10. 对于新冠肺炎的密切接触者，以下描述中错误说法的为
A. 医学隔离21天 B. 医学隔离1周
C. 医学隔离7～14天 D. 医学隔离1个月
E. 居家或集中进行医学隔离

11. 新冠肺炎早期胸部影像表现是
A. 多发小斑片影及间质改变，外带明显 B. 严重者出现肺实变
C. 进一步发展为双肺磨玻璃影、浸润影 D. 单一小面积病灶
E. 铺路石征

（二）X型题

1. 根据我国传染病防治法，对以下哪些疾病应采取甲类传染病的预防、控制措施
A. 霍乱患者及病原携带者 B. 鼠疫患者及病原携带者 C. 艾滋病患者
D. 肺炭疽患者 E. 麻风病患者

2. 引起侵袭性腹泻，导致排黏液血便的病原体为
A. 空肠弯曲菌 B. 志贺菌 C. 侵袭性大肠埃希菌
D. 葡萄球菌 E. 伤寒沙门菌

3. 可接种丙种球蛋白进行被动免疫预防的疾病为
A. 麻疹密切接触者 B. 甲型肝炎密切接触者 C. 丙型肝炎密切接触者
D. 脊髓灰质炎密切接触者 E. 戊型肝炎密切接触者

4. 禽流感流行病学接触史指的是

A. 有病死禽接触史

B. 发病前1周内曾到过疫点

C. 与被感染的禽或其分泌物、排泄物等有密切接触

D. 与禽流感患者有密切接触

E. 实验室从事有关禽流感病毒研究

5. 预防新型冠状病毒传染的方法包括

A. 勤洗手

B. 常开窗

C. 尽量减少前往人群聚集区域

D. 避免用手直接接触眼睛、鼻子和嘴巴

E. 佩戴医用口罩或N95口罩

6. 有关水痘，以下说法哪些正确

A. 与带状疱疹为同一病毒感染所致

B. 水痘是一种传染性非常强的出疹性传染病

C. 皮肤和黏膜相继出现斑丘疹，水疱疹和结痂同时存在

D. 皮疹呈向心性分布

E. 感染水痘后一般无永久免疫力

二、填空题

1. 钩体病病原治疗的首选药是________，血吸虫病病因治疗的首选药是________，治疗肠内、肠外阿米巴病的首选药物是________。

2. 对于HBsAg阳性母亲的新生儿，预防乙型肝炎的最佳方案是联合应用________与________。

3. 溶组织阿米巴的致病型是________，传染型是________，在阿米巴肝脓肿的脓液中可找 到________，而不能找到________。

4. 流脑的确诊可采取________与________涂片行革兰氏染色检查，亦可取________、________与________行细菌培养。

5. 目前所知，冠状病毒科只感染________，与人和动物的许多疾病有关。

6. 新近暴发的2019新型冠状病毒肺炎（COVID-19）具有较高的传染性，其临床主要表现为新型冠状病毒肺炎（COVID-19）。________是临床筛检和诊断________的首选方式之一，正确认识COVID-19的CT表现对于明确诊断具有重要意义。

三、判断题

1. B超检查是阿米巴肝脓肿的确诊方法。

2. 乙型肝炎是全身性病毒感染，可出现肝外多脏器损害。

3. 新冠肺炎属甲类传染病。

4. 肥达反应对伤寒有确诊价值。

四、名词解释

1. 慢性HBV感染

2. 炭疽

3. 新冠肺炎核酸检测

五、简答题

1. 试述甲类传染病的处理。

2. 试述HIV职业暴露的传染源。

3. 试述血常规检查在传染病诊断的价值。

4. 简述新冠肺炎的典型症状。

5. 试述慢性乙型肝炎治疗的总体目标和关键性治疗措施。

参考答案

一、选择题

（一）A型题

1. A　2. C　3. B　4. D　5. E　6. B　7. A　8. D　9. B　10. B

11. A

（二）X型题

1. ABD　2. ABC　3. ABD　4. ABCDE　5. ABCDE　6. ABCD

二、填空题

1. 青霉素　吡喹酮　甲硝唑

2. 乙型肝炎疫苗　高效价乙型肝炎免疫球蛋白

3. 滋养体　包囊　滋养体　包囊

4. 脑脊液　瘀斑组织液　瘀斑组织液　血液　脑脊液

5. 脊椎动物

6. CT　COVID-19

三、判断题

1. ×　2. √　3. ×　4. ×

四、名词解释

1. 慢性HBV感染：有乙型病毒性肝炎或HBsAg阳性史超过6个月，现HBsAg和/或HBV-DNA仍为阳性者，可诊断为慢性HBV感染。

2. 炭疽：是由炭疽芽孢杆菌引起的动物源性传染病。牛、羊、猪、犬等家畜极易受感染。通过接触受感染的动物及污染的畜产品和外周污染环境吸入而传染人类。

3. 新冠肺炎核酸检测：主要是依据每一个生物的核酸都是不一样的，都有特定的核酸序列以及DNA序列。病毒的特点就是形态非常之小，在普通的光学显微镜下是看不到的。但是可以根据每种病毒独特的基因序列来检测，只要检测出人体内有新冠病毒基因序列，并且采用荧光定量PCR的方法这个基因序列扩增后，带有病毒的患者会检测出荧光信号增强，这样就可以显示阳性的结果。如测样本中没有病毒，就不可能有靶基因的扩增，就检测不到荧光信号增强，这样的结果就属于新炎核酸检测阴性。

五、简答题

1. 甲类传染病的处理措施包括：卫生行政部门和防疫部门接到甲类传染病报告后，应立即对患者采取强制性隔离和治疗措施。拒绝隔离治疗或者隔离期未满擅自脱离隔离治疗的，可以由公安机关协助医疗机构采取强制隔离治疗措施。医疗机构发现乙类或者丙类传染病患者，应当根据病情采取必要的治疗和控制传播措施。医疗机构对本单位内被传染病病原体污染的场所、物品以及医疗废物，必须依照法律、法规的规定实施消毒和无害化处置。

2. 就医务人员而言，工作中常见的HIV暴露源包括：HIV感染者或艾滋病患者的血液、含血体液、精液、阴道分泌物，含HIV的实验室样本、生物制品、器官等。艾滋病的潜伏期很长，HIV感染者从外表无法辨认，却具有传染性。另外，因艾滋病没有特异的临床表现，患者常到各科（内科、皮肤科、神经科、口腔科等）就医，就诊时不易及时做出正确诊断，所以医务人员在临床工作中面对更多的是潜在的传染源。在医务人员的工作中，许多情况并不会直接接触HIV感染者的血液、有感染性的体液或含有HIV的其他体液而发生职业暴露，因此也不会感染HIV。例如：在不直接接触血液和感染性体液的情况下给HIV感染者或艾滋病患者做常规体检；接触到HIV感染者或艾滋病患者的尿液或汗液，与艾滋病患者谈话、握手等均不会感染HIV。

3. 血常规检查在传染病诊断中的意义：血常规检查中以白细胞计数和分类的用途最广。白细胞总数显著增多常见于化脓性细菌感染，如流行性脑脊髓膜炎、败血症和猩红热等。革兰氏阴性杆菌感染时白细胞总数往往升高不明显甚至减少，例如布氏菌病、伤寒及副伤寒等。病毒性感染时白细胞总数通常减少或正常，如流行性感冒、登革热和病毒性肝炎等。原虫感染时白细胞总数也常减少，如疟疾、黑热病等。蠕虫感染时嗜酸性粒细胞通常增多，如钩虫、血吸虫、肺吸虫感染等。嗜酸性粒细胞减少则见于伤寒、流行性脑脊髓膜炎等。

4. 新冠肺炎的典型症状：（1）以发热、乏力、干咳为主要表现。（2）少数患者伴有鼻塞、流涕、咽痛和腹泻等症状。（3）重症患者多在发病1周后出现呼吸困难和/或低氧血症，严重者快速进展为急性呼吸窘迫综合征。（4）脓毒症休克和难以纠正的代谢性酸中毒。（5）凝血功能障碍及多器官功能衰竭。

5. 慢性乙型肝炎治疗的总体目标和关键性治疗措施：（1）慢性乙型肝炎治疗的总体目标：最大限度地长期抑制或消除HBV，减轻肝细胞炎性坏死及肝纤维化，延缓及阻止疾病发展，减少及防止肝脏失代偿、肝硬化、肝细胞癌及其并发症的发生，从而改善生活质量和延长存活时间。（2）慢性乙型肝炎的治疗措施：抗病毒、免疫调节、抗炎保肝、抗纤维化以及对症治疗，其中抗病毒治疗为关键，只要有适应证，且条件允许，就应进行规范的抗病毒治疗。已应用于临床的抗HBV药物：α干扰素（IFN-a）包括普通干扰素和聚乙二醇干扰素；核苷（酸）类似物包括恩替卡韦、富马酸丙酚替诺福韦、富马酸替诺福韦酯、艾米替诺福韦。

第三篇　基本技术

第一章　注射术

考点精讲

第一节　皮内注射

一、目的 ☆

将小量药液或生物制品注射于表皮和真皮之间。

二、适应证 ☆☆

- 用于各种药物过敏试验
- 用于预防接种
- 局部麻醉的起始步骤

三、适用部位 ☆☆

用途	适用部位
皮肤试验	前臂掌侧下段
预防接种	常选用上臂三角肌下缘
局部麻醉	在麻醉处，在需麻醉的局部皮内注一皮丘，再行局部麻醉术

四、准备工作 ☆☆

项目	内容
器械	1ml无菌注射器、4号半针头、75%乙醇、无菌棉签、无菌纱布、弯盘、无菌持物镊、砂轮，按医嘱备药液及急救药盒等
患者	评估及向向患者解释目的，询问患者有无药物过敏史，如有过敏史则不能使用过敏的药物做皮试

五、操作步骤 ☆☆☆

项目	内容
注射器	抽吸药物并将注射器内空气排尽
注射部位	选定注射部位，用75%的乙醇消毒皮肤，待干
注射	①左手绷紧局部皮肤，右手以平执式持注射器，针头斜面向上，和皮肤呈5°进针，针头斜面完全进入真皮与表皮之间 ②将注射器放平，左手拇指固定针栓，注入药液0.1ml，使局部隆起形成一半球状皮丘，皮肤变白并显露毛孔
拔针与观察	①注射完毕，迅速拔出针头，勿按压针眼，勿按揉注射部位，勿离开病室 ②嘱患者留观20min后，观察局部反应
对照试验	①如果采用对照试验，须更换注射器及针头 ②在另一前臂侧相应部位注入0.1ml生理盐水，20min后，对照观察局部反应

六、注意事项 ☆☆

项目	内容
忌用碘酊	消毒忌用含碘消毒液，以免着色影响对局部的观察及与碘过敏反应相混淆
青霉素过敏试验的注意事项	①停药超过3天或药物批号有更换时必须重做过敏试验 ②试剂要新鲜，不得超过4～6h ③试验前备好急救药品，备0.1%盐酸肾上腺素 ④为防止迟发反应，继续观察10～15min，并在注射药物前再观察一次 ⑤皮试结果阳性者需作生理盐水对照，确定为阳性者，做好记录，并告知患者

第二节　皮下注射

一、目的 ☆

将少量药液或生物制剂注入皮下组织。

二、适应证 ☆☆

- 注入少量药物，用于不宜口服给药而需在一定时间内发生药效，如胰岛素注射
- 局部供药，如局部麻醉用药
- 预防接种

三、适用部位 ☆☆

上臂三角肌下缘，两侧腹壁、后背、大腿前侧、外侧等部位。

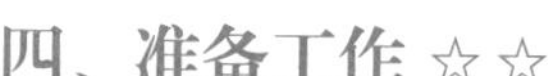

四、准备工作 ☆☆

1～2ml无菌注射器、5～6号针头、皮肤消毒液（2%碘酊、75%乙醇，或0.5%碘伏）、无菌棉签、无菌纱布或棉球、砂轮、弯盘、无菌持物镊。

五、操作步骤 ☆☆☆

项目	内容
核对与消毒	核对患者信息，选择注射部位，用2%碘酊与75%酒精消毒皮肤
药液	将药液吸入注射器，排尽空气
注射	①一手绷紧局部皮肤 ②一手持注射器，以示指固定针栓，针头斜面向上，与皮肤呈30°～40°角，迅速将针梗的1/2～2/3刺入皮下 ③放开绷紧皮肤的手，抽吸无回血，即可推注药液
拔针	注射完毕，用干棉签轻压针刺处，快速拔针，按压至无渗出。清理用物

六、注意事项 ☆☆

项目	内容
更换部位	①对于经常皮下注射的患者应注意更换部位 ②切勿长期注射同一部位，以免影响药液吸收及局部组织萎缩
注射器	注射少于1ml药液时，必须使用1ml注射器抽吸药液，以保证注药剂量准确

第三节　肌内注射

一、目的 ☆

将一定量的药液注入肌肉组织的方法。

二、适应证 ☆☆

- 适宜于注射刺激性较强或药量较大的药物
- 不宜或不能作静脉注射，但要求比皮下注射见效更快者

三、适用部位 ☆☆

注射部位选择肌肉较厚、离神经、血管较远的部位。常用臀大肌，其次臀中肌、臀小肌、股外侧肌及上臂三角肌。

四、准备工作 ☆☆

项目	内容
核对	核对注射卡，检查药品

续表

项目	内容
注射器	准备合适的注射器，抽吸好药液
其他	抽好药液的注射器和针头、皮肤消毒剂、棉签、弯盘、注射卡，根据需要备急救药

五、操作方法 ☆☆☆

携用物至病床旁，三查七对，向患者做好解释工作

患者取合适体位，选择注射部位

常规消毒皮肤，排尽注射器内空气

一手以拇指和示指绷紧皮肤，一手以执笔式持注射器，垂直快速刺入针梗的1/2～2/3

回抽注射器确认无回血，固定针头，缓慢注入药液后，以干棉签压住针眼，迅速拔针

观察患者反应

六、注意事项 ☆☆

项目	内容
针头	①切勿将针头全部刺入，以免针梗从根部衔接处折断 ②如果针头折断，应保持局部与肢体不动，迅速用血管钳夹住断端拔出，如果针头全部埋入肌内，请外科医生手术取出
配伍	①两种或者两种以上的药物同时注射时，要注意配伍禁忌 ②根据药液量、黏稠度和刺激性选择合适的注射器及针头
长期注射	①长期作肌内注射的患者，注射更换部位 ②需用细长针头，避免或减少硬结的发生
婴幼儿	2岁以下婴幼儿，不宜选用臀大肌注射，宜选用股外侧肌、臀中肌或臀小肌，为避免损伤坐骨神经
避免注射部位	避免在发炎、瘢痕、硬结、皮肤病、旧针眼处、淤血及血肿部位进行注射

七、定位方法 ☆☆☆

项目	内容
臀大肌注射定位法	①十字法：从臀裂顶点向左或右侧划一水平线，然后在髂嵴最高点上作一垂直平分线，在外上方象限避开内角处注射 ②连线法：取髂前上棘和尾骨连线的外上1/3处注射
臀中肌、臀小肌注射定位法	①示指尖与中指尖分别放在髂前上棘和髂嵴下缘处，使髂嵴、示指、中指构成一个三角形，注射部位在示指和中指构成的角内 ②髂前上棘外侧三横指处（以病人自己的手指宽度为标准）
股外侧肌注射定位法	膝上10cm，髋关节下10cm左右的区域
上臂三角肌注射定位法	上臂外侧肩峰下2～3横指

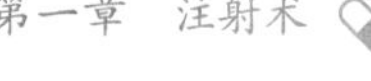

第四节　静脉注射

一、目的 ☆

- 不宜口服、皮下或肌内注射，但又需要迅速起效时，可采用静脉注射法
- 诊断性检查，作X线造影检查时由静脉注入药物
- 静脉营养治疗
- 输液或输血

二、适用部位 ☆☆

肘窝的贵要静脉、正中静脉、头静脉或手背、足背、踝部等处的浅静脉。

三、准备工作 ☆☆

无菌注射器和针头、无菌持物钳、皮肤消毒液、棉签、砂轮、压脉带、药液、弯盘、注射单、塑料小枕。

四、操作步骤 ☆☆☆

项目	内容
核对与查对	①仔细核对药品，消毒，吸取药液，排尽空气，空安瓿套于针头上，放于无菌盘内 ②至病床边，三查七对
消毒	①选择合适的静脉，在穿刺部位下方垫上小枕 ②于穿刺处近心端约6cm处系压脉带，常规消毒皮肤，嘱患者握拳
再次查对	将注射器内空气排尽，再次查对药物
注射	①一手拇指绷紧注射部位的皮肤 ②一手持注射器，针头与皮肤成15～30°，针头斜面向上 ③从静脉上方或侧方刺入皮下，再沿静脉方向潜行刺入静脉，见回血，再顺静脉进针少许 ④嘱患者松拳，右手继续固定注射器与针头 ⑤松开压脉带，缓慢注入药液
注射完毕	①用干棉签压住穿刺处皮肤，迅速拔出针头 ②嘱患者按压至不出血为止，观察注射后有无不良反应

五、注意事项 ☆☆

项目	内容
静脉的选择	①选择粗直、弹性好、不易滑动、易固定的静脉 ②避开关节和静脉瓣

续表

项目	内容
注射刺激性较强	①应另备有等渗盐水的注射器和尼龙针 ②注射时先做穿刺，并注入少量的生理盐水，证实针头确在血管内，再取下注射器 ③换另一注射器注射药液，注射完后，再推入少量生理盐水，避免药液漏至组织外引起组织坏死
刺激性药液露出血管外	①应当立即用0.25%的普鲁卡因进行局部封闭 ②如果是碱性药液外漏，加入适量维生素C

第五节　经外周中心静脉置管（PICC）输液法

经外周中心静脉置管（PICC）输液法是由周围静脉穿刺置管，并将导管末端置于上腔静脉中下1/3或锁骨下静脉进行输液的方法。

一、优点 ☆

具有适应证广、操作简单、创伤小、保留时间长、并发症少的优点，常用于中、长期的静脉输液或者化疗用药等，静脉留置导管一般可在血管内保留7日至1年。

二、适应证 ☆☆

- 需要长期静脉输液，外周浅静脉条件差，不易穿刺成功者
- 需要反复输入刺激性药物，比如化疗药物
- 长期输入高渗透性或黏稠度较高的药物，如高浓度葡萄糖溶液、脂肪乳及氨基酸等
- 需使用压力或者加压泵快速输液者，如输液泵
- 需要反复输入血液制品，如全血、血浆、血小板等
- 需要每日多次静脉抽血检查者
- 需要多次测定中心静脉压者

三、禁忌证 ☆☆

项目	内容
患者身体条件	不能承受插管操作，如凝血机制障碍，免疫抑制者慎用
过敏	已知或者怀疑患者对导管所含成分过敏者
既往史	①在预订插管部位有放射治疗史 ②在预订插管部位有静脉炎和静脉血栓形成史、外伤史、血管外科手术史
其他	局部组织因素，影响导管稳定性或者通畅者

四、准备工作

（一）患者准备 ☆☆

- 向患者说明穿刺目的
- 向患者介绍PICC置管的配合方法
- 患者签署知情同意书

（二）用物准备 ☆☆

项目	内容
PICC穿刺套件	PICC导管（总长约63cm）、连接器、延长管、导管固定装置（思乐扣）、皮肤保护剂、肝素帽或正压接头
PICC穿刺包	①治疗巾3块、孔巾、止血钳或者镊子2把 ②直剪刀，3cm×5cm小纱布3块，6cm×8cm纱布5块 ③大棉球6个，弯盘2个
其他物品	①注射盘，无菌手套2副，0.9%氯化钠溶液500ml，20ml注射器2个，10cm×12cm透明敷贴 ②皮肤消毒液（0.5%氯己定溶液，或75%乙醇+聚维酮碘，或2%碘酊+75%乙醇） ③抗过敏无菌胶布，皮尺、止血带
根据视需要准备	2%利多卡因，1ml注射器，弹力或自粘绷带

（三）操作者准备 ☆☆

项目	内容
评估	评估患者合作程度及是否有禁忌证
确定穿刺点	①选择粗、直、弹性好的肘部大静脉 ②首选贵要静脉，次选肘中静脉，头静脉为末选
测量导管预置长度及臂围	①上臂外展与躯干呈90° ②测量自预穿刺点至右胸锁关节，再下行至第3肋间隙的长度即为预置达上腔静脉的长度（成人通常为45～48cm） ③若将此长度减去2cm就是达锁骨下静脉的长度，在肘窝上9cm处测双臂臂围并记录

五、操作方法 ☆☆☆

项目	内容
患者皮肤消毒	①打开PICC穿刺包，戴无菌手套 ②将一块治疗巾铺于穿刺肢体下 ③用已备消毒液消毒3遍，消毒范围上下直径20cm，两侧至臂缘
建立无菌区	①更换无菌手套，冲洗手套滑石粉 ②铺孔巾及治疗巾，并把PICC穿刺套件及所需无菌用物放在无菌区域中
预冲导管	①用注射器抽吸0.9%氯化钠溶液20ml冲洗导管 ②检查导管是否通畅，再把导管置于0.9%氯化钠溶液中

续表

项目	内容
助手协助扎止血带	①静脉穿刺，单独推进套管鞘，拔出针芯 ②助手协助松开止血带
送管	①一手固定套管鞘，一手缓慢匀速送入导管 ②PICC顶端至腋静脉时嘱患者向穿刺侧转头并把下颌压肩膀，以防导管误入颈静脉 ③继续送管至预定长度，将套管鞘拔出，穿刺点压迫止血，缓慢抽出导丝（注意勿带出导管） ④修正导管长度至保留于体外6cm
安装	安装连接器
抽与接	抽回血、冲管，接肝素帽
导管固定	①先用无菌胶布固定PICC导管连接器 ②穿刺点置无菌纱布，透明无菌敷贴加压粘贴，透明敷贴盖住连接器的翼型部分一半左右，再以胶布交叉固定连接器与肝素帽
X线确认	提高X线确认导管在预置位置后即可按需要进行输液
记录	穿刺时间、患者姓名、年龄、疾病诊断、导管型号、穿刺位置、置管长度、导管顶端到达位置、上臂臂围以及拔管时间
拔管方法	①拔管时应沿静脉走向，轻轻拔出 ②拔出后立即压迫止血（有出血倾向的患者，压迫止血时间要超过20分钟），并用无菌纱布块覆盖伤口，再用透明敷贴粘贴24小时，防止发生空气栓塞和静脉炎 ③对照穿刺记录观察导管是否有损伤、撕裂、缺损

六、PICC的一般维护 ☆☆

项目	内容
敷料的更换	①第一个24小时必须换药 ②24小时之后伤口愈合良好，无感染、渗血时，每7日更换敷料一次。若伤口敷料松开、潮湿时，随时更换 ③若穿刺部位有红肿、皮疹、渗出、过敏等异常情况，可缩短更换敷料时间，并要连续观察局部变化情况 ④每次更换敷料时应严格执行无菌操作，贴膜要自下向上撕取，并注意固定导管，避免脱管 ⑤更换后记录日期 ⑥患儿洗澡时要用保鲜膜包裹穿刺部位，洗澡之后要更换敷料
其他	①在使用PICC输液之前应用聚维酮碘棉签擦拭肝素帽30秒钟，静脉治疗之前后要用不小于10ml的注射器抽取生理盐水冲洗管腔 ②输血制品、营养液等高浓度液体后，用20ml生理盐水进行脉冲式冲管 ③如输液速度较慢或时间较长时，应在使用中用生理盐水冲管，以防堵管

七、注意事项 ☆☆

项目	内容
送管	速度不宜过快，不能强行置入，可把导管退出少许再行置入

续表

项目	内容
勿入右心房或右心室	①勿将导管放置或滞留在右心房或右心室内 ②如导管进入右心房或右心室，可发生心律失常、心肌穿孔、心包积液，甚至发生急性心脏压塞
乙醇和丙酮	乙醇和丙酮等物质会对导管物质造成损伤，所以当使用含该类物质的溶液清洁护理穿刺部位时，应待其完全干燥后再加盖敷料
观察	①置管后应密切观察穿刺局部是否有红、肿、热、痛等症状 ②若出现异常，应及时测量臂围并与置管前臂围相比较 ③观察肿胀情况，必要时行B超检查
锻炼	①置管后应指导患者进行适当的功能锻炼 ②应避免置管侧上肢过度外展、旋转及屈肘运动 ③勿提重物，避免物品及躯体压迫置管侧肢体
脉冲式冲管	①输血或血制品、抽血、输脂肪乳等高黏性药物后应立即用0.9%氯化钠溶液20ml脉冲式冲管 ②不可用重力式冲管
疑似导管移位	①应再行X线检查，以确定导管尖端所处位置 ②禁止将导管体外部分移入体内
并发症	应当注意及时发现静脉炎、导管堵塞、静脉血栓等并发症，并做相应处理

第六节　颈外静脉输液法

颈外静脉穿刺中心静脉置管，是一种从颈外静脉导入且末端位于中心静脉的深静脉置管技术，适用于长期静脉输液、肠外营养、肿瘤化疗、老年患者输液、NICU患者及反复采血、输入血制品者。

一、特点 ☆

对护理人员的操作技术、无菌观念以及专业知识水平有着更高的要求，护理人员必须正确掌握相关知识，对穿刺使用后出现的各种并发症如红肿、渗液、导管堵塞、感染等问题有良好的应对及处理方法。

二、适应证 ☆☆

- 抢救危重患者，建立长期输液途径，或周围静脉不易穿刺者
- 为周围循环衰竭的危重患者测量中心静脉压，或行静脉高价营养输液

三、准备工作 ☆☆

项目	内容
短期输液	同一般密闭式周围静脉输液

续表

项目	内容
长期输液	可采用颈外静脉穿刺中心静脉置管，准备工作同“经外周中心静脉置管（PICC）输液法”

四、操作方法 ☆☆☆

项目	内容
核对与说明	携用物至床旁，对床号、姓名，做好解释说明
备胶布或备专用敷贴	备3～4条约10cm长的胶布或备专用敷贴
挂输液瓶	挂输液瓶于输液架上，固定通气管，将调节器夹紧，针头用无菌纱布保护
卧位与消毒	①使患者去枕平卧，头偏向一侧，头低肩高，颈部伸直，操作者站在穿刺部位对侧 ②打开无菌穿刺包，戴手套，消毒皮肤，铺孔巾
选择穿刺点	助手以示指按压颈静脉三角区处，使颈外静脉充盈
局部麻醉	①用1%普鲁卡因在预定穿刺点旁2mm处进行局部麻醉 ②再用尖刀片于穿刺点上刺破皮肤
穿刺	①手持穿刺针呈45°进针，入皮肤后呈25°，沿颈外静脉方向穿刺 ②见回血后按住针孔，右手把硅胶管快速由针孔插入10～11cm，同时将按针孔的左手放开 ③硅胶管内回血立即将穿刺针拔出，接上输液管 ④用胶布距离穿刺点0.5cm处固定硅胶管，穿刺处消毒后覆盖纱布
调节与交代	①根据病情调节好输液速度 ②向患者或家属交代有关事项，整理床单位及用物
输液完毕后	用0.4%枸橼酸钠等渗盐水1～2ml或肝素稀释液2ml注入硅胶管内，以无菌小塞塞住针栓，外套消毒橡胶管，再以别针固定于敷料上

五、注意事项 ☆☆

项目	内容
回血	硅胶管内如有回血，须及时用0.4%枸橼酸钠等渗盐水冲注，以免硅胶管被血块堵塞。
输液不畅	遇输液不畅，应注意有无下列情况：硅胶管弯曲，影响液体输入；硅胶管滑出血管外
拔管	拔管时，硅胶管末端接上空针，边抽吸边拔管，防止残留小血块进入血液循环造成血栓
操作方法	①用于输液时可用普通管腔较粗的针头穿刺，然后置入硅胶管或者医用硅塑管，也可用动静脉套管针直接穿刺固定 ②用于测量中心静脉压时，用粗针头刺入静脉之后，先置入导引钢丝，然后拔出针头，把导管套在导引钢丝上顺势插入血管达预计深度之后，将引导钢丝退出，固定导管
危重患者或血容量明显不足者	静脉穿刺时应当重视静脉被刺中时的手感，估计已刺中而无回血时，应当以注射器缓慢回抽以鉴别（此类患者常常没有回血，但可抽到）

考点精练

一、选择题

（一）A型题

1. 若刺激性药液不慎露出血管外，应立即用（ ）普鲁卡因进行局部封闭。

A. 0.15% B. 0.25% C. 0.35%
D. 0.45% E. 0.55%

2. 皮肤试验一般选在

A. 前臂掌侧下1/3处 B. 前臂背侧下1/3处 C. 上臂掌侧下1/3处
D. 上臂背侧下1/3处 E. 手背处

（二）B型题

（1～4题共用备选选项）

A. 颈内静脉 B. 贵要静脉 C. 股静脉
D. 周围静脉 E. 锁骨下静脉

1. 只需行肠外营养治疗时应选择置管
2. 需短期监测CVP时应选择置管
3. 外周中心静脉导管（PICC）首选为置管静脉
4. 输液治疗只需3～5天应选择穿刺留置套管针

二、填空题

1. 临床上常需做皮内试验的药物包括________、________、________、________、________等。

2. 静脉注射强刺激性药物时，如果漏出血管外，应立即用________进行局部封闭。如碱性药物外漏，可适量加入________同时封闭。

3. 静脉注射经常选用的静脉是________、________、________等，新生儿和婴幼儿常选用________。

三、判断题

1. 2岁以下婴幼儿肌内注射最好选用臀大肌注射。

2. 青霉素皮试液注入的剂量是100～150U。

3. 皮下注射是将药液注射于表皮与真皮之间。

四、简答题

1. 青霉素过敏试验的注意事项。

参考答案

一、选择题

（一）A型题

1. B 2. A

（二）B型题

1. C　　2. A　　3. B　　4. D

二、填空题

1. 青霉素　破伤风抗毒素　细胞色素C　普鲁卡因　碘制剂

2. 0.25%普鲁卡因　维生素C

3. 贵要静脉　肘正中静脉　手背及足背静脉　头皮静脉

三、判断题

1. ×　　2. ×　　3. ×

四、简答题

1. 青霉素过敏试验的注意事项：（1）停药超过1天或药物批号有更换时必须重做过敏试验。（2）试剂不得超过4～6h。（3）试验前备好急救药盒，备0.1%的肾上腺素。（4）为防止迟发反应，继续观察10～15min，并在注射药物前再观察一次。（5）皮试结果阳性者需作生理盐水对照，确定是阳性者，做好记录，并告知患者。

第二章　穿刺术

考点精讲

第一节　胸膜腔穿刺

一、适应证 ☆☆

项目	内容
诊断性穿刺	抽取胸腔积液，进行胸腔积液的常规、生化、微生物学以及细胞学检测，明确积液的性质，寻找引起积液的病因
治疗性穿刺	①通过抽液或抽气，减轻胸腔内压迫，使肺组织复张，缓解呼吸困难等症状 ②抽吸胸膜腔的脓液，进行胸腔冲洗，治疗脓胸 ③胸腔内给药，可向胸腔内注入抗生素、促进胸膜粘连药物以及抗癌药物等

二、禁忌证 ☆☆

- 体质衰弱、病情危重难于耐受穿刺术者
- 对麻醉药物过敏
- 凝血功能障碍，严重出血倾向的患者，在未纠正前不宜穿刺
- 有精神疾病或不合作者
- 疑为胸腔棘球蚴病患者，穿刺可引起感染扩散，不宜穿刺
- 穿刺部位或附近有感染

三、准备工作 ☆☆

项目	内容
医生准备	熟悉病情，与患者家属谈话，告知检查目的、大致过程、可能出现的并发症等，并签署知情同意书
器械准备	胸腔穿刺包、无菌胸腔引流管或引流瓶、手套、碘酒、乙醇、棉签、胶布、局麻药。胸腔内注药，备好，所需药品

四、操作步骤 ☆☆☆

项目	内容
患者体位	①取坐位，面向椅背，双手前臂平放于椅背上，前额伏于前臂上 ②不能起床和气胸者，可取半坐卧位，前臂上举抱于枕部

续表

项目	内容
穿刺点定位	①胸腔穿刺抽液：先进行胸部叩诊，选择实音明显的部位进行刺 ②穿刺点在皮肤上作标记 ③常选穿刺部位：肩胛下角线7～9肋间；腋后线7～8肋间；腋中线6～7肋间；腋前线5～6肋间 ④包裹性胸腔积液：结合X线及B超定位进行穿刺 ⑤气胸抽气减压：患侧锁骨中线第2肋间或腋中线4～5肋间
消毒	①以常规穿刺点为中心进行消毒，直径15cm左右，消毒两次 ②消毒范围直径约15cm ③打开穿刺包，戴无菌手套，覆盖消毒洞巾，检查胸腔穿刺包内物品，注意胸穿针与抽液用注射器连接后检查是否通畅，同时检查是否有漏气情况
局部麻醉	①助手协助检查并打开2%利多卡因，术者以5ml注射器抽取2%利多卡因2～3ml，在穿刺点肋骨上缘，由表皮至胸膜壁层进行局部浸润麻醉 ②注药前回抽，观察无气体、血液、胸水后，推注麻醉药
穿刺	①先用止血钳夹住穿刺针后方的橡皮管 ②左手固定穿刺部位皮肤，右手持穿刺针（用无菌纱布包裹），沿麻醉处垂直缓慢刺入 ③针锋抵抗感突然消失，表明针尖已进入胸膜腔，接上50ml注射器 ④由助手松开止血钳，同时通过止血钳协助固定穿刺针 ⑤抽吸胸腔液体，抽满之后，助手用止血钳夹紧胶管，将注射器取下，液体注入盛器中，计量并送化验检查 ⑥抽液量首次不超过600ml，之后每次不超过1000ml ⑦如需胸腔内注药，在抽液结束之后，用注射器抽好药液，接在穿刺针后胶管上，回抽少量胸水稀释液然后缓慢注入胸腔内 ⑧气胸抽气减压治疗时，无气胸箱，可按抽液的方法，用注射器反复抽气，直到患者呼吸困难缓解；如果有气胸箱，应当采用气胸箱测压抽气，抽至胸腔内压为0为止
术后处理	①抽液完毕，将穿刺针拔出，覆盖纱布，稍用力压迫穿刺部位，并用胶布固定，嘱患者静卧 ②观察术后反应，注意气胸、肺水肿等并发症 ③根据临床需要填写检验单，分送标本 ④清洁器械及操作场所 ⑤做好穿刺记录

五、注意事项 ☆☆

项目	内容
须从肋骨上缘进针	①肋间神经及动、静脉沿肋骨下缘走行 ②经肋骨上缘穿刺可避免损伤血管和神经
每次不应超过600～1000ml	抽液量过多、过快，会使胸腔内压突然下降，肺血管扩张，液体渗出增多，可导致急性肺水肿
胸膜反应的处理	①胸膜反应表现为头晕、面色苍白、出汗、心悸、胸部压迫感或剧痛、血压下降、脉细、肢冷、昏厥等 ②发现胸膜反应，应立即停止抽液，让患者平卧 ③观察血压、脉搏的变化 ④必要时皮下注射0.1%肾上腺素0.3～0.5ml，或静脉注射葡萄糖注射液

续表

项目	内容
抽液或抽气应选择不同穿刺部位	由于重力因素，坐位或者半卧位时，气体集中在胸膜腔上方，液体则集中于胸腔下部，因此抽气时穿刺点选择在胸腔上部，而抽液时选择胸腔下部实音明显的部位

六、并发症的处理 ☆☆

发现抽出血液，应停止抽液，观察血压、脉搏、呼吸的变化。

项目	内容
气胸	①少量气胸：可因胶管未夹紧，漏入空气所致，不必处理 ②明显气胸多由于刺破脏层胸膜所致，可按气胸处理
穿刺口出血	可用消毒棉球按压止血
胸壁蜂窝织炎及脓胸	①均为穿刺时消毒不严格引起细菌感染 ②需用抗生素治疗，大量脓胸应行闭式引流
空气栓塞	少见，多见于人工气胸治疗时，病情危重，可造成死亡

第二节　胸膜腔闭式引流术

一、适应证 ☆☆

项目	内容
气胸	中等量以上的气胸、开放性气胸、张力性气胸，气胸经胸膜腔穿刺肺仍无法复张
血胸	中等量以上的血胸，难以自行吸收或难以用穿刺抽吸法消除的血胸
脓胸	急、慢性脓胸，胸腔内仍有脓液未排除者，伴有食管或支气管瘘者
开胸手术	术后均需作胸膜腔闭式引流

二、准备工作 ☆☆

项目	内容
器械准备	胸腔闭式引流手术包、胸腔引流瓶和引流管、手套、治疗盘（碘酊、乙醇、局部麻醉药、纱布、棉签、胶布等）、外用0.9%氯化钠注射液
确定引流部位	根据病情选定插管部位
体位	①根据患者情况采取坐位或半坐位 ②取半坐位时患者宜靠近床边，上肢抬高抱头或放在胸前，头转向健侧

三、操作方法

（一）肋间切开插管法 ☆☆☆

多用于病情较危重或小儿脓胸患者。

项目	内容
麻醉	①消毒铺单后，在确定插管的肋间以1%～2%普鲁卡因进行局部浸润麻醉 ②引流气体多在锁骨中线第2～3肋间，引流液体多在腋中线至腋后线第7～8肋间
切口	用刀在皮肤上做一约3cm长小切口
穿刺	①用中号弯血管钳伸入切口、贴近肋骨上缘向深部逐渐分离，将肋间肌撑开，最后穿入胸腔 ②用血管钳扩大创口，为插入胸管开辟大小合适的通道
置管	①用血管钳将胸腔引流管末端夹住，再用另一血管钳纵行夹持引流管的前端或将钳尖插在引流管的侧孔内，经胸壁切口插入胸腔 ②退出血管钳，把胸腔引流管往前推送，使侧孔全部进入胸腔 ③插管深度以管端在胸腔内3～4cm为宜 ④若用蕈形管作引流，则使蕈形头刚好留在胸腔内
固定	①紧密缝合切口1～2针，利用缝线将引流管固定于胸壁 ②引流管末端连接于水封瓶内

（二）套管针置管法 ☆☆☆

此种引流术插入的引流管较小，用于排除胸腔内气体或引流较稀薄的液体。

项目	内容
麻醉方法	同肋间切开插管法
穿刺	①在选定引流部位作1～2cm皮肤切口 ②左手拇指及示指固定好切口周围软组织，右手握住带有闭孔器的套管针，示指固定在距针尖4～6cm处，防止刺入过深 ③套管针紧贴肋骨上缘，用稳重而持续的力量来回转动使之逐渐刺入，当套管针尖端进入胸腔时有突然落空感
置管	退出闭孔器，把末端被血管钳夹闭的引流管自套管针的侧孔插入，送入胸腔
退出导管	①一手固定引流管，另一手退出套管 ②当套管尖端露出皮肤时，用第2把血管钳靠近皮肤将引流管前端夹住，松开夹在管末端的第1把血管钳，以便套管完全退出
固定	调整引流管深度，缝合皮肤切口，固定引流管，将末端连接于水封瓶

（三）切肋插管法 ☆☆

此法可插入较粗的引流管，常用于脓液黏稠的慢性脓胸。因须切除小段肋骨，宜在手术室内施行。

四、注意事项 ☆☆

项目	内容
分离肋间组织或插套管针应紧贴肋骨上缘进行	肋间血管与神经行走于肋骨下缘，因此为避免损伤，分离肋间组织或者插套管针时，应紧贴肋骨上缘进行
引流管插入的深度	①成人以管端插入胸腔内3cm左右为宜 ②儿童为防止引流管插入过深或者脱出，可用蕈形管，使蕈形头恰在胸腔内即可

续表

项目	内容
同时有大量液胸和气胸	通常不需要插2根胸管分别引流，由于胸腔插管引流后，随着液体排出和肺脏复张，加上鼓励患者咳嗽及深呼吸，气体也能排出
接水封瓶	①正常情况下胸膜腔内压会随呼吸而改变 ②为了防止胸膜腔内负压将空气吸入胸腔，导致肺萎陷，因此胸腔插管后要接水封瓶 ③插在水封瓶液面下部分的长度以2～3cm为宜
术后气体从水封瓶溢出	①胸外伤患者，可能有较大的肺裂伤或支气管断裂 ②自发性气胸，可能有小支气管与胸腔相通 ③如插管处的胸壁切口较大或皮肤缝合不严，吸气时空气可从管周进入胸腔，呼气时由管内排出
术后较多气泡持续逸出	继发性气胸患者如果在胸膜腔闭式引流术之后有较多气泡持续逸出，则应连接双联水封瓶并以低负压（$-18 \sim -20cmH_2O$）持续吸引，尽快排出胸腔的积气
气胸患者插管引流后出现大量皮下气肿	①原因：引流管欠通畅；插管部位皮肤缝合不严密，或肋间软组织和插管之间有较大空隙 ②处理：使引流管通畅；缝合肋间软组织，消除其与插管之间的空隙，或者重新插管
水封瓶内液柱无波动或波动微弱	①说明引流通路有梗阻 ②可能的原因有：引流管扭曲；血块或脓块堵塞；胸壁切口狭窄压迫引流管；肺膨胀或者膈肌上升将引流管口封闭；包扎创口时折压引流管
术后卧位	不应坐卧于低矮的床、椅上，否则可能使引流瓶中的液体被吸入胸腔

第三节　腹膜腔穿刺

一、适应证 ☆☆

- 抽液作化验和病理检查
- 大量腹水引起严重的胸闷、气短者
- 行人工气腹作为诊断和治疗的手段
- 腹腔内注射药物
- 诊断性穿刺，明确腹腔内有无积血

二、禁忌证 ☆☆

严重肠胀气、妊娠、因既往手术或炎症腹腔内有广泛粘连者，躁动、不能合作或者肝性脑病先兆者。

三、准备工作 ☆☆

项目	内容
器械	腹腔穿刺包、手套、碘酒、乙醇、棉签、胶布、局部麻醉药
患者	嘱患者排尿，以免刺伤膀胱

四、操作步骤 ☆☆☆

项目	内容
体位	取平卧位或斜卧位。如放腹水，背部先垫好腹带
穿刺点选择	①脐和髂前上棘间连线外1/3和中1/3的交点为穿刺点，放腹水时一般选用左侧穿刺点 ②脐和耻骨联合连线的中点上方1cm，偏左或右1~1.5cm处 ③诊断性腹腔灌洗，穿刺点取在腹中线上
局麻	①常规消毒皮肤，术者戴无菌手套，铺无菌孔巾 ②用1%~2%普鲁卡因2ml作局麻，须深达腹膜
诊断性抽液	①用17~18号长针头连接注射器 ②从穿刺点自上向下斜行刺入，当抵抗感突然消失时，表示进入腹腔 ③抽液后将穿刺针拔出，揉压针孔，局部涂碘酒，盖上纱布，胶布固定
诊断性腹腔灌洗	①腹腔内积液不多，腹腔穿刺不成功，为明确诊断，可行诊断性腹腔灌洗 ②采用与诊断性腹腔穿刺相同的穿刺方法 ③将有侧孔的塑料管置入腹腔，塑料管尾端连接一盛有生理盐水的输液瓶，倒挂输液瓶，使生理盐水缓缓流入腹腔 ④当输完液或者患者感觉腹胀时，把瓶放正摆在床下，使腹腔内灌洗液借助虹吸作用流回输液瓶 ⑤灌洗后取瓶中液体检验 ⑥将穿刺针拔出，局部碘酒消毒，盖纱布，胶布固定
腹腔放液减压	①用胸腔穿刺的长针外连一消毒橡皮管，以血管钳夹住橡皮管 ②由穿刺点自下而上斜行缓缓刺入，进入腹腔后，腹水流出，再接乳胶管放液 ③放液不宜过快、过多，每次不超过3000ml ④放液完毕拔出穿刺针，用力按压局部，碘酒消毒，盖上纱布，胶布固定，绑紧腹带

五、注意事项 ☆☆

项目	内容
术中反应	严密观察，如有头晕、恶心、心悸、脉速、血压下降、面色苍白等症状，立即停止放液，并做好相应处理
放液量	①不宜过多、过快，一般每次不超过3000ml ②放液后，应用腹带加压包扎，并留取腹水标本和记录放腹水量

第四节　骨髓穿刺

一、适应证 ☆☆

- 各种白血病及血液病、恶性肿瘤的诊断性穿刺
- 寄生虫病原检查
- 类白血病反应和脾功能亢进
- 不明原因的长期发热、全身淋巴结肿大和肝脾肿大
- 骨髓供者

二、禁忌证 ☆☆

血友病患者禁行骨髓穿刺；有出血倾向的患者，操作时应特别注意。

三、准备工作 ☆☆

项目	内容
器械	①骨穿包、手套、碘伏、酒精、棉签、纱布、胶布、局麻药 ②需作培养者备培养瓶
术者准备	穿工作服，戴无菌帽和口罩，洗手，戴无菌手套

四、操作步骤 ☆☆☆

（一）穿刺部位 ☆☆☆

项目	内容
髂前上棘穿刺点	①髂前上棘后1～2cm处 ②骨面较平，容易固定，操作方便安全，最常用的穿刺部位
髂后上棘穿刺点	位于骶椎两侧，臀部上方骨性突出的部位
胸骨柄穿刺点	①胸骨骨髓穿刺以胸骨中线第2肋间水平为穿刺点 ②进针方向要与骨面成30°～45°，向头侧倾斜 ③进针深度约1cm
腰椎棘突穿刺点	腰椎棘突突出处，很少选用
胫骨粗隆穿刺点	2岁以下小孩选用，以胫骨粗隆前下方为好，由于其他穿刺部位尚未骨化好

（二）其他操作 ☆☆☆

项目	内容
卧位	①根据选定的穿刺部位，安排患者的适当体位 ②髂前上棘穿刺选仰卧位
消毒、铺巾	①消毒穿刺区皮肤 ②打开穿刺包，戴无菌手套，检查穿刺包内器械，铺无菌孔巾
麻醉	在穿刺点用2%利多卡因做皮肤、皮下、骨膜浸润麻醉
骨髓穿刺	①常取髂前上棘后上方1～2cm骨平坦处作为穿刺点 ②将骨髓穿刺针的固定器固定在离针尖1～1.5cm处 ③用左手的拇指和示指将髂峰两旁的皮肤拉紧并固定，以右手持针向骨面垂直刺入 ④当针头接触骨质后，将穿刺针左右转动 ⑤缓缓钻入骨质 ⑥当感到阻力减少且穿刺针已固定在骨内直立不倒时为止
吸取骨髓	①将针芯拔出，接上无菌干燥的10ml或者20ml注射器，适当用力抽吸，即有少量红色骨髓液进入注射器，吸取0.2ml左右骨髓液，做涂片用 ②如过做骨髓液细菌培养则可抽吸2ml ③如果抽不出骨髓液，可放回针芯，稍加旋转或者继续钻入少许，再行抽吸

续表

项目	内容
拔针	①取得骨髓液之后，迅速拔出注射器及穿刺针 ②在穿刺位置涂碘伏并盖以消毒纱布，按压1～2分钟之后用胶布固定
涂片与培养	①取出的骨髓液迅速滴于载玻片上做涂片 ②做细菌培养，则将骨髓液2ml注入培养瓶中

五、注意事项 ☆☆

项目	内容
疼痛感	抽吸骨髓一瞬间，患者有特殊的疼痛感，此为正常现象
压迫止血	术后应压迫止血，对有出血倾向者，防止骨膜下血肿形成或者流血不止
勿水洗	术后3天内，穿刺部位勿用水洗，以免感染
胸骨柄穿刺	不可垂直进针，不可用力过猛，以防穿透内侧骨板
抽吸	①抽吸骨髓液时，逐渐加大负压 ②细胞形态学检查时，抽吸量不宜过多，否则使骨髓液稀释
立即涂片	骨髓液抽取后应立即涂片
抽不出骨髓液	可能与穿刺位置不佳，未达到骨髓腔，或针管被皮下组织或骨块阻塞，或骨髓纤维化等原因所致

第五节　腰椎穿刺

一、适应证与禁忌证 ☆☆

项目	内容
适应证	①脑和脊髓炎症性及血管性病变的诊断性穿刺 ②阻塞性与非阻塞性脊髓病变的鉴别 ③气脑造影与脊髓造影检查 ④颅内高压早期的诊断性穿刺 ⑤鞘内给药 ⑥腰椎穿刺放出少量血性脑脊液以缓解蛛网膜下腔出血的症状
禁忌证	①颅内占位性病变（尤其是后颅窝占位性病变） ②脑疝或疑似脑疝 ③腰穿处局部感染或脊柱病变

二、准备工作 ☆☆

腰穿包、手套、闭式测压表或玻璃测压管、碘伏、乙醇、棉签、胶布、2%的利多卡因，需作培养者备培养瓶。

三、操作步骤 ☆☆☆

项目	内容
体位	患者取侧卧位于操作床，其背部和床面垂直，头颈向前屈曲，屈颈抱膝，以增加脊柱前屈，使椎间隙张开，利于进针
穿刺点	通常选用腰椎3～4间隙，做好标记
消毒、铺巾	①自中线向两侧常规消毒皮肤，直径至少15cm ②打开穿刺包，戴无菌手套，检查器械，铺无菌孔巾
麻醉	经穿刺点用2%利多卡因做逐层局部浸润麻醉
腰椎穿刺	①左手拇指按住两个棘突间的皮肤凹陷 ②右手持穿刺针刺入皮下，方向与背平面横轴垂直或略向头端倾斜并缓慢推进 ③当感受到阻力突然减轻时，说明针已穿过硬脊膜，再进少许即可 ④成人进针深度为4～6cm
测压	①拔出针芯，可见脑脊液滴出，接测压管或测压表做压力测定 ②可让患者放松身体，伸直头与下肢，脑脊液压力上升至一定水平时可看到压力随呼吸轻微波动，记录脑脊液压力 ③将测压表取下，用无菌试管接2～4ml脑脊液，送检
拔针	①插入针芯，将穿刺针拔出 ②用碘伏消毒穿刺点，覆盖纱布，胶布固定
术后	嘱患者去枕平卧4～6h

四、注意事项

（一）脑脊液外观区分穿刺损伤 ☆☆☆

项目	内容
正常	无色透明液体
穿刺损伤或出血性病变	血色或粉红色脑脊液
区别方法	①用三管连续接取脑脊液 ②穿刺损伤出血：管中红色依次变淡，最后转清 ③出血性病变：各管皆为均匀一致的血色

（二）脑脊液的正常压力 ☆☆

项目	内容
侧卧位腰椎穿刺的正常压力	0.69～1.76kPa（70～180mmH_2O），或40～50滴/min
提示颅内压增高	超过1.96kPa（200mmH_2O）

（三）腰椎穿刺压颈试验 ☆☆

1. 意义 ☆

了解蛛网膜下腔有无阻塞。

2. 方法 ☆☆

项目	内容
试验方法	①腰椎穿刺成功后，接测压表（管） ②测初压后，助手用拇指和示指同时压迫颈静脉，先轻压，后重压，先压一侧，后压两侧
结果判断	①正常人在两侧被压迫后，脑脊液压力可上升0.98～2.93kPa（100～300mmH_2O） ②松手后又会降至初压水平，称压颈试验通畅（梗阻试验阴性） ③松手后不上升或不降至初压水平称压颈试验不通（梗阻试验阳性）

3. 禁忌证 ☆☆

脑出血或颅内压明显增高者，禁做此试验。

第六节 股静脉穿刺术

一、目的 ☆

- 急救时输液、输血
- 采取血标本
- 必要时可经股静脉下腔静脉置管进行长期输液

二、穿刺部位 ☆☆☆

股静脉位于股三角股鞘内，穿刺点位于腹股沟韧带下方中点触及股动脉搏动，紧靠股动脉内侧0.5～1.0cm处。

三、准备工作 ☆☆

项目	内容
器械	①治疗盘内放皮肤消毒剂、无菌持物钳、棉签、弯盘、无菌干燥10ml注射器及7～8号针头、试管、输血或输液用物 ②如行股静脉插管则准备静脉内导管，也可选择口径合适的穿刺针内置式导管或蝶形穿刺针，尤其是儿童
患者	向患者及家属做好解释工作以取得合作

四、操作步骤 ☆☆☆

项目	内容
体位	①患者仰卧，将一侧大腿外旋，小腿屈曲成90° ②穿刺侧臀下垫一小沙袋或小枕
消毒、铺巾	①如仅需采取血样或一次性注射给药：常规消毒穿刺部位皮肤，操作者戴无菌手套 ②如需中心静脉置管时：操作者应穿无菌手术衣，戴无菌手套、帽子和口罩，患者全身铺无菌单，眼保护，穿刺部位消毒、铺无菌巾及孔单

续表

项目	内容
穿刺	①左手示指在腹股沟韧带中部，扪准股动脉最明显处并固定 ②右手持注射器，针尖与皮肤呈45°，在股动脉内侧0.5~1.0cm处刺入 ③缓缓将空针上提并抽吸活塞，见抽出暗红色血液后，立即固定针头位置 ④可使用超声对静脉进行定位及引导穿刺
拔针	①如需注射药物：注射完毕后迅速拔针，局部用无菌纱布加压止血至不出血为止 ②如需采血：采血后拔出针头，把抽取的血液标本顺管壁缓慢注入标本管，贴标签送检 ③如需长期输液：应经穿刺径路引入导管放置于股静脉或下腔静脉

五、注意事项

项目	内容
无菌操作	严格无菌操作，以防感染
抽出为鲜红色血液	①提示穿入股动脉，应立即拔出针头 ②用无菌纱布紧压穿刺处5~10分钟，直至无出血为止
其他	①抽血或者注射完毕之后，立即用无菌纱布压迫数分钟，以免引起局部出血或血肿 ②尽量避免多次反复穿刺，以免形成血肿

第七节　心包穿刺

一、适应证与禁忌证 ☆☆

项目	内容
适应证	①抽液检查确定积液性质及病原 ②化脓性心包炎穿刺排脓 ③大量积液有压塞症状时放液治疗 ④心包腔内注射药物
禁忌证	①出血性疾病 ②不能配合的患者 ③如果抽出的液体为血液，则应立即停止抽吸，并严密观察有无心脏压塞征象出现

二、准备工作 ☆☆

器械：心包穿刺包、手套、棉、乙醇、碘酊、胶布、局麻。术前宜行X线及（或）超声检查，以便决定穿刺部位及估计积液程度；积液量少者不宜行穿刺术。

项目	内容
患者	①向患者说明穿刺的目的，并嘱患者穿刺时勿咳嗽或深呼吸 ②请患者签署手术同意书
X线和/或超声检查	①术前行X线和/或超声检查，以决定穿刺部位及估计积液程度 ②积液量少者不宜施术

续表

项目	内容
器械	①心包穿刺包：12或16号带有乳胶管的胸腔穿刺针、小镊子、止血钳、5ml注射器及针头、50ml注射器、纱布、孔巾和换药碗，无菌标本管 ②手套、棉签、聚维酮碘、75%乙醇、胶布、局部麻醉药 ③如需心包腔内注射药物，应同时准备
其他	备心脏监护仪、除颤仪，以应急需

三、操作步骤 ☆☆☆

项目	内容
体位	①患者取半卧位，嘱患者穿刺时勿咳嗽及深呼吸 ②必要时术前可给予适量的镇静剂
常用穿刺部位	①心前区穿刺：于左第5、第6肋间隙心浊音界内侧进针，向后、同内指向脊柱方向刺入心包腔 ②胸骨下穿刺：胸骨剑突与左第7肋软骨交界处之下作穿刺点，穿刺方向同腹壁成45°，针刺向上、后、稍向左而入心包腔的后下部
消毒、铺巾	①用碘酊、酒精在穿刺部位进行常规消毒，解开穿刺包，戴上无菌手套 ②检查穿刺包内器械，铺无菌孔巾
麻醉	在穿刺点用2%的利多卡因进行皮肤至心包外层的局部麻醉
穿刺	①用止血钳夹住穿刺针后的橡皮胶管 ②左手固定穿刺部位皮肤，右手持穿刺针穿刺
抽液	①穿刺针尖入皮下后，助手将注射器与穿刺针后的橡胶管相连接，松开橡皮管上的止血钳，缓慢抽吸成负压 ②当穿刺针入心包腔之后，胶管内立即充满液体，此时即停止进针，以免触及心肌或损伤冠状动脉
其他处理	①将抽出的液体装在两个试管中，送检 ②术毕，拔出针头，局部覆盖纱布，胶布固定

四、注意事项 ☆☆

项目	内容
术前	超声波检查明确诊断，排空小便
穿刺部位	宜左不宜右，宜下不宜上，宜外不宜内，宜直不宜斜
进针速度	要慢
术中密切观察	①观察患者的脉搏、面色、心律、心率变化 ②如有虚脱等情况，应立即停止穿刺，将患者置于平卧位，并给予适当处理
术后	静卧，24h内严密观察脉搏、呼吸及血压情况
抽液	①速度宜缓慢，首次抽液量以100ml左右为宜，以后每次抽液300～500ml，避免抽液过多导致心脏急性扩张 ②助手应注意随时夹闭胶管，防止空气进入心包腔

第八节　耻骨上膀胱穿刺术

一、适应证与禁忌证 ☆☆

项目	内容
适应证	①急性尿潴留、导尿未成功或无导尿条件者 ②需穿刺法置管建立膀胱造瘘者
禁忌证	①膀胱未充盈者 ②有下腹部手术史，腹膜反折与耻骨粘连固定者

二、准备工作 ☆☆

项目	内容
器械	膀胱穿刺包、手套2副、治疗盘（2%碘酊、75%乙醇、胶布、局部麻醉药）、引流瓶或引流袋
操作者	①术前应行清洁手消毒 ②应向患者说明手术的必要性和与手术相关的注意事项，并签写手术同意书

三、操作步骤 ☆☆☆

项目	内容
卧位	仰卧位，可不剃毛
消毒、铺巾	下腹部用2%碘酊、75%乙醇消毒，术者戴手套，铺巾，检查器械用物
麻醉	在耻骨联合上2横指中线处作局部麻醉达膀胱壁
皮肤小切口	在膀胱膨胀最明显处，通常在耻骨联合上3cm左右作一皮肤小切口，长约0.5～1cm
穿刺膀胱	皮肤切开之后，先用腰穿针垂直或者斜向下刺入膀胱，抽得尿液之后退出腰穿针，再同法按原路径把套管针刺入膀胱
置入气囊导尿管	①将套管芯拔出，立即将气囊导尿管经套管插入膀胱内，拔出套管 ②导尿管留置于膀胱内，气囊内注入生理盐水10ml左右，以防导尿管脱出 ③皮肤切口在管旁用丝线缝合1针并固定导尿管

四、注意事项 ☆☆

- 严格掌握适应证及禁忌证
- 穿刺前必须确定膀胱已极度充盈
- 严格无菌操作，防止感染发生
- 穿刺点切忌过高，以免误刺入腹腔
- 穿刺针方向必须斜向下、后方，且不宜过深，以免误伤肠管
- 抽吸尿液时，应固定好穿刺针，防止摆动并保持深度
- 膀胱穿刺后，应及时安排下尿路梗阻的进一步处理
- 尽量避免反复膀胱穿刺
- 膀胱穿刺术后，应适当使用尿路抗感染药

第九节　动脉穿刺

一、目的 ☆

取血做动脉血气分析或细菌培养、进行动脉冲击性注射治疗。

二、适应证与禁忌证 ☆☆

项目	内容
适应证	①严重休克需急救的患者，通过静脉快速输血后情况未见改善，须经动脉提高冠状动脉灌注量及增加有效血容量 ②麻醉或手术期及危重患者持续监测动脉血压及和/或血液气体分析 ③施行特殊检查或治疗，如血气分析、选择性血管造影及治疗、心导管置入、血液透析治疗等
禁忌证	①慢性严重心、肺或者肾脏疾病、晚期肿瘤 ②周围皮肤炎症或动脉痉挛及血栓形成 ③有出血倾向者

三、准备工作 ☆☆

项目	内容
患者准备	①了解、熟悉患者病情 ②做好解释工作，争取清醒患者配合 ③穿刺前应评估近端动脉搏动，证实无血栓形成 ④如果部位需要，可先行局部备皮

续表

项目	内容
用物准备	①一般用物：备无菌盘、无菌手套、切开包、消毒麻醉用品穿刺针、导引导丝及动脉留置导管、0.4%枸橼酸钠生理盐水或者肝素生理盐水冲洗液等 ②动脉留置针：成人选用18G～20G，小儿22G，婴儿24G ③固定前臂用的托手架 ④无菌肝素冲洗液（2.5～5U/ml） ⑤测压装置及测量工具（三通接头、压力换能器和监测仪）

四、穿刺部位 ☆☆

最常用的是桡动脉。必要时，可据情选用锁骨下动脉、肱动脉、股动脉、足背动脉。

五、操作步骤（以桡动脉穿刺为例）☆☆☆

项目	内容
穿刺点选定	①术者戴好帽子口罩，立于患者穿刺侧，戴无菌手套 ②以左手示指和中指在桡侧腕关节上2cm动脉搏动明显处固定欲穿刺的动脉，此处就是桡动脉穿刺点
患者体位	①取仰卧位，左上肢外展于托手架上，穿刺者位于穿刺侧 ②患者手臂外展20°～30°，手掌朝上，把塑料小枕置于患者腕下，使腕关节抬高5～8cm，保持关节处于过伸状态
消毒与麻醉	①消毒范围应较广，直径至少8cm，消毒后铺无菌孔巾 ②麻醉可选择局部浸润麻醉或静脉麻醉
动脉穿刺	①右手持用肝素生理盐水冲洗过的注射器 ②在选定的穿刺点以与桡动脉成45°～90°刺入，并朝向心方向缓慢进针 ③当发现针芯有回血时，再向前推进1～2mm固定针芯，这时套管尾部应向外搏动性喷血，即说明穿刺成功
采血或注射药液	用左手固定原穿刺针的方向及深度，右手以最大速度采血或注射药液，然后根据需要或拔针、或连接测压装置
拔针	拔针后局部需压迫5分钟以上

六、注意事项 ☆☆

- 必须严格无菌操作，以防感染
- 若抽出暗黑色血液表示误入静脉，应立即拔出，压迫穿刺点3～5分钟
- 一次穿刺失败，切勿反复穿刺，以防损伤血管
- 穿刺后妥善压迫止血，防止局部血栓形成

考点精练

一、选择题

（一）A型题

1. 以下哪项禁做骨髓穿刺
   A. 显著血小板减少　　B. 重度贫血　　C. 粒细胞缺乏症
   D. 血友病　　E. 恶性组织细胞病
2. 胸腔穿刺抽液引起急性肺水肿是因为
   A. 胸膜超敏反应
   B. 抽液过多、过快，胸膜腔内压突然下降
   C. 穿刺损伤肺组织
   D. 穿刺损伤肺血管
   E. 空气栓塞
3. 气胸做胸腔闭式引流放置引流管的部位为
   A. 锁骨中线第2肋间　　B. 锁骨中线第3肋间　　C. 腋前线第4肋间
   D. 腋前线第5肋间　　E. 胸骨旁线第4肋间
4. 气胸抽气减压应选取患侧腋中线4～5肋间或
   A. 锁骨中线第1肋间　　B. 锁骨中线第2肋间　　C. 锁骨中线第3肋间
   D. 锁骨中线第4肋间　　E. 锁骨中线第5肋间
5. 有关胸腔穿刺的方法，以下哪项不正确
   A. 穿刺抽液时，穿刺点取浊音明显部位，一般取肩胛线第7～第9肋间隙或腋中线第6～第7肋间
   B. 抽液量每次不超过1000ml
   C. 穿刺时应沿肋骨下缘进针
   D. 穿刺抽气时，穿刺点取患侧锁骨中线第2肋间
   E. 抽气量每次可大于1000ml
6. 以下穿刺部位，哪项不正确
   A. 股静脉穿刺点在腹股沟韧带下方紧靠股动脉外侧0.5cm处
   B. 动脉穿刺常选用股动脉、肱动脉或桡动脉
   C. 颈内静脉穿刺，在胸锁乳突肌锁骨头、胸骨头与锁骨形成的三角区顶部刺入
   D. 锁骨下静脉穿刺，在右锁骨下缘中点或内中1/3或外、中1/3交界处刺入
   E. 颈内静脉穿刺在颈部中段，颈总动脉外侧刺入
7. 诊断性腹腔灌洗，穿刺点取在
   A. 脐处偏右　　B. 脐处偏左　　C. 左侧腹壁
   D. 右侧腹壁　　E. 腹中线上

（二）X型题

1. 胸腔穿刺抽液常选穿刺部位有

A. 腋后线7～8肋间　　B. 胸骨旁线6～8肋间　　C. 肩胛下角线7～9肋间

D. 腋中线6～7肋间　　E. 腋前线5～6肋间

2. 腰椎穿刺常见的适应证有

A. 阻塞性和非阻塞性脊髓病变的鉴别

B. 脑和脊髓炎症性及血管性病变的诊断性穿刺

C. 气脑造影和脊髓腔碘油造影

D. 颅内高压早期的诊断性穿刺

E. 腰椎穿刺放出少量血性脑脊液以缓解蛛网膜下腔出血的症状

3. 闭式胸膜腔插管引流术的指征包括

A. 开胸手术者　　B. 脓胸、脓气胸经反复抽吸无效者

C. 气、血胸经反复抽吸无效者　　D. 中等量以上血胸

E. 脓胸并存支气管胸膜瘘者

4. 放腹水过程中，常见的并发症有

A. 虚脱　　B. 血浆蛋白丢失　　C. 水盐代谢失衡

D. 休克　　E. 肝性脑病

二、填空题

1. 成人骨髓穿刺一般选________为穿刺点，2岁以下婴幼儿通常选________为穿刺点。

2. 耻骨上膀胱穿刺引流术，穿刺部位应选择在________。

3. 胸腔穿刺抽液量首次不超过________，以后每次不超过________。

4. 心包穿刺首次抽液量以________左右为宜，以后每次抽液________。

5. 心包穿刺抽液，一般每次不宜超过________，是由于一次抽液过多可引起________增加，导致________。

6. 心包穿刺常用穿刺部位有________和________。

三、判断题

1. 抽吸骨髓液作细胞形态学检查时，抽吸量应尽可能多。

四、简答题

1. 胸腔穿刺抽液的注意事项。

参考答案

一、选择题

（一）A型题

1. D　　2. B　　3. A　　4. B　　5. C　　6. A　　7. E

（二）X型题

1. ACDE　　2. ABCDE　　3. ABCDE　　4. ABCDE

二、填空题

1. 髂前上棘　胫骨粗隆前下方

2. 耻骨联合上2横指中线处

3. 600ml　1000ml

4. 100ml　300～500ml

5. 500ml　回心血量　急性肺水肿

6. 心前区　胸骨下

三、判断题

1. ×

四、简答题

1.（1）胸腔穿刺抽液量过多、过快会引起胸腔内压突然下降，肺血管扩张，液体渗出增多，可导致急性肺水肿。因此，胸腔穿刺抽液量，首次不宜超过600ml，以后不宜超过1000ml。（2）抽液过程中若出现头晕、面色苍白、出汗、心悸以及胸部压迫感或剧痛、血压下降、肢冷、脉细、昏厥等胸膜反应表现，应立即停止抽液，让患者平卧。观察血压、脉搏的变化。必要时皮下注射0.1%肾上腺素0.3～0.5ml，或静脉注射葡萄糖。

第三章　插管术

考点精讲

第一节　插胃管术

一、目的 ☆

经胃肠减压管引流出胃肠内容物，为腹部手术做术前准备

不能经口进食的患者，由胃管灌入流质食物，确保摄入足够的营养、水分和药物，以利早日康复

二、适应证与禁忌证 ☆☆

项目	内容
适应证	①胃液检查、钡剂检查或者手术治疗前的准备 ②昏迷、极度厌食者插管行营养治疗 ③口腔及喉手术等需保持手术部位清洁者 ④胃扩张、幽门狭窄及食物中毒 ⑤灌注药物，如止血药
禁忌证	①严重的食管静脉曲张，腐蚀性胃炎 ②食管或贲门狭窄或梗阻，鼻腔阻塞，严重呼吸困难

三、准备工作 ☆☆

项目	内容
器械	消毒胃管、弯盘、镊子、50ml注射器、纱布、治疗巾、石蜡油、棉签、胶布、夹子及听诊器、压舌板、手电筒
患者	训练患者插管时的动作，确保插管顺利进行
检查	①胃管是否通畅，长度标记是否清晰 ②鼻腔通气情况，选择通气顺利的一侧鼻孔插管

四、操作步骤 ☆☆☆

项目	内容
体位	有义齿取下义齿，患者取坐位或半卧位，无法坐起取右侧卧位，昏迷病人取去枕平卧位，头向后仰

续表

项目	内容
插管	①在胃管前段涂上石蜡油润滑 ②一手用纱布托住胃管，一手持镊子夹住胃管前段 ③沿一侧鼻孔缓慢插入鼻管10～15cm（咽喉部）时，清醒病人：嘱患者做吞咽动作，同时将胃管送下；昏迷病人：左手将病人头托起，使下颌靠近胸骨柄，缓缓插入胃管 ④插入深度为45～55cm ⑤然后用胶布固定胃管于鼻翼处
检查胃管是否在胃内	①抽：在胃管末端用注射器抽吸，有胃液抽出，则已插入胃内 ②听：注射器向胃管内注入少许空气，同时用听诊器在胃部听诊，若有气过水声，表示胃管已插入胃内 ③看：胃管末端放在水中，应无气泡逸出，如果有气泡连续逸出，且与呼吸相一致，表示误插入气管内
固定	确定胃管在胃内后，将胃管末端折叠，用纱布包好，用夹子夹住

五、注意事项 ☆☆

- 胃扩张、幽门梗阻者，应选用较粗的胃管接负压吸引器
- 长期鼻饲者，普通胃管每周更换一次，硅胶胃管每月更换一次
- 留置胃管期间，应经常巡视，以免患者胃内容物反流或呕吐物误吸

第二节　导尿术

一、目的 ☆

- 为尿潴留患者引流出尿液，以减轻痛苦
- 协助临床诊断
- 为膀胱肿瘤患者进行膀胱内化疗

二、适应证与禁忌证 ☆☆

项目	内容
适应证	①无菌法取尿标本 ②解除急慢性尿潴留 ③检查残余尿量 ④测定膀胱容量与膀胱内压力改变，测定膀胱对冷热刺激的感觉及膀胱本体觉 ⑤鉴别膀胱是否破裂 ⑥进行尿道或膀胱造影 ⑦危重患者观察尿量变化 ⑧产科手术前的常规导尿、大型手术中持续引流膀胱及观察尿量 ⑨下尿路动力学检查 ⑩膀胱内药物灌注或膀胱冲洗 ⑪评估尿道狭窄，了解少尿或无尿原因
禁忌证	急性尿道炎、急性前列腺炎、急性附睾炎、月经期、尿道断裂

三、准备工作 ☆☆

项目	内容
患者准备	理解导尿目的，主动配合
用物准备	①治疗车上层：导尿包、持物钳、无菌引流袋、胶布制作、无菌试管、一次性垫巾或小橡胶单和治疗巾一套、纱布及便盆、手消毒液 ②治疗车下层：生活垃圾桶、医疗垃圾桶 ③如果导尿是为做下尿路特殊治疗或检查时，还应做好相应的器械及药品的准备

四、操作方法

（一）女患者导尿术 ☆☆☆

项目	内容
查对	备齐用物推至床边，查对床号、姓名、腕带，向患者做好解释工作，使其配合操作
清洗	嘱患者清洗外阴，或者协助重症患者清洗
体位	①患者取屈膝仰卧位，脱去一侧裤腿，盖另一侧腿部 ②两腿略向外展，露出外阴，对侧腿部用棉被或毛毯遮盖，注意保暖
消毒、铺巾	①在臀下垫橡胶单和治疗巾 ②打开会阴消毒包，一手戴手套，一手持血管钳夹消毒液棉球消毒会阴，顺序由内向外，自上而下，每个棉球限用1次 ③污棉球及手套放弯盘内移至车下
无菌区	①将无菌导尿包放在患者两腿之间，按无菌操作技术原则打开治疗巾 ②戴无菌手套，铺孔巾，铺在病人会阴处并暴露会阴部，使孔巾与导尿包包布连接形成一无菌区
消毒	①按操作顺序排列无菌用物 ②用液状石蜡棉球润滑导尿管前段，根据需要将导尿管和集尿袋的引流管连接，取消毒液棉球放入弯盘内 ③把另一弯盘移近外阴处，一手分开并固定小阴唇，一手持血管钳夹消毒液棉球自上而下，分别消毒尿道口及双侧小阴唇、尿道口（内→外→内），每个棉球限用一次 ④用过的血管钳、棉球置弯盘内移至床尾
插管	①一手继续固定小阴唇，一手将盛导尿管的弯盘置于孔巾口旁 ②用血管钳持导尿管对准尿道口轻轻插入4～6cm ③见尿液流出再插入1cm左右（气囊导尿管再插入3～4cm），松开固定小阴唇的手，下移固定导尿管，将尿液引入集尿袋内
固定导尿管	①需留置导尿管者，要妥善固定导尿管 ②带气囊导尿管固定法：把导尿管插入膀胱之后，向气囊内注入一定液体后，气囊膨大可将导尿管头端固定于膀胱内，防止尿管滑脱
导尿完毕后的处理	①导尿完毕，拔出导尿管或根据需要留置导尿管 ②撤去用物，擦净外阴，协助患者穿好裤子，取舒适体位，整理床单位及用物 ③与患者交流，了解患者对导尿的反应，依据患者具体情况进行健康教育 ④做好记录，送检标本

（二）男患者导尿术 ☆☆☆

用物准备、患者导尿体位及消毒方法同女患者。

项目	内容
外阴清洗	①操作者戴一次性手套，一手持止血钳夹消毒棉球消毒阴阜、阴茎、阴囊 ②一手用无菌纱布裹住阴茎，把包皮向后推，暴露尿道口，自尿道口向外向后旋转消毒尿道口、龟头及冠状沟，一个棉球限用一次 ③外阴清洗完毕脱手套
无菌区	①取无菌导尿包放于患者两腿之间依次打开 ②戴无菌手套，铺孔巾，铺在病人外阴处并暴露阴茎，孔巾下缘连接包布构成一无菌区
消毒	①润滑导尿管前段置于弯盘内，将导尿管和集尿袋的引流管连接 ②一手用纱布裹住阴茎，自尿道口向外旋转的方法消毒尿道口、龟头及冠状沟 ③用过的棉球及血管钳放入弯盘内移开
插管	①一手持止血钳夹导尿管轻轻插入尿道20～22cm，见尿液流出，再插入1～2cm ②把尿液引入集尿袋内 ③如需留取尿液作培养，用试管或培养器留取中段尿5ml，止血钳夹紧导尿管 ④如使用带气囊导尿管，则应在插入导尿管见尿液留出后，再插入7～10cm
固定	①如需留置导尿管者，要妥善固定导尿管 ②带气囊导尿管固定法：把导尿管插入膀胱之后，根据导尿管上注明的气囊容积向气囊内注入向气囊内注入等量的无菌溶液，轻拉导尿管有阻力感，以证实导管已固定于膀胱内
导尿完毕后的处理	①拔除导尿管 ②撤下孔巾，用纱布擦净外阴部，脱手套 ③协助穿裤，撤去绒毯、橡胶单及治疗巾，整理床单位及用物 ④护士洗手，作记录，留置尿标本者，将尿标本贴好标签后送检

五、注意事项 ☆☆

项目	内容
消毒	用物必须严格消毒灭菌，按照无菌操作进行，以防尿路感染
导尿管的选择及插管	①选择光滑、通畅、粗细适宜的导尿管 ②老年女性尿道口回缩，插管时应仔细观察、辨认，避免误入阴道 ③插管动作应轻柔，以免损伤尿道黏膜 ④同时要注意保护患者自尊，耐心解释，操作环境要有遮挡
误入阴道	为女患者导尿时，如误入阴道，应更换导尿管重新插入
膀胱高度充盈且又极度虚弱	①第一次放尿不应超过1000ml ②大量放尿，使腹腔内压力突然降低，血液大量滞留在腹腔血管内，可能导致血压下降而虚脱 ③膀胱内突然减压，导致膀胱黏膜急剧充血和微血管破裂而发生血尿

六、留置导尿管的护理 ☆☆

项目	内容
导尿管应用胶布妥善固定	①男性患者导尿管固定时，应防止阴茎嵌顿 ②女性患者导尿管固定时，应避免将阴道口封闭

续表

项目	内容
尿道口护理	①定期更换导尿管，一般导尿管一周更换一次，乳胶导尿1个月左右更换一次） ②女病人用消毒棉球擦拭尿道口及外阴，男病人擦拭尿道口、龟头及包皮，每天1～2次。排便后及时清洗肛门及会阴部皮肤
引流袋	注意观察并及时排空集尿袋内尿液，并记录尿量。通常每周更换集尿袋1～2次，若有尿液性状、颜色改变，需及时更换
多饮水	鼓励患者每日摄入2000ml以上水分（包括口服和静脉输液等），达到冲洗尿道的目的

第三节 吸 氧

一、适应证 ☆☆

- 通气不足及通气血流比例失调
- 弥散功能障碍：肺广泛纤维化、肺水肿等
- 右向左分流，如先天性心脏病
- 其他原因引起的缺氧，如一氧化碳中毒等

二、准备工作 ☆☆

器械：氧气瓶、氧气流量表、湿化瓶、扳手、氧气管鼻塞或鼻导管、棉签、胶布。

三、操作步骤 ☆☆☆

项目	内容
装表	①先将氧气筒置于氧气架上，打开总开关（逆时针转1/4周），使少量气体从气门处流出，遂即迅速关上（顺时针），达到避免灰尘吹入氧气表、清洁气门的目的 ②将氧气表稍向后倾置于氧气筒气门上，用手初步旋紧，再用扳手拧紧，使氧气表直立于氧气筒旁 ③连接湿化瓶 ④确认流量开关呈关闭状态，打开总开关，再打开流量开关，检查氧气装置无漏气、流出通畅，关紧流量开关，推至病室待用
输氧	①清洁双侧鼻腔并检查 ②将鼻导管与湿化瓶的出口相连接 ③将流量表开关打开，把鼻塞或鼻导管放入水中，检查氧气流出是否通畅，调好氧流量 ④将鼻氧管插入病人鼻孔1cm，将导管环绕病人耳部向下放置并调节松紧度 ⑤记录给氧时间、氧流量、病人反应 ⑥观察缺氧症状、实验室指标、氧气装置无漏气并通畅、有无氧疗不良反应
停氧	①拔出鼻导管，体位舒适 ②先关流量表开关，再关储氧瓶开关，然后打开流量表开关，放出余氧，再关此开关，最后卸表

四、注意事项 ☆☆

为防止由于吸氧造成呼吸抑制，严重CO_2潴留患者，呼吸中枢对CO_2敏感性降低，抑制了患者的自主呼吸，导致呼吸变浅、变慢甚至停止，肺泡通气量减少，CO_2潴留加重，应控制性给氧。

第四节 气管插管术

一、适应证与禁忌证 ☆☆

项目	内容
适应证	①全身麻醉 ②抢救心跳骤停 ③呼吸衰竭、呼吸肌麻痹或呼吸抑制需要机械通气者
禁忌证	①喉头水肿、气道急性炎症及咽喉部脓肿 ②胸主动脉瘤压迫气管、严重出血体质者，应加倍谨慎

二、准备工作 ☆☆

器械：麻醉喉镜、带充气套囊的气管导管、衔接管、导管管芯、牙垫、喷雾器、吸引装置、麻醉机或呼吸器、氧气。

三、操作步骤 ☆☆☆

项目	内容
明视经口气管内插管法	患者仰卧，将患者头位垫高10cm，使经口、咽、喉三轴线接近重叠
患者体位	①术者位于患者头端，右手推患者前额，使头部在寰枕关节处极度后伸 ②若未张口，用右手推下颌，并用示指拨开下唇，防止喉镜置入时下唇被卷入挤伤
置入喉镜	①沿患者右侧口角置入麻醉喉镜，把舌体挡向左侧，镜片移至正中，可看到悬雍垂 ②沿舌背弧度把镜片再稍向前置入咽部，即可见到会厌
显露声门	把镜片向前推进至会厌谷，再上提喉镜，使会厌向上翘起，紧贴镜片而显露声门
麻醉	清醒气管插管需用1%丁卡因或2%利多卡因喷洒口咽部，实施表面麻醉
插管	右手持笔式持气管导管，沿患者右口角置入，导管前端对准声门后，轻柔地插入气管内，将导管管芯拔出
固定	把牙垫插入磨牙间紧贴导管处，退出喉镜，牙垫侧翼放于牙齿与口唇之间
确认插入	导管套囊充气，触摸套囊弹性似鼻尖后，接麻醉机或呼吸器，听诊双肺呼吸音，确认导管插入气管内且位置适当，以胶布将气管导管与牙垫妥善固定

四、注意事项 ☆☆

- 切忌在放牙垫之前取出喉镜
- 根据解剖标志循序推进喉镜片以显露声门，以免推进过深或太浅
- 存在咽喉反射的患者，适当喷雾作表面麻醉
- 喉镜着力点始终放在喉镜片的顶端，并采用上提喉镜的手法，严禁将上门齿作为支点
- 导管插入声门必须轻柔，避免使用暴力
- 完成插管后，要确认导管在气管内并核对导管插入深度，以免误插入食管或支气管

考点精练

一、选择题

（一）A型题

1. 留置导尿管更换的间隔时间是

A. 2天　　B. 3天　　C. 2～4天

D. 5～7天　　E. 1～2周

2. 长期鼻饲者，更换一次胃管的时间是

A. 1～2天　　B. 2～3天　　C. 3～4天

D. 4～5天　　E. 一周

3. 有关胃插管术，以下哪项是错误的

A. 在胃扩张、幽门梗阻及食物中毒者可插管进行必要的治疗

B. 对昏迷者，可插管行营养治疗

C. 肠梗阻者可插管进行胃肠减压

D. 对食管静脉破裂出血者，可插管观察有无活动性出血

E. 插管抽吸胃液进行分析

4. 导尿管取尿送培养，通常选取

A. 前段尿　　B. 中段尿　　C. 后段尿

D. 任何一段尿　　E. 以上都不行

（二）X型题

1. 导尿操作，以下哪些正确

A. 男性消毒从尿道口开始

B. 导尿管插入深度为2.5cm

C. 膀胱过度充盈，应立即插入导尿管，快速放尿

D. 女性消毒从大腿内侧开始，由外向内顺序进行

E. 导尿管管径大小适当，成年男性以F24～26为宜

二、填空题

1. 成人胃管插入的深度为________cm。

三、简答题

1. 检查胃管是否在胃内的方法。

参考答案

一、选择题

(一) A型题

1. D　2. E　3. D　4. B

(二) X型题

1. AB

二、填空题

1. 45～55

三、简答题

1. 检查胃管是否在胃内的方法。(1)抽：在胃管末端通过注射器抽吸，有胃液抽出，则已插入胃内。(2)听：用注射器向胃管内注入少许空气，同时用听诊器于胃部听诊，若有气过水声，则表示胃管已插入胃内。(3)看：把胃管末端置于水中，应无气体逸出，若有气泡连续逸出，且与呼吸相一致，表示误插入气管内。

第四章　无菌技术

考点精讲

第一节　基本操作方法

一、无菌持物钳使用法 ☆☆

项目	内容
浸泡	①无菌持物钳应浸泡在盛有消毒液的大口容器内，溶液应浸没钳轴关节以上2～3cm或镊的1/2 ②每个容器只能放1把无菌持物钳（镊） ③有条件者也可使用干燥无菌持物钳，但无菌持物钳与容器应每4小时更换一次
取放与使用	①应闭合钳端，不可触及容器边缘或液面以上的容器内壁 ②使用持物钳时应保持钳端向下，用后立即放回容器中，并将关节松开，将钳端打开
用法	①只能用来夹取无菌物品，不能触碰非无菌物品，也不能用于换药或消毒皮肤 ②到远处取物应连同容器一起搬移，就地取出使用 ③如有被污染或可疑时应及时更换

二、无菌包使用法 ☆☆

项目	内容
取无菌包	核查包外标签（物品名称、灭菌日期、指示胶带是否变色、包布是否干燥等）
放置	无菌包平放在清洁、干燥、平坦处
开包	手只能接触包布外面，依次揭开包布四角，若为双侧包布，手打开外层，无菌持物钳打开内层
取物	用无菌钳夹取所需物品，放在备妥的无菌区
回包	按原折痕包盖
记录	注明开包日期及时间并签名

三、铺无菌盘法 ☆☆

项目	内容
单巾铺盘法	①展开无菌巾（双层，边缘对齐）平铺在治疗盘上。开口边在对（近）侧均可 ②双手捏住无菌巾上层之两角，呈扇形折叠开口边缘向外（无菌面朝上） ③放入无菌物品之后，把无菌巾边缘对合整齐盖严，将开口处向上翻折两次，两边向下翻折一次，露出治疗盘边缘 ④将铺好的治疗盘注明铺盘时间

续表

项目	内容
双巾铺盘法	①取出一治疗盘放在治疗台适当的位置 ②取已用过的无菌巾包，查对开包时间 ③打开无菌巾包，用无菌持物钳取一块无菌巾，按照原痕将包折好 ④双手展开无菌巾，由对侧向近侧平铺于盘上。无菌面向上 ⑤放入无菌物品之后，夹取另一块无菌巾双手展开后由近侧向对侧覆盖于无菌盘上，边缘剩余部分向上反折，不暴露无菌物品

四、无菌容器使用法 ☆☆

项目	内容
打开与夹取	①打开无菌容器盖，盖的内面朝上，平放于桌上 ②夹取无菌物品后立即由近侧向对侧盖严
手托	手托无菌容器底部，不触及容器内面及边缘

五、取无菌溶液法 ☆☆

项目	内容
揭开	仔细检查溶液后，揭开瓶盖，手握瓶签
盖上	先倒出少许溶液冲净瓶口，再由原处倒出适量溶液于容器内，盖上瓶盖，消毒翻转部分后立即盖严
注明	注明开瓶时间

第二节　穿无菌手术衣

一、目的 ☆☆

保证手术中的无菌状态，防止污染。

二、适用范围 ☆☆

任何一种洗手方法，均不能完全消灭皮肤深处的细菌，这些细菌在手术过程中逐渐移行到皮肤表面并迅速繁殖生长，因此洗手之后必须穿上无菌手术衣，戴上无菌手套，方可进行手术。

三、准备工作 ☆☆

- 在穿无菌手术衣与戴无菌手套前，手术人员必须洗手，并经消毒液泡手和晾干
- 无菌手术衣包事先由巡回护士打开，无菌手套亦由巡回护士备好

四、操作方法 ☆☆☆

项目	内容
取出无菌手术衣	①从已打开的无菌衣包内取出一件无菌手术衣，在手术间内找一较空旷的地方穿衣，面朝无菌区穿戴 ②先认准衣领，用双手提起衣领的两角，充分抖开手术衣，注意勿将手术衣的外面对着自己
穿戴	①看准袖筒的入口，将衣服轻轻抛起，双手迅速同时伸入袖筒内，两臂向前平举伸直 ②此时由巡回护士在后面拉紧衣带，双手即可伸出袖口
系好腰带	①双手在身前交叉提起腰带，由巡回护士在背后接过腰带并协助系好腰带和后面的衣带 ②或一侧腰带自己握住，另一侧交由巡台护士持无菌持物钳协助，旋转后接过持物钳夹持的一侧腰带，自行系在腰前

五、注意事项 ☆☆☆

- 穿无菌手术衣必须在手术间内比较空旷的地方进行
- 一旦接触未消毒的物件，立即更换
- 若发现手术衣有破损，应立即更换
- 穿好手术衣后，如手术不能立即开始，应双手插入胸前特制的衣袋中，并选择手术间内较空旷处站立等待

第三节　戴无菌手套

一、目的 ☆☆

防止手术过程中移行到手部生长繁殖的细菌污染手术，保证无菌操作。

二、适用范围 ☆☆

一些小型手术一般不在手术室，而是在床旁进行。进行这类手术时，术者也不需穿无菌手术衣，但必须在洗手后戴无菌手套。

项目	内容
穿刺术	如胸、腹腔穿刺、骨髓穿刺、腰椎穿刺、膀胱穿刺、体表肿块穿刺活检等
切开术	如静脉切开、脓肿切开引流、中心静脉压测定术等
清创术	如清创缝合等

三、准备工作 ☆☆

- 手术人员必须洗手
- 备好无菌手套包

四、操作方法 ☆☆☆

项目	内容
取手套	只能捏住手套口的翻折部，不能用手接触手套外面
戴手套	①对好两只手套，使两只手套的拇指对向前方并靠拢 ②右手提起手套，左手插入手套内，并使各手指尽量深地插入相应指筒末端 ③再把已戴手套的左手指插入右侧手套口翻折部之下，把右侧手套拿稳，然后再把右手插入右侧手套内，最后把手套套口翻折部翻转包盖于手术衣的袖口上

五、注意事项 ☆☆☆

项目	内容
手套的选择	应根据自己手的大小选择合适的手套
戴手套的原则	①未戴手套的手，只允许接触手套内面，不可触及手套的外面 ②已戴手套的手则不可触及未戴手套的手或另一手套的内面
更换	①手套破损须及时更换 ②更换时应以手套完整的手脱去应更换的手套，但勿触及该手的皮肤

第四节　穿脱隔离衣

一、适用范围 ☆☆

- 进入严格隔离病区时
- 检查、护理需特殊隔离患者，工作服可能受分泌物、排泄物、血液、体液沾染时
- 进入易引起院内播散的感染性疾病患者病室及接触需要特别隔离的患者（如大面积烧伤、器官移植和早产儿等）的医护人员

二、准备工作 ☆☆

穿隔离衣前，应戴好帽子口罩，卷袖至前臂以上并行清洁洗手。

三、操作步骤 ☆☆☆

项目	内容
穿衣	①手持衣领取下隔离衣，清洁面朝向自己，把衣领向外折，肩缝对齐，露出袖笼 ②左手伸入袖内并向上抖，同样的方法穿好另一只袖子，两手上举，尽量将衣袖往上抖 ③双手持衣领顺着边缘向后扣好领扣，然后将袖口系好 ④双手在腰带下约5cm处平行向后移动至背后，将身后衣服正面的边缘捏住，使两侧对齐，然后向一侧按压折叠，系好腰带

续表

项目	内容
脱衣	①解开腰带的活结，再解开袖口，在肘部以上把部分袖子塞入工作服袖下，尽量暴露前臂 ②双手在消毒液中浸泡清洗，并用毛刷按前臂、腕部、手掌、手背、指缝、指甲、指尖的顺序刷洗2min，再用清水冲洗干净 ③洗手后拭干，解开衣领；一手伸入另一手的衣袖口，将衣袖拉下包住手，用被袖子遮盖着的手从另一袖的外面拉下袖子，包住手 ④两手于袖内松开腰带，双手先后退出，手持衣领，整理好后，按规定挂好 ⑤如脱衣备洗，应使清洁面在外，卷好隔离衣，投入污衣袋中

四、注意事项 ☆☆

- 隔离衣只能在隔离区域内使用
- 如果传染患者的病种不同，不能共用隔离衣
- 隔离衣应每天更换，若隔离衣被溅湿或清洁面被污染，应立即更换
- 隔离衣应按不同分区正确挂放在指定区域

考点精练

一、选择题

（一）X型题

1. 关于隔离衣的使用，以下哪些说法正确

A. 隔离衣只能在隔离区使用　　B. 使用过的隔离衣，衣领是污染区

C. 护理不同病种的患者不能共用隔离衣　　D. 隔离衣应每天更换

E. 隔离衣弄湿后应立即更换

二、填空题

1. 洗手用氨水的浓度是________%。

三、判断题

1. 戴无菌手套的原则：未戴手套的手只允许接触手套外面，已戴手套的手则不可触及未戴手套的手或另一手套的内面。

参考答案

一、选择题

（一）X型题

1. ABCDE

二、填空题

1. 0.05

三、判断题

1. √

第五章　清创、换药术

考点精讲

第一节　清创缝合术

一、目的 ☆

及时处理伤口，使污染伤口转变成或者接近于清洁伤口，争取达到一期愈合。

二、适应证与禁忌证 ☆☆

项目	内容
适应证	①新鲜创伤伤口在受伤后6～8小时内应予清创缝合 ②伤口污染严重或处理时间已超过伤后6～8小时，可予清创及延期缝合
禁忌证	化脓感染的伤口不宜缝合，可能感染破伤风杆菌的伤口不宜缝合

三、准备工作 ☆☆

项目	内容
器械准备	消毒钳、镊子、持针器、剪刀、引流条、缝合线、外用0.9%氯化钠注射液、纱布、绷带、敷贴、胶布、75%酒精等
手术者	戴口罩、帽子，洗手，戴手套

四、操作步骤 ☆☆☆

项目	内容
清洗去污	①用无菌纱布覆盖伤口 ②剪去毛发，去除伤口周围的污垢油腻（用松节油） ③用生理盐水清洗创口周围皮肤
伤口的处理	①常规麻醉后，消毒伤口周围的皮肤，将覆盖伤口的纱布取掉，铺无菌巾，换手套，穿无菌手术衣 ②检查伤口，清除血块及异物 ③将失去活力的组织切除 ④必要时扩大伤口，以便处理深部创伤组织 ⑤伤口内彻底止血 ⑥再次用无菌生理盐水和双氧水反复冲洗伤口

续表

项目	内容
缝合伤口	①更换手术单、手术器械及手套 ②按组织层次缝合创缘 ③污染严重或有死腔时应置引流物或者延期缝合皮肤
伤口覆盖	伤口覆盖无菌纱布或者敷贴，以胶布固定

五、注意事项 ☆☆

清创时应尽可能地保留重要的血管、神经及肌腱。

第二节　换药术

一、目的 ☆

- 检查伤口愈合情况
- 清除伤口分泌物
- 去除伤口内异物和坏死组织
- 通畅引流，控制感染

二、适应证 ☆☆☆

- 手术后无菌的伤口，若没有特殊反应，3～5天后第一次换药
- 感染伤口，分泌物较多，应每天换药1次
- 新鲜肉芽创面，隔1～2天换药1次
- 严重感染或置引流的伤口和粪瘘等，应根据引流量的多少决定换药的频率
- 烟卷引流伤口，每日换药1～2次，并在术后12～24h转动烟卷，并适时拔除引流，橡皮膜引流常在术后48h内拔除
- 橡皮管引流术后2～3天换药，引流3～7天更换或拔除

三、准备工作 ☆☆

项目	内容
环境	换药前半小时内不要扫地，防止室内尘土飞扬
术者	了解患者的伤口情况，穿工作服，并清洗双手
物品准备	无菌治疗碗两个，无菌敷料，弯盘1个（放污染敷料），镊子2把，剪刀1把，75%乙醇棉球，干棉球，纱布，引流条，盐水，氯亚明棉球，胶布等
患者	嘱患者采取舒适的卧位或坐位，使创口充分暴露

四、操作步骤 ☆☆☆

项目	内容
取下敷料	①用手取下外层敷料（勿用镊子），再用镊子取下内层敷料 ②与伤口粘住的最里层敷料应先用盐水浸湿后再揭，防止损伤肉芽组织或引起创面出血
清洁伤口	①使用两把镊子操作，一把镊子接触伤口，另一把接触敷料 ②用75%酒精棉球清洁伤口周围皮肤，用生理盐水棉球清洁创面，轻沾吸去分泌物 ③清洗时由内向外
分泌物较多且创面较深时	应用生理盐水冲洗，如坏死组织较多，可用消毒液冲洗
高出皮肤或不健康的肉芽组织	①可将其用剪刀剪除，或者先用硝酸银棒腐蚀，再用生理盐水中和，或先用纯石炭酸腐蚀，再用75%酒精中和 ②肉芽组织有较明显水肿时，可用高渗盐水湿敷
包扎固定	一般创面可用消毒凡士林纱布覆盖，在必要时用引流物，上面加盖纱布或敷贴，包扎固定

五、注意事项 ☆☆

项目	内容
无菌观念	①严格遵守无菌操作原则 ②已接触伤口的绷带和敷料，不应再接触无菌换药碗 ③各种无菌棉球、敷料从容器取出后，不得放回原容器内 ④污染的敷料须立即放入污物盘或敷料桶内，一次性使用的器械、敷料等不得重复使用
处理伤口顺序	应先换清洁的伤口，然后再换感染伤口，最后是严重感染的伤口换药
伤口内异物	换药时应注意去除伤口内的异物，如线头、腐肉、渗液、脓液等，防止异物在伤口内积聚
换药动作	应轻柔，以免损伤健康组织
认真洗手	每次换药完毕，须把器械放回指定的位置，认真洗净双手后才能给其他患者换药
换药的频率	根据患者病情及伤口的情况而定

第三节　手术后拆线

一、适应证与禁忌证 ☆

项目	内容
适应证	①无菌手术切口，局部和全身情况无异常，已到拆线时间，切口愈合良好 ②伤口有红、肿、热、痛等明显感染者，应提前拆线
禁忌证（应延迟拆线的情况）	①严重贫血、消瘦以及轻度恶病质者 ②严重失水或水、电解质紊乱尚未纠正者 ③咳嗽没有控制时，胸、腹部切口应延迟拆线 ④老年及婴幼儿患者

二、准备工作 ☆

无菌换药包、小镊子2把、拆线剪、无菌敷料等。

三、操作步骤 ☆☆

项目	内容
取下敷料	将切口上的敷料取下，用酒精棉球由切口向周围皮肤消毒1遍
拆线	用镊子提起线头，把埋在皮内的线段，拉出针眼之外少许，用拆线剪将线剪断，然后用小镊子将线从剪线端拉出
消毒	再用酒精棉球消毒一遍皮肤，覆盖纱布，用胶布将其固定

四、注意事项 ☆☆

各类伤口拆线时间：

项目	内容
面颈部	4～5日拆线
下腹部、会阴部	6～7日
胸部、上腹部、背部、臀部	7～9日
四肢	10～12日，近关节处可延长一些
减张缝线	14日

考点精练

一、选择题

（一）A型题

1. 清创术以下操作哪项是错误的
   A. 伤口周围皮肤用碘酊、乙醇消毒
   B. 伤口周围油污应使用松节油擦去
   C. 切除失去活力的组织和明显挫伤的创缘组织
   D. 深部伤口不宜再扩大
   E. 用无菌生理盐水或双氧水冲洗伤口

2. 新鲜肉芽创面换药应该
   A. 3～5天1次　B. 每天1次　C. 每天1～2次
   D. 隔1～2天1次　E. 2～3天1次

3. 感染伤口换药应该
   A. 3～5天1次　B. 每天1次　C. 每天1～2次
   D. 隔1～2天1次　E. 2～3天1次

（二）B型题

（1～5题共用备选选项）

A. 每日换药1～2次　B. 每天换药1次　C. 隔1～2天换药1次
D. 隔2～3天换药　E. 3～5天后第一次换药

1. 新鲜肉芽创面，应
2. 烟卷引流伤口，应
3. 手术后无菌的伤口，若无特殊反应，应
4. 感染伤口，分泌物较多，应
5. 橡皮管引流术后应

（6～10题共用备选选项）

A. 4～5日　B. 6～7日　C. 7～9日
D. 10～12日　E. 14日

6. 下腹部拆线时间为术后
7. 背部拆线时间为术后
8. 近关节处拆线时间为术后
9. 减张缝线拆线时间为术后
10. 面颈部拆线时间为术后

二、填空题

1. 清创缝合术操作步骤是________、________、________、________。

三、判断题

1. 清创术适用于新鲜创伤的伤口，化脓性感染的伤口或可能感染破伤风杆菌的伤口不宜缝合。

参考答案

一、选择题

（一）A型题

1. D　2. D　3. B

（二）B型题

1. C　2. A　3. E　4. B　5. D　6. B　7. C　8. D　9. E　10. A

二、填空题

1. 清洗去污　伤口的处理　缝合伤口　伤口覆盖无菌纱布或敷贴，以胶布固定

三、判断题

1. √

第六章　急救术

考点精讲

第一节　人工呼吸

一、适应证 ☆☆

各种原因造成的呼吸骤停，如窒息、药物中毒、煤气中毒、呼吸肌麻痹、溺水及触电等患者的急救。

二、操作步骤 ☆☆☆

项目	内容
呼吸方式	可采用口对口、口对鼻、口对口鼻人工呼吸
卧位	患者取仰卧位
呼吸道	清理患者呼吸道，保持呼吸道开放
患者	使患者的头部尽量后仰（仰头抬颌法）（除外怀疑颈椎损伤者），以保持呼吸道畅通
操作	①站在患者头部的一侧，自然吸一口气，一手捏住患者鼻翼，用口包住患者的口部将气吹入，吹气时间不小于1秒 ②送气后救护人员离开患者口部，同时放开捏住的鼻翼，使患者呼气 ③这样反复进行，每6秒一次通气

三、注意事项 ☆☆

- 向患者口中吹气时，两口要对紧，不要漏气，观察患者胸部起伏
- 以免通气过渡造成肺泡破裂

第二节　胸外心脏按压术

一、适应证与禁忌证 ☆☆

项目	内容
适应证	各种原因造成的心搏骤停

续表

项目	内容
禁忌证	①有断头、头部或胸部严重损伤等无法实施复苏操作 ②有不接受复苏的遗嘱 ③死亡时间过长，出现尸斑和尸僵

二、操作步骤 ☆☆☆

项目	内容
按压部位	双乳头连线与胸骨的交点，或胸骨中、下1/3交界处的正中线上
按压动作	①抢救者一手放在另一手的手背上，两手平行重叠日手指交叉互握，下面手的掌根部放在按压部位，手指脱离胸壁 ②双臂绷直，双肩中点垂直于按压部位，借助上半身体重和肩、臂部肌肉的力量垂直向下按压，使胸骨下陷4～5cm（5～13岁3cm，婴幼儿2cm） ③平稳、有规律
按压频率	①80～100次/min ②小儿90～100次/min ③按压与放松时间比例以0.6：0.4为恰当
按压有效的主要指标	①按压时能扪及大动脉搏动 ②患者面色、口唇、指甲及皮肤等色泽转红 ③扩大的瞳孔缩小 ④出现自主呼吸 ⑤神志逐渐恢复，可有眼球活动，睫毛反射与对光反射出现，甚至手脚抽动，肌张力增加

三、注意事项 ☆☆

项目	内容
同时要进行人工呼吸	①在胸外按压的同时要进行人工呼吸 ②不能为了观察脉搏和心率而频频中断心肺复苏 ③按压停歇时间一般不要超过10s，以免干扰复苏成功
有明显的停顿	按压至最低点处，应有一明显的停顿，不能冲击式地猛压或跳跃式按压
放松时	放松时定位的手掌根部不能离开胸骨定位点，但是应尽量放松，务使胸骨不受任何压力
手指勿压在胸壁上	按压时，手指勿压在胸壁上，以免引起肋骨骨折
按压部位	定位要准确

第三节 急救止血法

一、适应证与禁忌证 ☆☆

项目	内容
适应证	①减少手术区内的出血 ②周围血管创伤性出血 ③某些特殊部位创伤性或病理性血管破裂出血，如食管静脉曲张破裂、肝破裂

 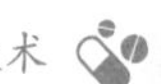

续表

项目	内容
禁忌证	①需要施行断肢再植者或特殊感染截肢者，不用止血带 ②动脉硬化症、糖尿病及慢性肾功能不全者，慎用止血带

二、准备工作 ☆☆

急救包、纱布、纱布垫、三角巾、四头带或绷带、止血带、橡皮管、休克裤、弹性橡皮带、三腔二囊管、气囊导尿管、注射器、0.9%氯化钠注射液及止血药。

三、操作方法 ☆☆☆

项目	内容
手压止血法	①用手指、手掌或者拳头压迫在出血区域近侧动脉干，暂时性控制出血 ②压迫点应选在易于寻找的动脉上
加压包扎止血法	①用敷料覆盖伤口，加绷带缠绕，稍加压力，控制出血 ②不能影响伤部血运
强屈关节止血法	前臂及小腿的动脉出血不能制止，若没有骨折或脱位，立即强屈肘关节或者膝关节，用绷带固定，控制出血
填塞止血法	广泛的深层组织创伤，可用灭菌纱布或者子宫垫填塞伤口，外加包扎固定
止血带法	①适用于四肢大动脉出血 ②橡皮管止血带：常于急救时使用 ③弹性橡皮带：抬高患肢，用橡皮带重叠加压，包绕几圈止血 ④充气止血带：用于四肢活动性大出血或者四肢手术时

四、注意事项 ☆☆

项目	内容
止血带包扎法包扎的部位	①在上肢为上臂上1/3，下肢为股中、下1/3交界处 ②上臂中、下1/3禁用止血带，以免损伤桡神经
止血带的松紧要合适	应以出血停止、远端不能触到脉搏为宜
止血带包扎的时间	最长不宜超过3h
其他	①止血带不能直接缠在皮肤上 ②止血带包扎的时间和部位应标记

第四节　洗胃法

一、适应证与禁忌证 ☆☆

项目	内容
适应证	清除胃内各种毒物、治疗完全或不完全性幽门梗阻及急、慢性胃扩张
禁忌证	腐蚀性胃炎、食管或胃底静脉曲张、食管或贲门狭窄或梗阻以及严重的心肺疾患

二、准备工作 ☆☆

器械：漏斗、洗胃管、镊子、纱布、石蜡油、橡胶围裙、棉签、弯盘、大水罐或大容量容器内盛洗胃液、压舌板、开口器、治疗巾、盛水桶。

三、操作步骤 ☆☆☆

项目	内容
清醒的患者	可先用棉签或压舌板刺激咽喉催吐，减轻洗胃的困难和并发症
患者体位	①取坐位或半坐位，中毒较重者取左侧卧位 ②把橡胶围裙围在患者胸前，如果有活动义齿应先取下，置盛水桶于头，置弯盘在患者口角处
胃内容物取样	①证实胃管已经插入胃内，将漏斗放在低于胃部的位置 ②挤压橡胶球，抽尽胃内容物，留标本送验
洗胃	①把漏斗举至头部以上30～50cm处，将洗胃液慢慢倒入漏斗300～500ml ②当漏斗内只剩少量溶液时，迅速把漏斗降低至低于胃的位置，并倒在水桶中，借助虹吸作用吸出胃内灌洗液 ③若引流不畅时，可挤压橡胶球吸引，排尽灌洗液，高举漏斗，注入溶液 ④如此反复灌洗，直至洗出液澄清无味为止
自动洗胃机操作方法	①插入胃管 ②把配好的胃灌洗液放入塑料桶内。将3根橡胶管分别同洗胃机的药管、胃管和污水管口连接。药管的另一端放入灌洗液桶内，污水管的另一端放入空塑料桶内，胃管的一端和患者洗胃管相连接。将药量的大小调节好 ③接通电源后按下“手吸”键，吸出胃内容物，再按“自动”键，机器就开始对胃进行自动冲洗 ④洗毕，把药管、胃管以及污水管同时放入清水中，按“清洗”键，机器自动清洗各部管腔 ⑤清洗完毕，把胃管、药管以及污水管同时提出，当洗胃机内的水完全排净后，按下“停机”键关机
洗毕后的处理	从胃管注入泻药，拔出胃管，协助患者漱口、洗脸
记录	记录灌洗液的名称及用量，洗出液的颜色和气味，送检标本

四、注意事项 ☆☆

洗胃机洗胃过程中，若发现有食物堵塞管道，水流缓慢、不流或者发生故障，可交替按“手冲”和“手吸”两键，重复冲吸数次直到管道通畅后，再把胃内存留液体吸出。

第五节 呼吸机的使用

一、适应证与相对禁忌证 ☆☆

项目	内容
适应证	①各种原因引起的严重的换气功能障碍及通气不足 ②减少呼吸功耗 ③心肺复苏

续表

项目	内容
相对禁忌证	①未经引流减压的张力性气胸、纵隔气肿 ②重度肺囊肿或肺大疱 ③低血容量性休克未补充血容量之前 ④急性心肌梗死、严重心律失常 ⑤中等量以上的咯血

二、准备工作 ☆☆

检查呼吸机功能、电源和地线、氧气瓶内压力、湿化器。

三、操作步骤 ☆☆☆

项目	内容
选择合适的连接方式和通气方式	①呼吸机与患者连接方式：面罩、气管插管、气管切开 ②通气方式：控制呼吸、辅助呼吸、控制呼吸/辅助呼吸、呼气末正压通气、持续呼吸道正压通气、间歇性强制通气
调试呼吸机	接通电源，打开开关，调试呼吸机送气是否正常至待机状态
连接	把送气管道末端与患者面罩（或气管导管、金属管套）连接好，开始机械通气
听诊	①机械通气开始后，听诊双肺呼吸音两侧是否对称 ②呼吸音双侧对称时，把气囊充气，使气管导管与气管壁之间的空隙紧密
检测	患者的生命体征、血气变化及有无酸碱失衡，始终保持呼吸道通畅
停机	患者恢复自主呼吸后，应及时调整呼吸机模式或停机

四、注意事项 ☆☆

患者自主呼吸恢复、肺部感染得到控制、呼吸道分泌物不多、无严重的肺部疾病或者全身合并症、动脉血氧分压＞50mmHg而二氧化碳分压无明显升高时，可考虑撤机。

考点精练

一、选择题

（一）A型题

1. 小儿胸外按压频率为

A. 80～100次/min　B. 90～100次/min　C. 80～90次/min　D. ＜80次/min　E. ＞100次/min

（二）X型题

1. 以下不能洗胃的情况有

A. 胃扩张　B. 腐蚀性胃炎　C. 幽门梗阻　D. 严重食管胃底静脉曲张　E. 贲门梗阻

2. 以下疾病常用的洗胃液哪些是正确的

A. 有机磷农药敌百虫中毒用碳酸氢钠溶液洗胃

B. 原因不明的急性中毒用温水洗胃

C. 重金属中毒用茶水洗胃

D. 有机磷农药对硫磷（1605）中毒用高锰酸钾洗胃

E. 敌百虫中毒用碳酸氢钠洗胃

3. 急救止血法包括

A. 加压包扎止血法　　B. 手压止血法　　C. 强屈关节止血法

D. 填塞止血法　　E. 止血带法

二、填空题

1. 胸外按压部位选择在________。

2. 骨折急救的目的是：________、________、________。

3. 高浓度给氧指的是吸入的氧浓度为________。

4. 中心静脉压的正常值是________kPa，相当于________cmH_2O。

三、判断题

1. 上肢扎止血带的位置应在上臂中、下1/3区段。

2. 止血带的松紧要合适，包扎的时间最长不宜超过3h。

参考答案

一、选择题

（一）A型题

1. B

（二）X型题

1. BDE　　2. ABC　　3. ABCDE

二、填空题

1. 胸骨中、下1/3交界处的正中线上

2. 防治休克　防止再损伤及污染　创造运送条件

3. 50%～60%

4. 0.59～1.18　6～12

三、判断题

1. ×　　2. √

第七章　内镜检查

考点精讲

第一节　胃镜检查

一、适应证与禁忌证 ☆☆

项目	内容
适应证	①疑似食管、胃十二指肠疾病者 ②上消化道出血原因不明者 ③上腹不适，疑为上消化道病变，其他检查不能确诊者 ④X线、钡餐检查发现胃部病变不能确诊者 ⑤需要随诊的病变如溃疡、萎缩性胃炎、癌前病变以及术后胃等 ⑥疑有食管癌和胃癌患者，胃镜可提高诊断准确率 ⑦上消化道息肉和隆起性病变的诊断及治疗 ⑧通过内镜进行治疗者 ⑨良、恶性溃疡的鉴别
禁忌证	①精神患者及智力障碍等不能合作者 ②存在影响胃镜进入因素者：脊柱严重畸形者、成角畸形、胸主动脉瘤等 ③咽部有急性炎症的患者：患急性咽炎、化脓性扁桃体炎的患者 ④正处在支气管哮喘发作期的患者 ⑤有严重的心血管、肺、脑部疾病的患者：患有心绞痛、心力衰竭者 ⑥疑似胃穿孔、急性溃疡或吞腐蚀剂的急性患者

二、准备工作 ☆☆

项目	内容
患者准备	①禁食：检查前2天应适当减食及停止经口药物，前1天禁食牛奶，宜食软质流食，当天早上禁食、禁水、禁一切药物、禁烟 ②暂缓检查的情况：如果近日有发热、咳嗽、鼻塞、流涕病史应暂缓检查；检查前告知既往病史及药物过敏史 ③为消除患者的紧张情绪，减少胃液分泌和胃蠕动以驱除胃内泡沫，使图像更清晰，在必要时可在检查前20～30min给患者服用镇静剂、解痉剂和祛泡剂 ④为使胃镜顺利通过咽部，检查前应使用咽部麻醉药 ⑤检查前一天禁止吸烟，以免由于咳嗽影响插管，同时还可减少胃酸分泌 ⑥检查前患者应空腹6h以上 ⑦钡餐检查后3天，才能做胃镜检查

续表

项目	内容
仪器准备	①检查器械是否完整无故障 ②为插入顺利，胃镜头端弯曲部分可涂以润滑油

三、操作步骤 ☆☆☆

项目	内容
患者体位	取左侧卧位，两腿弯曲，松开衣领及裤带，将眼镜和活动义齿取下，头微仰，使咽喉与食管在同一条直线上，嘱患者放松，咬好口垫
插管	从咽腔正中插管，嘱患者做吞咽动作，以利插入，直到十二指肠球部，再循序退镜，观察球部、幽门部、胃窦、胃角、胃体、胃底、贲门及食管
其他	①照相和录像 ②根据病变情况确定是否进行病理活检或者脱落细胞学检查 ③慢性胃炎及溃疡病患者进行幽门螺杆菌检查、pH测定等

四、注意事项 ☆☆

项目	内容
操作应轻柔	通过贲门、幽门时应缓慢，切忌粗暴、盲目通过、插入
镜面被黏液污染	影响观察时可给水，将镜面冲洗干净再继续观察
采相	为使图像清晰，应在取活检之前采相
检查后半小时内禁饮食	胃镜检查后半小时内，由于咽部麻醉药仍有作用，在此期间禁饮食，防止误入气管，引发呛咳或吸入性肺炎

五、并发症 ☆☆

项目	内容
咽喉部损伤或舌腭梨状窝血肿	是胃镜检查最常见的并发症，主要是由于麻醉不够或插管粗暴，患者恶心、不合作等因素导致黏膜损伤
下颌关节脱位	主要是因为患者恶心、干呕，张口过度导致的
急性胃胀气	主要是因检查时观察时间过长，注气过多，部分气体进入小肠而导致
对心血管的影响	①通过咽喉部时，可出现短暂的心律失常、ST段变化等心电图改变 ②冠心病患者，可出现心肌梗死、心力衰竭，甚至心跳骤停
消化道穿孔	较少见，常为食管及胃穿孔
出血	常由于食管或胃部原有病变，加上操作粗暴所致
其他并发症	吸入性肺炎、药物不良反应、菌血症、败血症或感染、下颌关节脱臼及腮腺、下颌下腺肿胀等并发症

第二节 结肠镜检查

一、适应证与禁忌证 ☆☆

项目	内容
适应证	①原因不明的下消化道出血，显性出血或者持续性隐性出血而上消化道镜检未见病变者 ②原因不明的腹泻、便秘、大便习惯改变、腹痛、腹胀以及腹部肿块等下消化道症状 ③钡剂灌肠造影阳性或者发现病变不能确诊者 ④钡剂灌肠阴性但有不能解释的结肠症状者 ⑤低位肠梗阻及腹部肿块不能排除肠道疾病者 ⑥结肠息肉性质的确诊 ⑦大肠炎症性疾病的协助诊断 ⑧大肠息肉和早期癌在内镜下的摘除或切除治疗 ⑨大肠癌术后或者息肉摘除后定期随访 ⑩大肠癌的普查 ⑪研究大肠息肉或者炎症性肠病的自然发展史
禁忌证	①各种严重的急性结肠疾病 ②严重的心、肺功能不全，对检查不能耐受者 ③疑有急性腹膜炎或者肠穿孔者 ④妊娠及月经 ⑤严重的原发性高血压、冠心病以及精神病 ⑥腹腔及盆腔术后有广泛粘连者慎用

二、准备工作 ☆☆

项目	内容
空腹与清肠	①检查前3天开始进食流质或少渣半流质饮食，检查当天上午空腹 ②检查前一天晚上服用甘露醇等导泻剂或清洁灌肠以确保肠道的清洁度
沟通	①术前与患者沟通，消除患者紧张情绪 ②过度焦虑的患者，可给予地西泮肌注

三、操作步骤 ☆☆☆

项目	内容
患者体位	取左侧卧位、仰卧位
插入	①把内镜涂上润滑剂，从肛门缓缓插入，循腔进镜，插至回盲部 ②后退镜观察
观察	黏膜的光滑度、色泽、有无溃疡、出血、糜烂、狭窄、憩室或肿块等病变

四、注意事项 ☆☆

项目	内容
操作轻柔	①切忌盲目和暴力推进 ②若看不清肠腔，亦不能盲目插镜，防止损伤肠壁，造成穿孔
不要注入过多空气	注入空气过多，会使肠内张力增大，导致穿孔，尤其是结肠已有病变者
不能过深	结肠镜检时，不能过深，过深或者组织撕拉过多，易导致出血或穿孔
若发生肠穿孔	应密切观察，进行腹部透视，确诊后应及时手术
有出血倾向或疑有血管病变者	一般应避免取活检，若要进行，则需备好止血药

五、并发症 ☆☆

出血、穿孔、腹部绞痛、心血管疾病、中毒性巨结肠、透壁电灼伤综合征。

第三节　膀胱镜检查

一、适应证与禁忌证 ☆☆

项目	内容
适应证	①排泄性尿路造影显影不满意或者难以确诊 ②检查两侧肾盂尿或者测定分侧肾功能 ③确定周围器官病变是否累及泌尿系 ④通过膀胱镜治疗结石、膀胱肿瘤等 ⑤了解膀胱病变或取活检
禁忌证	①急性膀胱炎、尿道炎 ②尿道狭窄 ③病情严重，一般情况较差不能耐受者 ④全身出血性疾病 ⑤月经期 ⑥一星期内不重复做此检查

二、准备工作 ☆☆

- 如果需麻醉，进行常规麻醉前准备
- 排空膀胱，清洁会阴部，剃毛
- 精神紧张焦虑的患者，检查前可给予适量镇静剂
- 检查前饮水400ml左右，以便于观察两肾排出靛胭脂的情况

三、操作步骤 ☆☆☆

项目	内容
体位、消毒、铺巾	患者取膀胱截石位，会阴部消毒，铺巾
麻醉	①采用地卡因尿道黏膜麻醉，不合作者可采用骶椎麻醉，小儿用全麻 ②由尿道口注入黏膜清洁剂
置镜	①男患者先提起阴茎，插入膀胱镜 ②插到尿道球部时，将阴茎及膀胱镜向下倒，使镜体滑入膀胱
取出闭孔器	把闭孔器取出，收集残余尿，冲洗膀胱
观察膀胱	按膀胱三角（包括双输尿管口）→后壁→侧壁→顶泡→前壁的顺序逐一观察
插输尿管导管	成人一般插入25～27cm即可达肾盂
取出镜体	先将膀胱放空，放回闭孔镜，然后轻轻将镜退出，同时应把输尿管导管向膀胱内推进，以免退镜时将导管带出
记录	填写膀胱镜记录单

四、注意事项 ☆☆

项目	内容
麻醉	应充分，尿道注入麻药后应至少保留5min，并充分润滑
患者的配合	缓解患者的紧张情绪，嘱患者放松下腹部、深呼吸，配合医生
把握好方向	操作中应当把握好镜子的方向，逐渐建立良好的方向感
女性尿道的特点	女性尿道短，进镜较容易，但时注意勿滑入阴道
拔管退镜	①软性异物钳需与膀胱镜一同退出，注意尿道的各个弯曲，避免损伤 ②硬质可直接由镜鞘内取出，然后放空膀胱，镜鞘内插入闭孔器退出

五、并发症 ☆☆

血尿、发热、腰痛、尿道损伤、膀胱损伤。

第四节　阴道镜检查

一、适应证与禁忌证 ☆☆

项目	内容
适应证	①宫颈刮片细胞学检查巴氏Ⅲ级或者以上者 ②TBS提示ACS阳性以上和（或）高危HPVDNA阳性者 ③有肿瘤家族史、接触性出血肉眼观没有明显病变者、宫颈外观疑有非典型性增生或早期癌变者 ④外阴及阴道可疑病变 ⑤宫颈、阴道及外阴病变治疗后的复查和评估 ⑥可疑下生殖道湿疣和其他疾病者 ⑦宫颈癌术前了解阴道壁的受累情况

续表

项目	内容
禁忌证	①宫颈局部冷冻、激光、电凝或者药物治疗后，坏死尚未完全脱落时 ②生殖道急性炎症未治疗者 ③月经期 ④检查前1日禁止妇科检查、性生活及阴道冲洗上药

二、准备工作 ☆☆

- 检查前一天禁房事、妇科检查及阴道冲洗、上药
- 检查前禁止各种宫颈手术及治疗
- 检查前应有阴道细胞涂片检查结果，除外阴道毛滴虫、念珠菌、淋菌等炎症
- 有霉菌性或滴虫性阴道炎者应先做抗炎治疗

三、操作步骤 ☆☆☆

项目	内容
患者体位	患者取膀胱截石位，臀部略抬高
充分暴露宫颈阴道部	①用阴道窥器充分暴露宫颈阴道部 ②若需做宫颈刮片，可轻轻刮取宫颈分泌物涂片，不可用力涂擦，防止出血
调整物镜	①打开光源，把物镜调至与被检部位同一水平，调整好焦距，调至物像清晰为止 ②使物镜距外阴约20cm，距宫颈约30cm
观察	①用干棉球轻轻将宫颈分泌物擦拭干净 ②在白光下用10倍低倍镜粗略观察被检部位 ③用3%醋酸棉球涂擦宫颈阴道部，使对病变的境界及其表面形态观察更清楚 ④观察血管时应当加绿色滤光镜片，并放大16～20倍
取活检	最后涂以复方碘液，在碘试验阴性区或可疑病变部位，取活检送病理

四、注意事项 ☆☆

项目	内容
感染、伤口、出血的处理	①下生殖道有严重急性、亚急性感染：应查明原因治疗后再查 ②生殖道有伤口或挫伤：待上皮修复后再查 ③有活动性出血时：止血后再查
检查时间	宜于月经干净后两周内进行，怀疑宫颈癌或者癌前病变者可无时间限制
宫颈管内有病变者	宜在接近排卵期时检查
分段诊断性刮宫	①宫颈刮片找到癌细胞而阴道镜检正常者，应进行分段诊断性刮宫 ②进一步检查宫颈或者宫腔内有无异常
仪器保管	阴道镜仪器报警精密，应严格遵守操作规范，妥善保管
其他	接受阴道镜检查的患者无需禁食、灌肠、剃毛、也不用住院

第五节 支气管镜检查

一、适应证与禁忌证 ☆☆

项目	内容
适应证	①不明原因咯血，需要明确出血部位和咯血原因者，或原因和病变部位明确，但内科治疗无效或反复大咯血而又不能行急诊手术需局部止血治疗者 ②胸部X线片示肿块影、肺不张、阻塞性肺炎、疑为肺癌者 ③胸部X线片阴性，但痰细胞学阳性的“隐性肺癌”者 ④性质不明的弥漫性病变、孤立性结节或肿块，需肺组织做病理切片或细胞学检查者 ⑤原因不明的肺不张或胸腔积液者 ⑥原因不明的喉返神经麻痹和膈神经麻痹者 ⑦不明原因的干咳或局限性喘鸣者 ⑧吸收缓慢或反复发作的肺炎；需用双套管吸取或刷取肺深部细支气管的分泌物做病原学培养 ⑨用于治疗，如取支气管药物、肺化脓症吸痰及局部用药，手术后痰液潴留吸痰、肺癌局部瘤体的放疗和化疗等；支气管狭窄者，可行支气管镜介入治疗 ⑩肺癌手术前评估
禁忌证	①严重的心律失常、心肺功能障碍、频发心绞痛者、新近发生的心肌梗塞 ②活动性大咯血、哮喘大发作、新近上呼吸道感染或高热需待症状控制后再考虑行纤支镜检查 ③全身情况极度衰竭不能耐受者 ④凝血功能严重障碍致无法控制的出血倾向者 ⑤对麻醉药过敏者以及不能配合检查的受检者 ⑥主动脉瘤有破裂危险者

二、准备工作 ☆☆

项目	内容
禁食	术前禁食4～6h
术前检查	①术前全面体检及胸部X光检查 ②高龄或疑有心脏病者，需做心电图 ③肺功能不全者，需做通气功能检查及血气分析 ④有出血倾向者需作凝血时间和血小板计数等检查
消除紧张情绪	向患者说明检查目的、意义、大致过程和配合方法，消除患者紧张情绪、签署知情同意书
阿托品	术前半小时肌注或口服阿托品

三、操作步骤 ☆☆☆

项目	内容
麻醉	①成功的麻醉是支气管镜检成功的关键 ②常用利多卡因作为麻醉剂，可选用雾化吸入或环甲膜穿刺的麻醉方法

续表

项目	内容
体位	患者取卧位
插管	插管可选用经鼻腔插入、经口插入或者经气管套插入的方法
检查完毕的处理	缓缓拔出支气管镜，清洗后消毒备用

四、注意事项 ☆☆

- 通过声门之后，应使镜体尖端保持在气管的中间位，边观察边推进
- 操作应轻柔，并严格遵守操作规范

五、并发症 ☆☆

麻醉药过敏；术中、术后出血；喉头痉挛；呼吸困难、低氧血症、窒息；喘息及气道痉挛；心血管反应；肿瘤气管、支气管内种植转移；气胸；发热；感染。

考点精练

一、选择题

（一）A型题

1. 有关胃镜检查的适应证，不包括

A. 上腹痛原因未明　　B. 呕血原因未明　　C. 胃溃疡性质未明
D. 咯血查因　　E. 锁骨上淋巴结肿大查因

2. 以下不宜做纤维支气管镜检查的是

A. 原因不明的喉返神经麻痹
B. 原因不明的咳嗽
C. 原因不明的咯血
D. 痰检结核分枝杆菌阳性，X线胸片肺无病灶
E. 肺心病并肺门肿大，原因未明，PaO_2 40mmHg

3. 胃镜检查的禁忌证不包括

A. 严重心衰　　B. 溃疡病急性穿孔者　　C. 精神病不合作者
D. 吞腐蚀剂急性期　　E. 食管癌有吞咽梗阻者

4. 不宜通过纤维支气管镜检进行治疗的是

A. 病灶局部药物注射
B. 肿瘤的电凝、电切或激光治疗
C. 取气管、支气管内异物
D. 止血治疗
E. 气胸时经支气管抽气治疗

5. 胃镜检查最常见的并发症为

A. 咽喉部损伤　B. 心力衰竭　C. 急性胃胀气

D. 下颌关节脱位　E. 消化道穿孔

（二）X型题

1. 以下可以通过消化道内镜进行治疗的疾病有

A. 胆道取石　B. 电凝电切息肉　C. 肝癌切除

D. 食管曲张静脉套扎　E. 食管曲张静脉碘化剂治疗

2. 以下哪些情况为膀胱镜检查禁忌证

A. 膀胱肿瘤　B. 尿道狭窄

C. 急性膀胱炎及急性尿道炎　D. 前列腺肥大症

E. 结核性挛缩膀胱

3. 下列哪些疾病可通过膀胱镜检查及尿路逆行造影明确诊断

A. 输尿管透X线结石　B. 输尿管肿瘤　C. 输尿管狭窄

D. 先天性巨输尿管症　E. 肾囊肿

4. 尿道膀胱镜检查可以

A. 尿道膀胱有无结石、肿瘤　B. 取膀胱异物及活检

C. 测定分肾功能　D. 扩张狭窄尿道

E. 膀胱憩室

5. 结肠镜检查的并发症包括

A. 穿孔　B. 出血　C. 腹部绞痛

D. 中毒性巨结肠　E. 透壁电灼伤综合征

二、填空题

1. 选择性支气管造影是通过向某一肺叶或肺段注入________。

2. 纤维胃镜检查的并发症有________、________、________、________、________等。

3. 膀胱镜检查的禁忌证有________、________、________、________等。

4. 结肠镜检查的禁忌证有________、________、________、________、________、________。

三、判断题

1. 纤维支气管镜检查能直视气管及各级支气管。

2. 阴道镜检查是宫颈癌辅助诊断的重要方法。

3. 支气管镜检常用的麻醉方法是雾化吸入。

4. 结肠纤维镜是目前发现大肠癌的最可靠的诊断方法。

5. 通过膀胱镜可测定分侧肾功能及向肾盂内灌注药物。

四、简答题

1. 试述胃镜检查的适应证与禁忌证。

参考答案

一、选择题

（一）A型题

1. D　2. E　3. E　4. E　5. A

（二）X型题

1. ABDE　2. BCE　3. ABCD　4. ABCE　5. ABCDE

二、填空题

1. 对比剂
2. 食管损伤　胃穿孔　吸入性肺炎　心绞痛　喉头痉挛
3. 泌尿系有急性感染　月经期　尿道狭窄　骨关节畸形不能置截石位者
4. 结肠各种急性炎症　严重心肺功能不全　腹腔盆腔术后广泛粘连　疑有肠穿孔　严重高血压者　妊娠及月经

三、判断题

1. ×　2. √　3. √　4. √　5. √

四、简答题

1.（1）适应证：①凡有上消化道症状，通过钡餐、B超等检查不能确诊者。②良性、恶性溃疡的鉴别。③疑为早期胃癌需确诊者。④上消化道出血病因未明者。⑤观察临床治疗疗效者。⑥治疗，包括夹取异物、电凝止血、切除息肉及导入激光治疗贲门和食管恶性肿瘤、硬化剂注射治疗食管静脉曲张破裂出血及食管曲张静脉的套扎术等。⑦已确诊的上消化道病变需随访复查或者进行治疗者，上消化道手术后仍有症状需确诊者。（2）禁忌证：严重心脏疾病或极度衰竭不能耐受检查者；严重脊柱成角畸形或者纵隔疾患如胸主动脉瘤等；疑有溃疡急性穿孔或吞腐蚀剂的急性期；精神病或严重智力障碍不能合作者；严重高血压患者。